U0200196

【中医古籍校注释译丛书】

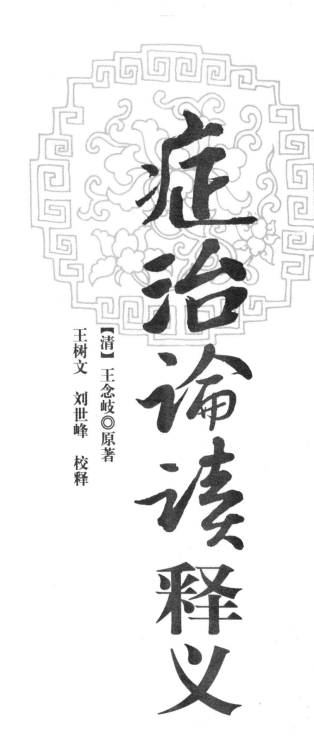

症治论读释义

【清】 王念岐◎原著

王树文　刘世峰　校释

学苑出版社

图书在版编目（CIP）数据

《症治论读》释义/〔清〕王念岐原著；王树文，刘世峰校释. —北京：学苑出版社，2013.11

（中医古籍校注释译丛书）

ISBN 978-7-5077-4413-2

Ⅰ.①症… Ⅱ.①王…②王…③刘… Ⅲ.①辨证论治②《症治论读》-注释 Ⅳ.①R241

中国版本图书馆 CIP 数据核字（2013）第 260833 号

责任编辑：陈　辉　付国英
校　　订：孔祥辉
出版发行：学苑出版社
社　　址：北京市丰台区南方庄 2 号院 1 号楼
邮政编码：100079
网　　址：www. book001. com
电子信箱：xueyuan@ public. bta. net. cn
销售电话：010-67675512、67678944、67601101（邮购）
经　　销：新华书店
印　刷　厂：北京广内印刷厂
开本尺寸：787×1092　1/16
印　　张：23.5
字　　数：352 千字
印　　数：1—3000 册
版　　次：2013 年 11 月第 1 版
印　　次：2013 年 11 月第 1 次印刷
定　　价：68.00 元

序　言

　　20多年之前，我在中国中医研究院（现中国中医科学院）读硕士，学习中医临床文献整理，通过目录学知道中医有很多古籍。但是，当这本《〈症治论读〉释义》出现在我的面前的时候，第一印象它不像是一本古籍的注释本。它的书名看上去像是一本现代人写的书，而且书名好像既不古雅，也不时兴，感觉很陌生，也很别扭。

　　当我阅读了这本书，了解了这本书之后，我发现自己的第一感觉错了。这一切都是因为有成见，先入为主，不了解这本书的来龙去脉造成的。细读这本书，感觉它的名称恰如其分，很有道理。

　　那么，《症治论读》的书名，蕴涵着什么寓意呢？

　　这个不寻常书名的来历，与它不一般的著作者有关系。本书作者生活在乾隆年间，是安徽太湖人，名叫王念岐，字漪莲，又名凤喈，家在县北王家东山岭（今北中区）。他是一个具有传奇性的人物，也是一个在不幸之中成长起来的杏林巨匠。他的受业门人余含，在乾隆三十九年（1774年）为该书做的跋文说：王念岐"生一月而母背，甫十龄而父殁，外家悯其零丁，乳哺抚养。外殁，归依祖父，叔伯俱爱。令读书，过目辄解"。由此可知，王念岐自幼就失去了双亲，由外祖父母抚养，但是，外祖父母也相继弃他而去，他再一次成为无依无靠的孤儿，只好回到了爷爷身旁，在叔伯的疼爱下，走进私塾学堂，学习传统文化。坎坷的身世，没有压垮他年幼的心灵，反而使他出类拔萃地成长起来，成为一个天资聪颖、善学好记的青年。

　　王念岐博览群书，日后著有《时艺诗古》等诗文著作，虽然展示了不凡的才华，但是都年久失传了，唯有其对于中医学的探索与研究成果《症治论读》，得以流传后世。这是他深入研究历代名医学术精华，弘扬岐黄大道，阐发仲景学说，培育衣钵传人，介绍治病救人经验的心血结晶，充分体现了他的人生理想："古人不为良相，愿为名医，斯言不我欺也。"

　　王念岐在著作医书的时候，不仅呕尽心血，旁搜博采，而且充分考虑到初学者的困难，把自己的著作定位成一个实用大全式的普及读物。整部书都采用便于记忆的韵文写成，读来朗朗上口，言简意赅，颇切实用。这就照顾到一般读者读古书的困难，这种写作形式，非常有利于中医学术的传播和普及。

王念岐书名的"症"，指的是病人的主诉症状。一般人都是因为有病痛才去求医生帮助的，"症"是病人的出发点，也是医生解除痛苦的归宿点，是医生追求的目标，"症"消失了，医生、患者都达到了目的。

"治"是消除"症"的手段。古书关于治疗的论述很多，选择什么方法进行治疗，不仅需要医学知识的积累，更需要目有远见，心有定见，临证不乱，用之有效。王念岐根据自己治病救人的心得体会，不仅列出了很多伤寒、内科杂病、妇幼百疾，而且从病情判断，到选方、用药，都一一给出了很好的建议，可以说是一个临床经验十分丰富的实用手册。

他书名的"论"字充分说明了这一特点，他不是抄书，不是跟着别人说的讲、照着书本记的讲，而是边论边说。因此，本书的论，就是论述，是讲解。

"读"是王念岐著作最鲜明的特色。一般人的著作只适合"看"，而不适合读。王念岐的《症治论读》整部著作的文字都合辙押韵，最适合阅读，而且阅读的时候朗朗上口。古人说"读书百遍其义自见"，通过阅读不但可以理解文意，而且有助于记忆。

从症状出发，通过丰富的治疗方法消除病症，解除病人的痛苦，这是一般中医人的追求，而王念岐还不满足，他希望通过自己的论述，阐明中医的学术原理，传递薪火，培养人才。有了这样的愿望，还必须有适当的方法，这方法就是便于阅读的韵文。

翻过整部著作，终于，我理解了《症治论读》写作的原委，也消除了对于这部书的成见。用这个名称来概括自己的学术创造，王念岐先生可谓用心良苦也。

时代变迁，沧桑巨变。王念岐时代的科普作品，现代人已经不容易读懂了。受西方科技理念的影响，很多人也难以深入王念岐的内心世界。再加上使用韵律写文章、出著作，词不达意的地方也不少。好作品，一定会流传，王念岐的著作在安徽太湖民间流传了二百多年，多数的人靠手抄，新中国成立后一度受到政府的重视，铅印之后分发当地的中医人员进行研究、学习，但是，流传不广，影响不大。

学苑出版社决定出版这部学术著作，并且选定王树文、刘世峰先生进行注释。他们也和王念岐先生一样，深入浅出地进行解释，简明扼要，多有画龙点睛之笔，时出方家不传之秘，为这部著作增色添彩，赋予其更多的流行元素。刘世峰主任、王树文先生是我多年的网友和同道，他们也都是中华中医药论坛的总版主，是我这个"曹东义版块"的领导。他们在中医学术上造诣很高，读书多，用思精，临床经验丰富，二人不断合作，这一次又一起为《症治论读》作注解，我才有了先睹为快的机会。

我认为，这是一部经过几代人传递，不断研究整理而形成的学术著作，也是难得的中医科普著作，是理法方药俱备的实用手册。反复吟诵，不断揣摩，就会成为一个很好的医生。因此，我很乐意为这部书做推荐。

曹东义

2013 年 3 月写于求石得玉书屋

前　言

著作沿革

《症治论读》的成书时间没有确切记载，根据齐六厓在乾隆壬子年为之作序，说明至迟在 1768 年该书已经写成。又据序文记载：王念岐曾出书一帙以示曰："此吾十四年来精神血脉聚注于斯者也。"表明该书的写作时间在 18 世纪五六十年代。乾隆三十九年（1774）王念岐的弟子余含为本书作序；乾隆戊戌年（1778）太湖知县许琦，因为王念岐治好了他的顽疾，所以也为本书作了序。由于多种原因，本书从来没有正式出版，一直在太湖县民间以手抄本的形式流传。二百年后，1962 年，太湖县医院中医科邬九鸣、李子来、董迎仙三位医师，恐本书失传，乃收集各种抄本，进行订正增辑，以铅版印出，但仍没有正式出版。2011 年 10 月，福建永安中医爱好者、收藏家陈用崇先生，利用网络 QQ 群举办中医义务传习班，以家藏铅印本《症治论读》做交流资料。鉴于本书以七言韵文及赋体写成，给初学者带来了不少困难，于是陈先生委托我们对全书进行简单阐释。蒙学苑出版社慧眼识珠予以出版，不但对中医初学者有所裨益，也算完成了王念岐先生的夙愿。

关于作者

王念岐，字漪莲，又名凤喈，安徽省太湖县北王家东山岭（今北中区）人。生于乾隆年间，他性情温雅，天资敏慧，勤奋好学，过目能解。著有《笔耘轩课试草》、《日新集》、《文龙芹香历诗挟选》等书，今皆散佚。念岐虽善诗文，但屡试不第，于是在家课子训徒，攻读医学，成为当时名医。历时十四年，著成《症治论读》一书。

书名正误

《症治论读》铅印本书名作《证治论读》，经通读全书始知王念岐先生所著是《症治论读》，《证治论读》是邬九鸣等先生修订时所改。理由如下：首先，无论是许琦还是吕高齐六厓的序文，都明确指出王念岐所著是《症治论读》。其次，王念岐先生在"例言"中多次突出"症"，但不言"证"。如"集内每条列有数症，症必辨虚实"；"症内按候状形，最为详悉。相似之症，辨尤精细"；"症有虚实，病同治异"，等等。再次，书中杂科、伤寒、妇、儿各卷，多以"论某某病症治"为标题，如"论周身痰病症治"、"论太阳伤风伤寒诸症治"、"论崩中血下症治"、"论解颅及囟填囟陷症治"等。只有邬九鸣先生增辑的温病一卷，多以"某某证治歌"为标题，如"暑温证治歌"、"湿温证治歌"、"秋燥证治歌"、"疫喉痧证治歌"等。这次出版书名采用《症治论读》是尊重原作者和历史真相。

内容简介

《症治论读》全书共 7 卷，分别为杂科、伤寒、温病、妇科、儿科、药性赋和汤头歌。

卷一杂科，首先介绍了五脏配五行、望闻问切四诊方法、表里寒热虚实等辨证方法，以及中风、中气、中寒、六种郁病、周身血病、虚损劳瘵、哮喘梅核、偏正头风、诸般腹痛等 100 多种病证的诊治方法。

卷二伤寒，以《伤寒论》为依据，结合后世医家论述，先后介绍了六经传变大略、十二经分布及引经药、六经分经证治、直中三阴、两感、合病、坏病及过经不解、一些兼症变症夹杂证、病后劳复食复色复、妇女产前产后伤寒病等的治疗方法。

卷三温病，总论部分首先介绍了温病的概念、温病与伤寒的区别、新感与伏邪、温病的两种辨证方法；各论部分分别介绍了风温春温、暑温、湿温、伏暑、温疟疸疟暑疟、秋燥、冬温、疫喉痧等 9 类温病。

卷四妇科，首论调经要法和调经脉法，紧接着论述了月经先期、后期、经闭、痛经、崩中血下、石瘕肠覃及鬼胎似痕、恶阻呕吐等 70 余种病症的辨治方法。

卷五儿科，对婴幼儿的生长发育、寿夭体态、面部色诊、脉诊、推拿火灸进行了详细论述，又对解颅及囟填囟陷、五硬五软胎肥胎怯、变蒸及变兼、急惊、时疫麻痘、五脏五疳等 80 多种具体病症进行了论述。后附救世四方，可做救荒之用；又附增删前人脉诀，简明实用，自成体系。

卷六药性赋，将 400 多种药物分寒热温凉四性，简要论述了其主治功能。又附反畏赋论述药物的配伍禁忌。

卷七汤头歌，将 360 首方剂分为发表、补益、攻消、清利、杂科、伤寒、妇科、幼科 8 类，简要介绍其功用主治。第 9 类所附验方是由邬九鸣等先生增辑。

本书内容丰富，堪称一部中医临证百科全书。

编写说明

由于《症治论读》以歌诀形式写成，不少词语仅是为了押韵，与所述内容没有必然联系，故此我们在阐述原文时没有采用词性一一对应的直译法，而是根据文意进行综合阐释。我们的校注一般都明确标示"注"或"释义"，以与原著相区别。为方便阅读对书中小标题加数字排序，如：1. 论五脏配五行生克；2. 论望闻问切法等等。

编写具体分工：伤寒、妇科、药性赋和汤头歌由王树文执笔，杂科、温病、儿科由刘世峰执笔。限于水平，我们对书中一些难解或者有疑问之处，采取存疑的方式予以保留，留待高明进一步阐释。

学习方法

本书以韵语写成，内容便于背诵，非常适合做初学者的入门教材。但由于卷帙浩繁，全部背诵也不现实。建议初学者在通读全书的基础上，结合自己所学专业，有选择地学习和记忆。《症治论读》从成书到出版，历经坎坷，是众多人士共同努力的结果。其中包含了不知名的传抄者、太湖县医院郢九鸣等先生的心血；中医中药论坛的网友协助整理部分文字；本书底本由陈用崇先生无私奉献；河北中医药研究院曹东义主任在百忙中为本书作序，在此一并表示感谢！

由于水平有限，加之时间紧促，书中一定存在错误之处，欢迎读者批评指正。

王树文

2013 年 3 月于河北赞皇

目　　录

《增辑证治论读》序

河洛见而八卦成，岐轩出而百草备。盖首创者忧世甚深，而缵述者用心更切。故有徐稺然后能下陈蕃之榻，有李膺然后能同郭泰之舟。千古良朋，百年知己，固有难能于并世交游者也。邑之王念岐先生，前清乾隆间名士而名医者也，著有《证治论读》一书。经十四年简练揣摩，脱稿成篇，垂二百余年，未付剞劂。所传抄本，不免鲁鱼。吾湖邹君九鸣、李君子来、董君迎仙三君子，服务县医院中医科。博学多能，痌瘝在抱，唯恐是书之失传也。深为惋惜，毅然于丹灶之暇，旁征曲引，斟酌损益。逐字逐句，悉心探讨。审之慎之，重加厘订。间有未及言者，增补之。言之未尽善者，更正之。秉笔成篇，俨然全璧。窃羡是书之名世也，草创之，讨论之，修饰之，润色之。既为念岐先生增光荣，成未成之遗志，犹足嘉惠群生，造福桑梓。阐明秘蕴，镕成医学津梁。继往开来，已著千秋史迹。所谓立德、立功、立言，三子者其与念岐先生同垂诸不朽云尔。

一九六二年秋秒皖湖后学
曹幼骖　曹幼骃　陈五寿
谨志于马庙大山医院

序　言

中国医学，历史悠久，数千年来，神医妙手，奇方异效，史书上记载了很多，而怀才不遇，未能得到记述的，可能也很不少。各家医书，经人民保存得以流传的，已经是汗牛充栋，而旧时代反动统治者漠视人民健康，想来也有不少的优秀著作因此湮没不传。医学真正为政府与人民普遍重视，只有在解放后的新时代才能看到。在共产党和人民政府领导下，一切从人民利益出发，因而医药卫生事业迅速发展，盛况空前。在中医方面，由于党的中医政策的支持与鼓舞，更是突飞猛进，气象一新。广大医务工作者，根据党的指示，对于已经长期普遍流传的医书，系统地进行研究，推陈出新，使之更能发挥巨大作用；同时广泛搜集民间单方验方和未出版的名医著作，加以研究整理，去粗取精，使中医在理论方面和技术方面都更加充实，为我国医学宝库增添光彩。这是中医历史上的新的高峰，是医务工作者的幸福，是病家的幸福，人民的幸福。

我县北乡有王念岐先生，生于清代早期，是当时一个有声望的文人，也是一个优秀的医师。除其他著作外，他写了一部医书——《证治论读》。这部书从开始写定到现在，已经过了一百八十多年。在这很长的时间里，我县很多医生，都把这部书当作极珍贵的资料而宝藏着，向来只有至亲密友，才可借阅，一般都秘不示人。仅靠抄写，而能长期流传，由此可见这部书是具有不朽的价值。我家也有一部。听先父说，他应用这部书中的知识，为病者进行诊治，常收到奇效。我自己从业二十余年，在临床上，往往得到这部书的帮助；有时遇到疑难病症，几乎束手无策的，倚靠这部书，困难问题也迎刃而解。例如一九四八年秋天，遇到这样一个症状：病人男性，二十二岁，患腹痛已半月左右，已有几天不能进食。昼夜号哭，肌肉消瘦，皮槁毛枯，腹痛剧烈，两胁也痛得很，脉弦肢冷，目勇视而面青，曾请许多医生诊治无功。看那样子，已经危在旦夕了。我想这种症象与《证治论读》中"肝风腹痛木克土"一条相符，就照它的处方，用六君子汤加羌、防、柴、芍煎服。一剂下去，腹痛减轻；两剂就完全好了。象这样的例子，我记得清楚的，至少有十多个。所以我从亲手施治的经历中，更深刻地认识到了这部书的宝贵。

我认为这部书至少有下列三个特点：第一，它是在作者非常丰富的医学知识的基础上产生的。我常为研究书中的某一条症状和治法而查考了许多种医书，结果终于在某一种或某几种书上找到它的根据。由此可见这部书是集各种医书的精华而成的，读这部书，也就等于读了许多种书。第二，这部书不仅是从其他医书采录的资料，其中有作者斟酌去取的功夫，也有不少的创见，这都是来自作者的长期经验而用之有效的。第三，这部书以整齐的韵语编成，言简意赅，便于习诵，给初学者解决了卷帙繁多，难于掌握重点，难于记忆的困难问题。

我感觉有把这部书介绍推广的必要，但它原是抄本，辗转传写，不免讹误，必须加以整理，于是拟具整理计划，连同家藏抄本，呈报我院领导转报我县卫生当局。领导上予以鼓励，并大力支持。于是我亲往我县搜寻，又得到抄本九部。我院中医科李子来、董迎仙两位医师和我共同校对，除订正讹误外，又在药性方面增加了一百六十多种，并增补了温病一篇。于一九六一年初步编定好，分为六卷，由我院油印一百部，除呈报省卫生厅核阅外，其余分发全县各公社医院，请医工同志研究，提出意见。后来奉到卫生厅指示，认为内容很好，可供中医带徒及中医温课之用。一九六二年十月，我县卫生局召开中医座谈会，将此书作为主要资料进行讨论，得到了不少的宝贵意见，于是对初稿再行修订。现在我院呈奉县委批准用铅版印出，目的是想这部书广为流传，也是想更广泛地征求意见，以便进一步修订补充。请阅者多加批评指教，我们热切地盼望着！

一九六三年元月
邬九鸣序于太湖县医院

序

向见本草弁言有曰："言之可贵而足以传世者，必理学之文也；次则经济之学也。至于词章诗赋，月露风云，纵极精工，无裨实学。杨子所谓雕虫篆刻，壮夫不为。"观此则业如医科，虽无当于理学经济，而实天下之真理学真经济也。古者庖羲知天而八卦列，炎帝知地而百草尝，轩辕知人而脏腑别。《内经》所由作焉，诚垂不朽之洪慈，开生民之寿域也。后世嗣系不亚千百，精其旨者，有天地生成之德，人事调燮之功，岂不伟哉。乃世之儒家，惟期沽名于文字，弋誉于风骚。寿世之笔，多在虚词。独不思以标才华者寿世，曷若以活性命者寿世。惟吾友漪莲则高远矣，固理学之士，经济之儒，而更擅词坛之胜者也。自其少涉胶庠，壮应制举，诸子百家，靡不

殚究，而岐黄之书犹博及。每诊病示方，投无弗应，远近传之。叩其妙术，出书一帙以示曰："此吾十四年来精神血脉聚注于斯者也"。予披览之，颜曰《症治论读》。夫论则论其理，阴阳五行，期合辨于《灵枢》、《素问》也；读则读其词，音文字篆，期合调于朱程训诂也。即其命名之意，而知选述之不凡矣。及按别类分科，逐一指画，皆不易晰之症，而症无弗解。皆不易详之论，而论无不周。以是阐《内经》之奥旨，括前贤之要辨。可以济世，亦无不可以传世者，此所谓真理学真经济也。则是书也，岂仅曰《症治论读》云乎哉？即以为弋字医经可。

乾隆戊子年桂月朔旦
同社弟吕高齐六厓撰

序

甲午冬，余任熙湖事，案牍充盈，日不遑息。每于雪夜挑灯，视事忘倦，历冬如一日也。越次年劳感成宿疾，百药不能效。有以邑庠王漪莲荐者，急请到署中。观其体度老成，出言温雅，知非徒以医名者。及见立方，平平若无奇，而所投辄效。不旬日，厥疾已悉疗。历试罔弗验。呜呼！九折臂而后为良医，古人犹难之，兹操何术而至此。叩其所学，呈《症治论读》一书，乞正与余。览其症论，猎尽古今藏简；总其零星，撮其紧要而归与实。遇疑似之症必辨，偏僻之论不参。治晰膏肓，白首莫穷其奥；理明训诂，赤子可会其微。此诚传方书未传之秘，发《素问》欲发之精，虽潜夫论虚实脉理，涪翁著金针脉法，未若斯之深切著明也。《国语》云："上医医国，其次医人"。余思良医能医民间疾苦，不过一时岐黄。王生纂括历代医书，真为后学卢扁。岂仅以文艺之末，擅名于乡邑间哉？然则，读是书者，体作者之苦心，以验余言之不谬。知余言之不谬，即知是书之可传矣，得而乐为之序。

乾隆戊戌夏六月六日
年家眷弟东粤饶平　许琦　拜题

例　言

　　—— 集内每条列有数症，症必辨虚实，溯厥根源，使知受病之处，方可酌治。

　　—— 症内按候状形，最为详悉。相似之症，辨尤精细。脉亦附载症中，俾读者了然心目。

　　—— 症有虚实，病同治异。尤必察其病之暂久，年之老幼。不得补则概补，泻则概泻。

　　—— 安乐之人，纵欲恣情，厚养口腹，得病多由内伤。劳苦之人，茹茶疲力，不避风雨，得病多起外感。大抵原自不同，故治贫人之药，不可概施富人。

　　—— 症有接次服药，虽不甚减，却未见加，此病深药浅，还宜再服。若求速效，更医换方，误人不少。

　　—— 症内纂辑汤头，各随所见，只期合病。但病有兼症，药宜增减，不可拘泥，却又不可离异。

　　—— 治病汤头，总宜相症。

狂悖医家，每用翻新。以为出人头地，岂知贻害即在乖方，视者勿为所惑。

　　—— 小儿之症，莫重于惊疳疹痘，故另辟一科。因无六欲七情，受病于大人自别。若有形之症，如吐泻肿痢等类，大小多同，汤头亦可参用。

　　—— 妇病多在调经，除经产前后，治法皆同。有谓胎前宜凉，产后宜暖者，举其常也。若病有变，凉暖岂容例拘。

　　—— 有症危而脉不危，则从脉治；有脉逆而症不逆，则依症扶。此生死关头，全赖医人手眼，亦要主家善于择医。

　　—— 治病胆不可小，胆小不能见功。又不能大，胆大恐误事。然认症既真，则胆气自壮。若稍存疑惑，切勿轻试。

　　—— 仲景治病，药味不多，今人多而鲜当。然有宜于多者，又不可以少见奇。乃知医在变通，是第一关窍。

　　—— 药性治义大略，如黄柏医疮，首乌托痈等语。将补肾滋阴之药，仅作外科小用。前赋大率如此。故另作赋正之。

卷一 杂 科

湖上漪莲念岐王凤喈 纂著

赞皇王树文 荣昌刘世峰 校注

1. 论五脏配五行生克

医家著述类如林，训诂昭然在习温。

释义 历代医家著述非常的多，应该在弄清文意的基础上反复学习。

条理纂来为便诵，编成七字并偕声。

释义 本书用七言韵文按照条理编撰，是为了便于诵读学习。

症门治论求详简，熟读成篇再博征。

释义 按症状分门论治力求简明，熟读全篇后就可再扩大阅读、详细探究。

医按五行生克理，身居五脏配五行。

释义 中医理论按照五行生克原理，用五行对应人身体的五脏。

万物皆以土为母，有脾土兮生肺金。

释义 世间万物都以脾土为母，由脾土生化肺金。

金生肾水水生木，肝木又将心火生。

释义 肺金生肾水，肾水生肝木，肝木生心火。

火生脾土功能大，五脏相生从此明。

释义 心火生脾土，这就是五脏相生的规律。

生生既盈又须克，不克太旺反伤生。

释义 相生可以促进事物发展，但如果只有相生没有相克，就会生发太过，反而有违自然。

肝克脾土土克水，肾克心火火克金。

释义 肝木克制脾土，脾土克制肾水，肾水克制心火，心火克制肺金。

肺金又能克肝木，五脏相克是以分。

释义 肺金克制肝木，这就是五脏相克的规律。

医家明乎生克理，当补当泻有酌斟。

释义 医生明白了相生和相克的道理，就可以灵活使用补法和泻法。

脾若虚时虽宜补，补脾不足兼补心。

释义 如果脾虚弱虽然需要补脾，按照五行规律，在补脾的同时配合补心，即所谓"虚则补其母"。

脾家有热虽宜泻，泻脾亦当泻肺金。

释义 脾土有热虽然应采用泻脾热的办法，按照五行规律，但也应该同时泻肺金的热。

凡泻母兮宜泻子，补子又须补母身。

释义 因为母能令子实，故凡泻母脏应该同时泻其子脏；子能令母虚，故凡补子脏应该同时补其母脏，所谓"虚则补其母，实则泻其子"就是这个道理。

生我为母克我贼，脾到虚甚肝能侵。

释义 在五行生克关系中，生我者为母，克我太过为贼，如正常情况下，肝木制约脾土，有助于脾胃的正常运化。当脾过于虚弱时，肝木加倍克制脾土，可以影响脾胃运化，是谓相乘，又称为贼。

补脾更防肝贼克，他脏仿此可推论。

释义 因此补脾土时还需要防止肝木克制，适当加入疏肝之品，其他脏腑的症治规律都仿照此例。

至若土枯资水润，水冷金寒宜火温。

释义 比如脾土枯竭需要肾水滋润，肺金虚寒需要心火温熙。

木非金斲不成器，相克之中又相成。

注 斲（zhuó）：砍；削。

释义 木料没有金属砍削不能成为器具（肝木需要肺金制衡），脏腑之间的关系也需要既相生又相克，才能维持正常的生理功能。

2. 论望闻问切法

颜窍原从五脏征，面青属肝红属心。

释义 面部颜色和孔窍是五脏的外在表现，颜面色青属于肝，红色属于心。

脾黄肺白肾容黑，晦暗不吉光润生。

释义 面黄属脾，色白属肺，面容色黑属于肾；面色晦暗说明病情严重，色泽光华柔润病情有生机。

心热额红舌尖赤，舌黑胎滑火蕴深。

释义 心经有热，表现为额部发红、舌尖红赤、舌质黑、舌苔滑，说明火邪很严重。

胎黄胃热虚寒白，阴极无热舌必青。

释义 舌苔色黄说明胃热，舌苔白说明胃虚寒；阴寒极无热舌头必然会发青。

肝家有热左腮赤，勇视握拳受风侵。

释义 肝病有热时左腮会发红，看东西怒睁双眼、手握拳，说明是受风邪侵袭。

风盛头摇口右扯，两眼常闭病属阴。

释义 风邪盛时头部摇动，嘴巴向右边牵扯，如果两眼经常闭着说明病属阴。

唇口鼻燥脾有热，牙床肿烂胃火蒸。

释义 嘴唇、口腔、鼻子干燥说明脾脏有热，牙床红肿溃烂说明有胃火熏蒸。

口动向左脾痰侮，血不归脾淡白唇。

释义 嘴巴向左抽动说明脾中有痰，如果嘴唇淡白说明血不归脾。

肺部有热右腮赤，鼻热涕结寒流清。

释义 肺部有热则右腮发红，且鼻子发热有浓涕、鼻痂；肺寒则流清鼻涕。

腹痛鼻青气虚白，红肿又是脾热根。

释义 腹痛常见鼻子发青，属气虚

的鼻子发白，鼻子红肿的多属于脾热。

肾热齿焦耳红燥，虚则项软骨不胜。

释义 肾热表现为牙齿焦枯，耳朵发红干燥，肾虚常见颈项发软、骨难支撑。

发落枯黄皆肾弱，望审分明次后闻。

释义 毛发枯黄脱落都是肾脏精气虚弱，望诊清楚后再行闻诊。

外感声浊多壮厉，内伤语懒又低声。

释义 外感病大多语音重浊、高亢；内伤病少气懒言、语音低微。

外感先轻语后重，内伤先重语渐轻。

释义 外感病语音先轻后重；内伤病语音先重后轻。

实症谵语常叫怒，虚症独语出无伦。

释义 实证多表现为神昏谵语、时常吼叫骂人；虚证常见自言自语、语无伦次。

语如呢喃内有热，腹若雷鸣气不匀。

释义 喃喃自语说明体内有热，腹中如雷鸣是气机不调畅。

喉中漉漉为气响，心下汨汨是水停。

释义 喉中漉漉有声是气发出的声响，胃脘部汨汨作响是水停所致。

腹弹如鼓知有积，虫食肛脏渐哑声。

释义 用手指敲腹部响声如鼓常为有积滞，虫蚀肛门多伴声音逐渐嘶哑。

望闻既罢端的问，病起何日是何因。

释义 行完望诊、闻诊然后开始问诊，先问生病的时间，生病的起因。

嗜欲劳感皆致病，饮食胃气可犹存。

释义 问诊需要知道偏嗜、过欲、过劳、外感都可以致病。问饮食情况可以判断胃气的盛衰。

烧热有无汗不汗，手足屈伸温不温。

释义 要问是否发热，是否出汗，手足屈伸是否得力，温暖还是冰凉。

遍身肢体曾痛否，大小便溺可调匀。

释义 周身肢体是否疼痛，大小便是不是正常。

口内作渴不作渴，日夜孰重而孰轻。

释义 还要问是否感到口渴，病情在白天和晚上的什么时间轻，什么时间重。

胸腹宽胀俱当辨，种种问后按脉征。

释义 是否胸闷、腹胀都需要辨别，问完这些后再行脉诊。

浮属表兮沉属里，中为少阳之定衡。

释义 浮脉属表证，沉脉属里证，少阳脉以中取为标准。

迟主寒兮数主热，缓为胃气之和匀。

释义 迟脉主寒，数脉主热，脉象和缓是有胃气的象征。

阳热浮滑数而大，阴极微弱涩而沉。

释义 阳病热病，脉多见滑数而大，阴病寒病脉多见微脉、弱脉、涩脉、沉脉。

阳见阴脉气将败，阴见阳脉气旺生。

释义 阳证见阴脉说明正气即将败

坏，阴证见阳脉表明正气来复有生机。

诸病按脉繁难尽，聊将大概略一陈。

释义　各种病症诊脉繁多难以穷尽，以上先将大体粗略讲了一下。

3. 论五脏不治症候

五脏衰竭岂能医，病到危时告君知。

释义　五脏衰竭比较难治，下面我来告诉你病情危重的一些情形。

心病狂乱如见鬼，舌短强硬语无辞。

释义　心病多出现狂乱、如见鬼样、舌体短缩、强硬，口不能言。

天庭晦暗成坑陷，面黑身热尿下遗。

释义　还有额头晦暗无光泽、形成凹陷、面色发黑、身体热、小便自遗。

掌内无纹目直视，日内定知是死期。

释义　以及手掌内纹路消失、双目直视，就知道当天病人有危险。

肝病面肿颜苍黑，眼反叫怒睛不移。

释义　肝病表现为颜面浮肿、面色青黑、目睛上视不动、口中常呼叫怒骂。

指爪纯青卵又缩，摸床寻衣冷四肢。

注　摸床寻衣：当作"循衣摸床"。是指神志昏迷的危重病人不自主地做用手循摸衣服或病床的动作。

释义　还有手脚指甲颜色纯青色、阴囊收缩、循衣摸床、四肢逆冷。

两泪汪汪流眼角，八日定当赴阎墀。

注　墀（chí）：古代殿堂上经过涂

饰的地面。

释义　以及两眼泪汪汪顺眼角下流，八天内可能要到阴间阎王殿去。

脾病趾肿脐突出，泻痢肠滑不自知。

释义　脾脏疾病可出现脚趾肿大、肚脐突出、不自觉的腹泻、下痢。

唇动口张如鱼口，肌粗肉脱皮亦稀。

释义　还有嘴巴张开嘴唇抖动好似鱼的口、肌肤粗糙、肌肉瘦削、皮肤松垮。

面如败土人中满，不出十日命难支。

释义　如果出现脸色如黄土、人中平满，不出十天性命就难以为继。

肺病皮枯鼻梁陷，孔露如煤涕绝兮。

释义　肺脏疾病表现为皮肤干枯、鼻梁塌陷、鼻孔发黑干燥没有鼻涕。

气出不返毛发直，喘息肩动苦叫凄。

释义　还有呼吸出气多吸气少、毛发竖起、不停地喘息、肩部耸动、痛苦地呼叫。

口似鸦声唇反折，直在三朝即别离。

释义　以及口中发出像乌鸦叫一样的声音、嘴唇翻折，那么在三天内生命就将逝去。

肾病肌肉不着骨，筋痿腰折卧如尸。

释义　肾脏疾病表现为肌肉和骨头相分离、筋萎缩、腰痛似折，只能像死人一样躺着。

面垢身臭囊平缩，自汗如油出无时。

释义　还有面色有污垢、身上发

臭、阴囊平缩、自汗像油一样出无定时。

发焦齿黑瞳人暗，管教四日驾丧辀。

注 辀(ér)：丧车也。

释义 以及头发焦枯、牙齿发黑、瞳仁发暗，四日以后性命堪忧。

医家能决生死候，免至徒劳枉费思。

释义 医生能判断决定生死的病候，就少了枉费徒劳的努力。

4. 论烧热表里辨法

病寒病热常带烧，阴阳表里内外调。

释义 身体受寒热外感常常会发烧，其症候有阴阳表里内外的不同。

阳热昼甚阴夜甚，昼夜俱热阳独饶。

释义 病于阳分白天发热严重，病于阴分夜晚发热严重，如果不分昼夜都发热说明热邪亢盛。

平旦少阳日晡胃，日中发热太阳交。

释义 早上起来发热多少阳经，下午发热多阳明胃经，中午发热是太阳经。

太阴热起黄昏候，少阴热起夜半宵。

释义 黄昏发热属于太阴，夜半发热属于少阴病。

表热轻按热必甚，重按微热在皮毛。

释义 热病在表的，轻按肌肤感觉热甚，重按反而感觉没有那么热。

轻按不甚重按紧，定知里热骨内烧。

释义 热病在里的，轻按感觉热不重，重按感觉热势重。

不轻不重按之热，半表半里和解消。

释义 不轻不重按之热的，属于少阳半表半里，应采用和解的办法治疗。

若恶风寒表虚热，不恶风寒里实昭。

释义 如果有恶风、恶寒的发热是表虚有热，不恶风、不恶寒的发热说明是里实证。

表虚发热如汤滚，里实发热爱水浇。

释义 表虚发热像热水一样烫，里实发热喜欢用凉水浇淋。

里由内伤表外感，医从脉理细推敲。

释义 里热由于内伤而起，表热由于外感而起，医生可以通过脉搏细细推敲。

左手人迎主外候，大于气口外病招。

释义 左手人迎脉主候外感，人迎脉大于气口脉说明是外感病。

右手气口主内候，大于人迎内病摇。

释义 右手气口脉主候内伤，气口脉大于人迎脉说明是内伤病。

内伤发热手心滚，外感发热手背烧。

释义 内伤发热手心滚烫，外感发热手背发热。

内伤发热时起伏，外感发热日如熬。

释义 内伤发热时起时伏，外感发热整天都发热不止。

内伤恶寒暖即解，外感恶寒暖犹潮。

释义 内伤恶寒，得到温暖就会缓解；外感恶寒，得到温暖依旧感觉阵阵发冷。

内伤但畏隙风侮，外感见风便怯挠。

释义　内伤只是不喜欢缝隙吹来的风，外感病只要是风都不喜欢。

内伤头痛有时减，外感头痛刻难逃。

释义　内伤头痛时痛时而缓解，外感头痛是持续性的。

内伤发热奈气短，外感发热苦气高。

释义　内伤发热气短声小，外感发热气壮声音高亢。

内伤宜和及温补，外感宜表汗下消。

释义　内伤病适宜采用和法和温补，外感适宜采用汗法和下法。

至若烧热久不解，火郁升发热自调。

释义　如果发热长久不缓解，采用"火郁发之"的治法则热自然能消退。

5. 论表里寒热虚实及表里同病症（增补）

表里寒热虚实证，鉴别诊断要分明。

释义　对于表里寒热虚实各类证候，应该进行鉴别诊断。

表证恶寒苔薄白，身疼鼻塞又头疼。

释义　表证表现为恶寒、舌苔薄白、身上疼痛、鼻塞、头痛。

脉浮发热肢酸痛，里证热高神识昏。

释义　还有脉浮、发热，四肢酸痛；里证表现为高热，甚至神识昏迷。

口渴躁烦兼下利，胸腹疼痛脉来沉。

释义　还有口渴、烦躁、下痢、胸

腹疼痛、脉沉。

舌苔黄色或灰黑，潮热便难溺短浑。

释义　舌苔多为黄色或者灰黑色，或者潮热、大便难下、小便少而混浊。

表寒之证脉浮紧，发热恶寒或汗浸。

释义　表寒多见脉浮紧、发热恶寒、有汗。

舌苔薄白头腰痛，骨节烦痛项强伸。

释义　还可见舌苔薄白、头和腰酸痛、骨节烦痛、头颈部发僵。

表热之证身发热，舌红苔白恶风熏。

释义　表热的证候有身上发热、舌红舌苔白、畏风。

或逢汗渴脉浮数，若是表虚自汗纷。

释义　或者出现汗出、口渴、脉浮数。如果是表虚，则自汗严重。

汗出恶风舌质淡，浮缓无力脉中寻。

释义　还有汗出后恶风、舌质淡、脉象浮缓无力。

漏汗不止或盗汗，表实恶寒体痛增。

释义　表虚还会出现漏汗不止或者夜间盗汗的情况。如果是表实则表现为恶寒，肢体疼痛。

脉浮有力或浮紧，发热无汗白苔凭。

释义　还有脉象有力或者浮紧、身体发热、无汗、舌苔发白。

里寒之证便溏泄，腹痛恶寒呕恶心。

释义　里寒证可以出现大便溏泄、腹痛、怕冷、呕吐、恶心的症状。

脉搏沉迟苔白滑，口和肢冷舌呈青。

释义　还有脉象沉迟、舌苔白滑、

口中和、四肢发冷、舌呈青色等症。

里热之证脉洪大，恶热无寒渴少津。

释义 里热证表现为脉洪大、怕热、不畏寒、口渴、口中少津液。

或脉数实兼汗出，苔黄舌赤又红睛。

释义 还有脉数而实，兼有汗出，苔黄舌赤、眼睛发红。

里虚之证身疲倦，气弱懒言语细声。

释义 里虚的证候表现在身体疲倦、力气屡弱、不想说话、声音细小。

食减头昏心又跳，二便失禁或遗精。

释义 还有饮食减少、头晕、心悸、大小便失禁、遗精等症。

泄泻肢冷苔淡白，舌质多为胖嫩形。

释义 以及大便泄泻、四肢发冷、舌淡苔白、舌质多为胖嫩。

或是舌心无苔布，脉沉而弱症虚群。

释义 或者舌心没有舌苔分布，脉沉而弱，以上都是里虚证的表现。

里实之证心烦甚，发热气粗语浊音。

释义 里实证表现为心烦明显、身体发热、喘气声粗、语音重浊。

舌质坚老苔黄燥，大便秘结腹满膨。

释义 还有舌质坚而老、舌苔黄而干燥、大便秘结、腹满、膨胀。

手足汗出脉沉实，谵语发狂内热焚。

释义 以及手足汗出、脉沉而实，因为内热严重而谵语连连、发狂。

半表半里更须辨，寒热往来是特征。

释义 半表半里的症状更需要辨别

清楚，重要的特征就是寒热往来。

目眩嘿嘿不欲食，脉弦口苦又干咽。

释义 还有头晕目眩、食欲不佳、脉弦、口苦咽干。

胸胁苦满烦呕作，表里错杂再逐侦。

释义 以及胸胁苦满、心烦、想呕吐，说明表里错杂，应再仔细探究。

表里俱热温邪病，证逢恶热爱水吞。

释义 表里都有热，说明是温邪侵犯，表现为恶热、喜饮水。

继见心烦伴谵语，咽干舌燥热邪蒸。

释义 还有心烦、伴随谵语，热邪蕴蒸出现咽干、口燥。

表里俱寒寒外触，又伤冷滞病来侵。

释义 表里都有寒的情况是外感风寒，又内伤冷物导致。

四肢厥逆恶寒作，腹痛陡然吐泻临。

释义 表现为四肢不温、恶寒，突然严重腹痛、上吐下泻。

表热里寒少阴病，下利清谷手足冰。

释义 表热里寒的少阴病表现为下利清谷、手足发冷。

反不恶寒颜面赤，脉微欲绝内寒真。

释义 还有反而不恶寒、面色发红、脉微好似要断绝，这是内有真寒的明证。

表寒里热伤寒病，外寒未解里热生。

释义 表寒里热的外感病，一般是外感寒邪没有解除里热又生。

汗出而喘无大热，或无汗出躁烦臻。

释义 表现为汗出并且气喘身无大

热，有的无汗、心烦躁扰。

表里俱实二便闭，发热腹胀脉实夤。

注 夤(yín)：深。

释义 表里俱实的表现为大小便闭塞、发热、腹部胀满、脉沉实。

表里俱虚多泄利，少气皮寒脉细分。

释义 表里俱虚表现为腹泻下利、气短、皮肤冷、脉细无力。

表虚里实从何起，汗吐下后伏病根。

释义 表虚里实证，多由误用发汗、涌吐、泻下法后遗留下病根。

痞硬满疼为内实，或素表虚又感新。

释义 腹部痞硬胀满疼痛是里实证，有的平时素有表虚又新感外邪。

新伤食滞腹满痛，表实里虚体痛陈。

释义 新病伤饮食积滞腹部胀满疼痛，表实里虚证表现有身体疼痛在后面陈述。

腹满时痛沉迟脉，下利而痞证非轻。

释义 腹部胀满有时疼痛、脉象沉迟无力、腹泻下利、腹部痞满。

表里出入也当辨，疾病传变有过程。

释义 表邪入里或里邪出表也应当辨别，疾病传变有一个过程。

今天在表明天里，从里出表又可能。

释义 今天邪气在表明天在里，病邪从里出表又有可能。

凡是伤寒温病上，邪渐入里势渐深。

释义 凡属伤寒或者温病，邪气渐次入里病势逐渐加重。

出表一层邪渐浅，恶化好转判病情。

释义 邪气出表一层病邪逐渐轻浅，从邪气表里出入可以判断病情恶化或好转。

窥测病机下一步，胆大心细四时春。

释义 窥视探测病机在下一步，胆大心细四季平安。

6. 论中风中气中寒症治

太乙移宫风应时，八风原属八方司。

释义 风向随着季节变化，八方主管八风的走向。

岐黄问答曾占验，风从正宫万物熙。

释义 岐伯和黄帝的问答早有应验，风顺从正宫则万物生长繁茂。

来自冲方民受病，体之虚者邪易欺。

释义 风来自相冲的方向则黎民多生病，身体虚弱的更容易被风邪所伤。

猝中无声痰上壅，脉怕疾紧喜浮迟。

释义 卒然中风，声音闭塞，风痰上涌，出现疾紧脉不好，而出现浮迟脉是佳兆。

或中入脏九窍闭，或中入腑仆如尸。

释义 有的风中五脏表现为九窍闭塞，有的风中六腑出现仆倒像尸体一样不能动。

或中血脉在肌表，口眼㖞斜挛四肢。

释义 有的风中血脉，病在表，证见口歪眼斜，手足不遂。

治用通关散搐鼻，得嚏则生勿忧疑。

释义 治疗采用通关散吹鼻，得喷

嚏可以开闭醒神。

肥人挟痰气不足，瘦人挟火血不支。

释义 肥胖的人多挟痰，气虚不足；瘦人多挟火，血不足。

中平之人中风疾，小续命去麻黄医。

释义 不胖不瘦的人中风，采用小续命汤去麻黄来医治。

大防风汤气虚服，大秦艽汤血虚宜。

释义 气虚的多采用大防风汤；血虚的人多采用大秦艽汤。

羌防少用加菖夏，侯氏黑散接用之。

释义 羌活、防风都应少用，加入菖蒲、半夏，继而用侯氏黑散治疗。

服至两月风自静，十全大补后可施。

释义 服用两个月风自然消退，这时候用十全大补汤来善后。

假如中后语言謇，半身不遂步难移。

注 謇(jiǎn)：迟钝，不顺利。

释义 假如中风后语言謇涩不流利，半身不遂不能行走。

肾虚气厥不荣舌，养肾汤服久自夷。

释义 肾虚气弱不能荣养舌头，用养肾汤长期服用就能治好。

体虚中气同风状，但不抽掣仆如之。

释义 身体虚弱的人中气和中风相类似，区别点在于不抽搐。

痰虽不壅口眼闭，乌药顺气汤是司。

释义 痰虽然不上涌但是嘴巴眼睛是闭着的，主以乌药顺气汤治疗。

中寒昏厥身强直，病异伤寒辨宜知。

释义 中寒昏厥出现身体僵直，这种病和伤寒不一样，应该分辨清楚。

伤由外感邪渐入，中则暴起冷四肢。

释义 伤寒是外感导致，病情逐渐深入；中风中寒则是突然起病，四肢发冷。

口噤失音腹内痛，六脉沉疾细如丝。

释义 表现为牙关紧闭、失音、腹内疼痛、六脉沉而快速、细得像丝一样。

房劳风湿皆为患，总因水溺肾气疲。

释义 房劳过度、风湿侵袭都是患病的原因，但是总归是因为肾气衰败水气泛滥。

急时俱用通关散，醒后炒艾熨腹脐。

释义 病情紧急都用通关散开闭，醒来后用炒艾烫熨肚子和肚脐。

若见恶寒身转热，麻黄附子细辛医。

释义 如果看到恶寒，转而发热，用麻黄附子细辛汤来医治。

或只厥冷身不热，附子理中汤用奇。

释义 或者只是出现四肢发冷，用附子理中汤来医治。

7. 论中痰中湿症治

中痰之症仓卒起，气血两虚多患此。

释义 中痰的病症起病很急，气血两虚的人多患这种病。

昏昏倒厥不知人，四肢逆冷冰可比。

释义 表现为突然昏倒在地不认人、四肢发冷好像冰一样。

痰涎上壅噤无声，洪滑脉生沉涩死。

释义 还有痰涎向上涌、牙关紧闭不能说话，脉象洪滑的预后好，沉涩的预后差。

通关散兮急用之，童便姜汁灌入喜。

释义 治疗时要尽快使用通关散以开闭醒神，用童便、姜汁灌入也有良效。

醒后肺俞用火攻，劫痰四物汤可使。

释义 醒后艾灸肺俞，也可以使用劫痰四物汤。

至若湿病不一端，非关雨水是根底。

释义 湿邪造成的疾病很多，和雨水无关，内湿才是最终的根本。

暑食风寒汗雾伤，脾虚冒染中身体。

释义 被暑、食、风、寒、汗、雾所伤，脾虚感邪导致身体被伤。

面晦头重关节疼，腿骨酸麻浮肿起。

释义 表现为面晦暗、头重、关节疼痛、腿骨酸麻、浮肿。

痰动牵齁遇食停，小便常秘大便沘。

注 齁(hōu)：鼻息声。沘(bǐ)：水名。

释义 痰气牵动鼻息发出声音且常出现吃饭不香，小便少而大便溏。

病时恶雨愁天阴，按脉微弱沉细矣。

释义 病的时候遇阴雨天加重，脉象微弱而沉细。

若湿兼风脉带浮，身重痛掣畏风抵。

释义 如果湿邪兼有风邪，则脉有浮象，身重而牵扯着痛，畏风。

寒湿肢痛脉浮虚，腰冷如坐水中沚。

注 沚(zhǐ)：水中的小块陆地。

释义 寒湿肢体疼痛，脉象浮而虚，腰部很冷像坐在水中。

热湿兼暑身热烦，或黄或肿渴无已。

释义 湿热兼有暑邪常表现身上烦热，或者出现黄疸或者出现身肿，或者出现口渴。

食湿必然腹胀膨，或吐与泻连糟粃。

释义 吃湿性的食物必然腹部膨胀，常吐泻一些残渣污物。

治湿无如利水先，胃苓汤兮主用理。

释义 治湿最重要还是利水为先，以胃苓汤为主来治疗。

夏加香薷渴葛根，头痛川芎共白芷。

释义 夏天加香薷，口渴加葛根，头痛加川芎和白芷。

汗加桂枝喘杏仁，痰甚瓜蒌半夏拟。

释义 汗出加桂枝，咳喘加杏仁，痰多加瓜蒌和半夏。

食加楂曲吐藿香，肢冷骨痛添附子。

释义 积食加山楂、神曲，呕吐加藿香，四肢发冷、骨节疼痛加附子。

恶风身痛紫苏羌，腰连膝痛入故纸。

释义 怕风身上痛加紫苏、羌活，腰痛连着膝盖痛加入破故纸。

黄柏杜仲亦同加，中湿解此治之喜。

释义 黄柏、杜仲也一起加入，中湿知道这些，治疗起来就得心应手了。

8. 论中暑中热及注暑症治

中暑中热起夏天，静为中暑动热牵。

释义 中暑热之邪多发于夏季，安

静时发生的多为中暑，动作时出现
的多为中热。

富多静感贫劳动，状似伤寒渴异焉。

释义　富人多为静中中暑，贫人多
因劳作而中热，中暑、中热症状类
似伤寒，但与伤寒不同的是二者会
出现口渴。

伤寒初起口不渴，暑热作渴谵语连。

释义　伤寒刚开始没有口渴症状；
中暑热则会口渴并出现谵语

中暑谵语低声细，中热谵语壮厉言。

释义　中暑则谵语时语声低微；中
热则谵语时气粗声音洪亮。

中暑作渴神气倦，烧热恶寒自汗旋。

释义　中暑可见口渴、神情疲倦，
发热恶寒、自汗出。

口气温柔又带冷，唇白脉弱细而弦。

释义　还可见呼吸微细而且带冷
气、嘴唇发白、脉象弱细而弦。

清暑益气汤宜服，六物香薷饮亦贤。

释义　应该服用清暑益气汤，六物
香薷饮也适宜。

中热汗出烦燥渴，口气如焚小便艰。

释义　中热可见出汗、心烦躁、口
渴，气息发热、小便滞涩。

舌干唇赤头作痛，脉洪而数热如炎。

释义　还可见舌红干燥、嘴唇发
红、头痛，脉洪大而数、身热如火
上炎。

白虎汤调六一散，或导赤散桔梗添。

释义　宜用白虎汤合六一散，或者

导赤散加桔梗治疗。

倘中暑热猝来死，蒜汁滴鼻即时痊。

释义　如果中暑热卒然昏迷如死
状，可用蒜汁滴入鼻腔，促进病人
复苏。

或无蒜汁用热土，围脐四旁露中间。

释义　如果没有蒜汁则用热土，放
置在肚脐四旁，露出肚脐。

随将热尿淋土上，令气温暖入丹田。

释义　随后用热尿淋在热土上，使
温暖的气渗入丹田。

醒后复用姜汤灌，若见冷水命难全。

释义　醒来后再灌服姜汤，假如用
冷水则性命难以保全

又有夏月注暑症，朝朝气倦懒语言。

释义　又有夏月出现的注暑症，表
现为每天早晨神气倦怠，懒于
言语。

饮食不思手足软，举动无力只爱眠。

释义　还有不思饮食、手足发软、
行动无力、嗜睡等症。

补中益气加白芍，更入酒柏绝祸延。

释义　可用补中益气汤加白芍，再
加入酒黄柏杜绝病情加重。

9. 论瘫痪痿痹似同不同症治

病有瘫痪筋力疲，多起风寒湿宜知。

释义　瘫痪病表现为身体不能动、
肢软无力，多为风寒湿邪为患。

风湿入髓骨受病，卒成瘫痪骤难医。

释义　风湿邪气深入骨髓受病，突

然形成瘫痪难以短时治愈。

在左为瘫属血少，右曰痪症是痰欺。

释义 病在左侧是瘫属于血少，病在右侧称痪是痰浊为患。

二症按来皆血弱，前人虽分不用疑。

释义 瘫痪二症按说都是血弱，古人虽然划分但是不用怀疑。

瘫病手足本难动，痪虽能动软四肢。

释义 瘫症手足本身难活动，痪症虽然能够活动但四肢无力。

瘫语言清痪蹇涩，时常口角涎流遗。

释义 瘫症语言清晰，痪症言蹇语涩，时常口角流涎。

大防风汤可通服，六味地黄间用之。

释义 大防风汤可以通服，六味地黄汤间隔服用。

瘫加续断与独活，痪加归夏白术芪。

释义 瘫症加续断与独活，痪症加当归、半夏、白术、黄芪。

足不利兮加牛膝，手不利兮加桂枝。

释义 脚活动不利加牛膝，手活动不利加桂枝。

口眼偏灸颊车穴，左偏灸右右可知。

释义 口眼㖞斜灸颊车穴，左偏灸右右偏灸左。

痿症似瘫俱不痛，瘫则肢强步难移。

释义 痿症与瘫症相类似，两者皆无身体疼痛，瘫症则肢体强硬行动困难。

痿却不强筋骨软，均成废躄莫能支。

释义 痿症反不身体强硬，而为筋

骨痿软。二者都可以成为残废症，不能用力支撑身体。

痿痹不仁又同论，痹能游走痿异兮。

释义 痿症和痹症都有麻木不仁，所以痹症疼痛游走不定与痿症不一样。

痿病不痛痹病痛，痛来走注发无时。

释义 痿症不痛痹症疼痛，痹症疼痛游走不定发作无定时。

痿因肺热筋血损，痹由风寒湿所欺。

释义 痿症病因为肺热筋血受损伤，痹症由于风寒湿邪侵袭。

加味四物汤治痿，清燥救肺汤亦宜。

释义 加味四物汤治疗痿症，清燥救肺汤也适宜。

三痹饮治痹症好，龟板丸子效同期。

释义 三痹饮治疗痹证很好，龟板丸子效果也一样。

嘱咐时师端的辨，大小仿此一例医。

释义 嘱咐医师辨证准确，轻重病证参照以上标准医治。

10. 论五痫日发晚发症治

猝然倒仆痫症凶，只因痰迷心窍中。

释义 痫症发作凶猛，可使人突然昏厥倒地，其原因在于心窍中有痰浊郁闭。

元气内伤多此疾，客忤邪祟犯亦攻。

释义 元气虚损容易被外邪侵犯，因而发生这种疾病。

或起病后失调理，发时浑似中寒风。

释义 也可能是大病之后没有进行

适当的调理，病发时如同中风伤寒一般。

风寒仆中无声沫，痫则有声涎流浓。

释义 若是风寒引起的昏厥，口中并不发出声响也无涎沫外溢，痫症则有声有涎。

或声似畜醒又发，风寒一发不再逢。

释义 痫症多会重复发作，作时发出如牲畜嚎叫之声，而风寒昏厥发作一次就不会再发作。

痫有五种应五脏，俗名犬痫是肝风。

释义 痫症依五脏可分五种，因肝风上扰而发作这种痫症叫犬痫。

羊痫心痰鸡痫肺，牛痫伤食属脾宗。

释义 因痰迷心窍而发作这种痫症叫羊痫，因肺气虚损而发作这种痫症叫鸡痫，因饮食内伤脾脏而发作的痫症叫牛痫。

豕痫如尸为肾弱，有痰有火诸痫同。

释义 豕痫发作之时人如死尸，这是因为肾水不足，无论哪种痫症，痰火都是共同的病因。

痰甚脉滑多沫出，火甚脉数又腮红。

释义 痰多脉象就会滑，并且发作时涎沫流出很多，火热盛脉象就会数，发作时两腮会发红。

痫分五种虽有异，不外阴阳二痫攻。

释义 五种痫症虽然看起来不同，但总的来讲不外是阴阳两类。

日发为阳在肌表，一痫即死仆来凶。

释义 白天发作的为阳性，邪气在肌表，这种痫症发作致死率较高，非常凶猛。

痰壅喉内面光泽，咬牙闭目抽掣逢。

释义 痰邪壅阻在喉咙内部，患者面部光泽鲜艳，会有牙关紧锁，双目紧闭，两手紧握而抽搐的症状。

发久不醒灸肺俞，痰甚涌吐方亦通。

释义 发作持续好久还不苏醒的应该灸其肺俞，痰多的患者应该用涌吐的方法去疏通气道。

薄荷散兮可先服，祛痫二陈汤后充。

释义 薄荷散清凉宣散可以应急服用，彻底根治还需要之后服用祛痫二陈汤。

阴痫多在午后发，虚邪中腑入脏宫。

释义 阴性的痫症多发在午后，虚邪由腑表侵入脏里。

吐舌摇头身仆倒，手足青冷面晦容。

释义 发作时会有吐舌摇头昏厥倒地，手足冰冷发青，面色晦暗等症状。

固真汤加南星夏，天王补心次后从。

释义 治宜先用固真汤加南星、半夏应急，后予天王补心丹。

痫症日久从本治，归脾汤扶气血融。

释义 患病日久的痫症应从发病根本来治疗，用归脾汤扶助正气而生血。

六味丸钲龙雷火，壮水滋源效力宏。

释义 六味地黄丸可以克制虚火上炎，补益肾水滋养化源的效果很好。

11. 论癫狂似痫邪祟似狂呆笑似癫症治

癫狂似痫类宜编，总由风痰邪热牵。

释义 癫狂症中有类似痫症的病症，其总因是风、痰、热所致。

痫发身仆不移走，癫狂能走往无边。

释义 痫症发作时神昏倒地无法自主移动，癫狂症却能到处乱跑。

痫归五脏癫心疾，阳则成狂阴成癫。

释义 痫症可由五脏病变引发，而癫狂症病位在心脏，阳性的叫作狂证，阴性的叫作癫证。

癫多喜笑又悲唱，如醉如痴动经年。

释义 癫证发作人多无故发笑无故悲伤，又蹦又唱，如同醉酒又如同痴傻，一旦发作经年不愈。

污秽不知身不顾，言语有头尾不全。

释义 污秽沾染在身上完全没有顾忌，言语没有逻辑不知所云。

祛痫二陈通可服，甘麦大枣作汤咽。

释义 治疗痫症可用祛痫二陈汤，还应服用甘麦大枣汤。

天王补心后兼用，若久不愈秘法研。

释义 之后再加天王补心丹，若还是经久不愈，那就应该另寻秘法。

治痰之本六君子，治肾之源六味恬。

释义 治疗痰多的癫狂可以选加六君子汤，治疗肾水不足的癫狂可以选加六味地黄汤。

狂症言语如见鬼，骂詈殴拳乱无天。

释义 狂症表现为胡言乱语如见鬼魅，对人谩骂无拘，更甚者拳脚相加。

或逾墙屋弃衣走，登高临险不畏艰。

释义 或翻墙裸奔，喜欢到高危之处而没有恐惧感。

治用姜汁喷身面，以醋注火熏鼻间。

释义 治用姜汁喷涂在病人身体和颜面上，用火加热米醋熏蒸他的鼻孔。

十枣承气汤选用，钲异散兮续用贤。

释义 十枣汤、承气汤二方可以因证选用，之后可以用钲异散来继续调理。

邪祟似狂由气弱，神衰气弱妖邪沿。

释义 邪气作祟似狂的原因是正气不足，神衰气弱妖邪之气就容易侵犯。

经日不食神不改，唱神道鬼乱胡言。

释义 表现为几天不进饮食精神状态也不会改变，如神鬼附身胡言乱语。

或疑危毙忽康健，或久不卧卧连眠。

释义 还有感觉是危急重症突然之间又转危为安，有时候几天也不睡觉，有时睡着了却又不醒。

针刺大拇指甲下，蕊珠丸子多服痊。

释义 对这样的病患，针刺大拇指下的少商穴并服用蕊珠丸，痊愈率很高。

呆笑似癫亦心疾，无故见人笑连连。

释义 有些病人时常呆笑，给人感

觉有些癫傻，这也是属心的疾患，他们经常看见人会无故发笑。

即不见人呵呵笑，艾灸百会顶心间。

释义 即使不见到人也自己傻笑，这样的病患治疗的时候就要用艾草灸百会穴。

桔梗三钱木通二，半夏甘草倍用煎。

释义 还要用桔梗三钱，木通两钱，半夏、甘草各六钱，煎服以全功。

诸症不独大人有，治法相同不另诠。

释义 这些症候不独大人才有，小儿患病治法与大人相同，所以不另赘述。

一方：通治癫痫狂邪。甘遂研末三钱，用猪心三管，血和末为丸，纸包煨熟，取丸研碎，入水飞辰砂一钱，分作四份，猪心煎汤送下，以大便下恶物为效，不下再服，决无不验。

一方：治癫狂。人参、杏仁各五钱，辰砂水飞二钱五分，乳香一钱二分。共研细末蜜丸，薄荷汤下，神效。

甘麦大枣汤：此方常用于癔病、神经衰弱症患者，无故悲哭不能安眠。甘草五钱、大枣六钱、小麦二两。每日煎服一剂，渣亦可食。

12. 论周身痰病症治

百病多是痰所生，痰由积饮化而成。

释义 许多病症多是由于痰浊内阻而生，痰浊多由于体内水液代谢失常所致。

饮兮有四皆胃起，胃气不和饮自凝。

释义 饮症可分为四种，但是都源于脾胃功能不正常，胃气不和的时候饮邪就自然形成了。

由胃下流为痰饮，肠间漉漉闻有声。

释义 由胃部下到肠道的叫作痰饮，可以令肠间漉漉作响。

旁流胁下为悬饮，咳唾痞满嚏则疼。

释义 由胃旁流入胁下的叫作悬饮，表现为常觉痞满不爽却咳唾不出，打喷嚏能引起剧烈的疼痛。

外出四肢为溢饮，身浮气滞重而沉。

释义 由胃外溢到四肢的为溢饮，其令人气机阻滞表现为身体浮肿、自觉沉重。

上入胸膈为支饮，咳逆短气喘不宁。

释义 由胃上溢入胸膈的叫作支饮，令人咳嗽、气短、喘促不得宁静。

四饮不去神不爽，总由留饮浊混清。

释义 这四类饮证如果不能祛除，人的精神就不能得到改善，原因是饮邪在体内导致清浊不分。

留饮日匮为伏饮，知伏何处治犹能。

释义 饮邪在体内日久就叫作伏饮，若知道伏邪在何处还是可以治疗的。

惟有支饮胸膈聚，散入肢背泛逆横。

释义 唯有支饮在胸膈间凝聚，散

入四肢和背部可以造成水泛横逆的症候。

治必复于胸膈返，由膈反胃始下行。

释义　治疗这种横逆的症候，必须将饮邪由胸膈反入于胃，然后才能下行。

小青龙治水在表，十枣汤逐胸胁停。

释义　小青龙汤主治水邪在表，十枣汤主要驱逐胸胁的停饮。

隐君滚痰丸通服，欲代诸汤亦偏狗。

释义　隐君滚痰丸这四类病症都可以服用，但是用来取代所有的方剂却是偏颇的见解。

医家理气扶脾胃，二陈汤用是主君。

释义　医家治饮多理气扶养脾胃，二陈汤是这类病症的首选方剂。

寒痰发热恶寒喘，汤加麻黄及杏仁。

释义　内有寒痰并恶寒发热而喘的病症，可用二陈汤加麻黄、杏仁两味药。

风痰壅塞多紧急，天麻白术偕南星。

释义　风痰壅塞而导致的病症多属危急重症，宜加天麻散风，白术利水，南星祛痰。

湿痰节痛苍术朴，热痰腥浊瓜蒌芩。

释义　痰夹湿的情况会导致骨节痛痹，应加苍术、厚朴；热痰多口中带腥味，宜加瓜蒌、黄芩。

痰在头上呕痛晕，细辛天麻芎蔓荆。

释义　痰邪停留在头部会导致呕吐、头痛和眩晕，宜加细辛、天麻、川芎、蔓荆子。

痰在颈项成结核，连翘枳桔贝玄参。

释义　痰邪滞留在脖颈处，会结成痰核，这时候就该加连翘、枳实、桔梗、贝母、玄参来医治。

痰在胸膈时胀满，桔梗枳曲并砂仁。

释义　痰邪停留在胸膈时引发胀满，加桔梗、枳实、神曲、砂仁。

痰在胁下频作痛，青皮白芥柴胡增。

释义　痰邪聚在胁下导致频频作痛的情况，可以加青皮、白芥、柴胡。

痰在腰膝注经络，手足背膊肿作疼。

释义　痰邪凝于腰膝流注于经络的，会发生手足背和近肩位置肿痛。

下加牛膝防己薏，上加羌防桂枝宁。

释义　在下肢加牛膝、防己、薏苡仁，在上肢加羌活、防风、桂枝。

13. 论三焦火病症治

阴阳调剂水火匀，水为精气火为神。

释义　正常人身阴阳调和，水火均匀，精气神之中，精气柔顺养身属水，神变动不居属火。

离火属心坎水肾，水火既济互为根。

释义　以卦象而言，离卦代表火，是心之象征，坎卦代表水，是肾之象征；离火虽是阳，中有阴爻，坎水虽是阴，中有阳爻，正是人身之中心肾相交、阴阳互根之意。

五脏各一惟肾二，左为肾水右命门。

释义 五脏多是一个，而肾左右各一。左边的主肾水，右边的主命门。

命门三焦为相火，号曰龙雷伏于阴。

释义 命门之火、三焦之火，称为相火，又叫作龙雷之火，平时伏匿于肾水之中。

少阴心火为君火，少阳相火是为臣。

释义 心属手少阴，其火为君，少阳相火为臣。

心为帝君肾为后，君后失职火相凌。

释义 若将心比作帝王，那么肾可相应称之为王后，帝后二者有所不谐，则容易有火邪产生。

相火扶君贼火伏，一火不胜二火侵。

释义 相火与君火相合，则贼火潜伏，君火难以抵挡相火的侵袭。

君为人火犹可制，相为天火制非轻。

释义 君火为邪，称作人火，还容易制约；相火为邪，称作天火，难以压制。

天火但用黄柏降，人火制用黄连行。

释义 天火可以用黄柏潜降，人火则可用黄连来清解。

火病百怪殊难状，约分三焦简易明。

释义 火邪为病，症状千奇百怪，难以尽言，简要以三焦分部论说，则简要易懂。

上焦火病在心肺，面赤烦躁头热昏。

释义 上焦有火邪，乃是心肺之火，其症状有面红赤、心烦躁、头感觉热而昏沉。

或呕或衄咽肿痛，口干便秘渴如醒。

释义 以及或呕吐或鼻血、咽喉肿痛，口干、便秘、口渴，如同醉酒之状。

脉强有力为实火，东垣凉膈大黄增。

释义 此时诊得脉强劲有力，则为实火，治用李东垣清心凉膈散加大黄。

脉沉无力为虚火，木通散兮数剂平。

释义 若诊得脉沉而无力，则是虚火，用木通散数剂可治。

中焦火病属脾胃，狂闷谵语热如焚。

释义 中焦有火邪，乃是脾胃之火，其症状有发狂、胸中满闷、谵语、身热如焚。

大便燥结肚腹满，掷被掀衣任屈伸。

释义 同时大便干燥秘结、腹中硬满，或掷被或掀衣，手舞足蹈难以自制。

实用六一承气下，虚则白虎入人参。

释义 若属实证，则用六一承气汤，虚证则用白虎加人参汤治疗。

下焦火病在肝肾，血淋便秘渴无津。

释义 下焦有火邪，乃是肝肾之火，其症状有血淋、便秘、口渴而干。

八正散兮实症用，六味汤兮虚症寻。

释义 属实证，则用八正散；属虚证，则用六味地黄汤治疗。

至若虚极无根火，日夜时热亦时清。

释义 如果虚至极而形成肾火无根的情况，表现为时而发热时而正常。

乍盛乍减总无定，或从脚起或上蒸。

释义 发热症状时增时减，没有定数，有时则从脚心开始蒸腾于全身。

十全大补加麦味，更人玄参火自宁。

释义 此时药用十全大补汤加麦冬、五味子、玄参，则火自有根而得治。

14. 论五志九气症治

人身最喜气实强，卫若虚时岂为康。

释义 人之身体应以正气强盛为佳，卫外之气若有亏虚，则容易染病。

必得平和方无病，七情内动气自伤。

释义 要保持心态平和，恬淡虚无才是无病之本，若七情内动，则正气受损。

惊喜伤心忧伤肺，怒气伤肝恐肾妨。

释义 过于惊喜，则容易伤心；忧虑过度，则容易伤肺；愤怒则容易伤肝，恐惧则容易伤肾。

思劳过度脾气损，风寒四气入为殃。

释义 思虑过多则损伤脾气，五脏之气受损，则风寒暑湿等外邪容易侵入人体导致疾病。

四气不外寒热主，风暑从热湿从凉。

释义 风寒暑湿四气依其属性又可归入寒热两类，其中风暑属于热邪（阳）而湿归入寒邪（阴）。

寒热七情名九气，九气又从五志详。

释义 寒热之气与七情之邪统称九气，九气为病，可以从影响五脏之五志来阐述。

肝志气实怒易动，虚则呵欠成悲伤。

释义 肝气实（肝有实邪）则容易发怒；肝气虚则容易哈欠、自觉悲伤。

心志气实多喜笑，虚则怔忡又健忘。

释义 心气实则喜笑不休，心气虚则怔忡、健忘。

脾志气实不贪寐，虚则倦卧食懒尝。

释义 脾气实则不得入睡，脾气虚则嗜睡、食欲减退。

肺志气实多喘咳，虚则气短音不长。

释义 肺气实则容易气喘、咳嗽，肺气虚则呼吸、音声短促。

肾志气实精髓固，虚则骨痿发稀黄。

释义 肾气实则精髓秘固不易外泄，肾气虚则骨软无力，发为痿症，头发稀疏枯黄。

肾气只用六味主，实加川楝小茴香。

释义 肾气虚，用六味地黄汤；肾气实，加川楝子、小茴香。

心气有余导赤散，肝气有余泻青良。

释义 心气有余，用导赤散；肝气有余，用泻青丸。

保和丸理脾气实，泻白散除肺气强。

释义 脾气实，用保和丸；肺气

实，用泻白散。

虚则六君子加用，肝虚熟地并归姜。

> **释义** 诸气虚，则以六君子汤为底方；肝气虚，则加熟地、当归、生姜治之。

心虚远志归身入，脾虚山药白芍襄。

> **释义** 心气虚，则加入远志、当归身；脾气虚，则加入山药、白芍。

肺虚黄芪同麦味，气病仿此治之祥。

> **释义** 肺气虚，则加入黄芪、麦冬、五味子，气病用类似的方法来治疗，效果良好。

15. 论六种郁病症治

五脏有郁皆为殃，郁分六种逐一详。

> **释义** 五脏六腑若有邪气郁积则会染病，郁之为病，可以分为六种。

湿热食痰兼气血，骤染不觉久自伤。

> **释义** 即湿、热、食、痰、气、血六郁，它们往往在初起时不易被发觉，郁积日久则伤人。

传入经络及脏腑，行思坐卧不安康。

> **释义** 病邪传入经络、脏腑，则人的行为举止、日常起居都要受影响。

郁虽多种脉有定，总之不离沉是纲。

> **释义** 郁证虽然有多种，但脉象总以沉脉为纲。

沉而涩者为气郁，胸胁胀满积聚藏。

> **释义** 脉沉而涩，是气郁，症状有胸胁胀满，容易形成积聚。

时起时伏频作痛，口屁气出痛少康。

> **释义** 且其胀满时强时弱，或胸胁腹部频频作痛，当得嗳气、矢气时则痛减。

血郁大便常漆黑，脉沉而芤食犹常。

> **释义** 血郁之症，大便漆黑，病人脉沉而芤，饮食如常。

或腹有块不移散，四肢懒动力不强。

> **释义** 或者腹中有结块，推之不移，按之不散，四肢懒动，劲力不强。

湿郁头重关节痛，脉沉而缓小便藏。

> **释义** 湿郁之症，头困重、关节疼痛、脉沉而缓、小便不利。

或痛走注遍身体，每遇天阴愁苦长。

> **释义** 或者全身疼痛，阴雨天加重。

热郁瞀闷烦溺赤，脉沉而数爱水浆。

> **释义** 热郁之症，头昏眼花、胸中烦闷、小便赤，脉沉而数，口渴喜饮。

痰郁脉沉又弦滑，动则喘息吐难当。

> **释义** 痰郁之症，脉沉弦滑，患者动则喘息、呕吐不止。

食郁吞酸肚腹饱，大便馊臭面皮黄。

> **释义** 食郁之症，患者反酸，肚腹饱胀，大便馊臭，面色黄。

气口之脉沉而紧，六郁越鞠是主汤。

> **释义** 还有气口脉沉紧，六种郁证，以越鞠汤为主治方。

相症加减在人用，寒加温药热加凉。

> **释义** 医生要根据症状进行加减，

寒证则加温药，热证则加凉药。

虚则加补实宜泻，总期散郁莫乱方。

> **释义**　虚证则兼补法，实证则兼泻下，总而言之，仍要以解郁为主。

16. 论周身血病症治总略

保身必须养气血，阳主卫气阴荣血。

> **释义**　保养身体必须调养气血，卫气属阳营血属阴。

荣卫周身日夜旋，内注脏腑外经脉。

> **释义**　营、卫气周流全身日夜不停，内注入脏腑再外流注经脉。

目得血分而能明，手得血分而能摄。

> **释义**　眼睛得到血的濡润就能视物，手得到血的灌注就能够拿东西。

肾为真阴血化源，在男为精女为血。

> **释义**　肾脏藏真阴为血的化源（精血同源），在男子为肾精女子为阴血。

坎虽属阴有伏阳，阳常有余阴常缺。

> **释义**　肾虽然属阴但有阳气潜藏，阳气常有余阴血常不足。

须养真水制龙雷，君火相火不能克。

> **释义**　必须保养真阴以制约龙雷之火，君火相火是生理之火不能够克伐。

血因气动顺则和，逆则妄行是火热。

> **释义**　阴血由于火气而动，顺从它就和谐，气逆妄行便是火热（气有余便是火）。

妄行于上吐衄来，妄反于下便红泄。

> **释义**　妄行向上发生吐血、衄血，妄行向下大便色红下血。

衰涸于外病虚劳，瘀积于中癥瘕结。

> **释义**　精血枯竭表现在外为虚劳病；瘀血积于内可结为癥瘕。

渗透肠间为肠风，蓄滞膀胱癃闭塞。

> **释义**　阴血渗透肠间为肠风下血，瘀血蓄滞膀胱为癃闭不通。

阴虚阳博成漏崩，湿热熏蒸疮疡疖。

> **释义**　阴血亏虚阳气相迫成为崩漏病，湿热熏蒸产生疮疡或疖。

便下脓血痢症详，挟血等症伤寒说。

> **释义**　有关大便下脓血、夹血等症将在痢症和伤寒中详细解说。

余病主用四物汤，相症加减有要诀。

> **释义**　其余血病以四物汤为主方，根据症状加减有要诀。

血痛须入凌霄花，元胡乳没灵脂设。

> **释义**　瘀血疼痛需要加入凌霄花、元胡、乳香、没药、五灵脂。

血滞红花及桃仁，苏木丹皮真血竭。

> **释义**　血脉瘀滞加红花、桃仁、苏木、丹皮、血竭。

血虚益母枸杞蓉，龟板夏枯牛膝列。

> **释义**　血虚加益母草、枸杞、肉苁蓉、龟板、夏枯草、牛膝。

崩漏蒲黄并阿胶，地榆陈棕藕用节。

> **释义**　崩漏加蒲黄、阿胶、地榆、陈艾、棕榈、藕节。

寒入肉桂及炮姜，热加沙玄二参啜。

释义 血寒加入肉桂和炮姜，血热加北沙参、玄参。

热逆栀仁偕大黄，此治血病大略说。

释义 血热上逆加山栀仁和大黄，这些是治疗血病的大概。

17. 论吐血溢血咯血症治

男儿点血贵如金，脾能统血心能生。

释义 人身之血颇为宝贵，正常情况下，脾主统血，心主生血。

涎中带血心脾损，气倦神柔淡白唇。

释义 涎中带血，是心脾受损，伴随有神气困倦柔弱，唇色淡而白。

日渐黄瘦饮食减，归脾汤加芍苡仁。

释义 日渐萎黄消瘦，饮食减少，药用归脾汤加白芍、薏苡仁。

或四君子加粟米，扁豆黄芪山药停。

释义 或者用四君子汤加粟米、扁豆、黄芪、山药来止血。

无端暴吐如泉涌，怒气伤肝火上蒸。

释义 突然大口喷吐鲜血，乃是怒气伤肝、肝火上炎，迫血妄行。

欲止不能须下降，荡瘀越鞠汤用宁。

释义 单纯止血无法奏效，需要引气下行，药用荡瘀越鞠汤主治之。

因酒伤胃成呕恶，吐来背胀血妄行。

释义 酗酒伤胃导致呕吐恶心、吐血、背胀。

四物汤加葛花入，豆豉川连并熟军。

释义 治以四物汤加葛花、淡豆

豉、川黄连、制大黄。

溢血之症由内损，忧伤房劳不一因。

释义 溢血之症多由内因，七情内伤或房劳过度均可导致。

饮食跌仆皆为患，血流蓄滞胸膈停。

释义 饮食、跌仆损伤，也可导致血证，出血之后蓄积胸膈。

满而作吐尽则止，积久如前血仍倾。

释义 蓄积多了，则发为吐血，吐完稍止而积久又吐。

发时胸中觉胀满，或寒与热似疟临。

释义 发作之时，胸中胀满，或恶寒发热如疟状。

治法先宜去宿积，荡瘀越鞠汤亦珍。

释义 治疗之法，应先清除宿积，用荡瘀越鞠汤为主。

服后瘀除方可补，十全大补效非轻。

释义 用药使瘀血得除，方可用补，此时可以用十全大补汤善后。

至若血随咯唾出，水枯火沸肾气侵。

释义 如果每咯唾则见血，则是肾水枯槁，肾火上侵。

腰必作痛咽干溢，眼内常见黑花生。

释义 此时症见腰痛、咽干、目见黑花。

六味汤加元参薏，黑楂归芍一同增。

释义 治疗则用六味地黄汤加玄参、薏苡仁、山楂炭、当归、白芍。

自己小便时常饮，更啖龟肉妙如神。

释义 同时服用自己中段小便，或

煎以龟肉为食疗法更佳。

只怕肾咳面苍黑，咳时但闻两三声。

释义　此等血证，最怕见到肾咳的情况，表现为面色苍黑，咳嗽时只能偶尔咳出声来。

痰中带血如一线，咽痛声哑食渐轻。

释义　痰中带血，咽痛、声哑、饮食减少。

脉宜弱小反洪大，子午潮热命难存。

释义　此为痨病之症，脉宜弱小，不应洪大，如果子午阴阳二气消长之时发潮热，命不久矣。

18. 论咳血汗血孔血鼻血症治

五脏血病各有分，肺部多般又宜明。

释义　五脏各有出血之证，而肺脏出血之证最多。

心火上炎肺气壅，面红连咳不停声。

释义　心火上炎而肺气壅滞时，会出现面色发红和不停的咳嗽。

血随咳出名咳血，天麦二冬饮用珍。

释义　血在咳嗽的时候从口中咳出就叫作咳血，用天麦二冬饮治疗。

若是咳时带腥气，和脓杂血吐不分。

释义　如果是咳嗽的时候有腥臭的气味，吐出来脓和血混杂着。

素无血病由肺破，阿胶白及散能平。

释义　向来没有血分疾病，可能来自于肺痈，用阿胶白及散来治疗。

无端血从汗窍出，卫弱荣强肺被刑。

释义　无端的血从汗孔中流出，这是卫气薄弱营气强盛导致肺被伤。

男儿胎发烧灰擦，当归六黄内服欣。

释义　用男孩的胎毛烧灰来涂擦，并用当归六黄饮内服。

肺胀胃强荣又弱，毛孔节次血出淋。

释义　肺气壅滞胀满，胃气强盛，营气又薄弱，会导致毛孔逐次地出血不止。

不出皮胀即如鼓，甚至口鼻胀亦凝。

释义　如若血液不出皮肤便会胀满得像鼓面一样，甚至口腔和鼻孔也会胀满而凝结。

此因寒闭非关热，连饮姜汁患自平。

释义　这是因为寒邪闭阻，而并不是胃热，连续饮用生姜汁可治疗此疾患。

鼻中衄血皆肺热，脾热传肺血逆行。

释义　鼻出血皆是肺热所引起的，脾传热于肺，肺血逆经而行导致的。

甚至出血如崩漏，鸡苏饮内加熟军。

释义　出血甚至还会像崩漏一样，可用鸡苏饮加制大黄治疗。

或服东垣凉膈饮，止衄诸方外用寻。

释义　或者服用李东垣方凉膈饮，止血的各种方子可以找外用的。

体虚衄久宜六味，加入麦冬及元参。

释义　虚证的出血宜用六味地黄汤加麦冬和元参。

他如血随鼻涕出，此为䶊衄血宜清。

注　䶊（qiú）衄：流鼻涕、流鼻血的统称。

释义 如果患者的鼻涕带有血，这是鼻出血，应该清血分的热。

六味地黄加麦味，归芍童便煎饮宁。

释义 方用六味地黄汤加麦冬、五味子、当归、白芍，加入童便共煎服即可。

大凡吐衄久不止，血来色淡黑如尘。

释义 凡是吐血时久难愈的，血色淡黑得像尘土一样。

甚则肢厥口鼻冷，此为血脱药无灵。

释义 甚至四肢厥逆、口鼻寒冷，这是血脱之证，治疗困难。

止衄方：用八层草纸，冷水浸湿，放头上，熨干两层即止。

一方：用人乳、童便，合金墨汁，服之。亦止吐血。

一方：用带壳栀子，同人发烧，研吹鼻，效。

一方：用煨蒜头贴足心鼻间，闻有香气即去之，效。

鼻衄效方：血余灰一至二钱过筛，鸡蛋二个去壳，共炒熟食之，其血即止。

19. 论肠风脏毒粪血肠澼结阴尿血症治

肠脏血病苦难言，多因劳伤风湿牵。

释义 肠脏的出血之证患者是十分痛苦的，多是因为劳累而感受风邪与湿邪导致。

肠风有热腹不痛，阵阵血出清而鲜。

释义 肠风下血是有热邪侵犯，表现为腹部不痛、阵阵下血、血色鲜红。

脏毒腹痛由冷积，血来浑浊稠而黏。

释义 脏毒腹痛是由冷积引起的，表现为出血呈浑浊稠黏状。

四物地榆肠风治，四物理气脏症痊。

释义 用四物地榆汤可治肠风下血，四物理气汤可治脏毒。

粪前见血为近血，病在大肠血出先。

释义 便前出血称为近血，病位在大肠所以血先出。

四物汤加槟枳实，芩连酒炒槐花兼。

释义 用四物汤加槟榔、枳实、酒炒、黄芩、酒炒、黄连、酒炒槐花来治疗。

粪后见血为远血，病自小肠舒缓沿。

释义 便后出血称为远血，病位在小肠所以血后出。

四物汤加木通佐，酒炒吴萸并黄连。

释义 用四物汤佐以木通、酒炒吴萸和黄连来治疗。

日久不止胃阳陷，变成肠澼动经年。

释义 如果长时间出血不停止可导致胃中阳气内陷，则会变成痢疾迁延难愈。

每便腹痛而后下，唧唧有力血红鲜。

注 唧唧(jī jī)：突然有力地喷射出。

释义 每次大便即腹痛而下血，出

血量多如喷射，血色鲜红。

四散远射如筛状，升阳和血多服瘥。

释义　大便下血就像从筛子筛出来那样，四散远射，用升阳和血汤多服即可瘥愈。

更有结阴血来涌，阴邪内结气不宣。

释义　更有结阴之证，出血做喷涌之状，这是阴邪内结气不宣发的缘故。

渗透肠间如崩注，脉来微细又迟弦。

释义　渗透于肠间，出血就会如崩注一般、脉象微细而且又迟弦。

面青肢冷口干溢，心下痞满烦躁添。

释义　还有面色发青、四肢发冷、口干、心下痞满、情绪烦躁。

补中益气煨姜人，平胃地榆汤后煎。

释义　方用补中益气汤加煨姜，后用平胃地榆汤。

甚灸中脘气海穴，三里同灸截祸延。

释义　严重者可艾灸中脘、气海、足三里这些穴位。

小便出血辨有异，痛属膀胱积热牵。

释义　小便出血和大便出血的辨证是不一样的，有疼痛表现的属于膀胱积热所致。

血杂便滴出而涩，五苓散加四物煎。

释义　小便里夹杂着血且小便涩痛的，用五苓散合四物汤共煎服。

小便不痛并心热，血从精孔出连绵。

释义　小便不痛但是感到心中灼热，血从尿道口连绵流出的。

热甚须同血淋治，小蓟饮加酒芩连。

释义　并且热的厉害治法同血淋之证，小蓟饮子加酒制黄芩、酒制黄连。

继用四物汤作主，黄连阿胶发灰联。

释义　然后用四物汤作为主方，合黄连阿胶汤加入头发灰。

外方旱莲桑柏叶，作茶通服诸症瘥。

释义　还有另一个方子，用墨旱莲、桑叶、侧柏叶当茶服用效果良好。

肾阴亏损成结热，血随溺出目昏旋。

释义　肾阴亏损会导致热邪内结，血随着尿而排出、头昏目眩。

六味汤加牛膝麦，若配河车作膏恬。

释义　用六味地黄汤加牛膝、麦冬，也可加入紫河车做成膏服用。

溺血日久休清利，补中益气入车前。

释义　尿血时间长了就不要再采用清利的治法，要用补中益气汤加车前子。

上虚心脾下肝肾，久向奇经治更贤。

释义　如果心脾和肝肾都亏虚了，病程日久治疗应该从奇经入手。

一方：治肠风脏毒。荆芥穗、侧柏炭、槐花、枳壳、发灰，共研末，米汤下。

20. 论遗精惊悸怔忡健忘阴痿阴缩症治

病到遗精治宜早，心肾不交虚症考。

释义　如果出现遗精症状最好趁早

医治，遗精多是心肾不交的虚证。

因梦泄精为梦遗，心火妄动相火绕。

释义　因梦而遗精叫作梦遗，这是因为心火、相火扰动的结果。

神牵乱梦宜清心，金锁玉关丸是宝。

释义　神思牵挂做梦多而乱的，治疗应该清心寡欲，用金锁玉关丸。

或服二连远志汤，涩加牡蛎金樱讨。

释义　或者服用二连远志汤，涩精则要加牡蛎和金樱子。

无梦遗精是滑精，阴虚火旺水难保。

释义　不做梦而遗精叫作滑精，这是阴虚火旺、肾水不固的表现。

固精汤内入辰砂，金锁玉关丸亦巧。

释义　方用固精汤加辰砂，也可以用金锁玉关丸。

又有肾满名强中，玉茎直硬常不倒。

释义　还有一种肾脏邪气壅盛的病叫作强中，阴茎长期呈勃起状态。

未交精出兴甚强，捏之则脆皆虚矫。

释义　未经性交而精液自己流出的而且性欲强盛者，但捏之容易痿软的多属于虚性亢奋。

五味菟丝山药苓，韭子石莲研服扫。

释义　用五味子、菟丝子、山药、茯苓、韭子、石莲，研服，可以治疗。

惊悸怔忡又何分，惊时如人见捕剿。

释义　惊悸怔忡又怎么分辨呢？惊悸的样子就像躲避他人捕捉一样。

怔忡恍惚神不安，跳动不已真烦恼。

释义　怔忡表现为恍惚、心神不安、心悸动不已。

皆缘大恐与大忧，遇事惊心神志扰。

释义　这都是由于受到巨大的恐惧和悲伤，遇到事情惊扰心神引起的。

治用四物安神汤，冲入辰砂临服搅。

释义　治疗要用四物安神汤，临用前加辰砂搅匀服用。

怔忡不已成健忘，晚间事记不到早。

释义　长时间的怔忡会导致健忘，晚上发生的事情第二天早上就忘了。

天王补心是灵丹，或归脾汤诸症好。

释义　用天王补心丹或者归脾汤治疗所有症状都会消失。

更有阴痿阳不兴，色欲内伤精枯槁。

释义　还有一种称为阴痿，阳具不能勃起，这是纵欲过度精气衰竭引起的。

八味地黄加锁阳，枸杞苁蓉参莫少。

释义　方用八味地黄汤加锁阳、枸杞子、肉苁蓉、人参。

大补肾丸继用佳，培元固本功不小。

释义　再用大补肾丸巩固，培元固本的疗效十分显著。

阴缩又由筋寒伤，阴囊忽然缩如枣。

释义　阴器内缩之病是由寒中宗筋所致，阴囊忽然缩得像枣一般。

脐腹急痛不能言，手足厥冷昏欲倒。

释义　脐腹部剧痛、不能说话，手脚冰冷、头晕得快要倒地。

急炒葱脑熨腹脐，附子理中汤宜晓。

释义　立即用炒葱白煨在肚脐之
上，然后内服附子理中汤。

外方乌豆另炒焦，焠酒热服开奥窔。

注　奥窔(ào yào)：室隅深处，亦
泛指堂室之内。此处指奥妙精微
之处。

释义　另外还有个方子，用乌豆炒
焦，焠于酒中热服效果奇妙。

一方：通治遗精。嫩桂枝、白芍、
甘草、龙骨、牡蛎、姜枣煎服。

一方：夜间屈足侧卧，可保不遗。

一方：治强中。韭子、破故纸，研
末，盐汤调服，效。

一方：治流精。生白果常嚼，啖之
亦效。

21. 论虚损及劳瘵截瘵症治

病到虚损人惊惶，五损尤怕脾肾伤。

释义　病到虚损让人感觉惊惶，五
损最怕就是伤及脾肾。

肝损伤筋心伤血，肺损皮聚毛渐光。

释义　肝脏受损伤筋，心脏受损伤
血，肺脏受损皮肤出现皱褶，毛发
脱落。

惟肾伤色火病起，脾伤酒食痰作殃。

释义　伤色太过而肾脏受损，导致
虚火之症。脾脏受酒食所伤出现痰
饮为患。

俗名痰火即虚损，痰随火动水渐亡。

释义　俗称痰火就是指虚损，痰随

着火动逐渐导致津液消亡。

两胫酸软腰作痛，行坐骨痿足不强。

释义　表现为两小腿酸软腰也疼
痛，筋骨肌肉痿软无力，无法承受
身体，导致行走，坐立受限且无法
远行。

耳似风呼轮干燥，骨蒸潮热盗汗洋。

释义　耳朵像有风吹一样响、耳轮
干燥、骨蒸潮热、夜间盗汗。

传及心肝脾肺损，五心烦躁口舌疮。

释义　病发展到心、肝、脾、肺的
损害，就会出现五心烦躁、口舌生
疮等症状。

日轻夜重虚惊悸，乱梦遗精不敛阳。

释义　白天比较轻晚上就比较严
重，睡觉会发生惊悸、多梦、遗
精，是阳气不敛。

双目生花神下窜，朦胧合眼见先亡。

释义　双眼昏花、神明混乱、朦朦
胧胧闭着眼睛，好像能看见先人和
去世了的人。

饮食不思又无味，水谷不化吐泻溏。

释义　不思饮食、吃东西胃口很
差、食物难以消化、常呕吐、
泄泻。

肌消肩陷面青黑，吐痰咯血气不扬。

释义　肌肉消瘦、肩膀陷下、面色
青黑、吐痰咳血、气息不畅快。

咽痛津枯声带哑，脉来数大又弦长。

释义　咽喉疼痛津液枯竭、声音嘶
哑、脉象数大弦长。

此皆食色劳欲损，因循怠耗正气㦮。

释义 以上这些都是饮食、房劳、七情造成的损伤慢慢损耗了正气。

初病若能知调养，好服参苓二地汤。

释义 开始生病的时候如果知道调养，可以用参苓二地汤。

假若虚极成劳损，瘵极成疰瘵虫伤。

注 疰(zhù)：《中医大辞典》载："古病名。出《素问·五常政大论》。又称注病。注有转注和留住的意思，指一些具有传染性和病程迁延的疾病"。

释义 如果虚弱至极成为劳损，瘵病到了极点成为疰瘵虫伤。

相传尸疰如瘟病，劫数连绵灭门亡。

释义 尸疰相互传染像瘟疫一样，连绵不绝导致整个家庭灭亡。

祸传子孙及姻属，体虚中染虫为殃。

释义 灾祸殃及子孙和亲属，身体虚弱传染了疾病。

食人精血入脏腑，百不活一药难匡。

释义 疾病消耗人的精血，伤害脏腑，死亡率高，药物也很难治疗。

天灵盖散殊为忍，鬼哭饮子亦为良。

释义 可以用天灵盖散来治疗，鬼哭饮子效果也不错。

聊采异人火灸法，依方按候入下详。

释义 顺便也采用异士的火灸法，按照证候用方，下面详细说明。

龙胆胡连丸宜服，川椒丸子又一方。

释义 适宜使用龙胆胡连丸，川椒

丸子也是一个可选的方剂。

服后总宜寡色欲，安肾扶脾养胃肠。

释义 服用后都需要减少色欲，安养肾脏和脾胃、肠脏。

永禁苋菜牛马肉，多服参苓二地汤。

释义 永远都不要吃苋菜和牛肉、马肉，多多服用参苓二地汤。

此特略举简易法，若求杂纂见青囊。

释义 这里只是列举简易的方法，如果要求全面的资料可参考其他医学著作。

火灸法：家长虔忱择癸亥日亥时，令病人去下衣裳，直身平立，腰上两旁陷处为腰眼穴，用墨点记两穴，安扶合面卧于床上至子时，应甲日将蒜片盛艾，每穴灸七壮，候寅时服药最验。

22. 论感伤咳嗽及干咳症治

凡病咳嗽不易瘳，医人遇此是对头。

注 瘳(chōu)：病愈。

释义 凡是咳嗽都不容易痊愈，医生遇到这样的疾病是碰上了对手。

春多外感夏炎火，冬受风寒湿热秋。

释义 春天咳嗽多是外感风邪引起，夏天多是由炎热，冬天多感受风寒，夏秋之交多由于湿热（秋季多由燥邪）。

上半日咳阳邪盛，下半日咳阴虚柔。

释义 上午咳嗽多是因为阳邪旺盛，下午咳嗽多由于阴虚。

肺火喘咳黄昏起，食积咳嗽五更头。

释义　肺脏有火造成的喘咳从黄昏开始，饮食积聚造成的咳嗽黎明时严重。

有声无痰咳伤肺，有痰无声脾咳愁。

释义　有声无痰的的叫作咳，是由于肺被伤；有痰无声的称为嗽，是脾脏受损。

咳嗽初缘感冒起，感冒鼻塞清涕流。

释义　咳嗽开始多是由于感冒而起，症状有鼻塞、清涕直流。

气促音浊喉间痒，恶风恶寒身热浮。

释义　还有呼吸短促声音混浊、喉间发痒、怕风怕冷、身上发热、脉浮。

面青痰滑头目胀，浮缓浮紧脉中求。

释义　以及面色发青、痰多脉滑、头和眼发胀，脉象浮缓多属中风，浮紧的多属中寒。

搜风顺气寒咳用，参苏饮子风邪投。

释义　寒咳用搜风顺气汤，风邪导致的咳嗽用参苏饮。

不愈鸡鸣丸再服，更参外方效亦收。

释义　如果没有痊愈再用鸡鸣丸，再加外用法也可以收效。

若非风寒面唇赤，此为热咳鼻涕稠。

释义　如果不是风寒引起的咳嗽，而是面唇发红、鼻涕浓稠，这属于热咳。

黄痰腥黏胸膈满，遇酒气喘咳无休。

释义　表现为痰黄发腥而黏稠、胸膈胀满，如果喝了酒就咳喘没有休止。

大便结滞脉洪数，泻白散加麦味俦。

释义　大便干燥留滞、脉象洪数，药用泻白散加麦冬、五味子。

不愈天冬润肺饮，夏末秋初治同犹。

释义　如果没有痊愈就用天冬润肺饮，夏末秋初都用这种治法。

伤暑咳嗽多自汗，清暑益气加减投。

释义　伤于暑邪造成的咳嗽多自汗，采用清暑益气汤加减治疗。

伤湿咳嗽骨节痛，天雨头重咳更愁。

释义　伤湿造成的咳嗽多伴骨节痛，下雨天头困重，咳嗽加剧。

脉沉而细兼又缓，胃苓汤加枳夏瘳。

释义　这种咳嗽的脉象沉而细，又有缓象，用胃苓汤加枳实、半夏。

干咳连声无痰出，四物汤加桔麦优。

释义　干咳连连而没有痰，用四物汤加桔梗、麦冬效果好。

只怕咳久面青晦，肩耸首陷痛咽喉。

释义　就怕咳嗽的太久面色发青而灰暗、肩膀耸动、头陷入里、咽喉疼痛。

动则气喘声不出，自汗脉促命难留。

释义　稍微运动就气喘，难以发出声音，自汗而脉象紧促，这样就性命难保了。

23. 论五脏顺逆传咳症治（此论出《夏氏幼科》，然亦有理，故附录之）

顺传之咳患在脾，土不生金嗽因之。

释义　顺传的咳嗽病根在脾脏，脾

土不生肺金所以发生咳嗽。

面黄唇淡饮食少，痰夹食吐神气疲。

释义　表现为面色发黄、口唇色淡、饮食减少、痰中夹杂食物、呕吐、精神疲惫。

六君子汤款冬入，更加麦味及黄芪。

释义　治用六君子汤加款冬花，再加麦冬、五味子和黄芪。

逆传之咳心火亢，火刑金沸面红兮。

释义　逆传心脏的咳嗽，表现为心火亢盛灼伤肺金出现颜面发红。

咽喉作痛舌尖赤，口气如焚小便稀。

释义　还有咽喉发痛、舌尖红赤、口中好像火气焚烧，小便量少。

麦味元参甘草芍，木通桔贝杏陈皮。

释义　治用麦味地黄汤加玄参、甘草、白芍、木通、桔梗、浙贝母、杏仁、陈皮。

若兼骨蒸痰带血，滋阴降火汤用宜。

释义　如果兼见骨蒸潮热、痰中带血，宜用滋阴降火汤。

反侮之咳肝气盛，肺为肝夫弱畏妻。

释义　反侮的咳嗽是肝气旺盛，肺金本应克肝木，因肺虚反被木克。

面青口苦目勇视，咳来痰壅手捻衣。

释义　表现为颜面色青、口苦、怒目而视、咳嗽、痰涎壅盛、手寻衣摸床。

左旁气逆胁作痛，柴芍汤饮用能医。

释义　还有左边气逆胁肋发生疼痛，用柴胡芍药汤能够医治。

隔经传咳肾家火，波及肺宫热妄移。

释义　隔经相传咳嗽是肾火，波及肺脏热邪妄行。

两唇红燥口作臭，气出蒸手渴无时。

释义　表现为上下嘴唇色红干燥、口气臭、口气蒸手、口渴不止。

白虎汤加北味枳，甘草麦冬并骨皮。

释义　治用白虎汤加北五味、枳实、甘草、麦冬、地骨皮。

肾家咳嗽夜犹甚，火无水制金受欺。

释义　肾脏咳嗽夜晚上更严重，是因为心火没有肾水制约相乘肺金。

咳吐痰涎或带血，腰脚酸软骨热兮。

释义　还有咳嗽吐痰涎或者痰中带血、腰脚酸软、骨蒸潮热。

六味地黄加麦味，归夏元参糯米施。

释义　治用六味地黄汤加麦冬、五味子、当归、玄参、糯米。

老病痰壅常咳嗽，金水六君子尤宜。

释义　老年病人痰涎壅盛经常咳嗽，尤其适宜金水六君子汤。

至若久咳伤肺气，潮热往来多汗遗。

释义　至于久咳损伤肺气，反复潮热出汗很多。

经年不止面带白，胸膈必有痰聚之。

释义　咳嗽经年不止，面色发白的，是胸膈有痰饮积聚。

此为支饮不先去，任是百药嗽难医。

释义　这是支饮。治疗如果不先祛饮，即使用许多药也治不了咳嗽。

滚痰丸子认真服，人参养肺汤后施。

释义　应该坚持服用滚痰丸子，后服用人参养肺汤。

牛骨髓饮劳嗽用，四仙膏饮虚嗽宜。

释义　肺痨服用牛骨髓饮，虚劳咳嗽宜服四仙膏。

生津止嗽阿胶散，咳嗽痰血百花奇。

释义　生津止咳适宜服用阿胶散，咳嗽痰中带血百花膏效果好。

一方：治久咳。陈香橙一个，去核存穰，白糖入内，蒸熟服，效。

一方：核桃肉一斤、黑芝麻一升合水捣烂，蜂蜜、米板糖、左旁猪板肚各五钱，合蒸熟，空心兑开水服之效。

一方：川椒、饴糖、姜汁、萝卜汁同蒸服之效。

24. 论肺痿肺痈肺蚀症治

咳嗽须防咳上气，气急喘促肺壅闭。

释义　咳嗽须防止咳逆上气，气急喘促致使肺气壅闭。

久耗津液成痿痈，痈吐浊痰臭无敌。

释义　病久耗伤津液渐成肺痿肺痈，肺痈则咳吐浊痰，恶臭无比。

咳嗽必然乳膺疼，又从痰色分辨视。

释义　咳嗽必然导致胸胁疼痛，又应该从痰色分别辨证。

痈溃定吐鲊浆脓，以水试之沉而集。

释义　肺痈脓溃则吐出脓液，放入水中则凝聚而沉降。

黄豆生嚼不知腥，卧喜侧右稍安遂。

释义　生嚼黄豆感觉不到腥味，躺着喜欢向右侧卧才觉得舒坦。

肺痿吐恶不臭腥，或脓或血差有异。

释义　肺痿吐浓痰但不臭腥，有吐脓吐血之分。

只唾涎沫并无脓，肢软潮热盗汗际。

释义　只吐出涎沫而没有脓，四肢发软、潮热盗汗。

肺痿气倦食不多，肺痈气多食不敝。

释义　肺痿神气疲倦、食少；肺痈气足且饮食不减少。

肺痿之脉数而虚，肺痈之脉数而实。

释义　肺痿脉象数而虚，肺痈脉象则数而实。

痿症较重痈较轻，痿用人参养肺剂。

释义　肺痿症较为严重，而肺痈较轻，肺痿多用人参养肺汤。

间服加味四物汤，痈觅桔梗汤又异。

释义　间隔着服用加味四物汤。肺痈服用桔梗汤。

胸中甲错微热烦，汤用千金苇茎制。

释义　表现为胸中甲错、微发热、心烦的，可服用千金苇茎汤。

振寒胸满咳咽干，脉数浊痰腥臭气。

释义　表现为恶寒、胸满、咳嗽、咽干、脉数而咳出腥臭浊痰。

桔梗白散先服松，仍用原汤桔梗继。

释义　可先服桔梗白散缓解病情，后服用桔梗汤。

痈不敛口槿树皮，白及白蔹同研食。

    释义 疮痈不敛口用槿树皮、白及、白蔹一同研末服食。

痈病初起若能知，大枣葶苈煎饮利。

    释义 肺痈初起如果能发现，则用大枣葶苈子煎服。

或金橘叶合清泉，捣汁取饮痈亦治。

    释义 或用金橘叶合清泉，捣烂取汁服用也可治肺痈。

又有痛时作声嘶，饿则胸中痛即至。

    释义 又有痛时大声嘶叫，饥饿时即发胸痛。

看有白点见上唇，大如碎米肺虫食。

    释义 上唇出现白点，大小如碎米，是肺有虫食的肺蚀症。

百部研同槟乌梅，白水调服奏功易。

    释义 百部、槟榔、乌梅一起研末，白水调服容易显效。

天箩水治肺痈。秋后掘粗大丝瓜藤，剪断插瓶中沥汁，年久弥佳，每服一杯，日三次，极效。

一方：治肺痈。鱼腥草、桔梗各二两，清水煎服，或单用鱼腥草煎水，打鸡蛋食之，甚效。

25. 论哮喘梅核症治

喉中为甚水鸡声，只因痰响哮以名。

    释义 喉中有水鸡声，只因有痰作响，所以名为哮病。

喘则气逆连上壅，气促喘呼息不停。

    释义 喘则因气上逆壅堵肺气，气

喘呼吸急促不止。

始由肺虚卫不固，邪入为灾哮喘成。

    释义 一开始因肺虚卫气不固，邪气入肺则成哮喘。

脉滑而浮迟则吉，微疾而涩命不生。

    释义 脉滑而浮迟的预后为佳，脉微疾而涩则性命难保。

骤感可治久成积，药能救急难断根。

    释义 忽然患病容易治疗，病久不治则会累积腑脏，药能缓急却难彻底根治。

或哮喘兼气壅盛，或素病哮遇寒侵。

    释义 有的哮喘兼肺气壅盛，有的素有哮病感受寒气引起复发。

苏沉九宝加半夏，痰多姜汁和服宁。

    释义 可用苏沉九宝加半夏，痰多则加姜汁一起服用。

或只一味葶苈子，炼蜜为丸枣汤吞。

    释义 或只用一味葶苈子，炼蜜为丸和枣汤一起服用。

骤感哮喘若气实，五虎汤加夏茯苓。

    释义 忽然患哮喘若气还不虚，则用五虎汤加半夏、茯苓。

虚喘日久奈气短，苏子降气参味增。

    释义 虚喘迁延日久气短，则用苏子降气并加人参、五味子。

或将葶苈取根用，砂糖煮食气亦平。

    释义 或用葶苈根，用砂糖煮食也能平复气喘。

若是喘属肾虚症，疾行喘甚又腰疼。

    释义 如果是因肾虚而气喘，表现

为气喘急促、腰疼。

六味汤加胡桃蚧，或入沉香味锡烹。

释义　则用六味地黄丸加胡桃仁及蛤蚧，或加入沉香、五味子、黑锡丹一同煎煮。

阴虚作喘掌心热，面赤遗精伴耳鸣。

释义　阴虚气喘表现为掌心发热、面部潮红、遗精、耳鸣。

都气丸加沙参麦，磁石阿胶玉竹绳。

释义　用都气丸加沙参、麦冬、磁石、阿胶、玉竹。

阳虚面白肢冷喘，跗肿畏寒脉弱沉。

释义　阳虚气喘表现为面色发白、四肢厥冷、脚背发肿、畏寒、脉沉弱。

八味汤加参枸杞，河车杜仲鹿胶进。

释义　可用八味（地黄丸）汤加人参、枸杞、紫河车、杜仲、鹿胶。

肾虚阳浮脾元冷，气喘痰鸣胁胀膨。

释义　肾虚阳气浮越脾冷，表现为气喘痰鸣、胁肋发胀。

黑锡丹吞能钲纳，心脏衰弱入丽参。

释义　用黑锡丹吞服可以平复，心脏衰弱则加入高丽参。

又有症名梅核气，喉中痰结滞不行。

释义　又有叫作梅核气的病症，喉中痰凝结而滞涩不行。

状如小核时常在，咯之不出噎不能。

释义　咽喉异物如小核时不时还在，咯不出来又咽不下去。

治用紫苏同厚朴，半夏生姜及茯苓。

释义　可用紫苏、厚朴、半夏、生姜、茯苓煎服。

略加枯矾三分许，煎服核消不复凝。

释义　稍加枯矾三分左右，煎服后痰核消除不会凝聚。

26. 论风痰头痛及面痛症治

头为元首统诸阳，头痛多由外感伤。

释义　头处于至高之位，手足三阳经皆汇聚于此。头痛多因六淫外感而致。

痛属风寒表则解，若逢中湿祛湿良。

释义　如痛属于风寒之症，用解表药治之则可；若体有湿邪，则兼用祛湿药。

外感已见各症内，请将里病细推详。

释义　至于外感情况，在论述其他病证时已经提到，需要注意的是病在里而出现的症状。

风热内攻头眉痛，唇红面赤似胭妆。

释义　证属风热内攻，可见头痛以眉棱骨痛为主，伴有唇色、面色红如胭脂。

酒芩防风芎白芷，研末调服用茶汤。

释义　药用酒黄芩、防风、川芎、白芷研末，热茶水调服。

痛连齿颊升葛入，痛连耳根柴胡将。

释义　如痛连齿颊，则加入升麻、葛根；痛连耳根，加入柴胡。

痛连眼目加白菊，归辛藁本覆花尝。

释义　伴有目痛，则加入白菊花、当归、细辛、藁本、旋覆花。

外方连翘赤小豆，羌活同研吹鼻良。

释义　另可外用连翘、赤小豆、羌活研细吹鼻治之。

痰火头痛苦难抵，俨如刀斧劈破伤。

释义　证属痰火，则头痛剧烈，如刀砍斧劈。

发时昏重兼呕恶，得吐痰涎痛少康。

释义　发作的时候，患者感觉头昏头重，兼有呕吐、恶心，吐出痰涎则症状缓解。

涌吐方儿聊解急，芩夏导痰汤力强。

释义　此时用涌吐之方以救急，用芩夏导痰汤。

瘦人血少归芍入，肥人气少芪术襄。

释义　瘦人血虚的，加入当归、芍药；肥人气虚的，加入黄芪、白术。

凡头痛至不可忍，我有不卧散能匡。

释义　头痛剧烈不可忍受，可用不卧散治疗。

只怕真痛入脑髓，脉涩指青旦夕亡。

释义　但如果是真头痛，痛入脑髓，伴有脉涩、指节发青，则病情危在旦夕。

至若面痛皆属火，阳明经络是其乡。

释义　面部疼痛，大多属于火邪侵犯足阳明经。

久痛多虚暴痛实，实用犀角升麻汤。

释义　疼痛日久，多属虚证；疼痛突发，多属实证，实证用犀角升麻汤。

虚则补中益气好，连翘栀芩加用良。

释义　虚证用补中益气汤加连翘、栀子、黄芩。

27. 论偏正头风脑痛眩晕症治

偏正头痛是头风，医家须明左右攻。

释义　偏正头痛又称头风，治疗时应区分左右。

左痛兼风由血弱，右痛气滞痰热冲。

释义　左侧头痛，乃是血虚兼有风邪；右侧头痛，多是气滞痰热上扰。

左偏四物汤加用，芥穗薄荷酒柏从。

释义　左侧头痛用四物汤加荆芥穗、薄荷、酒黄柏治疗。

右偏二陈汤加用，枳壳黄芪苍术芎。

释义　右侧头痛用二陈汤加枳壳、黄芪、苍术、川芎治疗。

外方瓜蒂末吹鼻，左痛吹右右左宫。

释义　外治之法，用甜瓜蒂研末吹鼻，左侧痛则吹右鼻孔，右侧痛则吹左鼻孔。

头有中空如鸡卵，时常撼痛不舒冲。

释义　时常感到头内中心空如鸡蛋，受震动而空痛，有上冲的不适感。

此由脑虚髓不足，寡鸡子啖百枚松。

注　啖（dàn）：吃或给人吃。

释义　这通常是因为脑虚髓海不足，常服鸡蛋可以缓解。

或芎归与黄牛脑，酒煮醋服力为工。

释义　或者用酒煮川芎、当归、黄

牛脑，趁热服用亦可。

头旋眩晕又何状，俨在云雾及舟中。

释义　若头晕目眩，如在云雾或舟船之中。

眼花紧闭昏欲倒，气血等伤病异宗。

释义　眼前黑花、双目紧闭、头昏欲晕倒，多有气血受损等诸多原因。

气虚眩晕恶劳动，手按晕定畏寒风。

释义　气虚眩晕表现为眩晕不欲劳动、手按头部则晕止、畏寒畏风。

补中益气加半夏，更和芥穗及川芎。

释义　治用补中益气汤加半夏、荆芥穗、川芎。

血虚眩晕遇烦盛，时常耳热面带红。

释义　血虚眩晕表现为心烦时会加重，常常有耳热、面赤等症。

四物二陈汤合服，加入玄参芥穗同。

释义　治用四物汤合二陈汤加玄参、荆芥穗。

痰火眩晕多呕恶，来时晕重似醉翁。

释义　痰火眩晕多伴有呕吐、恶心，发作时头晕头重如同醉酒。

芩夏导痰加芥穗，白术黄芪并奏功。

释义　治疗用芩夏导痰汤加荆芥穗、白术、黄芪。

风寒暑湿头眩晕，清晕化痰汤可通。

释义　风寒暑湿外邪所致眩晕，清晕化痰汤为通用方。

风脉浮缓桂枝入，寒脉浮紧紫苏充。

释义　风邪为主，脉浮缓，加入桂枝；寒邪为主，脉浮紧，加入紫苏。

湿脉沉细苍术并，暑脉弦急香薷从。

释义　湿邪为主，脉沉细，加入苍术；暑邪为主，脉弦急，加入香薷。

28. 论左右胁痛症治

两胁原来属肝经，忿怒伤肝胁痛生。

释义　胁肋部属于肝经经络连属之处，忿怒伤肝，则容易导致胁痛。

脉来弦急肝气病，治例左右必须分。

释义　此时脉弦急，乃是肝气之病，需要区分左右胁痛加以治疗。

痰邪食血不一状，加味柴胡汤为君。

释义　其病由痰邪、积食、血瘀等诸多因素造成，可用加味柴胡汤主之。

左边属血常滞痛，或痛有块是血停。

释义　左胁痛，血分受邪，常常痛有定处，或伴有瘀块，乃是血瘀之症。

脉按左关沉而涩，汤加灵脂归桃仁。

释义　此时左关脉沉涩，加五灵脂、当归、桃仁。

右边气痛痰流注，或至流注闻有声。

释义　右胁痛，气分受邪，多因痰饮流注，甚至可有漉漉之声。

脉按右关洪而滑，汤加芥子枳南星。

释义　此时右关脉洪滑，加白芥子、枳实、天南星。

或胁有痞兼饱闷，嗳气吐酸食积因。

释义　胁肋部痞满、兼有腹满闷感、嗳气、反酸，乃由食积而成。

汤加麦芽治谷食，肉积山楂草果增。

释义　若属谷食积，加味柴胡汤中加麦芽；若属肉食积，则加山楂、草果。

若或胁痛兼肿呕，口苦耳热寒热临。

释义　若胁肋部肿痛，伴有呕吐、口苦、耳热、往来寒热。

此为少阳非肝主，切勿汗下误伤人。

释义　这是病在少阳，不从肝治，不应使用汗法、下法等误治伤人。

治仍本汤休加减，猪胆三匙入药吞。

释义　治法仍用主方加猪胆汁三匙。

外方韭菜捣作饼，烘贴痛处冷又更。

释义　外用韭菜捣烂作饼，烘热之后贴于痛处，冷则换饼续贴。

或研吴萸醋调用，或芥子末水和匀。

释义　或用醋调吴茱萸粉、水调白芥子末亦可。

诸般贴法助汤剂，何愁胁痛不安宁。

释义　这些外治法配合汤药使用，胁痛则容易治疗。

29. 论心痛即胃痛症治

心痛莫作心痛视，痛起胃脘当心际。

释义　心痛不要看做是心脏的疾病，胃脘疼痛是在心下（俗谓心口）的部位。

胃之上口与心连，错呼胃痛即心疾。

释义　胃的上口与心脏毗邻，以至

于错把胃痛当做心脏的疾病。

真心痛者指必青，夕发旦死枉劳意。

释义　真心痛的人手指必然发青，傍晚发病晚上就会死亡，很难医治。

惟有胃痛病可医，痰食诸般不一例。

释义　然而胃痛这样的疾病可以医治好，胃痛源于痰饮、饮食不节。

暴痛多由寒气侵，郁久变成内热是。

释义　胃部的暴痛多是由于寒气侵袭，寒气内郁时间久了变成热证。

通则不痛痛不通，治无补法须行气。

释义　通则不痛，痛说明不通，痛症都用行气的方法而不用补法。

按之痛减是为虚，痛不可按知为实。

释义　按压胃脘，疼痛减轻，说明是虚证，痛不可按说明是实症。

痰痛呕恶脉滑沉，恶心饱胀是伤食。

释义　痰饮造成的疼痛常呕吐，脉滑而沉，伤于饮食造成的胃痛多伴恶心饱胀。

痰食先寻涌吐方，得吐之后方药治。

释义　伤痰和伤食造成的胃痛首先采用涌吐的方法，吐以后再用药物调治。

蛔痛身弯口流涎，火痛唇红二便闭。

释义　蛔虫引起的痛证见身体弯曲、口水外流、火邪引起的疼痛证见嘴唇发红、二便闭塞不行。

血痛如刺脉必芤，大便常黑喜热食。

释义　瘀血引起的疼痛证见痛如针

刺、脉象为芤脉、大便常为黑色、喜欢热的饮食。

诸般胃痛有要方，主用宽中理痛剂。

释义 这些胃痛都有要方治疗，主要功能是宽中理痛。

痰加瓜蒌及南星，食入砂仁楂曲备。

释义 痰痛用瓜蒌和天南星，伤食加入砂仁、山楂、神曲。

火盛竹茹姜炒连，虚寒肉桂炮姜治。

释义 胃火旺引起的胃痛用竹茹、姜黄连，虚寒加入肉桂、炮姜。

蛔痛乌梅并川椒，瘀血灵脂桃仁继。

释义 虫痛加入乌梅、川椒，瘀血采用五灵脂、桃仁。

急心痛用一盏汤，久痛三香饮勿弃。

释义 发病急的胃痛用一盏汤，久痛用三香饮。

更有肾气逆上攻，痛从脐下冲心际。

释义 还有肾气上逆造成的胃痛，疼痛从肚脐下直冲上心胸。

状类奔豚无核凝，此等心痛尿不利。

释义 症状像奔豚一样，但是脐部没有核状积聚。这样的心痛多伴小便不利。

五苓散用韭汁和，大茴汤下奏功易。

释义 可以采用五苓散加韭菜汁，用大茴香煎汤服，效果很好。

30. 论诸般腹痛症治

腹痛多由邪气牵，寒热湿食类相沿。

释义 腹痛的原因多数是因为受到外邪的侵袭，包括寒、热、湿、饮食等这些因素。

或虚或实俱当辨，试法以手按腹前。

释义 腹痛属虚属实要仔细地分辨，可以用手按压腹壁来检查。

痛不可按实症认，按之痛减虚症言。

释义 如果按下去疼痛剧烈说明是实证，按下去疼痛减轻说明是虚证。

小建中汤虚症用，白术砂仁香附添。

释义 虚证可以用小建中汤，同时加入白术、砂仁、香附。

实必有滞可议下，小承气汤效用先。

释义 实证往往有积滞，可考虑采用下法，小承气汤的效果不错应首先考虑。

虚寒腹痛肚必冷，热手按时痛稍痊。

释义 若因为虚寒引起的腹痛必定会感觉肚子冷，用热乎的手掌按在肚子上会觉疼痛有所缓解。

脉沉而迟二便利，痛来舒缓苦绵绵。

释义 虚寒腹痛多见脉象沉迟、大小便滑利、疼痛来势轻但是绵绵不绝。

下午或甚面唇白，附子理中陈夏兼。

释义 还有下午加重、面色和嘴唇发白的，用附子理中汤加陈皮和半夏。

实热腹痛肚皮暖，热手按时痛愈添。

释义 实热性质的腹痛表现为肚皮摸上去感觉暖和，将温热的手掌按上去会疼痛转剧。

脉洪而数又带紧，痛来疾急口渴连。

释义　还有脉象洪大而数且带有紧象、疼痛发作急并伴口渴。

二便或秘面唇赤，靖内汤兮勿迟疑。

释义　大便秘结、小便短小、面唇色发红等，使用靖内汤治疗不要迟疑不定。

肝风腹痛木克土，面青勇视脉沉弦。

释义　肝风腹痛多是木旺克土，表现为面色发青、眼睛直视、脉象沉弦。

腹若重按痛亦减，痛来口苦两胁牵。

释义　腹痛时重按疼痛有所缓解，疼痛发作时感觉口苦、两胁牵扯作痛。

六君子加柴胡芍，羌活防风一同煎。

释义　治疗用六君子汤加柴胡、芍药、羌活、防风入药一起煎煮。

伤湿腹痛身体重，痛来气与关节连。

释义　由伤湿引起的腹痛感觉身子沉重，常伴有关节疼痛。

腹满自利平胃散，加入苓夏木香兼。

释义　腹痛且自利用平胃散，加茯苓、半夏和木香。

伤食腹痛眼胞肿，时常饱胀不安眠。

释义　伤食引起的腹痛，眼胞发肿、脘腹饱胀，不能安稳地睡眠。

大便馊臭双足冷，便后痛止气少宣。

释义　还有大便有酸臭味、双脚发冷，大便后感觉疼痛停止，胀饱

稍轻。

保和丸子妙难述，消导二陈力亦肩。

释义　治疗用保和丸，或消导二陈汤。

至若跌仆血凝滞，痛有定处不移迁。

释义　如果是由于跌仆引起的瘀血阻滞，表现为痛处固定不移。

小腹硬满时烦热，大便带黑出亦艰。

释义　还有小腹硬满，有时心里会感觉烦热，大便发黑，排便也很艰难。

桃仁承气汤先服，归脾汤兮后用痊。

释义　可先服用桃仁承气汤，然后用归脾汤善后。

31. **论蛔蛭腹痛症治**

无端面上白斑生，多主蛔痛腹不宁。

释义　无缘无故地面部长白斑，这种腹痛多数是由于蛔虫引起的。

脉来沉紧又洪大，痛则惨叫蹙眉颦。

释义　表现为脉象沉紧且洪大、痛的时候忍不住叫喊，并且眉头紧皱。

背喜捶打腰曲仆，口流清涎不住停。

释义　喜欢捶打背部、弯腰捂肚、嘴里不断地流清口水。

痛时腹内有凸滚，痛久不止止又疼。

释义　发痛时肚子里感觉东西凸出且移动，痛了很久都不能停止下来，刚停下来马上又痛。

此缘脾胃失调养，虫不安位故纵横。

释义　这是由于脾胃没有调养好的

原因，蛔虫在肚子里不能安定，所
以在里面上下游走。

苦楝根皮水煎饮，老姜捣汁饮亦宁。

释义　可用苦楝根皮来煎水喝，用
老姜捣汁饮用也可以缓解。

追虫丸子根源断，凡杀虫宜月上旬。

释义　然后用追虫丸彻底断根，凡
是除虫都适宜在一个月的上旬。

只怕虫病脾胃败，饮食日减面白青。

释义　就怕患寄生虫病后脾胃困
败，表现为饮食逐渐地减少，面色
发青发白。

条条蛔虫无一活，更加烧热命必倾。

释义　每条蛔虫都死在腹内，如果
此时发烧热得厉害，那么性命
危险。

又有水蛭入腹痛，多因路渴饮误吞。

释义　还有水蛭进入肚子里引发的
腹痛，多是因为路上口渴误饮带有
水蛭的水。

或吃芹菜有蛣伏，食入血肝痛伤心。

注　蛣（qí）：水蛭也。（《类篇》）

释义　或者吃了有水蛭的芹菜，吃
进去后进入血液和肝脏，而痛及
连心。

痛时腹内如虫咬，皮干骨露瘦黄形。

释义　痛时肚子感觉像有虫子在咬
一般，日久导致瘦的皮包骨，整个
人形干瘪发黄。

小小死鱼四五个，猪油溶化烂捣匀。

释义　用小死鱼四五个，用猪油融

化捣烂。

巴豆五粒研去壳，调合田泥作丸吞。

释义　巴豆五颗去掉外壳研成细
末，用田里的泥土调和搓成丸子吞
下去。

仍取田中冷水服，泻尽蛭虫保其生。

释义　同时用田里的冷水伴服，将
所有的蛭虫泄完才可保证健康。

假如急时丸难办，地浆水饮亦可平。

注　地浆水：是一种传统中药，其
制作方法是掘地三尺左右，在黄土
层里注入新汲的水，搅混，等澄清
后取出的水就是地浆水。

释义　紧急时刻，不能制作成丸
子，饮用地浆水也可以。

32. 论腰痛肾着脐痛症治

腰间属肾主藏精，房劳过度邪易侵。

释义　腰部周围属肾，肾主藏精
气。如果房事不节，身体虚弱，就
很容易受外邪侵袭。

按脉沉弦腰作痛，因循不治骨痿成。

释义　此时脉象沉弦，常腰部作
痛，若是耽误治疗常常导致骨痿。

风寒湿热主外感，痰血挫闪是内因。

释义　外因往往有风、寒、湿、热
的侵袭，痰饮、瘀血、扭伤是该病
内因。

时常酸痛为虚症，益坎汤兮是主君。

释义　时常感觉腰部酸痛是虚证，
可以用益坎汤作为主药。

尺脉浮缓风腰痛，二活防风加用寻。

释义 若尺脉浮缓、腰痛属于风痛。上方可以加羌活、独活、防风。

脉迟足冷寒症认，炮姜肉桂小茴匀。

释义 脉象迟缓、足部发凉，提示是寒症，益坎汤可加入炮姜、肉桂、小茴香。

湿痛天雨腰如折，酒柏苡仁二术增。

释义 湿痛表现为遇湿雨天气，腰部作痛如折，可加酒黄柏、薏苡仁、苍术、白术。

热痛口燥脉洪数，黄柏知母合用清。

释义 热痛表现为腰痛、口干舌燥、脉象洪数，可加黄柏、知母来清火。

痰滞脉滑腰背重，汤加白术夏南星。

释义 若体内有痰，表现为脉象滑数、腰部感觉沉重，可以加白术、半夏、南星。

挫闪板痛有瘀血，归尾三七膝桃仁。

释义 若受挫扭伤后瘀血腰痛，可加归尾、三七、牛膝、桃仁。

凡痛日久加肉桂，一切腰痛忌用参。

释义 若是腰部疼痛已久，可增加肉桂，所有的腰部疼痛都忌用人参。

又方杜仲同故纸，木香佐研酒服欣。

释义 还有一个方法，用杜仲、破故纸、木香，一起研末伴酒服用。

更有肾着如缠物，湿胜体重小便清。

释义 肾着表现为如被东西缠裹、

身体沉重、小便清长，是由于湿气过重。

腰冷如带五千贯，有时痛及脚板心。

释义 还有腰部清冷，如负五千贯钱般沉重，有时疼痛一直到脚底心。

白术炙草各半两，茯苓干姜倍用神。

释义 治疗用白术、炙甘草各半两，茯苓、干姜各一两，此方即《金匮要略》甘姜苓术汤，药效甚好。

当脐作痛亦肾弱，六味汤加龟板宁。

释义 肚脐疼痛，也是肾气虚弱的原因，在六味（地黄）汤中加入龟板即可止痛安宁。

大凡腿膝足跟痛，治仿肾虚不误人。

释义 一般腿、膝、足跟痛的人，都按照肾虚诊治不会有错。

33. 论背痛脊痛手背痛症治

肩背痛属膀胱腑，太阳气郁背斯苦。

释义 肩痛、背痛根源于膀胱经。太阳经气郁导致背部痛。

痛如被杖转侧难，通气防风汤用主。

释义 痛时如被棍子打了似的难以转侧，可用通气防风汤为主治疗。

体重脉沉防己增，足冷脉迟附子辅。

释义 如果还感觉身子沉重，脉象沉，可更加防己，脚冷、脉迟，可加附子。

背心一点寒如冰，定有痰滞在一处。

释义 如果背心一处感觉像冰一样

寒冷，那么多半有痰凝滞。

汤加半夏及南星，陈皮姜汁一同伍。

释义 可在通气防风汤中加入半夏、天南星、陈皮、姜汁一同饮下。

劳役过度痛常侵，十全大补汤力溥。

释义 如果由于过度劳累，时常感觉疼痛，十全大补汤的功效大。

又有背痛兼彻心，心痛彻背病真苦。

释义 如果同时背痛连心、前胸贯后背地痛多是真心痛。

治用胡椒赤石脂，干姜附子蜜丸与。

释义 可用胡椒、赤石脂、干姜、附子制成蜜丸服用。

背若打伤血攻心，痛时昏愦闷不语。

释义 如果是背部受外伤，血气攻心，发作时痛得神志昏乱不想说话。

救苦散兮急用之，加入二活引经腑。

释义 可尽快使用救苦散，用羌活、独活作为引经药入脏腑。

外方薄荷叶烧灰，童便调饮大碗许。

释义 还有一方，采用薄荷叶烧成灰，用童尿调一大碗饮用。

或背不痛只脊疼，此病多虚辨宜举。

释义 如果背不痛而只脊梁痛，这病多半是虚证，应仔细辨别。

阳虚脊痛必畏寒，八味地黄汤用主。

释义 阳虚引发的脊痛必定是畏寒，用八味地黄汤为主治疗。

脊痛发热是阴虚，六味汤加鹿茸辅。

释义 脊痛发热是阴虚，用六味汤加鹿茸治疗。

手背作痛又何因，经络气血风湿侮。

释义 手背发痛又是什么原因呢？是由于经络气血受风湿侵袭。

或寒与痰及损伤，通经活血汤煎煮。

释义 或者是寒、痰造成的损伤，用通经活血汤即可。

风热烦躁加酒芩，挫闪桃仁红花侣。

释义 如果证由风热引起烦躁不安的，可加酒黄芩，若是扭挫伤可加桃仁、红花。

气滞陈皮与木瓜，气虚黄芪人参补。

释义 如果有气滞，可加陈皮、木瓜；如果有气虚，可加用黄芪、人参。

临服须入酒一杯，用助药力法真古。

释义 在服用时可服一杯酒，仿效古人用酒来增助药效。

外方新瓦向晴天，晒熨患处奏功武。

释义 同时外用新瓦在阳光下晒热，放在患处热敷功效很好。

34. 论噎膈反胃症治

乌蛇锁口膈病凶，七情内动火上冲。

释义 像有乌蛇锁住咽喉的一样，膈病来势凶猛，往往由于七情内动虚火上冲导致。

熏蒸津液成痰阻，阴血枯槁气郁封。

释义 其病机为虚火熏蒸津液而形成痰阻，阴血枯槁，气机不畅。

枯槁在上近咽下，水饮可入食难吞。

释义 如果枯槁的部分靠近咽部下

面，喝水尚可，但难以吞食。

纵食稍入常作痛，此为噎病滞上宫。

释义　如果强制性地入食，常会导致疼痛，这就称为噎病，病在上。

枯槁在下与胃近，食虽可入卒难容。

释义　如果枯槁部分在下靠近胃部，虽然能吃下东西，但是胃难以容纳食物。

久而复吐亦作痛，此为膈气结于中。

释义　日久反复地将食物吐出来，同时伴有胃疼，这是膈气不通郁结在中焦。

常吐不止为反胃，反胃噎膈症同宗。

释义　经常吐食不止叫作反胃，反胃和噎膈的病都是一个根源。

多因食色劳郁起，时常嘈杂酸水冲。

释义　大多数是因为饮食、房事不节、劳倦、气郁不舒引起的，时常会有嘈杂的酸水返流至嘴里。

久成噎膈有多种，五膈五噎治同通。

释义　长期如此造成多种类型的噎膈，所谓五膈五噎的治法都是通用的。

药忌香燥恐助火，化痰生津养血同。

释义　噎膈病切忌用芳香燥湿的药物，因为这样有可能会助长体内的虚火，应该用化痰、生津、养血的药物。

五汁安中饮多服，润肠快膈选用从。

释义　五汁安中饮应该多多服用，可以起到润肠道、快利咽膈的作用。

气虚脉缓黄芪佐，血虚脉涩芍地供。

释义　气虚、脉象浮缓的可以佐黄芪，血虚脉涩的加用芍药、生地。

瘀血脉芤粪结黑，桃仁归尾并苁蓉。

释义　有瘀血时，脉象中空、大便干结发黑，可加用桃仁、当归尾、肉苁蓉。

脉来洪数知有火，芩连酒炒和麦冬。

释义　脉象洪数说明体内有火，可用酒炒黄芩、酒炒黄连、麦冬来清心降火。

肥人痰盛关脉滑，半夏瓜蒌贝母同。

释义　肥胖之人痰盛，关脉滑，可以合用半夏、瓜蒌、贝母。

寸关脉涩是结气，香附吴萸添服松。

释义　寸脉、关脉涩是结气，加用香附、吴茱萸。

短脉食膈犹可咽，香鸡化积另用通。

释义　脉短，进食噎膈但饮食还可下的，另用香鸡化积汤。

至若食物毫不下，代赭旋覆汤能攻。

释义　如果食物一点都不能下咽，可选用代赭旋覆汤来降气。

脉到结促治无益，高年衰老药罔功。

释义　脉象结促治疗较难，如果年事已高，用药就很难收效了。

屎如羊粪渐渐结，不出三社命必终。

释义　大便如羊粪一样逐渐干结，那么三社内生命就将结束。

一方：治噎膈。鲫鱼去肠留鳞略带

腐者，火煅存性研末，酒下服，至七个即效。

一方：用虎肚为末，入平胃散一两，服之尤效。

一方：橄榄泡水，常服亦效，或核磨水亦可。

35. 论酸病嘈杂恶心呃逆症治

酸病嘈杂病同宗，缘由湿热积胃宫。

释义 口中吐酸和嘈杂的病因是一样的，都是胃里湿热积聚而成的。

口吐酸水吞酸是，吞酸不吐治皆同。

释义 口吐酸水多叫作吞酸，吞酸不吐的治法也是一样的。

主用吴萸平胃散，热加黄连土炒攻。

释义 主要用吴萸平胃散，若有湿热可加土炒黄连。

肝盛多怒柴芍入，大便不利将军通。

释义 若是肝气旺盛易动怒加入柴胡、白芍，大便不利，加入大黄来通下。

嘈杂似痛却不痛，似饥不饥却懊憹。

释义 胃里嘈杂作痛隐隐约约，似饥不饥却有烦闷懊憹的感觉。

有痰有火兼气积，二陈越鞠汤有功。

释义 那是胃里有痰火并兼气积，用二陈越鞠汤即可。

血少四物汤合用，虚烦竹茹人参充。

释义 血虚之人可加用四物汤，虚烦则加入竹茹、人参。

二症不治成噎膈，轻成恶心哕逆逢。

释义 这两种病不及时治疗发展下去就成了噎膈，轻的是恶心、呃逆。

恶心欲吐殊不吐，无声无物虚火攻。

释义 恶心想吐但又吐不出来，这是虚火上攻的原因。

六君子汤麦冬入，煨姜砂仁佐用同。

释义 用六君子汤加麦冬、煨姜、砂仁辅助治疗。

哕逆原来即呃逆，俗名打嗝气逆充。

释义 哕逆实际就是呃逆，俗话说就是打嗝，属于气逆所致。

比之恶心有声异，状似干呕声不洪。

释义 跟恶心相比，它会发出声音，好像干呕但是不如干呕的声音洪亮。

一发叠声连续起，痰火寒食病殊宗。

释义 一旦打嗝就会连续不断，痰、火、寒、食引发的病是不一样的。

治用丁香柿蒂散，相症加减贵得中。

释义 治用丁香柿蒂散，根据症状来加减药物，关键是要中病。

寒入干姜食楂曲，粪秘大黄燥麦冬。

释义 寒邪侵袭的呃逆加入干姜，食积加山楂、神曲，便秘的加入大黄，润燥加入麦冬。

若兼心下水汩汩，五苓散兮另用松。

释义 若是感觉心下有水声，则另外用五苓散。

久病呃逆为恶候，六君子汤沉香从。

释义　久病的人发生呃逆是病情恶化的症候，可用六君子汤加入沉香。

肉桂炮姜寒症人，古方嗅鼻法称雄。

释义　若是寒症则加入肉桂、炮姜，还有古方鼻嗅法效果也很好。

36. 论诸般呕吐症治

呕吐治同名状殊，呕则声物并有诸。

释义　呕吐的治法相同，但是表现有所不同，呕是有声有物。

吐虽有物无声异，干呕有声物又无。

释义　吐是有物无声，干呕是有声无物。

得食即吐知胃火，停久而吐是寒虚。

释义　入食即吐可知是有胃火，食物久停而吐可知是虚寒。

外感呕吐面青白，眼睛烧热身亦如。

释义　外感而吐表现为面色发青白、眼睛和身体感觉烧热。

恶风恶寒头必痛，藿香正气散用舒。

释义　还有恶风、恶寒、头痛，用藿香正气散。

内伤呕吐因食起，口吐酸水恶食茹。

释义　内伤呕吐由饮食不节引起，表现为口吐酸水、不思饮食。

眼胞浮肿肚腹胀，保和丸子力能驱。

释义　还有眼胞浮肿、腹胀，用保和丸治疗。

若兼吐蛔内作痛，安蛔理中保无虞。

释义　若是还伴有吐蛔、肚子痛，用安蛔理中汤可保安康。

虚寒呕吐唇淡白，脉沉而迟渴热无。

释义　虚寒呕吐表现为唇色淡白、脉象沉迟，没有渴热的症状。

或吐清水额微汗，口鼻冰凉神气虚。

释义　还有吐清口水、额头微微出汗、口鼻冰凉、精神不好。

六君子汤炮姜人，藿梗砂仁并用扶。

释义　治用六君子汤加入炮姜、藿香、砂仁一起使用。

四肢冷加制附子，少腹作痛入吴萸。

释义　四肢发冷可用制附子，小腹疼痛可加入吴茱萸。

胃热呕吐唇红燥，脉洪而滑渴热余。

释义　胃热呕吐表现为唇色发红干燥、口渴、身热、脉象洪滑。

喝而复呕是停水，有痰有火便不舒。

释义　还有一喝水就反复作呕，是水饮内停，大便不畅的，多体内有痰火。

黄芩栀子汤可服，渴甚白虎汤宜诸。

释义　用黄芩栀子汤可以治疗，特别是口渴适宜用白虎汤。

伤暑呕吐多自汗，六和汤饮不可无。

释义　中暑呕吐表现为自汗多，应该使用六和汤。

伤湿呕吐关节痛，平胃散加藿香祛。

释义　伤湿呕吐表现为关节作痛，平胃散加入藿香。

更有呕吐不纳药，此为阴盛格阳欤。

释义 有呕吐连药都不能喝，这是阴盛格阳的症状。

附子理中汤一剂，童便猪胆入药茹。

释义 药用附子理中汤，加童便、猪胆汁。

大凡呕吐勿多饮，药逢甘草亦宜除。

释义 凡是呕吐病人都不适合喝太多的水，药物中也最好别加甘草。

37. 论泄泻初起症治

泄泻皆由湿在脾，风寒暑食亦因之。

释义 泄泻多是因为脾中有湿，风寒暑食也可以导致泄泻。

泄出而少势来缓，泻出而多势较驰。

释义 泄泻时大便量少的，病势缓和；泄出量多则病势较急。

治法总宜扶脾胃，泻时更辨泻色医。

释义 治法总的来说是扶持脾胃，还要根据大便的颜色来辨治。

青色属风寒色白，淡白虚寒黄热兮。

释义 便色青的，有风；便色白的，有寒；便色淡白，则是有虚寒；便色黄，是有热。

淡黄虚热老黄实，形如酱色湿可知。

释义 便色淡黄是有虚热，老黄是实热，如酱紫的颜色是有湿气。

外感泄泻身发热，九味羌活表先施。

释义 外感泄泻伴身体发热的，可以先用九味羌活汤解表。

泻由湿起须分利，五苓散兮主用宜。

释义 湿气引起的泄泻须使用分利的方法，五苓散治疗这种病比较适宜。

风湿泄泻名飧泻，面青有汗畏风欺。

注 飧(sūn)：飧泻，病名。（出自《内经》）

释义 由风湿引起的泄泻叫飧泻，表现为面色发青、有汗、畏风。

哈欠烦闷脉浮缓，五苓散加防桂枝。

释义 还有打哈欠、心中烦闷、脉象浮缓的，治疗用五苓散加入防风、桂枝。

湿热泄泻名洞泻，暴注四射不能支。

释义 湿热泄泻叫洞泻，表现为泄泻如注、身体无力。

脉来洪数烦躁渴，小便黄赤出亦稀。

释义 还有脉象洪数、心烦躁而口渴、小便黄赤、量少。

或泻一阵痛一阵，五苓散加芩芍栀。

释义 或者泻一阵痛一阵，治疗用五苓散加入黄芩、芍药、栀子。

寒湿泄泻名溏泻，面唇淡白脉沉迟。

释义 寒湿引起的泄泻叫溏泄，表现为面色淡白，脉象沉迟。

或下痰涎腹中响，或澄清液冷四肢。

释义 还有便下痰涎、腹中响动，或者尿液澄清、四肢发冷。

五苓散内猪泽去，加入炮姜夏陈皮。

释义 五苓散去猪苓、泽泻，加入炮姜、半夏、陈皮。

夏月暑泻脉弦数，身热自汗渴无时。

释义 夏月暑泻，表现为脉象弦数、身热、自汗、时常口渴。

六和汤加猪苓泽，或六一散渴亦宜。

释义 用六和汤加猪苓、泽泻，口渴的用六一散。

专属湿泻名濡泻，身重节痛神气疲。

释义 湿泄有个专名叫濡泄，表现为身体沉重、关节疼痛、精神疲惫。

泻如清水脉沉细，胃苓散加扁豆医。

释义 还有泄时如清水，脉象沉细，用胃苓散加入扁豆。

更有出外感岚瘴，水土不服泻下遗。

释义 还有外出感染岚瘴之气，水土不服而引发的泄泻。

治用藿香正气散，加入苍术效最奇。

释义 用藿香正气散加入苍术效果明显。

38. 论久泻食泻肝泻肾泻症治

上言初泻用五苓，只缘水谷两不分。

释义 上篇说到初起泄泻用五苓散，只因为水谷不分。

若还分利泻不止，谷气中虚脾愈侵。

释义 若还是泄泻不止，那是中焦脾气虚弱。

此时宜服温中饮，渴向七味白术征。

释义 此时应当服用温中饮，伴有渴症用七味白术散。

温中已服如不愈，中气下陷宜上升。

释义 服温中汤但是泄泻仍不停止，则是中气下陷，宜用升举法。

补中益气当归去，加入乌梅故纸苓。

释义 补中益气汤去掉当归，加入乌梅、破故纸、茯苓。

假如升提肠仍泻，肉蔻丸子涩后增。

释义 若提升中气后还是泄泻，则用收涩药物如肉蔻丸子。

另外糯米干炒食，诸泻能止法亦珍。

释义 外方用糯米干炒食用，能止各种泄泻。

惟有食泻忌补涩，只须消导泻自清。

释义 唯有伤食泄泻忌用补涩的方法，只需要用消导药物泄泻自会转好。

泻来溲臭肚必痛，一痛即泻泻痛轻。

释义 泄泻伴有馊臭味，兼有肚痛，一旦腹痛就要泄泻，泄完后疼痛减轻。

木香槟榔丸如向，或保和丸力亦能。

释义 用木香槟榔丸效果很好，或是用保和丸功效也不错。

若食已消泻不止，升补诸法方可寻。

释义 若是积食已经消化但泄泻不止，升补的各种方法才可以用。

至若泻下青绿色，此为肝旺克脾经。

释义 如果泄下的大便色为青绿色，这是由于肝经太旺过度克制脾经所致。

或初黄白变青绿，大小患此勿因循。

释义 或者刚开始是黄白色逐渐变

成青绿色，大人小孩患这个病都不能因循守旧。

六君子汤加白芍，泽泻柴胡并枣仁。

释义 应当用六君子汤加白芍、泽泻、柴胡、枣仁。

更有肾经成滑泻，每日溏泻在清晨。

释义 还有肾经受病造成滑泄，每天在黎明时溏泻。

治研北味吴萸末，陈米汤下效如神。

释义 用北五味、吴茱萸研末，用陈米汤送服效果很好。

六味汤加故纸佳，北味小茴并用宁。

释义 六味（地黄）汤加破故纸，再加入北五味、小茴香，病就此安宁。

39. 论吐泻霍乱及干霍乱症治

吐泻原从脾胃断，泻属脾兮吐胃判。

释义 吐和泻原来都是从脾病胃病上来判断划分的，泄泻属于脾，呕吐属于胃。

先吐后泻热将除，胃苓汤饮价如贯。

释义 先吐后泻，那么邪热即将除去，胃苓汤是个很好的选择。

先泻后吐是逆传，扶脾温胃有定案。

释义 如果是先泻后吐则是逆传的症候，应该用扶脾温胃的方法。

汤用人参术炮姜，陈皮藿香砂仁探。

释义 用人参、白术、炮姜、陈皮、藿香、砂仁煎汤进行治疗。

若是霍乱仓卒来，上吐下泻阴阳悍。

释义 如果是突发霍乱，主症为上

吐下泻，是阴阳错乱的严重症候。

胃有宿积是其根，忽经外感头旋乱。

释义 根源在于胃有宿积，忽然经历外感，表现为头晕目眩。

心腹卒痛又转筋，增寒渴热饮不缓。

释义 胃脘和腹部忽然疼痛伴有小腿转筋，又增添恶寒、口渴、发热、喝水多。

藿香正气合五苓，秋夏六和猪泽伴。

释义 用藿香正气合五苓散治疗，夏秋用六和汤加猪苓、泽泻。

腹痛良姜藿木瓜，陈皮炙草另煎唤。

释义 腹痛用高良姜、藿香、木瓜、陈皮、炙甘草。

足若转筋冷四肢，木瓜饮子金不换。

释义 如果足部转筋且四肢发冷，这必须使用木瓜饮子。

男转用手挽其阴，妇转但牵乳两畔。

释义 男性转筋用手抓住阴茎，妇女转筋用手扯住两侧乳房。

脉大则生微细亡，转筋入腹死日窜。

释义 脉大说明预后良好，脉微细说明预后不良，转筋入腹就相当危险了。

更有腹痛逼连脐，不吐不泻干霍乱。

释义 如果腹痛一直牵扯到肚脐，不吐不泻，这种病叫干霍乱。

气格上下闭不通，十中不能救一半。

释义 气机阻隔上下闭塞不通，十个人中有不到一半能救活。

此症名为绞肠痧，发有红毛顶上看。

释义 此症状叫作绞肠痧，头顶上

有红毛应仔细查看。

将毛拔去口掘开，明矾末用滚汤灌。

释义　将红毛拔掉，将紧闭的嘴巴掰开，用热水送服明矾末。

假如暴死腹尤温，我有回生灸法干。

释义　如果是突然暴毙，但肚子仍然是温的，这里有能起死回生的灸法来治疗。

蒜片盛艾灸昆仑，七壮起死有神算。

释义　把艾放在蒜片上灸昆仑穴，灸七壮能神奇地起死回生。

或麻扎指针十宣，醒服阴阳水各半。

注　阴阳水：指凉水和开水，或井水和河水合在一起的混合水。明李时珍《本草纲目·水·生熟汤》："以新汲水百沸汤合一盏和匀，故曰生熟。今人谓之阴阳水。"

释义　或用麻丝扎指针刺十宣穴，醒后服用阴阳水。

愈后节饮及肥餐，大小治同从此按。

释义　病愈后要节制饮食，不要吃过于肥腻的食物，大人小孩的治法都是这样的。

40. 论赤白痢疾症治

痢名滞下载方书，总缘湿热是根株。

释义　痢疾古代方书也叫滞下，湿热是其根本原因。

加以生冷食积起，变成痢症赤白殊。

释义　还有饮食生冷食物以及积食的原因，也可变成痢疾，痢疾有白

痢和红痢之分。

白痢气分大肠出，赤痢血分小肠瘀。

释义　白痢是大肠的病变，病在气分；红痢是小肠的病变，病在血分。

肺主气兮心主血，气血两伤赤白俱。

释义　肺主气，心主血，气血两伤的话则红白两色痢疾同时有。

外感下痢及时疫，发热恶寒头痛欤。

释义　外感下痢以及各种时行传染病，多伴有发热、恶寒、头痛症状。

先服人参败毒散，橘皮陈米一同与。

释义　可先服用人参败毒散，加入橘皮、陈米。

初起或用陈茶叶，砂糖生姜作汤茹。

释义　病情初期可以用陈茶叶，加入砂糖、生姜来熬汤喝。

或无外感腹作痛，里急后重胀不舒。

释义　如果没有外感就是肚子痛、里急后重、腹胀难受。

旦夕更衣数十次，欲便不便苦叫呼。

释义　一日之内大便数十次，想要大便又便不出来，十分痛苦。

或为鱼脑点点下，此为积滞下宜诸。

释义　如果所下之物像鱼脑子样，一点点地滴下，这是积滞，可以用泻下的方法。

体实三黄承气用，体虚保和丸子茹。

释义　身体壮实的用三黄承气汤，体质虚弱的用保和丸。

若无积滞休轻下，但从赤白形色区。

释义　若是没有积滞不要轻易泻下，只是从所下之物的红白上来区分。

痢下纯白食不化，神气虚柔渴热无。

释义　如果痢下白色，食不化、无发热口渴的症状，而精神气血虚弱。

下属纯红身热渴，脓血稠黏色浑如。

释义　如果泻出来的是纯红色痢疾、身发热口渴，脓血稠黏，颜色浑暗，多属于热。

治宜和血通行气，七味芍药汤同驱。

释义　诊治时宜采用和血通气的治法，用七味芍药汤。

白加吴萸同白术，赤入阿胶芩地榆。

释义　白痢则加入吴茱萸、白术，红痢则加入阿胶、黄芩、地榆。

赤白相兼合加使，香连丸配效力余。

释义　红白相兼的痢疾合用上述两类药物，并配合使用香连丸。

至夜转剧阴虚是，阿胶梅连散亦祛。

释义　到夜间病情加重属于阴虚，用阿胶梅连散。

滞净湿清仍不止，十宝汤效如鼓桴。

释义　若积滞已干净、湿气已清除，但痢疾不止，用十宝汤效果迅速。

温补之药须注意，妄投兜涩毒难除。

释义　用温补药要注意，轻率使用收涩药物可致毒素难以祛除。

血痢日久如不愈，八珍汤入升麻纾。

释义　患红痢久病不得缓解，用八珍汤加入升麻。

若逢血色如瘀样，凉药服下愈多虞。

释义　若是血色如瘀血一样发暗，服用寒凉药物就会更加有危险。

理中汤内姜炮黑，冷痢初期亦可输。

释义　在理中汤中加入黑炮姜，可以治疗寒痢初期。

若如猪肝或膏冻，溏如苋汁是寒虚。

释义　若是下痢像猪肝色或膏冻，溏便如苋汁一样，是体内有寒。

再加肉果与肉桂，木香乌梅并用扶。

注　肉果：肉豆蔻之别名。

释义　理中汤中再加肉蔻、肉桂、木香、乌梅，一起使用。

更有痢后似疟疾，补中益气汤善夫。

释义　有的人痢疾之后出现疟疾一样的症状，可用补中益气汤。

还将温补佐其内，疟后似痢效同居。

释义　还要将温补药加在其中，疟疾后症状如痢疾一样时，治法也相同。

夏染暑热成痢疾，自汗烦躁渴热浮。

释义　夏季感染暑邪而得痢疾，有自汗、烦躁、渴热的症状。

六一散加红曲末，米汤调下效宏软。

释义　在六一散中加入红曲末，用米汤调和服下，效果不错。

41. 论噤口毒痢及脱肛症治

痢病噤口为最凶，须分久暂虚实攻。

释义　噤口痢是痢疾病里来势最凶

猛的一个症候，要分清疾病的久暂、虚实来对症下药。

初痢噤口气犹实，胃伤湿热食难容。

释义 初发痢疾即噤口的，正气还充实，但胃被湿热所伤，所以饮食难下。

川连石莲陈米炒，研入人参姜汤冲。

释义 治疗用陈米伴炒川连、石莲，研末，放入人参、姜汤里冲服。

外方田螺生取用，捣烂烘包贴脐中。

释义 另外可以用生田螺，捣烂烘干贴在肚脐上。

久痢噤口气将败，饮食不纳胃虚空。

释义 久痢之人出现噤口的多正气虚弱，因为久不纳食所以脾胃虚弱。

参苓白术散加用，陈米菖蒲并谷虫。

释义 治疗用参苓白术散，加陈米、菖蒲、谷虫。

外方觅取腊猪肉，纸包煨食妙无穷。

释义 另外寻找腊猪肉，用纸包着煨熟服用效果不错。

疫毒内陷热蕴甚，痢下腹痛血杂脓。

释义 痢疾疫毒内陷导致体内蕴热严重，表现为下痢夹杂脓血、腹痛。

或五色名野鸡痢，阿胶梅连散用松。

释义 如果痢下五色夹杂的名叫野鸡痢，方用阿胶梅连散可缓解病情。

痢下腐臭腹剧痛，银花三七芍甘宗。

释义 痢下之物有腐臭味、小腹剧痛，可用银花、三七、芍药、甘草

兼吞七粒鸦胆子，清热解毒效力宏。

释义 并吞服七颗鸦胆子（包裹），这样清热解毒的效果很好。

经年久痢成休息，十保汤药作丸攻。

释义 若是长年痢疾成了休息痢，可用十保汤做成丸子来缓攻。

腹不作痛加肉果，腹痛吴萸香附从。

释义 小腹不痛加入肉蔻，痛则加入吴茱萸和香附。

另外常啖乌梅粉，干马齿苋代茶供。

释义 外方常吃乌梅粉，用干马齿苋代茶喝。

至若痢久肺气陷，肛头脱出谷道宫。

释义 若痢疾太久，引发肺气下陷，直肠脱落出肛门。

补中益气加故纸，白芍丹皮北味充。

释义 用补中益气汤加破故纸、白芍、丹皮、北五味。

莫待脱久肛头硬，洗肛汤兮外用攻。

释义 不要等到脱出日久肛头变硬时再用药，洗肛汤做外用药清洗脱垂物。

痢后变泻血传气，便下不滞无血脓。

释义 痢疾转变为腹泻，说明病从血分传到气分，表现为大便顺利，且没有脓血。

六君子汤加苍术，扁豆砂仁香附同。

释义 用六君子汤加苍术、扁豆、砂仁、香附。

泻后变痢气传血，里急后重腹又恫。

释义 如果泄泻变成痢疾，是病由

气分传到血分，表现为里急后重、
腹痛。

汤用茯苓苍白术，升麻归芍并防风。

释义　用茯苓、苍术、白术、升
麻、当归、芍药、防风作汤服。

只怕泻痢久无度，泻脉转细痢脉洪。

释义　最怕的是泄泻痢疾过久腹泻
无度，泄泻病人脉转细，痢疾病人
脉转洪大。

面颜美好阳外泛，食少汗多渴愈浓。

释义　面色嫩红是阳气外越的症
候，还表现为食少、汗多、口渴。

遍身皮冷足背肿，通肠不闭孔如筒。

释义　整个身体发冷、足背浮肿，
肠失收涩能力不能约束大便。

或下腥臭紫成块，或如尘水命必终。

释义　或者便下腥臭的紫色块状
物，或者是如水一样，那么必定性
命堪忧了。

42. 论阳疟阴疟食疟劳疟症治

疟症俨同政疟民，寒热如潮依候临。

释义　患者得了疟疾就如同老百姓
遇到苛政一样，寒热像潮水般定时
到来。

食热风寒暑湿异，按脉俱弦疟是真。

释义　由食热风寒暑湿等不同原因
引起的疟疾表现各异，但疟疾的主
脉是弦脉。

弦浮弦紧风寒别，弦短弦滑食痰分。

释义　弦浮则为风，弦紧则为寒，

弦短则为伤食，弦滑则有痰。

弦洪伤暑弦数热，弦细而沉作湿征。

释义　弦洪为伤暑，弦数则为热，
弦细而沉说明体内有湿。

浮紧为表沉实里，总之无痰疟不成。

释义　浮紧说明病在表，脉沉实说
明病在里，总之没有痰就不会有
疟疾。

发时哈欠频作渴，身体拘急头必疼。

释义　疟疾发作时频频打哈欠、口
渴、身体拘紧、头痛。

无汗宜发有汗敛，散邪扶正是常经。

释义　无汗的适宜用汗法，有汗则
用敛汗法，散邪扶正是常用的
思路。

一日一发疟易治，二三日来疟难平。

释义　一日一发的疟疾比较好治，
两三天发作一次的疟疾比较难治。

诸疟必从阴阳辨，日发属阳午属阴。

释义　各种疟疾必须从阴阳来辨证
论治，白天发作属阳，午夜发作属
于阴。

治勿任意误用剿，初和中截补后斟。

释义　治疗时不要任意攻伐，治疗
原则是初起时和法，中期时截法，
后期用补法。

阴则升提阳分利，总宜小柴胡为君。

释义　阴病用升提法，阳病用分利
法，总的来说以小柴胡汤作为
主方。

阳疟柴苓汤加用，厚朴陈皮及葛根。

释义　阳疟就用柴苓汤，加入厚

朴、陈皮、葛根。

阴疟小柴合四物，首乌升麻桂枝增。

释义 阴疟则用小柴胡汤合四物汤，加首乌、升麻、桂枝。

不已八神散可截，七宝常山饮亦能。

释义 服上方不愈，可用八神散进行截疟，或者用七宝常山饮。

或小柴胡常槟入，四兽饮兮补后寻。

释义 或者是用小柴胡汤加入常山、槟榔，后期可用四兽饮来补。

食疟无分早晚发，但须消导化痰凝。

释义 食疟不分早晚随时会发作，只须用消导药和化痰药。

其候似饥却不食，稍食中满痰又生。

释义 这种症状好像很饿，但是又不想吃东西，稍微吃点东西就感觉胀满，导致痰生，疾病复发。

清脾饮子数服后，加入乌梅常山槟。

释义 服用清脾饮子几剂后，加入乌梅、常山、槟榔。

至若经年成劳疟，补中益气加茯苓。

释义 如果是时间很久形成了劳疟，可以用补中益气汤加茯苓。

首乌鳖甲桂枝并，诸虚久疟通用神。

释义 以及首乌、鳖甲、桂枝，治疗各种体虚之人久疟不愈。

43. 论寒热诸疟及疫疟疟母症治

寒热各半属少阳，初治故宜和解方。

释义 寒热往来是病在少阳，初治时应当用和解的方药。

偏寒偏热方略异，牝疟偏寒冷异常。

注 牝（pìn）疟：病名。疟疾之多寒者。

释义 药物使用在偏寒和偏热上要注意差异，牝疟患者身体异常寒冷。

身即微热犹战栗，干姜桂枝是要汤。

释义 身体即使有点微微发热，也会战栗不止，主以干姜桂枝汤治疗。

瘅疟温疟及暑疟，无寒壮热谵语狂。

释义 瘅疟、温疟、暑疟这三种类型，均表现为不恶寒、高热、谵语、发狂。

身即微寒渴有汗，白虎汤用桂枝襄。

释义 身体微恶寒，口渴、自汗的，用白虎汤加桂枝来治疗。

服后若还疟不解，柴胡白虎汤效彰。

释义 服用后疟疾若还不缓解，可用柴胡白虎汤。

倘或腹胀大便结，大柴胡汤酌用尝。

释义 如果腹胀大便难下，可以酌情使用大柴胡汤。

瘴疟多缘近山有，溪源蒸郁毒气伤。

释义 得瘴疟大多是附近有山，溪流毒气过于浓郁损伤人体。

来时昏迷令人困，热瘴头痛闷谵狂。

释义 初发时感觉精神困顿，甚至处于昏迷的状态，热瘴则会出现头痛、胸闷、谵语、发狂的症状。

肢节烦疼溲赤涩，寒微热甚渴烦张。

释义 还有肢节烦而疼痛、小便发

红而不利、发热重恶寒轻、心烦、口渴严重。

面目赤如弦数脉，蒿芩清胆用连襄。

> **释义**　以及面色红赤、脉象弦数的，用蒿芩清胆汤，并加黄连。

常山知母柴同入，玉枢丹加呕甚匡。

> **释义**　以及常山、知母、柴胡，呕吐严重的，加入玉枢丹治疗。

冷瘴头疼微热作，恶寒战栗畏风凉。

> **释义**　冷瘴表现为头痛、身体微热、怕冷、身上战栗、畏风。

肢软腰疼苔白腻，七宝常山去枣姜。

> **释义**　还有四肢发软、腰部疼痛、舌苔白腻，用七宝常山饮去掉大枣、生姜。

加入菖蒲荷叶藿，佩兰半夏及焦苍。

> **释义**　加入菖蒲、荷叶、藿香、佩兰、半夏、焦三仙、苍术。

神迷不语加何药，苏合香丸开窍强。

> **释义**　若是昏迷不醒，可用苏合香丸芳香开窍。

秋夏又多时疫疟，排门大小一般当。

> **释义**　夏秋时节又有时疫疟，一家大人、小孩都会感染。

其候壮热多汗渴，人参败毒散先尝。

> **释义**　表现为壮热、汗多、口渴的，先用人参败毒散。

达原饮子次后服，辟邪丸子用亦良。

> **释义**　然后再服达原饮，辟邪丸子的效果也不错。

至若疟后有痞块，号曰疟母痰癖藏。

> **释义**　如果疟后有痞块，则称作疟

母，里面是痰浊污物肿块。

按如龟状时作痛，或结中脘或胁旁。

> **释义**　按下去感觉像龟的形状并时而作痛，或者在中脘凝结或者在两胁旁凝结。

或常潮热日晡甚，食减肌消面瘦黄。

> **释义**　如果常常发热在午间最厉害，饮食逐渐减少，面黄肌瘦。

大鳖甲饮宜内服，贴痞法儿是外方。

> **释义**　用大鳖甲饮内服，外用贴痞法。

不愈又须行灸法，背对脐与肺俞乡。

> **释义**　如果还是不见好转，则用艾灸的方法，灸神阙、命门，以及肺俞几个穴位。

蒜片盛艾按穴处，各灸三壮保安康。

> **释义**　用大蒜片上放艾绒，按在穴上灸，每个穴位各灸三壮保证能够安康。

44.　论阴虚潮热似疟症治

阴虚原来即血虚，阴虚似疟莫浪除。

> **释义**　阴虚的本质是血虚，阴虚似疟的潮热，不要轻易用截疟法。

每日午后烧热起，遇夜转深热更余。

> **释义**　每天中午后就开始发热，到夜晚烧得更厉害。

或常带热下午甚，荣卫有伤津液枯。

> **释义**　发热到下午加重，这是荣卫受损，津液枯耗。

大便时结亦时滑，面唇淡白准头如。

> **释义**　大便有时秘结难下，有时又

滑利易出，面色、唇色、鼻尖都呈淡白色。

虽与疟似却有别，明医按脉自分区。

释义 虽然类似疟疾却也有区别，高明的医生通过诊脉就能区分出来。

弦滑而强为疟疾，濡细而数定阴虚。

释义 脉象弦滑、强而有力是疟疾，脉象濡细而数的多是阴虚。

由轻转重阴虚是，由重转轻疟异诸。

释义 由轻转重是阴虚，由重转轻都是疟疾的不同类型。

阴虚初亦宜和解，四物汤合小柴胡。

释义 阴虚病初起时也应当用和法，用四物汤合小柴胡汤。

服后只宜寻六味，归芍知母鳖甲扶。

释义 以后只适合服用六味地黄汤，另外加当归、芍药、知母、鳖甲。

假如作热兼作冷，黄芪参术一同茹。

释义 如果冷热相间，则加入黄芪、人参、白术同服。

潮热有似阴虚疟，但疟渴甚潮热殊。

释义 阴虚和疟疾都有潮热的症状，只是疟疾口渴严重，发潮热的形式不一样。

阴虚发热定下午，潮热早晚期不拘。

释义 阴虚发热一定是在下午，潮热发热的时间却没有规律。

只是每日同一状，面色时变青白欹。

释义 只是每天都在相同的时间，

发作时面色青白。

治此亦宜分虚实，气实潮热卧不舒。

释义 疗此病也必须分虚实，气实的潮热卧床时感觉很难受。

畏热喜凉大便结，主治汤用大柴胡。

释义 怕热贪凉，大便秘结难下，主方用大柴胡汤治疗。

气虚潮热精神倦，饮食减少瘦肌肤。

释义 气虚潮热时精神很困倦，饮食减少，机体消瘦。

热到过时身却解，五心自觉热常余。

释义 发热过去后，感觉身体有所缓解舒适，但是五心却感觉仍在发热。

九味逍遥散可服，地骨皮散用亦如。

释义 此时可用九味逍遥散，用地骨皮散也可。

45. 论痞满鼓病症治

脏腑关通上下中，气血有滞不运通。

释义 脏腑连接着上中下三焦，气血一旦凝滞就不能顺畅地流通。

七情痰食皆为害，变成痞满聚难攻。

释义 七情、痰饮、饮食不节都是引发的原因，发展成痞满就比较难治。

痞外无形胸中闷，时常痞塞不舒冲。

释义 痞症外看没有什么症状，但是胸中堵闷，时常感觉内心堵塞不能舒缓。

满外有形内作胀，有时胀大有时松。

释义 满证从外表看有突出且感觉

胀满，时而感觉胀满，时而又会感
觉轻松。

伤寒痞多误下起，外邪乘虚入心胸。

释义　伤寒后的痞多是因为误用下
法导致的，让外邪趁机侵入心胸。

杂病有痞非外入，由内有邪气郁封。

释义　杂病的痞不是由外邪引起
的，是内生的邪气造成气滞。

满与胀似又有辨，满出脾胃脏腑中。

释义　满和胀好像相似但是有所区
别，痞满来源于脾胃和脏腑之中。

胀在腑外流经络，外虽坚硬中却空。

释义　痞胀是在脏腑外经络通行的
地方，外面虽然摸着坚硬但是内部
却是空的。

胀病见下治有异，痞满虽分治皆同。

释义　各种胀病的论述见后面章
节，但治法与痞满不同，痞满虽然
也有多种但是治法相同。

上焦痞满当引吐，中下痞满法宜攻。

释义　上焦痞满应当用呕吐的方
法，中下焦痞满应当用攻下的
方法。

小儿多从食积治，妇人多是经不通。

释义　小儿多用治疗积食的方法论
治，妇女多是从调经入手。

消痞饮子通可服，补中益气虚症从。

释义　痞满都可以用消痞饮子来治
疗，体虚之人用补中益气汤。

心腹痛加枳实芍，忧郁宜添香附芎。

释义　心腹痛的则加枳实、芍药，

多思多郁的人可加香附子、川芎。

喘加苏子桑皮杏，痰盛瓜蒌夏橘红。

释义　兼喘的加入苏子、桑白皮、
杏仁，痰盛的加入瓜蒌、半夏、
橘红。

尿秘二苓偕泽泻，粪结桃仁并苁蓉。

释义　小便难下加入茯苓、猪苓、
泽泻，大便难下的加入桃仁、肉
苁蓉。

痞满黄连为主药，酒炒加用虚实同。

释义　痞满患者以黄连为主药，不
论虚实，用酒炒入汤。

又有腹内患鳖病，气虚血裹积在中。

释义　有的患者腹内有鳖病，那是
因为气虚，瘀血积聚在体内。

日久成形动欲活，发时游走苦疼凶。

释义　时间长了成为鳖形肿块，可
活动，发作时有游走感觉，疼痛
难忍。

自死僵蚕为细末，白马尿和服有功。

释义　用自然死去的僵蚕研为细
末，用白马尿调和服用效果很好。

46. 论积聚癥瘕症治

积聚癥瘕皆内伤，荣卫失调积作殃。

释义　积聚癥瘕都是由内伤引起
的，荣卫失调可以导致积聚。

五积脏病为阴气，六聚腑病是为阳。

释义　五脏为积属于阴病，六腑为
聚称为阳病。

左胁肝积名肥气，脐上心积曰伏梁。

释义　左胁肝上积聚的叫肥气，肚

脐以上中心的积聚叫伏梁。

肺名息贲右胁起，脾家痞气胃脘藏。

释义 肺上积聚叫息贲，从右胁发起；由脾气受损而形成的痞积位于胃脘处。

肾积上奔如豚状，起自小腹至胸膛。

释义 肾上积聚气上撞如奔豚状，从小腹一直上窜到胸部。

诸积作痛皆有块，左右中下块异方。

释义 各种类型的积聚都会发痛并且有块状物，积块可分布于人体内不同的位置。

积发有处不离部，聚则起散总无常。

释义 积发有定处不会来回移动；聚则时聚时散没有固定的部位。

癥块似积亦有处，但按腹中硬且强。

释义 癥块类似积块，也有固定的地方，用手按压腹部感觉癥块非常坚硬。

瘕虽腹硬却无定，去来状与聚相当。

释义 瘕虽然也是腹部坚硬却无定处，瘕时有时无游移不定和聚一样。

男多积聚主气病，女多癥瘕是血伤。

释义 男人多积聚，多是由气不畅通引起的；女人多癥瘕，多是由血分受伤引起。

五积六聚休拘论，七癥八瘕勿泥详。

释义 对于五积六聚的描述不要太过于拘泥，同样七癥八瘕也不要过于刻板。

四病所生俱是积，统治无如破坚汤。

释义 这四种类型的病都是由积引起的，通治的方法都可以用破坚汤。

左胁块加桃仁桂，右胁莪棱橘皮裹。

释义 左胁有块加入桃仁、桂枝，右胁有块加入莪术、三棱、橘皮。

食加楂曲痰海石，奔豚气入茴沉香。

释义 食积加入山楂、神曲，有痰则加入海浮石，奔豚气则加入茴香、沉香。

更有伤寒奔豚气，非同宿积治异方。

释义 还有由伤寒引起的奔豚，和此处的宿积不同，治疗方法也不一样。

必因汗后病复感，肾邪气动入膀胱。

释义 （奔豚）一定是因为发汗过后，再感外邪，使得肾经的邪气趁虚而进入膀胱腑。

脐下先悸按有核，气从小腹痛上抢。

释义 肚脐下面先悸动，按之有核，那是气从小腹如奔豚攻痛到上面去了。

桂枝汤内桂枝倍，核处艾灸即安康。

释义 使用桂枝加桂汤即可治疗，用艾灸核起处就好了。

47. 论气肿水肿久肿证治

湿为肿胀脾虚致，土弱水气侮肺气。

释义 脾虚常导致湿气泛滥，从而导致肿胀，（究其原因是）脾土衰弱不能制水，导致肾脏水气反侮肺气。

肺激喘呼水妄行，因而皮肤遍肿是。

释义　因此肺脏激烈喘促，宣降失常，水气妄行，使皮肤普遍表现水肿。

湿兼风肿上半身，湿从脚起下半际。

释义　湿邪兼风邪则上半身肿，湿邪从脚部开始往往出现下半身肿。

男下肿上逆症言，女下肿上顺症视。

释义　男性从下半身开始肿多是逆症，女性从下半身开始肿多是顺症。

宁喜腹肿散四肢，最怕肢肿归腹聚。

释义　由腹肿转变为四肢肿的为顺，由四肢肿转变为腹部肿为逆。

古分十种烦难拘，不外水气二种治。

释义　古代把这个病分为十种，纷繁不易应用，其实不外乎从水治和从气治两种方法。

补脾安肾积肺调，气行喘止水自利。

释义　采用补脾安肾、调理肺气的方法，则气机通畅喘促停止，水湿自然得到疏利。

先胀后喘气肿因，时肿时消随气异。

释义　先出现肿胀后出现喘促的是气肿，肿胀随着气的变化时而出现时而消除。

腹内作饱食积膨，五子五皮汤勿弃。

释义　感觉腹内饱胀，食物积聚导致腹部膨胀，要采用五子五皮汤。

上身肿加桂枝防，下身肿加防己薏。

释义　上半身肿加入桂枝、防风，下半身肿加入防己、薏苡仁。

若见水肿脉来浮，先宜表汗后里治。

释义　若见到水肿且见脉浮，宜先解表取汗，再治里证。

先喘后胀水肿停，手按成窟起手聚。

释义　若是先出现喘促后出现肿胀，是因为水湿停留，（这种情况的肿胀）用手按压出的凹痕可以很快恢复。

皮肤光白水浮征，汗出恶风微热起。

释义　皮肤光白是水气外浮的明证，常出汗怕风，有轻微的发热。

越婢四苓共作汤，肿由汗泄和尿利。

释义　用越婢汤合四苓汤，则水湿从汗和尿中排出。

若兼身重下肿多，防己黄芪汤作辟。

释义　如果感觉身体沉重，下半身肿更严重，则采用防己黄芪汤。

脉浮无力或汗无，麻桂茯苓芪枣饵。

释义　脉浮无力或者无汗，则用麻黄、桂枝、茯苓、黄芪、大枣等入药。

喘咳麻黄草杏煎，渴利尿数发汗忌。

释义　如果有咳喘则用麻黄、甘草、杏仁，如果口渴、下利、多尿的，则严禁发汗。

表里虚实认宜真，阴水阳水又有异。

释义　表证、里证、虚证、实证需要认识清楚，阴水和阳水又有不同。

阳水身热脉来洪，上焦烦渴小便闭。

释义　阳水证见身上发热、脉洪、病在上焦、烦渴、小便闭停。

胃苓汤加桑白皮，大腹姜皮枳壳备。

释义　采用胃苓汤加桑白皮、大腹皮、姜皮、枳壳治疗。

疏凿饮子入枣须，舟车丸分对体实。

释义　也可以用疏凿饮子加枣须，身体壮实的人可以用舟车丸。

阴水不热身又凉，唇口淡白脉沉细。

释义　阴水证见不发热、身凉、唇舌淡白、脉沉细。

实脾饮与真武汤，各有作用含深意。

释义　采用实脾饮和真武汤，它们作用不同各含深意。

济生肾气是要方，小便利将车前弃。

释义　济生肾气丸是重要的方剂，如果小便利去车前子。

肿久虚甚宜升提，暮服补中汤益气。

释义　肿病日久、体虚的人，宜采用升提清阳的方法，在傍晚服用补中益气汤。

消失还宜固肾经，大补肾丸善后剂。

释义　消肿以后还应该安固肾经，采用大补肾丸善后。

外方通用干蒜头，灌入猪肚淡煮食。

释义　另外，肿病可通用干蒜头放入猪肚内，不加盐清淡地煮着吃。

或常买取乌鲤鱼，冬瓜葱白作羹食。

释义　或者经常用乌鲤鱼，加冬

瓜、葱白熬汤喝。

荞麦粉糊食亦佳，肿病忌盐又须记。

释义　荞麦面做成糊吃也很好，另外肿胀病需要牢记忌服食盐。

48. 论胀满蛊胀久胀气脱症治

胀满皆因脾胃柔，饮食劳伤郁中州。

释义　腹部胀满都因为脾胃虚弱，饮食不节和劳倦内伤使脾脏受困。

外形膨急中无物，清气不升浊气留。

释义　腹部膨大而中空无物，这是因为清气不能上升而浊气滞留的原因。

弹如鼓响名鼓胀，水谷气血不一途。

释义　（膨胀的腹部）弹着像鼓一样有响声，这个叫作鼓胀，水鼓、食鼓、气鼓、血鼓表现不一。

寒胀热胀论亦异，总之不外虚实求。

释义　寒胀和热胀又不同，总之不外乎从虚实中探求。

虚宜带补实宜泻，洪大脉喜沉小忧。

释义　病属虚则适宜补，病属实则适宜泻，脉象见洪大为顺，脉象沉小为逆。

虚胀时减实不减，实按坚硬虚按柔。

释义　虚胀表现为时而减轻，且按着柔软；实胀没有时而减轻的情况，按着比较坚硬。

虚胀不喘实胀喘，虚胀便秘实胀疣。

释义　虚胀没有喘，常有便秘；实胀往往有喘，身上长疣。

实用破坚汤与服，虚用温胃汤力优。

释义　实胀采用破坚汤服用，虚胀用温胃汤效果好。

朝宽暮紧为阴分，济生肾气汤宜投。

释义　衣裤白天宽松晚上紧（晚上肿胀较严重）属于阴分的病，宜采用济生肾气汤。

暮宽朝紧为阳分，保和丸加厚朴俦。

释义　衣裤白天紧晚上宽松（白天肿胀较严重）属于阳分的病，采用保和丸加厚朴。

或炒朴硝与陈米，研用砂糖水下瘳。

释义　或者将朴硝与陈米一起炒，研粉后用砂糖水送下可以治愈。

蛊胀即是单腹胀，按来坚如铁石头。

释义　蛊胀就是只有腹部胀，按起来感觉坚硬得像铁和石头。

肚大青筋名石水，俗名箕蛊把人愁。

释义　肚子很大青筋暴露称为石水，俗名叫作箕蛊，病情顽固难治。

针砂散作通用剂，消胀顺气汤可求。

释义　针砂散是治疗这种病的通用方剂，也可以采用消胀顺气汤治疗。

外方焙炒鸡屎白，酒煮沥饮效亦收。

释义　另外用鸡屎白焙炒后，用酒煮了饮用。

又有胀久成气脱，忽然频泻倾如流。

释义　又有鼓胀病病程很久变成气脱，忽然频频泻利不止。

快将益智砂仁佐，浓煎与饮效亦酹。

释义　要尽快用益智仁和砂仁入前方，浓煎给病人服用效果也很明显。

假如肿胀面唇黑，掌内无纹大喘愁。

释义　假如病人肿胀面唇都显露出黑色，掌内看不到手纹，大喘不止，说明病情危重。

胸高背满脐平突，青筋锁喉命必休。

释义　胸部高耸、背部满实、肚脐从凹入变为平齐甚至凸出、青筋暴露在喉部，说明生命垂危。

治蛊神方：商陆一钱，活土狗五七个，瓦上焙干，共研细末，开水冲服。

注　土狗：别名蝼蛄、拉拉蛄，属直翅目，蝼蛄科昆虫。将活蝼蛄埋入石灰中处死焙干，即成为中药材土狗。

49. 论黄疸谷疸色疸酒疸症治

湿热所伤成疸黄，肤如橘色一般当。

释义　湿热熏蒸可以造成黄疸，可见皮肤鲜明发黄如同橘子色一样。

伤寒疸症由外感，余病疸症多内伤。

释义　伤寒导致的黄疸是由于外感导致的，由其他病导致的黄疸多是内伤。

病分二种阴阳异，阴治不可误从阳。

释义　黄疸病分阴黄、阳黄，二者表现各不相同，阴黄不可以按照阳黄来治疗。

阳疸身黄发热渴，汗出尿下似栀浆。

释义　阳疸表现为身上发黄、发热、口渴、出汗和尿液都像栀子水一样发黄。

脉来弦实小便少，茵陈五苓汤用康。

释义　脉象弦实、小便短少的，可以服用茵陈五苓汤。

阴疸身黄色暗淡，不渴无热自汗凉。

释义　阴疸表现为身上发黄，但是颜色淡、口不渴、不发热、身上出冷汗。

脉来沉细便清利，附子理中茵陈襄。

释义　脉象沉细，小便清且多，采用附子理中汤加茵陈。

谷疸遇食难用饱，饱即头眩腹胀伤。

释义　谷疸的人表现为吃饭不能太饱，吃饱就头晕、目眩、腹胀。

身体俱黄脉迟紧，小便常滞在膀胱。

释义　还有全身上下都发黄，脉象迟紧，小便经常留滞在膀胱。

小柴胡汤加枳实，山楂麦芽并用将。

释义　用小柴胡汤加枳实、山楂、麦芽治疗。

色疸即是女劳疸，额上色暗遍身黄。

释义　色疸就是女劳疸，表现为额头上颜色暗淡、全身发黄。

先由浊气流入肾，交媾入水成此映。

释义　病因是先有浊气进入肾脏，又因为房事后马上洗澡造成的。

血瘀膀胱小腹满，治用菟丝山药襄。

释义　血瘀在膀胱，小腹胀满，治疗用菟丝子和山药。

全归茯苓同莲子，山药糊丸温酒尝。

释义　加全当归、茯苓、莲子、山药一起糊丸用温酒送服。

或六味加莲芡实，白芍当归合用良。

释义　或者用六味地黄丸加莲子、芡实、白芍、当归，效果也很好。

贪酒之人成酒疸，面微浮肿身亦黄。

释义　嗜酒的人成为酒疸，表现为颜面微微浮肿，身上也发黄。

胸腹痞满常欲呕，心下懊憹食不尝。

释义　胸腹部常感觉痞满、想呕吐、心中懊憹不宁，胃口不好饮食难入。

脉来沉细或弦紧，藿香叶散是良方。

释义　脉象沉细或者弦紧，藿香叶散是可以采用的良方。

酒疸日久变黑疸，背胀面黑目青眶。

释义　酒疸日久可以变成黑疸，表现为背胀、面黑、目眶发青。

心中如啖蒜齑状，大便时燥亦时溏。

注　如啖(dàn)蒜齑(jī)：啖，吃或给人吃。蒜齑，即蒜泥。

释义　胃中感觉像是吃了蒜一样、大便时干时溏。

皮肤不仁脉微数，白术葛根是要汤。

释义　皮肤感觉麻木不仁，脉象微数，白术葛根汤是重要的方剂。

50. 论诸疝形状及囊烂症治

疝病由来本肝经，肾与膀胱是标名。

释义　疝病发病的原因在于肝经，

所表现出来的肾与膀胱的症状属标。

小肠经络肝连属，疝脉肝火急而沉。

释义 小肠经络与肝经相连，疝病的脉象急而沉是由肝火旺造成的。

疝分七种难经出，只好从中辨状形。

释义 《难经》中疝分七种，那就从这七中疝中来一一进行辨别讨论。

寒疝囊冷坚如石，阴茎不举脐腹疼。

释义 寒疝，表现为阴囊冷坚硬如石、阴茎不举、脐周围和腹部疼痛。

水疝小腹按之响，肾囊光肿似水晶。

释义 水疝，表现为按压小腹会有水声、阴囊肿得如水晶一般光亮。

或常发痛阴汗出，或时搔痒黄水零。

释义 还有阴囊经常肿痛、阴部汗多，或者阴囊瘙痒，流出黄水。

气疝往来冲作痛，下及阴囊上肾心。

释义 气疝表现为往来攻冲作痛，下及阴囊，上攻肾心。

血疝小腹两旁起，状如黄瓜一般形。

释义 血疝表现为起于小腹两旁，按之形状和黄瓜相似。

痛有定处由热滞，延久不治便痛成。

释义 还有固定的地方疼痛，因为热滞留其中，长久不治疗就形成痛。

筋疝茎肿又茎痛，痛极则痒内热蒸。

释义 筋疝表现为阴茎肿胀而且痛，痛得厉害了又觉得痒，是因为内热蒸腾。

或常挺出流白物，或时溃烂出脓腥。

释义 还有阴茎挺胀不收，流出白色液体，有时常溃烂出脓腥的液体等。

狐疝似狐夜入腹，昼行出腹入囊停。

释义 狐疝像狐一样昼伏夜出，晚上进入小腹，白天出小腹入阴囊中。

状如仰瓦及瓜样，以手按捺似蛙声。

释义 形状犹如仰瓦和瓜一样，用手按捺会有像蛙叫一样的声音。

癫疝不痛名木肾，囊肿如斗下垂凝。

释义 癫疝不会感觉疼痛，又名木肾，阴囊肿大下垂如斗。

又有偏坠亦疝气，肾囊子肿一边疼。

释义 又有偏坠也是疝气，单侧阴囊和睾丸肿大疼痛。

诸症大半房劳起，更加风寒湿热侵。

释义 这些症状大半是因为房劳过度，复感风寒湿热邪气造成的。

茱萸内消丸通用，守效丸子用亦珍。

释义 茱萸内消丸都可以同用于这些病症，守效丸子用来也非常好。

升上痛者黑丑入，坠下痛者升麻承。

释义 疝气上升时痛的，可以用黑丑；坠下时疼痛的，可以用升麻升提。

男女老幼服皆效，诸般方丸外用寻。

释义 男女老少服用都有效，亦可使用外治法。

至若阴汗茎囊烂，治用蜂房腹皮匀。

　　释义　对于阴部汗多阴茎阴囊溃烂者，可用蜂房、大腹皮研末搅匀外用。

每日煎汤淋洗后，绿色炉甘石为君。

　　释义　每天煎汤淋洗以后，以绿色炉甘石为君。

蛤粉黄连五倍佐，研末掺搽妙无伦。

　　释义　辅之以蛤粉、黄连、五倍子，研末搽在患处效果精妙绝伦。

诸疝初用方：大茴（盐水炒）、川楝子（去核）、沙参、木香各一两。研末米糊为丸，每日三次，每次二钱，盐汤送下，服完随照前方加荜茇一两，槟榔五钱为丸，再服。如未痊，又照前二方加白茯苓四两，制附子一两，共研末为丸服，可以断根。

一方：偏坠用。穿山甲、小茴研末酒下。不愈用败龟板研末，小茴香汤下，必效，大忌韭菜。

51. 论大小便秘遗尿便数症治

前后二阴肾窍通，肝肾气滞二便癃。

　　释义　前后二阴皆与肾窍连通，肝肾气滞导致大小二便癃闭。

虽皆有热虚实别，大便实秘脉数洪。

　　释义　虽然都有热但可分成实热虚热，实热的表现为便秘、脉洪数。

唇燥口干面必赤，大承气汤用能攻。

　　释义　还有唇燥、口干、面色红

的，应该服用大承气汤。

虚热粪结脉微涩，唇口不燥面不红。

　　释义　虚热的表现为大便秘结、脉微涩，口唇不干燥，面色也不红。

常喜热食恶冷食，六味汤加生蜜冲。

　　释义　经常喜热食而讨厌冷食物的，用六味汤加生蜂蜜冲服。

不愈须用升提法，补中益气入苁蓉。

　　释义　经上述治疗不能痊愈用升提法，服用补中益气汤加苁蓉。

或素体虚津液少，或经病后及老翁。

　　释义　有的向来身体虚弱津液亏损，有的发生在病后，或者是老人。

饮食不化大便秘，四仁汤兮主用松。

　　释义　饮食不能运化导致秘结，服用四仁汤即可。

小便不利热亦异，在气在血辨殊宗。

　　释义　小便不顺畅其热也有不同，在气血上分辨其根源。

渴而便闭色黄赤，热在上焦气分中。

　　释义　口渴、小便不畅、小便黄赤的，是热邪在上焦气分。

肺热不能生化水，五苓散加芩木通。

　　释义　肺脏有热不能通调水道，服用五苓散加黄芩、木通。

不渴尿闭涩而少，热在下焦血分宫。

　　释义　口不渴、小便闭塞、尿量少的，是热在下焦血分。

肾与膀胱虚热属，六味汤加知麦冬。

　　释义　肾和膀胱均有虚热，治疗用

六味汤加知母、麦冬。

不愈并宜升提法，二便俱秘八正攻。

释义　经上述治疗不愈的应用升提法，大小二便都难下的，应该用八正散来攻邪。

至若遗尿虽寒冷，膀胱热伏亦遗同。

释义　像遗尿虽然多寒邪，但热邪潜伏膀胱亦可遗尿。

虚冷遗尿不自觉，平时犹可怕寒冬。

释义　虚寒遗尿常不自觉，平时病情稳定，到了冬天，病情会加重。

尿出不热清如水，八味汤加益智从。

释义　排尿自觉不热清长，服用八味汤加益智仁。

虚热遗尿微作痛，出如汤滚色多红。

释义　虚热遗尿稍微有疼痛感，排尿自觉滚烫小便多赤红色。

晚服六味加麦味，朝用补中益气供。

释义　治宜晚上服用六味汤加麦冬、五味子，早上服用补中益气汤。

外方酒炒破故纸，研寻益智作汤冲。

释义　另外可用酒炒破故纸，研成粉末，用益智仁作汤冲服。

至若小便苦频数，仿此二法治同功。

释义　对于小便频数的，仿照上面治疗遗尿的两种方法就可以了。

52. 论淋症及忍精症治

淋症皆由湿热伤，心肾郁热移膀胱。

释义　淋症都是因为湿热为患，心

肾积聚的热转移到了膀胱。

水火不交浊气结，化作砂石沟中藏。

释义　心肾水火不交，浊气结聚化作砂石，藏在膀胱尿道中。

便沥不出痛难抵，加味葵子茯苓汤。

释义　小便淋沥不尽，非常疼痛，可用加味葵子茯苓汤。

血淋作痛点点滴，血分红淡虚实详。

释义　血淋表现为尿中带血、小便刺痛难忍、点滴而出，从血色的浓淡，可以分辨病情的虚实。

鲜红带紫为实热，八正散加生地黄。

释义　血色鲜红中带紫色是实热，可用八正散加生地黄。

瘀血不红为虚热，小蓟饮子是要方。

释义　瘀血，颜色不红是虚热，小蓟饮子是主方。

劳淋遇劳便即痛，多因脾肾两虚伤。

释义　劳淋遇到劳累就会发作小便疼痛，多数是因为脾肾两脏虚劳伤气。

劳在脾经伤思虑，归脾汤合五苓将。

释义　过度思虑会导致脾经劳伤，可用归脾汤合五苓散来处理。

劳在肾经伤色欲，六味汤加麦味尝。

释义　色欲太过会劳伤肾经，可以用六味汤加麦冬、五味子。

气淋小腹必胀满，肺气不化滞小肠。

释义　气淋的症状是小腹胀满明显，因为肺气不通畅滞留小肠。

便少而涩出作痛，泻白散加沉茴香。

释义　表现为小便艰涩疼痛，尿淋

沥不尽，可用泻白散加沉香、茴香。

热淋痛与血淋似，便涩而赤爱水汤。

释义 热淋痛的症状与血淋相似，小便艰涩并且颜色鲜红，病人常常口渴欲饮。

心肺蕴热不润化，导赤散加黄芩襄。

释义 热淋多由心肺的内热隐匿在其中得不到润化，可以用导赤散加黄芩。

寒淋又由膀胱冷，邪气偏与正气戕。

释义 寒淋是因为膀胱气冷，邪气与正气相互争斗。

痛时寒战而后溺，济生肾气入沉香。

释义 表现为小便疼痛，先是寒战，然后小便才出来，用济生肾气汤加沉香治疗。

膏淋多由房劳起，精随溺滞胀难当。

释义 膏淋多是由于房劳引起的，精气和小便一起滞留在尿道中，腹胀难忍。

阻塞隧道痛不出，出来浑浊似膏浆。

释义 尿道阻塞不畅，小便痛疼难出，出来的小便跟膏浆一样浑浊。

萆薢分清饮先服，清心莲子饮后将。

释义 先服用萆薢分清饮，后用清心莲子饮来治疗。

倘服诸饮如不效，化白散胜地黄汤。

释义 假使这些服用后都没有效果，可用化白散，比地黄汤效果更好。

更有淫极怕精泄，忍匿成淋痛作殃。

释义 更有同房时怕精气泄露，忍之藏之，最终导致小便艰涩疼痛。

治用茯苓牛膝滑，草梢猪泽木通尝。

释义 治疗可以用茯苓、牛膝、滑石、甘草梢、猪苓、泽泻、木通。

开通关窍方用补，六味八味任人商。

释义 关窍开通达利后就可以用补药了，六味地黄汤和八味地黄汤根据情况选择。

大凡老幼虚淋病，秋石水冲饮最良

释义 凡是老人小孩得了虚淋病，用秋石冲水喝效果良好。

血淋验方：浮小麦加童便炒，研细末，以砂糖调，服五钱，极效。

53. 论上中下三消症治

消症缘何肌日消，多因醉饱及房劳。

释义 消渴症日渐消瘦，多数因为酒醉、过饱、房劳过度。

或贪辛餐和暖炕，变成消症渐如熬。

释义 或者嗜食辛辣食物、贪图睡暖床，变成消渴症。

消分三种上消渴，渴而善饮饮又消。

释义 消渴症分三种，其中上消，表现为口渴多饮、饮后又渴。

心热火动上移肺，少食多饮火内烧。

释义 是由于心火炽盛上犯于肺脏，食量变少喝水多，如体内有火烧一般。

中消脾热移于胃，多食善饥暮难朝。

释义 中消是由于脾脏燥热犯于胃腑，表现为食量增多、容易饥饿、难以从晚上熬到早上。

名曰消饥食无度，自汗常多面色憔。

释义 这种病证又叫作消饥，特点是多食、经常自汗、面色憔悴。

下消肾热名消浊，热移膀胱注下焦。

释义 下消又名消浊，主要由于肾脏有热，肾热移至膀胱侵犯下焦。

耳轮干枯小便白，淋沥浑浊色如膏。

释义 表现为耳轮干枯无华、小便清白、淋沥不畅、混浊如脂膏。

状类膏淋但不痛，每便常滞总不调。

释义 状如脂膏却不痛，小便不利，有停滞感。

虽然各有三般异，皆由火燥水不饶。

释义 虽然上中下三病各有不同，但都是由于燥热灼蒸津液所致。

津枯日久不能食，传入中满胀不消。

释义 津液缺乏日久后以致食欲不振，传入中焦致使胀满难以消除。

能食又妨成疽背，治宜滋阴养血高。

释义 如果食欲好的可能产生背疽，治疗上宜用滋阴养血。

快觅三消通用饮，花粉莲子饮尤超。

释义 尽快服用三消通用饮，花粉莲子饮功效尤为超群。

上消加入山栀桔，中消黄芩并石膏。

释义 上消加入山栀子、桔梗，中消加入黄芩、石膏。

下消黄柏同知母，食戒辛辣及酒椒。

释义 下消加入黄柏、知母，饮食戒除辛辣之物、酒、辣椒。

外方常啖蔗梨汁，治诸消病奏功遥。

释义 另外，喝甘蔗、梨汁，治疗各种消渴病也奏效。

愈后忌宜养脾肾，六君六味采用调。

释义 消症治愈后还应该调养脾肾，选用六君子汤和六味地黄汤。

治消症方：花粉一斤，人乳拌蒸，晒干，研末。每日三次，每次二钱，开水送服。

54. 论自汗盗汗症治

内血外汗心所司，虚时卫弱汗外遗。

释义 血汗同源，两者均由心所主，人虚弱时卫气较弱就会有汗流出。

头汗气旺不须药，阳盛多汗少着衣。

释义 头上出汗是由于体内气旺盛，不需要吃药，由于阳盛导致的多汗要少穿衣服。

手足出汗由胃热，自汗盗汗早问医。

释义 手脚汗出是由于胃热，自汗和盗汗要早看医生。

自汗不动身亦汗，或多或少出无时。

释义 自汗指不运动的时候身上也有汗，或多或少，没有固定的时候。

或上至胸下至腹，此为阳虚卫气疲。

释义 出汗或上达胸部，或下达腹

部，这是由于阳虚卫气弱。

补中益气加浮麦，麻黄取根同桂枝。

释义 用补中益气汤加浮小麦、麻黄根、桂枝。

胸腹自汗六君子，加入当归麦冬芪。

释义 有胸腹自汗的症状用六君子汤，加入当归、麦冬、黄芪。

外方五倍子研末，涎调作饼烘贴脐。

释义 另可以用五倍子研末，用口水调成饼状烘干贴在肚脐。

盗汗睡中身如洗，醒来不觉汗平夷。

释义 盗汗症见睡觉时身上出汗如洗过，而醒来后不出汗。

此为阴虚血不足，当归六黄汤宜之。

释义 这个是阴虚血不足的表现，用当归六黄汤比较适宜。

或四物汤黄芪入，麻黄根与浮麦医。

释义 或者用四物汤加黄芪、麻黄根、浮小麦。

外方何首乌研末，涎调作饼亦贴脐。

释义 另可以用何首乌研粉，用口水调成饼状贴肚脐。

若是自汗兼盗汗，一钱炙草六钱芪。

释义 若是自汗、盗汗同时出现，一钱炙甘草和六钱黄芪同时用。

芪用酒制浓煎饮，一切虚汗仿此施。

释义 把酒制黄芪煎浓汤饮用，一切虚汗都可以仿照这个来用。

假如汗多常不止，牡蛎止汗散亦宜。

释义 假如经常汗出而不止，用牡蛎止汗散也很适宜。

外有汗席诸般法，何妨采用汗自稀。

释义 外用法有用汗席子，也可采用治疗汗症。

只怕大汗亡阳气，如油如珠是绝期。

释义 就怕大汗造成亡阳，汗出如油、如珠就是亡阴、亡阳的危重表现。

一方：汗席子，同蒲扇，烧存性。盗汗当归黄芪汤下，自汗白术浮麦汤下即止。

55. 论舌病齿病症治

人生舌病何经主，舌尖属心根属土。

释义 舌病，是心脾有病，舌尖属心，舌根属脾土。

淡白虚寒阴极青，赤黑焦黄皆热苦。

释义 淡白舌为虚寒，阴盛则为青色，赤黑焦黄皆因热所致。

木舌肿硬心脾炎，状如猪脬塞满口。

释义 木舌表现为僵硬肿胀，原因是因心脾之火上炎，舌体肿大而塞于口。

勿用手移损其根，针刺两旁血出走。

释义 不能用手移动舌头，以免损伤舌根，应用针刺舌下青筋放血，血出即愈。

竹沥调搽碧雪丹，六顺清凉养内腑。

释义 用竹沥调敷碧雪丹，六顺清凉散可以安养内脏。

重舌底下又复生，形如小舌附根举。

释义 重舌生于舌下，形状就如有

小舌连于舌根。

汤饮针刺与上同，蒲黄黄柏研敷与。

释义 按上述方法治疗，再用蒲黄黄柏进行涂敷。

弄舌微微出即收，须分虚实与泻补。

释义 弄舌为微微吐出即收，应该根据虚实来进行补泻。

面赤弄舌热在脾，泻黄散加灶心土。

释义 面赤色而弄舌者为热在脾，可用泻黄散加灶心土治疗。

面黄弄舌及病虚，归脾汤兮急煎煮。

释义 面色黄而弄舌者为虚证，急用归脾汤煎煮服用。

舒舌吐出不即收，或出口外长寸许。

释义 舒舌为吐出不收回口中，有时伸出口外的有寸许长。

人中白与冰片同，研末涂敷古方语。

释义 古方中有用人中白与冰片同用，研末涂敷的。

至若肾气主骨坚，肾虚齿焦根亦侮。

释义 由于肾主骨，肾虚的人牙齿焦黑，齿根也容易被侵袭。

上龈分属是胃经，下龈分属大肠腑。

释义 （按照经络循行）上牙龈属胃经，下牙龈属于大肠经。

重龈作痛肿牙床，治宜散血刺肿处。

释义 牙龈牙床肿痛，可以在肿处放血治疗。

蒲黄研末外敷之，双煎饮儿内用抚。

释义 也可用蒲黄研末外敷，双煎饮煎用内服。

平常齿痛胃火多，升阳清胃汤力溥。

释义 平常牙痛多因胃火重，用升阳清胃汤作用大。

凉药不效又肾虚，六味汤加牛膝伍。

释义 凉解药效不佳，考虑肾虚，可用六味汤加牛膝。

升麻北味并煎尝，固齿汤兮间用辅。

释义 加升麻、北五味子煎服，间用固齿汤作为辅助。

一方：治牙痛。明雄、樟脑、生牛子，共研，捺牙上效。

注 捺：当为"擦"。

一方：五倍子一枚，稍开一孔，用盐填满其中，火煅存性，研擦亦效。

又方：用五味、百部、细辛，煎饮自愈。

56. 论喉痛风蛾及痄腮症治

咽喉何堪受病缠，虽有专科略一宣。

释义 咽喉如何能忍受得了病痛的折磨，虽有咽喉科这一专科，这里也略微阐述。

风热肿痛咽喉赤，痛如刀刺是火炎。

释义 咽喉感受风热肿痛红赤，咽喉痛得如刀刺一样，是由于火热炎上所致。

汤用桔梗并甘草，元参牛蒡一同煎。

释义 治疗用桔梗汤，加元参、牛蒡子一同煎药。

虚火咽痛淡红肿，六味汤加元参煎。

释义　虚火引起咽喉疼痛是淡红而肿，药用六味地黄汤加元参。

惟有喉蛾风痹险，势如走马生死连。

释义　只有喉蛾风痹很危险，发病势如奔马可危及生命。

内外肿逼咽不下，风热搏结恶痰涎。

释义　可见咽喉内外都肿了，咽不下食物，风和热纠结在一起，咽喉有恶痰流出。

无形肿闭风痹认，有形肿闭是蛾填。

释义　没有固定形状的肿块是风痹，有固定形状的肿块是喉蛾。

双蛾易治两边肿，单蛾难治肿一边。

释义　咽喉两边都肿的喉蛾容易治疗，咽喉一边肿的喉蛾不容易治疗。

急时探验用皂末，吹鼻得嚏命可延。

释义　情况危急时可用皂角末吹入鼻中，得喷嚏后可以急救延续性命。

或刺大指少商穴，无血则死有血痊。

释义　也可刺大指上的少商穴，没有血就会死亡，有血则有望痊愈。

鸡子白搅明矾末，灌入喉中吐恶涎。

释义　鸡子白和明矾末搅拌在一起，灌入咽喉中可以催吐恶痰。

假如口闭法难入，燕子泥同雄黄研。

释义　假如嘴紧闭药难以口服，燕子巢穴的泥和雄黄一起研磨成粉。

火酒和捣敷喉外，顷刻开通气自宣。

释义　用点燃的酒和以上药粉捣成泥敷在喉外，一会儿气宣通了嘴自然就张开。

喉肿宜用金针刺，血出热消药后添。

释义　咽喉肿痛可以用金针刺血，热随血出，再施以药。

清宁解毒汤随服，吹喉散兮伴用贤。

释义　内用清宁解毒汤，同时外用吹喉散效果很好。

至若疬腮内外肿，逼连喉舌痛如煎。

释义　对于疬腮病内外都肿，连带喉咙和舌头都疼痛。

多吃梨果为最妙，清宁解毒效亦旋。

释义　多吃梨是最妙的方法，清宁解毒汤也能奏良效。

外方赤小豆研末，醋调涂敷保安全。

释义　外用方用赤小豆研为末，用醋调好涂在腮上能保安全。

一方：喉闭急无燕泥，用草纸、火酒浸湿，更换敷贴亦效。

一方：蜒蚰一条，乌梅肉包裹口衔滴涎入喉更效。

一方：天箩水（见肺痈篇下）治乳蛾，每服一杯，能清内热，化痰为水。

57. 论耳聋鼻病症治

耳窍原来肾主张，聋闭又分左右藏。

释义　耳为肾之窍，聋闭又有左耳聋和右耳聋的区别。

左聋少阳胆经火，右聋太阳属膀胱。

释义　左耳聋属于足少阳胆经相火

过旺，右耳聋是足太阳膀胱经的问题。

阳明中取左右闭，治按年寿久暂商。

释义　左右耳都聋要从阳明经入手，治疗要按照年龄大小和耳聋时间长短来考虑。

高年耳聋为寿客，少年耳聋多肾伤。

释义　老年人耳聋是因为年纪大了，年轻人耳聋是因为多数伤了肾气。

六味地黄加远志，北味菖蒲并用良。

释义　六味地黄加上远志、北五味、菖蒲一起用效果很好。

无端暴聋多外感，须用柴胡升麻汤。

释义　没来由来的暴聋多数是外感，应该用柴胡升麻汤。

处方磁石麝香佐，研末包塞耳中央。

释义　处方用磁石和麝香，研成细末，包好塞入耳中。

更将滚酒泡铁锈，泡过口衔便舒张。

释义　又用热酒泡铁锈，将酒含入口中，这样气就通畅了。

至若鼻渊为脑漏，胆热移脑流水浆。

释义　至于鼻渊，又名脑漏，是胆经的热入脑，鼻涕如水浆一般流出。

或黄或绿水腥臭，鼻额作痛是脑伤。

释义　鼻涕颜色有黄色有绿色，而且味道腥臭，鼻额部位作痛的话便是伤了脑气。

茹花赤豆研吹鼻，苍耳子散服之良。

释义　治疗用茹花和赤小豆研成细末吹入鼻中，或者服用苍耳子散效果也很好。

鼻齆似渊不流水，时常冷气塞而藏。

注　鼻齆（wèng）：证名。系指鼻塞、嗅觉失灵的病证，又名齆鼻。

释义　鼻齆像鼻渊一样，但是没有鼻水流出，常常是因为冷气堵塞。

风寒暂塞此常塞，经年不闻臭与香。

释义　感受风寒是暂时鼻塞，鼻齆是长期鼻塞，不闻香臭。

浓涕结气使人闷，丽泽通气是要方。

释义　浓涕结聚在一起气不通畅，会让人觉得不透气，用丽泽通气汤。

鼻中肉起名鼻瘜，上焦火郁痛难当。

释义　鼻孔中长的赘肉叫作鼻瘜，是因为上焦的火气积聚，常疼痛难以承受。

化瘜散兮外治用，东垣凉膈内服康。

释义　化瘜散可作外治用，李东垣的凉膈散内服便可恢复健康。

鼻痔似瘜却不痛，有肉下注垂而长。

释义　鼻痔像鼻瘜，但是鼻痔不会感到疼痛，而且会渐渐长大以致下垂。

瘜痛不垂从此辨，胃有积热痰食伤。

释义　鼻瘜会疼痛，不会长大下垂，这种病是因为胃有积热，痰食伤胃导致的。

内治不离宣解散，外治须觅点赞方。

释义　内治的话离不开宣发、解

表、发散的方法；外治需要用点赘
的方子。

鼻齇俗名为酒刺，非关嗜酒积为殃。

释义 齇鼻的俗名叫做酒渣鼻，不
都是因为嗜酒，还有积滞的原因。

肺家风热无大害，猪脂膏搽齇自亡。

释义 风热犯肺不是什么大毛病，
用猪脂膏搽鼻齇就自行消失了。

鼻有肉线悬一泡，垂至咽门痛异常。

释义 鼻中长出肉线悬着一个泡，
垂挂在咽门，非常疼痛。

饮食不入药无效，明医勿作喉症商。

释义 这病阻碍食物的摄入，用药
也没有用，贤明的医生切勿当作喉
病考虑。

土牛膝根醋和捣，取汁滴鼻立消戕。

释义 用土牛膝根加醋调和捣烂，
取汁液滴入鼻中，这样病痛马上就
消去了。

化齇散：枯矾、白芷、轻粉、细辛，
共研，布包塞鼻，日易数次，效。

点赘方：樟脑、白矾、硇砂，共研，
频频吹鼻，即消。

猪脂膏：酒黄柏、苦参、槟榔，研
末，猪脂调搽，效。

58. 论脚气苦痛症治

脚气名厥见内经，两汉别作缓风名。

释义 脚气又名厥，见于《内经》，
两汉时代又名缓风。

宋齐以来号脚气，须辨南北病异因。

释义 宋齐以来多叫脚气，南北病
名不同而病因各异，须加辨别。

东南卑湿多蒸毒，民居中染外邪侵。

释义 东南方地势低下潮湿多有蒸
毒，平民百姓住在这种环境容易感
染外邪。

西北地高苦寒冷，烧食饮酪内热生。

释义 西北方地势高严寒酷冷，吃
的是火烤的食物，喝的是乳制品，
体内容易生热。

湿热下注成脚气，日夜苦痛不安宁。

释义 因此湿热下注就可形成脚
气，日日夜夜痛苦得寝食难安。

或起气冲或膝胫，或足肿大步难行。

释义 有的发生于气冲穴附近，也
可能在小腿，有的腿脚肿胀难以
行走。

或上至胸气满胀，状类伤寒热遍身。

释义 有的向上到胸胁使得气促胸
胁胀满，症状就像伤寒一样全身
发热。

头痛恶寒兼作呕，虽染四气是湿根。

释义 还有头痛、恶寒、呕吐，虽
是感染四气但病根是湿邪。

风湿脉弦寒迟涩，实热脉洪虚湿沉。

释义 风湿脉象弦，寒脉象迟涩，
实热脉象洪大，虚湿脉象沉。

走注麻木为风胜，拘挛掣痛是寒凝。

释义 疼痛没有定处兼有麻木是为
风邪盛行，肌肉挛缩疼痛是为寒邪

凝滞。

自汗烦渴兼伤暑，干脚气痛热如焚。

释义 自汗、心烦、口渴的，是兼有感受暑邪，干性脚气病表现为痛疼、发热如火烧一般。

南人初起宜温表，燥湿汤兮用有勋。

释义 南方的人刚起病的时候适宜辛温解表，服用燥湿汤。

北人初起须导引，导滞汤兮力能承。

释义 北方的人刚起病的时候需要疏导病邪，服用导滞汤。

服后通用防己饮，寒加附子热黄芩。

释义 服用汤药后均可用防己饮，寒邪加附子，热邪加黄芩。

风痒秦艽二活入，痰呕姜汁夏南星。

释义 如有风邪皮肤瘙痒加秦艽、独活、羌活，如有痰饮呕吐加姜汁、半夏、天南星。

肾虚脚气连小腹，八味地黄沉香增。

释义 如有肾虚脚气痛连小腹，服用八味地黄汤加用沉香。

假如脚气冲心痛，痛来欲死外方寻。

释义 假如脚气引犯心痛，疼痛剧烈欲死，可使用下面的偏方。

烧水入醋煮矾石，频频浸脚痛遂宁。

释义 烧开水加入食醋与矾石一起煮，经常用来浸泡脚，痛疼随即消散。

患处初觉宜艾灸，三棱针刺效亦神。

释义 患处刚被查觉的时候适宜艾灸，三棱针针刺同样有神效。

只恐医家骤药补，至邪入内反伤人。

释义 只怕其他医家突然加入补药，以致病邪入内反而伤害人体。

59. 论诸痛风麻木不痛症治

风痹痛症已悉前，更有风痛入后编。

释义 风痹痛症前文已经详尽论述，还有痛风在本篇论述。

痹痛较缓进退热，痛风紧急热如炎。

释义 痹痛的病程比较缓慢，时而发热时而退热，而痛风病势紧急，发热犹如火烧一般。

按捺蒸手色红赤，参差肿痛刻难眠。

释义 用手触按时其温度烫手颜色为赤红色，几乎全身都发肿痛，而导致难以入眠。

或一处痛移他处，威灵仙饮服之痊。

释义 有时一处痛疼转移到另一处，这种类型服用威灵仙饮就可以痊愈。

冷木风痛尤难抵，多在指脚带溪边。

释义 寒冷麻木的风痛尤其难以忍受，多发在手脚趾缝之间。

火烧青砖盛桶内，好醋薰冲效力先。

释义 用火烧热青砖后盛放在桶里，准备好白醋冲进桶里薰洗效果很好。

威灵仙饮皆可服，风痹酒饮次后煎。

释义 也可以服用威灵仙饮，随后亦可煎服风痹酒饮。

白虎历节风走痛，俨如虎咬骨节连。

释义 白虎历节是像老虎啃咬骨节

一样，全身骨节游走性剧痛。

四物汤加芩牛膝，桃仁白芷橘皮全。

释义 用四物汤加黄芩、牛膝、桃仁、白芷、橘皮。

有痰再加夏南星，湿热苍术酒黄连。

释义 如果有痰饮，加入半夏、南星，有湿热加苍术、酒制黄连。

外方二药酒煮饮，晚蚕砂与松节贤。

释义 另外还可用晚蚕沙和松节一起用酒煮来饮用。

至若麻木不作痛，麻如绳缚初放焉。

释义 至于像麻木但不疼痛，麻就像绳子束缚刚刚放开的样子。

木则按捺不知事，定有宿痰死血兼。

释义 肢体麻木接触按压而没有知觉，这一定有宿痰兼有瘀血。

延久不治成痼疾，舒筋开郁汤用宣。

释义 拖延太久没有医治会成为难以治愈的疾病，使用舒筋开郁汤。

粪结苁蓉大黄入，气虚炙芪人参添。

释义 如果大便燥结加入苁蓉、大黄，如果气虚加炙黄芪、人参。

是集杂症皆细论，按病寻方勿拘偏。

释义 本篇对各种杂症都进行了详细讨论，按照病症寻找方药不要拘泥和偏执。

儿曹熟读堪济世，活人利己胜良田。

释义 后辈们熟读足以济世救人，救活人命是利人利己，这比良田千亩都要好啊。

(刘世峰 释义)

卷二 伤 寒

1. 论伤寒传经大略

伤寒无如仲景良，洪纲悉举目又彰。

释义 伤寒病以张仲景的论述最好，用六经辨证辨治伤寒病具有纲举目张的妙用。

后人推论咸称圣，可惜卒病一书亡。

释义 后人都推崇张仲景是医中之圣，可惜《伤寒杂病论》（又称《伤寒卒病论》）一书，曾几经亡佚。

正伤寒起霜降后，春分前亦伤寒详。

释义 根据《内经》有关论述，伤寒病的发病季节，一般在霜降以后，至第二年春分以前。

平时只做感冒论，感冒不同正寒伤。

释义 平时所说的感冒与伤寒相类似，但感冒与正伤寒并不等同。

伤寒传经太阳起，二日阳明三少阳。

释义 伤寒传经的一般规律：三日以前在阳经。依次为，一日太阳，二日阳明，三日少阳。

四五六日传阴分，太阴少阴厥阴当。

释义 （伤寒传经）四日以后传到阴经。依次为，四日太阴，五日少阴，六日厥阴。

一日二日宜发表，三日四日和解良。

释义 治疗的原则：一日二日应该

用发表法治疗，三日四日应该用和解法治疗。

五六便实可议下，七八不愈复传阳。

释义 五日六日大便实的可以泻下，七日八日不愈的有可能再次传入阳经。

此虽统言传经候，究竟传经难泥详。

释义 上述传经的次序和治疗原则只是大略而言，不可拘泥。

或初直入三阴分，或一二日仍太阳。

释义 有的伤寒病不经三阳直接进入三阴经的，有的超过一天仍在太阳的。

或是间传少阳位，或度经传厥阴乡。

释义 有的由太阳不经阳明径传少阳称为"间传"，有的由太阳直接传厥阴称为"度经传"。

或越经传太阴受，或表里传两感伤。

释义 有的由太阳传太阴称为"越经传"，或表里相传两经同时发病的称为"表里传"或者"两感"。

明医勿拘日数论，按脉察症好用汤。

释义 高明的医生不要拘泥于传经日数去进行治疗，而应该辨证论治对症用药。

认是表虚则当解，若还表实发为良。

释义 对于表虚的应该解肌、调和

营卫，若是表实的应该发汗解表。

阳邪入阴传为顺，阴邪传阳是逆伤。

释义　从疾病发展的时间上看，阳邪入阴的是顺传，阴邪传阳的是逆传。

顺传表中须带里，发中兼补是要方。

释义　顺传的一般是表证中伴有里证，治疗应该汗中兼补。

逆传里中又带表，补中兼发不用商。

释义　逆传的一般是里证中伴有表证，治疗应该补中兼汗。

便实可下即宜下，解此酌治是大纲。

释义　如果见到大便秘结等可下证的，就应该用攻下法。了解上述情况，辨证治疗，就是掌握了伤寒病的纲领。

2. 论十二经略及药引经

小肠膀胱属太阳，大肠与胃阳明乡。

释义　小肠属于手太阳经，膀胱属于足太阳经；大肠属于手阳明经，胃属于足阳明经。

三焦与胆少阳是，肺与脾脏太阴藏。

释义　三焦属于手少阳经，胆属于足少阳经；肺属于手太阴经，脾属于足太阴经。

心肾原属少阴腑，胞络与肝厥阴当。

释义　心属于手少阴经，肾属于足少阴经；心胞络属于手厥阴经，肝属于足厥阴经。

太阳经行脊背后，少阳经注胸胁旁。

释义　太阳经主要循行于脊背（后），少阳经主要循行于胸胁旁（侧）。

阳明鼻目循身面，三阴咽舌抵腹囊。

释义　阳明经主要循行于头面及腹部（前），三阴经主要循行于咽舌、腹部、阴囊。

甲胆乙肝己脾土，戊胃丁心丙小肠。

释义　（天干与脏腑的配属关系是）：甲配胆，乙配肝，己配脾，戊配胃，丁配心，丙配小肠。

庚金大肠辛金肺，癸肾壬水是膀胱。

释义　庚配大肠，辛配肺，癸配肾，壬配膀胱。

十二经络从此辨，诸药引经又须商。

释义　明白了以上十二经络的配属和循行，再谈谈十二经引经药。

太阳藁本并羌活，少阳厥阴柴胡将。

释义　太阳经用藁本、羌活，少阳经、厥阴经都用柴胡。

阳明白芷同干葛，升麻合用是本方。

释义　阳明经用白芷、干葛、升麻。

太阴肺部升麻芷，太阴脾经白芍良。

释义　手太阴肺经用升麻、白芷，足太阴脾经用白芍。

少阴肾经独活桂，心经独活细辛尝。

释义　足少阴肾经用独活、肉桂，手少阴心经用独活、细辛。

通经报使用此药，更有何病入膏肓。

释义　使用这些引经药，可以更有针对性，提高临床疗效。

3. 论太阳伤风伤寒诸症治

三冬伤寒是正伤，伤寒传经起太阳。

释义 冬三月外感风寒是正伤寒，伤寒病一般开始于太阳。

其候恶寒身发热，头痛脊痛腰痛强。

释义 太阳病的主要证候是：恶寒发热、头痛项强、脊痛、腰痛。

尺寸脉浮按可辨，有汗无汗问宜详。

释义 还有尺脉寸脉均浮，这时应该详细询问病人有汗无汗。

伤风表虚必有汗，脉浮而缓畏风当。

释义 伤风表虚的，必有汗出，恶风、脉浮缓。

浑身发热如毛火，鼻鸣声浊涕流长。

释义 还有发热、鼻鸣、声浊、流涕等症。

若作伤寒过发表，变成狂闷及亡阳。

释义 以上伤风表虚，若误作伤寒表实过用汗法发表，可以出现发狂、烦闷及亡阳等变证。

疏邪实表汤为尚，汗多黄芪加用襄。

释义 正确的治疗方法应该是用疏邪实表汤，汗出多的加黄芪。

喘加杏仁痰半夏，饱闷还添枳桔良。

释义 兼喘的加杏仁，有痰的加半夏，兼有饱闷的加枳壳、桔梗。

服后米汤进一碗，用助药力禁油浆。

释义 服汤后再喝米汤一碗，以助药力。禁忌油腻黏滑酒浆等物。

伤寒表实殊无汗，脉浮而紧畏寒凉。

释义 伤寒表实的，表现为无汗、恶寒、脉浮紧。

遍身作麻如绳捆，体重骨节寸痛伤。

释义 还有全身作麻、身痛身重、腰痛、骨节疼痛等症。

若作伤风微解表，变成蓄血发斑黄。

释义 以上伤寒表实，若误作伤风表虚证而用解肌法，可以形成蓄血、发斑、黄疸等变证。

升麻发表汤即服，体痛除杏加芍苍。

释义 可以用升麻发表汤治疗，体痛明显的去杏仁加芍药、苍术。

胸满气胀兼痰喘，去升麻用枳夏将。

释义 如果病人胸满气胀兼痰喘的，应该去升麻，加枳壳、半夏。

或寒不热如疟状，桂麻各半汤另商。

释义 忽冷忽热如疟疾状，可以用桂枝麻黄各半汤。

或大汗后大烦渴，白虎汤加人参尝。

释义 如果大汗出后出现大烦渴的，可用白虎加人参汤。

或非阳症误寒药，忽然厥冷四逆汤。

释义 如果不是阳热证，误用寒药更伤阳气，突然出现四肢厥冷的用四逆汤。

或汗不解寒反恶，芍药甘草附子良。

释义 如果发汗后病不解，反恶寒的，是阴阳两虚，用芍药甘草附子汤。

或汗下后仍发热，小便不利头项强。

释义 如果汗下后仍发热、头项强

痛、心下满微痛、小便不利者。

茯苓白术汤甘草,芍药姜枣煎服康。

释义 可以用桂枝去桂加茯苓白术汤治疗。

凡病宜汗未至足,或汗不解仍前汤。

释义 凡是应该发汗但没有达到全身微汗出的,或汗后病不解的,仍然可以用前方(升麻发表汤)治疗。

脉不急数本经止,反是传经另有方。

释义 伤寒病二三日,脉来和缓者,是没有传经;出现脉数急的,是邪传他经,另有治疗方法。

4. 论太阳风寒两感诸病症治

病分风寒是古方,寒主营伤风卫伤。

释义 病分伤风、伤寒,自古就有,一般认为风伤卫,寒伤营。

究之营卫原联属,病则俱病总相妨。

释义 营卫互相关联,所以也有风寒两伤营卫的。

太阳风寒交相病,发热恶寒体痛强。

释义 风寒两伤营卫的症状是:发热恶寒、体痛、项强。

头痛脊痛无汗出,其人烦躁定异常。

释义 还有头痛、脊痛、无汗,如果其人烦躁是病有异常。

伤风必烦寒必躁,大青龙汤得汗良。

释义 风寒外束,里热不得外发,所以烦躁,可用大青龙汤治疗。

假如汗后脉微弱,转添烦躁是虚阳。

释义 如果汗后脉微弱、烦躁的,

是汗多损伤了阳气。

真武理中皆可服,理中但加芍附将。

释义 可用真武汤,或者理中汤加芍药、附子治疗。

或风寒并表不解,胸有水气泛作殃。

释义 如果风寒相伴表不解,胸有水饮致病的。

发热干呕烦躁渴,喘嗽溺涩又便溏。

释义 其主要症状是:发热、干呕、烦躁、渴、喘、咳嗽、小便不利、便溏。

小青龙汤宜速服,喘加厚朴杏仁襄。

释义 应该用小青龙汤。如果喘甚的加厚朴、杏仁。

或汗过多心下悸,叉手冒心皆阳伤。

释义 汗多损伤心阳,可以出现心下悸,双手喜按心下。

两耳无闻从可验,桂枝甘草作汤尝。

释义 病人耳聋也是心阳虚的主症,可用桂枝甘草汤治疗。

或经下后复发汗,昼日烦躁夜安康。

释义 如果泻下后又发汗,病人出现昼日烦躁不安、夜而安静。

按脉沉微无大热,干姜附子用能匡。

释义 身无大热、脉沉微的,可用干姜附子汤治疗。

或汗如漏邪乘入,其人恶风覆衣裳。

释义 如果误汗后汗漏不止,邪气乘虚侵入,可以出现其人恶风,欲加衣被。

四肢拘急难伸缩,或肢节痛小便藏。

释义 还有四肢拘急、难以伸缩,

肢节痛，小便难等症。

桂枝汤中加附子，一方白术合用良。

释义 用桂枝加附子汤治疗，在上方加白术效果也很好。

或经误下利日甚，水谷不化阴胜阳。

释义 如果经误下后腹泻严重、水谷不化属阴盛阳衰。

遍身疼痛又兼表，治宜救里表后商。

释义 遍身疼痛又兼表证的，治宜先里后表。

里用四逆汤先服，表时还觅桂枝汤。

释义 救里用四逆汤，救表用桂枝汤。

他如病有六勿汗，衄血亡血及痈疮。

释义 还有六种病症禁忌发汗：衄血、亡血、痈疮之人。

咽燥淋家汗皆忌，已汗重汗脉乱亡。

释义 以及咽喉干燥、淋证、经常汗出之人，本来汗出的再发汗可以出现脉无伦次等危象。

5. 论阳明经腑诸病症治

阳明伤寒胃经沿，尺寸脉长指下宣。

释义 伤寒阳明病属于胃经病变，脉象一般长大为主。

长大而浮为经病，长大而沉腑病牵。

释义 长大而浮的为阳明经病，长大而沉是阳明腑病。

太阳邪传半入胃，头额目痛不得眠。

释义 太阳病邪传入阳明但太阳病未消除的，可以出现头额痛、目

痛、不得眠等症状。

两鼻咽干身发热，微恶风寒解表先。

释义 还有两鼻发干、咽干、身发热、微恶风寒等症，由于太阳病未罢，所以应以解表为先。

误下太早必动悸，变成结胸及痞坚。

释义 过早攻下，可以形成心动悸、结胸、心下痞硬等证。

柴葛解肌汤最妙，更从汗食按药煎。

释义 阳明经病伴有表证的，适合用柴葛解肌汤，再根据有汗无汗、能食不能食加减用药。

有汗能食中风认，汤内加入桂枝尖。

释义 有汗、能食的是阳明中风，在柴葛解肌汤中加入桂枝。

无汗恶食中寒别，汤去黄芩麻黄添。

释义 无汗、恶食的属阳明中寒，在柴葛解肌汤中去黄芩，加麻黄。

小便不利兼作渴，茯苓猪苓莫缓延。

释义 如果小便不利并且口渴的，可以加茯苓、猪苓。

汗而大渴当何剂，白虎汤加参麦煎。

释义 阳明经病汗出而大渴的，用白虎汤加人参、麦冬。

背寒去知入花粉，心烦竹茹合用贤。

释义 如果背寒的应该去知母、加入花粉，心烦的加竹茹。

至若邪深传胃腑，病在里实潮热旋。

释义 病邪深入成为阳明腑证，病属里实多见潮热。

汗多唇赤口干燥，掷被掀衣谵语连。

释义 还有汗多、唇赤、口干燥、

掷被掀衣、不断谵语等症。

心腹胀满绕脐痛，狂乱发渴大便坚。

释义　阳明腑证还可见心腹胀满、绕脐痛、狂乱、口渴、大便坚。

舌卷囊缩闷欲死，六一承气汤下痊。

释义　舌卷、囊缩、烦闷欲死等症，可以用六一承气汤攻下。

不下必然津液耗，内乱日急祸难延。

释义　如果不用攻下法，或者用后没有泻下，必然消耗津液，疾病迁徙难愈，日益加重。

目若直视休投药，脉来短涩定殒年。

释义　两目直视、脉短涩是阴精内竭，病情危急，不能轻易用药。

6. 论少阳表里诸病症治

少阳伤寒半表里，尺寸弦数脉应指。

释义　伤寒少阳病属半表半里证，脉象多弦数。

呕来口苦头目昏，耳聋胸胁痛难抵。

释义　证见干呕、口苦、头目昏、耳聋、胸胁痛。

太阳恶寒表在肌，阳明恶热邪入里。

释义　太阳病恶寒是病在肌表，阳明病恶热是邪入里。

此经恶热又恶寒，治法从中和解喜。

释义　少阳病恶热又恶寒（往来寒热）是半表半里，治法应该和解少阳。

汗吐与下禁勿施，柴胡双解主用理。

释义　少阳病禁用汗、吐、下法，

只能用柴胡双解饮主治。

渴加花粉吐煨姜，嗽入覆花五味子。

释义　如果渴的在柴胡双解饮中加天花粉，呕吐的加煨姜，咳嗽的加入旋覆花、五味子。

胁痛有痞牡蛎加，胁痛无痞青皮使。

释义　如果胁痛有痞的加牡蛎，胁痛无痞加青皮。

身热不渴加桂枝，胸中饱闷添桔枳。

释义　身热不渴的加桂枝，胸中饱闷的加桔梗、枳壳。

寒热似疟依候临，桂枝白芍倍加喜。

释义　如果寒热往来似疟疾病的，可倍加桂枝、白芍。

或小便滞大便溏，五苓散兮另用拟。

释义　对于小便不利、大便溏的，应该另用一方：五苓散。

或腹急痛脉涩弦，小建中汤服即已。

释义　对于腹急痛、脉涩弦的，用小建中汤服后即愈。

至若热入血室因，此证妇人最多矣。

释义　热入血室证，妇人最多见。

伤寒邪传入少阳，寒热发作依时起。

释义　原因是伤寒邪传入少阳，证见寒热往来。

胸胁满痛似结胸，经水适来亦适止。

释义　恰逢经水适来，或经水适断，出现胸胁满痛，状似结胸。

状如见鬼脉弦迟，昼明夜昏谵语侈。

释义　还可以见到状如见鬼、脉弦迟、昼则明了、夜则谵语。

默默不食呕吐多，柴胡双解通可以。

释义 病人默默不食、呕吐。这些都是热入血室，可以用柴胡双解饮治疗。

加入红花赤芍归，男去红花生地比。

释义 也可以加入红花、赤芍、当归，男人可用上方去红花加生地。

7. 论传经三阴诸病症治

伤寒之病传三阴，寒热虚实脉中分。

释义 伤寒病传到三阴，其病症的寒热虚实可以从脉象上区分。

传经直中虽有别，治法不外下与温。

释义 传经直中传变途径不同，治疗方法不外温法和下法。

病传太阴邪初受，或表未尽按脉征。

释义 病邪初入太阴，表邪未尽的应该从脉象上加以分辨。

浮紧麻黄汤仍用，浮缓桂枝汤仍因。

释义 脉象浮紧的是表实，仍用麻黄汤；脉象浮缓的是表虚，仍用桂枝汤。

病传少阴邪犹伏，发热恶寒脉又沉。

释义 病传少阴但仍有表邪潜伏，可以出现发热恶寒同时脉沉。

治宜温经兼带表，麻黄附子细辛欣。

释义 治宜温经解表，方用麻黄附子细辛汤。

两经交尽厥阴受，无表治同逐一陈。

释义 两个阴经传完后厥阴受病，厥阴没有表证的其治法与其他两经相同。

太阴里病邪传实，腹满吐食咽无津。

释义 太阴里证兼有实邪，其症可见腹满、吐食、咽干。

烦渴发狂小便赤，大便不利手足温。

释义 还可见烦渴、发狂、小便赤、大便不利、手足温。

尺寸脉沉细有力，桂枝大黄汤用倾。

释义 脉象沉细有力，治疗用桂枝加大黄汤。

少阴邪实舌干燥，腹痛绕脐大便凝。

释义 少阴病兼有邪实，可见舌干燥、腹痛绕脐、大便秘结。

或泻清水心硬痛，多寐火亢口如蒸。

释义 或者泻下清水、心下硬痛、多寐、口干燥。

尺寸脉迟沉而实，六一承气汤下宁。

释义 脉象迟沉而实，用六一承气汤急下存阴。

厥阴邪实烦渴甚，四肢厥冷乍还温。

释义 厥阴兼有邪实，可见烦渴较甚，四肢厥冷不甚。

舌卷耳聋巅顶痛，大便燥结气撞心。

释义 或者见舌卷、耳聋、巅顶痛、大便燥结、气上撞心等症。

尺寸脉沉缓而实，此皆阳邪传入阴。

释义 脉象沉缓而实，这些都是阳邪传入阴经的表现。

不下必然成阳毒，小承气汤用亦能。

释义 如果不用攻下法可能变成阳毒证，治疗可用小承气汤。

假如下后肢厥冷，寸脉沉迟泻不停。

释义 如果攻下后四肢厥冷、寸脉沉迟、泻下不止。

咽喉不利唾脓血，里中杂表混难分。

释义 还有咽喉不利、唾脓血，属于寒热错杂、表里混杂难分。

治宜升阳兼带汗，麻黄升麻汤可寻。

释义 治宜寒热并用、升阳解表，方用麻黄升麻汤。

倘传三阴脉无力，不渴自利总宜温。

释义 如果邪传三阴而脉无力、不渴、自利，治宜温里。

吐沫腹痛手足冷，回阳救急通用神。

释义 对于三阴病见到吐涎沫、腹痛、手足冷的，都可用回阳救急汤治疗。

8. 论直中三阴诸病症治

伤寒卒病入三阴，初起无热即寒惊。

释义 伤寒急病直中三阴，初期不发热只有恶寒和心惊。

呕吐下利口不渴，四肢厥冷面晦青。

释义 可见呕吐、下利、口不渴、四肢厥冷、面晦青。

舌卷囊缩腹内痛，遍身寒冷发上升。

释义 还有舌卷、囊缩、腹内痛、遍身寒冷、头发直立等症状。

按脉但沉总无力，此邪直中在阴经。

释义 脉沉无力，这些都是病邪直中三阴的表现。

误投凉剂成阴毒，回阳救急汤用欣。

释义 如果误用寒凉药可以变成阴毒，正确的方法应该是用回阳救急汤治疗。

外炒麦麸吴萸拌，入盐少许熨腹宁。

释义 或者外用麦麸伴炒吴茱萸并加入少许盐，温熨腹部。

或利清谷有水气，四肢沉重腹急疼；

释义 如果病人下利清谷、有水气、四肢沉重、腹急疼；

或咳或呕阴寒甚，真武汤饮力能承。

释义 或者咳嗽，或者呕吐，属于阴寒盛，水湿停，可用真武汤温阳利水。

或吐下利肢厥冷，烦躁欲死闷在心；

释义 如果病人呕吐、下利、四肢厥冷、烦躁欲死；

肾有伏阴气上逆，汤用吴萸姜枣参。

释义 是少阴阴寒之气上逆，可用吴茱萸汤（吴茱萸、干姜、大枣、人参）。

或大汗出身发热，厥逆恶寒利数频；

释义 如果病人大汗出、身发热、厥逆、恶寒、下利不止；

四肢作痛内拘急，真武四逆汤任寻。

释义 四肢作痛、内拘急，是阴盛格阳，可以选用真武汤或四逆汤。

或久下利呕而咳，心烦作渴卧不宁；

释义 如果下利日久、呕而咳、心烦、口渴、失眠；

治用猪苓汤泽泻，滑石阿胶并茯苓。

释义 治宜猪苓汤，药物为猪苓、

泽泻、滑石、阿胶、茯苓。

或利腹痛面带赤，脉微欲绝肢如冰；

释义 如果病人下利、腹痛、面赤、脉微欲绝、四肢厥冷；

内寒外热咽喉痛，四逆汤加葱白根。

释义 咽喉痛，这是内寒外热的格阳证，应该用四逆汤加葱白治疗。

更有干呕利不止，厥逆无脉烦又生；

释义 如果病人干呕、利不止、厥逆、无脉、烦躁；

葱白干姜同附子，猪胆童便入药吞。

释义 可以用白通汤（葱白、干姜、附子）治疗，或者用白通加猪胆汤（白通汤加猪胆汁、童便）治疗。

脉若暴出是死症，脉若微续是生根。

释义 服用上方如果脉象突然出现并且比较有力，是阳气暴脱，症候凶险；如果脉象慢慢出现并且比较微弱，是阳气渐生，预后较佳。

9. 论阳极似阴阴极似阳及阳厥阴厥症治

阳极如何反似阴，只缘失下热匿深。

释义 阳热到了极点为什么反而和阴寒证相似？这是因为没有及时攻下导致热邪深伏于里格阴于外所致。

尺寸脉实沉而滑，口带谵语出无伦。

释义 其症可见：脉实沉而滑、谵语、语无伦次。

面虽不青四肢冷，按捻指尖却又温。

释义 面色不青、四肢厥冷但（久

按）指尖却温。

衣被加身随掷去，却又昏昏不省人。

释义 身虽冷不愿意加衣被，但病人却嗜睡似昏迷。

常疑虚冷肠必滑，却又口干大便凝。

释义 因腹泻常被误认为是虚冷，却转而又出现口干、大便干。

特此辨验休胆怯，六一承气下之生。

释义 用以上辨别阳极似阴（真热假寒）的方法，一旦确诊就要大胆用药，用六一承气汤下之可以转危为安。

阴极似阳又何故，只缘凉药逼寒侵。

释义 阴极似阳多由过用寒凉药物，阴寒盛格阳于外所致。

尺寸脉微沉无力，或渴不渴势昏沉。

释义 症可见：脉微沉无力、或渴、或不渴、头昏头沉。

四肢厥冷身反热，面色微红便利清。

释义 四肢厥冷但身反热，二便清利却面色微红。

身虽烦热衣仍覆，口即作渴水不吞。

释义 身虽烦热却愿意添衣加被；口渴、但饮水不欲下咽。

依此审视休迟虑，回阳救急拟逢春。

释义 用以上方法辨别阴极似阳（真寒假热），一旦确诊就要大胆用药，用回阳救急汤温之可以使枯木逢春。

至若阳厥虽逆冷，指尖温同阳似阴。

释义 还有一种阳厥也是手足厥

冷，但指尖却温，治疗同阳极似阴。

阴厥逆冷透身遍，腹痛囊缩指爪青。

释义 阴厥的逆冷冷遍全身，还可见腹痛、囊缩、指爪青。

阳症宜下阴温补，汤饮同上不须更。

释义 阳厥宜攻下，阴厥宜温补，治法方药同上所述不需要更改。

他如厥利当不食，忽然能食胃绝因。

释义 手足厥冷、下利清谷应该不欲饮食，如果忽然能食是因为胃气已绝。

脉宜沉细反强大，此名除中即丧身。

释义 脉应沉细而反强大，和上述能食的情况一样，都是胃气已绝，古人称"除中"证，救治颇难。

10. 论两感及合病症治

两感伤寒表里乱，传至六日死期判。

释义 两感伤寒是相表里的两经同时发病，发病六天不愈是很危险的。

阴阳混杂两相争，太阳少阴日双叛。

释义 两感伤寒也是阴阳混杂、阴阳相争的疾病，比如太阳少阴一日内同时发病。

肾与膀胱脉沉洪，头痛舌干寒热半。

释义 少阴太阳两感是肾与膀胱经受病，其表现是：脉沉洪、头痛、舌干、寒热相当。

二日脾胃脉沉长，阳明病与太阴伴。

释义 第二日阳明太阴两感，是脾胃经受病，脉多沉长。

鼻干目痛不安眠，腹满自利咽津旱。

释义 还有鼻干、目痛、不安眠、腹满、自利、咽干等。

三日少阳连厥阴，肝胆之脉沉弦按。

释义 第三日少阳厥阴两感，是肝胆受病，脉多沉弦。

囊卷胁痛兼耳聋，舌焦呕逆水浆断。

释义 其症还有囊缩舌卷、胁痛、耳聋、舌焦、呕逆、水浆难入等。

十难救一幸有方，冲和灵宝煎汤灌。

释义 少阳厥阴两感很难救治，但可以冲和灵宝饮煎汤灌服。

服后方可别阴阳，即从表里轻重按。

释义 服上方后才可以从脉象的浮沉上辨别阴阳、表里的轻重。

表重麻黄葛根汤，里重六一承气窜。

释义 表重的用麻黄葛根汤；里重的用六一承气汤。

脉若沉细力虚柔，身热蜷卧腹痛患。

释义 如果身热、蜷卧、腹痛，脉沉细无力。

沉沉自利渴不生，回阳救急汤用唤。

释义 或者脉沉微、自利、不渴的，均可用回阳救急汤。

至若三阳合病来，背胀遗尿太阳断。

释义 如果是三阳合病，背胀遗尿是太阳症状。

少阳面垢头目昏，阳明身重谵语乱。

释义 少阳症状可见面垢、头目昏，阳明症状可见身重、谵语。

合病必然自利多，莫作旁流清粪看。

释义 合病多见自下利，应该与内有燥屎的热结旁流症相鉴别。

或下黄白又兼红，肠垢脐热不舒夹。

释义 所泻之物黄白兼红，是肠垢脐热所致。

温汗与下俱不宜，仲景白虎汤能干。

释义 三阳合病不宜温、汗、下法，治宜白虎汤。

后人加入白芍芩，甘草黄连为主案。

释义 后人在白虎汤中加入白芍、黄芩、甘草、黄连作为治疗三阳合病的主方。

太阳脊痛羌活加，阳明不寐葛根探。

释义 太阳脊痛明显的加羌活，阳明不寐的加葛根。

少阳胁痛柴胡添，泻入茯苓白术捍。

释义 少阳胁痛的加柴胡。腹泻的加茯苓、白术。

他如合病在二阳，二经汤药合用算。

释义 如果是二阳合病，可用上述二阳经的药合用即可。

11. 论坏病及过经不解症治

伤寒如何成坏病，邪正混淆两相并。

释义 伤寒病变成坏病，一般是由于辨证不清、邪正混淆。

汗吐下后仍不痊，俨似过经不解症。

释义 用汗吐下法以后病仍不解的，就是坏病，与过经不解症类似。

过经症已历三阴，坏病只从三阳认。

释义 但过经不解症能够经历三阴经，而坏病只在三阳经。

邪延日久病变多，时热时止食懒进。

释义 坏病多是邪延日久，病情变化多端，有的时热时止，有的饮食懒进。

或呕下利谵语烦，惊悸眩满心下硬。

释义 有的呕、下利、谵语、心烦，有的惊悸、眩、满、心下硬。

或脉弦数细紧沉，促弱迟微涩滑劲。

释义 脉象多脉弦数细紧沉，或者促弱迟微涩滑。

症脉虽繁溯其根，知犯何经是何病。

释义 症脉虽复杂但寻其病根，可以找到邪犯何经从而确定是何病。

治用本经主药方，略加辅药为引信。

释义 根据六经病位的所在，分别用本经的主方主药，并酌情加一些辅药作为引经药。

又有一方通可尝，平胡饮子用之正。

释义 平胡饮子（柴平汤）可以作为治疗坏病的通用方。

过经不解又何分，阳邪必犹滞阴分。

释义 过经不解又如何分辨？一般是阳邪停留在阴分导致的。

奄奄不解阅几旬，治按表里形状定。

释义 奄奄不解经过了几旬，治疗应该按表里形状确定。

表病邪郁气不舒，微恶风寒心烦闷。

释义 表病邪郁气机不畅，可以出

现微恶风寒、心烦闷。

无论日久和解良，小柴胡汤先用顺。

释义 无论病情新久均可用小柴胡汤和解。

次察里病热果深，腹必胀痛大便硬。

释义 其次观察里病，如果热邪深伏，其表现是腹必胀痛、大便硬。

或当日晡潮热来，六一承气汤似圣。

释义 或者可见日晡潮热，用六一承气汤治疗效果好。

愈后调养勿过餐，养血扶气方为正。

释义 愈后应该注重调养，不要过饱，并且要养血补气。

气虚六君子同宜，血虚四物六味并。

释义 气虚的用六君子汤，血虚的用四物汤合六味地黄丸。

若是初病即能医，那得如斯淹缠症。

释义 如果初病即能正确治疗，哪里还会得如此缠绵的疾病哩。

12. 论懊憹痞塞结胸噫气症治

伤寒如何病懊憹，只因误下病遂逢。

释义 伤寒病心中懊憹，多由误用下法造成。

湿热上攻正气下，邪气乘虚客于中。

释义 或者湿热内蕴上扰胸膈，正气下陷，邪气乘虚客于心下。

轻成懊憹虚烦起，重成痞气与结胸。

释义 轻者可以形成心中懊憹、虚烦，重者形成痞气和结胸。

懊憹之症阳邪陷，心中烦闷不舒冲。

释义 懊憹之症属于阳邪内陷，主要症状为心中烦闷不舒。

终日如魔饥不食，反覆颠倒卧不怡。

释义 还有饥不欲食、反覆颠倒、卧寐不安。

汤煎栀子豆豉入，浓饮扫痰吐即松。

释义 用栀子豉汤煎服，浓煎可以除痰，得吐则病轻。

痞与结胸当有辨，痞塞胸前按不恫。

释义 痞与结胸应该加以辨别，痞证为心下满，按之不痛。

痛为结胸潮热渴，手按愈痛硬在胸。

释义 心下痛的为结胸，证见日晡潮热、口渴、心下石硬按之痛。

痞用黄连汤枳实，夏桔瓜蒌姜朴攻。

释义 痞证用黄连汤，方由黄连、枳实、半夏、桔梗、瓜蒌、干姜、厚朴组成。

结胸又宜分轻重，已下未下结不同。

释义 结胸还应该根据已下、未下来区分轻重。

未下结轻同痞治，已下结重别宜通。

释义 未经泻下而成的结胸病轻，治疗同痞证；已经泻下而成的结胸病重，应该区分。

六一承气甘草去，桔梗瓜蒌甘遂充。

释义 方用六一承气汤去甘草，加桔梗、瓜蒌、甘遂。

外捣姜渣擦胸膈，一切痰食用能空。

释义 外用捣烂的姜渣擦胸膈，可

以祛除胸中停留的痰涎宿食。

他如汗后胃气逆，心下痞硬噫气冲。

释义　如果发汗后胃气上逆，出现心下痞硬、噫气上冲等症。

内饮乘邪不运化，代赭旋覆汤有功。

释义　属于外邪入里，内有水饮，影响脾胃运化，应该用旋覆代赭汤。

只怕有痞连脐胁，痛引小腹入肾宫。

释义　如果胁下有痞连脐旁，痛引小腹并伴有阴囊缩入。

脉来细小又沉紧，此为脏结命必终。

释义　加之病人脉来细小又沉紧，这是脏结病，病情危重。

13. 论鼻血蓄血瘀血挟血及血痢症治

伤寒如何血病逢，说来不一辨宜通。

释义　伤寒血病的原因很多，应该仔细辨别。

病有失表未曾汗，阳邪上郁鼻流红。

释义　伤寒失治没有发汗，阳热之邪郁于头面可以出现衄血。

快用芩连汤止衄，涕中带血用亦同。

释义　应该用芩连汤来止血，涕中带血的也可以用芩连汤止血。

蓄血膀胱有热滞，小腹胀硬痛来凶。

释义　蓄血证是热与血结于膀胱，其表现为小腹胀满、硬痛。

大便漆黑小便短，谵语如狂渴易浓。

释义　还有大便漆黑、小便短、谵语如狂、口渴。

其人善忘多燥热，桃仁承气汤用松。

释义　其人善忘，多有燥热，用桃仁承气汤治疗。

瘀血上焦原有积，遇热内助滞在胸。

释义　上焦瘀血多半是原有积，积与热互结积聚在胸中。

渴欲饮水咽不下，粪黑烦躁面赤红。

释义　症见渴欲饮水不欲咽、大便黑、烦躁、面赤红。

按脉带芤又带数，加味犀角地黄攻。

释义　脉象芤而数，用犀角地黄汤加味治疗。

挟血心脾有血郁，发热不寒头不恫。

释义　大便带血是心脾有血郁，主症是发热、不恶寒、头不痛。

烦渴谵语如见鬼，大便燥滞小便通。

释义　还有烦渴，谵语如见鬼状，大便燥结、小便利。

忘投凉剂害非浅，当归活血汤有功。

注　忘，当为"妄"。

释义　妄投寒凉必定有害，应该用当归活血汤。

凡内有血最难认，大抵脉芤粪黑同。

释义　凡内有瘀血很难辨认，一般可见脉芤、大便黑等症。

至若血痢虽属热，非关有热色即红。

释义　血痢虽然属热，但并非有热的必定大便色红。

紫黑成块有寒状，鲜血滞痛热积中。

释义　便血紫黑成块为有寒，大便

鲜血黏滞伴有痛疼的属于热积。

脉忌浮大喜沉实，黄连阿胶汤用雄。

释义 脉象以沉实为顺，浮大为逆，黄连阿胶汤适用于有热的便血。

不已桃花汤再服，伤寒脓痢奏全功。

释义 桃花汤适用于伤寒下痢便脓血下元不固的。

14. 论逆结如狂热结漏底症治

伤寒如何成逆结，热在膀胱未曾泄。

释义 伤寒病变成逆结证多是由于热在膀胱未及时清泄。

如狂之症亦相同，总由初病医莫决。

释义 如狂之症的病因也是这样，总由刚得病时医生不能准确地决断。

逆结原自太阳传，热移膀胱小便塞。

释义 逆结是由太阳传经而来，热移膀胱水热互结可以出现小便不利。

小便胀满不能通，烦渴如焚口干液。

释义 其表现还有小腹胀满、小便不通、烦渴、口干等。

五苓散内入山栀，木通滑石煎同啜。

释义 治疗应用五苓散，加山栀、木通、滑石。

如狂直中入膀胱，小便不通下焦热。

释义 还有如狂证也是热邪直中膀胱，表现也是小便不通，属于下焦瘀热互结。

精神不与人相同，狂言烦渴不安贴。

释义 病人精神失常、狂言、烦渴、坐卧不安。

须知邪郁非真狂，清热利水皆妙诀。

释义 这种邪郁发狂与真正的狂证不同，可用清热利水法治疗。

若还误下便非宜，桂苓饮兮用之悦。

释义 再用下法是不适当的，应用桂苓饮治疗。

又有热结辨何分，胃中却是燥粪结。

释义 热结应该如何辨别，主要看胃肠中是否有燥粪结。

旁流清粪又似寒，世俗呼为漏底说。

释义 中间有燥结，两旁流清粪貌似寒证，世俗称为漏底。

此由邪热传里深，心下硬痛常不歇。

释义 这是邪热传里部位较深，主症为心下硬痛。

口渴唇红语带谵，或身发热或不热。

释义 还有口渴、唇红、谵语，或身发热或不热。

无热六一承气汤，有热加入参归桔。

释义 无热的用六一承气汤，有热加入人参、当归、桔梗。

删去芩芍引枣姜，乘热与服病遂彻。

释义 减去黄芩、白芍再加枣姜为引，乘热服药可以提高疗效。

15. 论刚痉柔痉及惊狂症治

伤寒如何痉柔刚，此病原来属膀胱。

释义 伤寒病痉证有刚痉、柔痉之分，这种病属足太阳膀胱经的病变。

表虚过汗筋血损，风湿遂注足太阳。

释义 由于表虚而又过用汗法损伤阴血筋脉，风湿侵袭足太阳经所致。

状与痫似不流沫，痫则肢柔痉硬强。

释义 痉证症状与痫证相似但没有口吐白沫，痫证一般肢体柔和，痉证多肢体强硬。

痫发易醒痉发久，症分二候曰柔刚。

释义 痫证发作时间短容易苏醒，痉证发作时间较久，痉证有刚痉、柔痉之别。

刚痉风紧牙关闭，无汗恶寒身热狂。

释义 刚痉的表现为牙关紧闭、无汗、恶寒、身热甚则发狂等。

先由谵语而后发，面目燥赤渴异常。

释义 往往先出现谵语然后发为痉证，面目干燥发赤、口渴甚。

一发终日或不醒，背强项直身反张。

释义 发作时终日昏迷不醒，脊背强硬、颈项强直、身体反张。

痰壅肢挛小便滞，小续命去附子良。

释义 病人痰多、肢体痉挛、小便不利，应该用小续命汤去附子治疗。

又汤赤芍麻黄葛，豆豉葱白水煎尝。

释义 又有一方用赤芍、麻黄、葛根、豆豉、葱白，水煎服。

柔痉风轻湿较重，有汗不渴气温凉。

释义 柔痉一般风邪轻湿邪重，表现为有汗、不渴、不发热。

口带谵语寒不恶，大便不结又滑肠。

释义 还有谵语、不恶寒、大便稀溏。

四肢先冷而后发，面晦腹痛体亦强。

释义 先四肢发冷而后发痉，面色晦暗、腹痛、肢体强硬。

刚痉易治柔难治，小续命汤去麻黄。

释义 刚痉相对易治柔痉比较难治，可用小续命汤去麻黄。

又汤甘草桂枝芍，白术葛根并枣姜。

释义 也可桂枝汤加白术、葛根治疗。

二痉痰盛加南夏，手足拘挛入归羌。

释义 无论刚痉、柔痉，凡痰盛的均可加南星、半夏，手足拘挛不遂的加当归、羌活。

更有伤寒逆症起，虚烦振惕成惊狂。

释义 还有一种逆症，初起即见虚烦、振颤、惊狂。

起卧不安阳神散，多因火劫汗下伤。

释义 病人还可见起卧不安，属于阳气、心神耗散，多因为误用火劫、汗、下损伤阳气所致。

桂枝汤中白芍去，蜀漆龙骨牡蛎襄。

释义 方用《伤寒论》桂枝汤去芍药加蜀漆龙骨牡蛎救逆汤治疗。

16. 论亡阳无阳戴阳格阳症治

伤寒如何病亡阳，汗出过多元气伤。

释义 伤寒如何出现亡阳？一般是由于汗出过多导致元气损伤。

营血既虚卫亦损，肉瞤头旋目眩慌。

释义 营卫两虚，可以出现肌肉牵
瞤、头旋、目眩。

几欲擗地思避处，速服温经益元汤。

释义 肢体震颤几乎要仆倒在地，
快服温经益元汤。

泻加升麻归地去，身热附子不用襄。

释义 病人腹泻的加升麻去当归、
地黄，身热的去附子。

无阳又由汗不出，浑身发热头痛强。

释义 无阳症表现为汗不出、浑身
发热、头痛项强。

恶风恶寒法当汗，反覆发来总闭藏。

释义 恶风、恶寒的应该用发汗治
疗，反复发汗总发不出的。

此为阳虚汗不作，再造饮子急煎尝。

释义 这是由于阳气太虚不能作
汗，应该用再造饮子治疗。

夏加石膏同知母，检去细辛附子良。

释义 夏天应用此法要加石膏、知
母，减去细辛、附子。

假如误投麻黄入，管教口鼻出血亡。

释义 假如误用麻黄，可能导致口
鼻出血，直至出现生命危险。

戴阳汗下失调理，无寒不躁面如妆。

释义 戴阳症由于误用汗下，阴寒
内盛格阳于上所致，表现为无寒、
不躁、面赤如妆。

身上微热头不痛，虚火炎炎正气伤。

释义 身上微热、头不痛，这是阴
火上炎致使正气受伤。

闷欲饮水不入口，培元汤饮力能匡。

释义 病人渴欲饮水却不想下咽，
可以用培元汤治疗。

更有阴盛格阳症，阳虚发热面带阳。

释义 更有一种阴盛格阳症，是阳
虚发热面色赤。

欲赴井中躁无度，渴觅茶汤却不尝。

释义 身大热欲赴井中，四肢躁
扰，口渴索水却不喝。

或吐清水兼腹痛，按脉无力又伏藏。

释义 或吐清水、腹痛，按脉沉而
无力。

俨同阴极似阳状，回阳反本是要方。

释义 如同阴极似阳一样，用回阳
返本汤治疗。

17. 论越经撮空筋惕肉瞤症治

伤寒如何越经伤，肺被心火克作殃。

释义 什么是伤寒越经传呢？心火
灼肺(火克金)是其原因。

元气不充客气盛，梦中带语错无章。

释义 由于元气不充邪气盛，会出
现梦话错乱无章。

形如酒醉举动软，粥汤与之随口尝。

释义 病人形如酒醉、动作无力，
但饮食如常。

终日昏昏神无主，须服导赤各半汤。

释义 如果病人神昏无主，可以用
导赤各半汤。

撮空正是肝乘肺，金不克木木反强。

释义 撮空症是肝侮肺，由于金不

克木木反侮金。

十指撮空不省事，只见寻衣又摸床。

释义 病人十指撮空理线、不省人事、循衣摸床。

叉手当胸言语乱，误作风病治即亡。

释义 两手叉手于胸前、言语错乱，误作中风病治疗可以导致病人死亡。

小便利者犹可救，按脉迟涩定不祥。

释义 病人小便利的是津液未亡犹可救治，如果脉迟涩的为阴阳虚竭，预后不良。

治从大便分虚实，扶阳抑火汤用良。

释义 此病可用扶阳抑火汤治疗，并根据大便溏结分辨虚实。

实则谵语大便结，汤加枳实并大黄。

释义 大便干结而谵语的属实，用扶阳抑火汤加枳实、大黄。

虚则泻利大便滑，炙芪升麻合用襄。

释义 大便滑泻的属虚，用扶阳抑火汤加炙黄芪、升麻。

筋惕肉瞤由过汗，阳气偏枯津液伤。

释义 筋惕肉瞤症是由于过度发汗，阳气不足津液损伤所致。

筋肉失养故跳动，真武汤内加减尝。

释义 阳气不足津液损伤，筋肉失于濡养故跳动，在真武汤内加减。

恶寒去芍加附子，恶热减附芍倍将。

释义 病人恶寒的用真武汤去芍药加大附子用量，恶热减去附子将芍药加倍用量。

若非汗下成惕瞤，定是元虚夙不康。

释义 如果不是过用汗下造成筋惕肉瞤，多是由于元气不足、素体不健所致。

或因失血房劳起，十全大补不用商。

释义 或者因为失血过多、房劳过度引起，可以用十全大补汤治疗。

18. 论发斑发疹症治

伤寒如何斑疹夥，只因初病邪热裹。

释义 伤寒导致斑疹一般是初病邪热蕴结在里。

未经发表郁成斑，浑身如朱眼如火。

释义 未经发汗郁热成斑，表现为浑身发红如朱砂、眼如冒火。

鼻焦面赤汗不干，口中狂叫无人我。

释义 病人鼻焦、面赤、汗出不止、口中狂叫、目中无人。

审知欲出未出时，升麻托表汤非左。

释义 在斑症欲出未出之时，可以用升麻托表汤。

脉若洪数大便艰，大热大渴不安妥。

释义 如果脉象洪数、大便艰难、大热、大渴、烦躁不安的。

胃有实热在三焦，三黄石膏汤能剖。

释义 是胃有实热在三焦，用三黄石膏汤加减治疗。

检去麻黄入葛根，大便结用大黄佐。

释义 减去麻黄加入葛根，大便秘结的加用大黄。

若斑已出热不除，消斑青黛饮服可。

释义 如果癍已出而热不除，可以用消斑青黛饮。

人参白虎皆要汤，时疫发斑通用荷。

释义 白虎加人参也是治斑的重要汤剂，时疫发斑可以通用此方。

斑与疹别又须分，斑如锦纹无头颗。

释义 斑与疹也须要分辨，斑的形状如锦纹但无头。

疹虽点细摸有头，未出点时皮隐卧。

释义 疹虽细小但摸之有头，也有尚未出点隐于皮内的疹。

斑症较重疹较轻，治先托表同上剖。

释义 一般认为斑症较重疹症较轻，疹症治疗宜先托表，具体方药同上。

疹出之后又宜清，消斑青黛饮亦颇。

释义 疹出之后又宜用清法，也可用消斑青黛饮。

至若疹出胸背多，无根火聚肺胃所。

释义 如果疹出以胸背居多，属于无根之火聚于肺胃。

点如蚊虫咬一般，理中汤加葛根妥。

释义 疹点状如蚊虫所咬，方用理中汤加葛根。

桔芍元参同用消，斑疹变黑祸难躲。

释义 加桔梗、芍药、元参，如果斑疹变黑是病情加重的表现。

19. 论阳毒阴毒阳黄阴黄症治

伤寒如何二毒生，邪热未下毒郁成。

释义 伤寒阳毒阴毒是如何产生的？是由于邪热未能及时泻下邪毒郁结而成。

阳邪内郁成阳毒，脉数烦躁眼如焚。

释义 如果是阳邪内郁可以形成阳毒，其表现是脉数、烦躁、眼红如焚。

面赤生花作斑点，舌卷咽痛汗遍身。

释义 还有面赤、发斑如锦纹、舌卷、咽痛、全身汗出。

谵语闷乱如见鬼，鱼口开张渴无伦。

释义 病人谵语闷乱如见鬼状、嘴色不自主地合张、口渴甚。

或吐脓血或下痢，升麻鳖甲汤用宁。

释义 或吐脓血或下痢，可用升麻鳖甲汤治疗。

服后不愈咽仍痛，加入射干白茯苓。

释义 服后病不愈咽仍痛的，上方加入射干、白茯苓。

阴邪内郁成阴毒，四肢逆冷面色青。

释义 如果是阴邪内郁可以形成阴毒，其表现是四肢逆冷、面色青。

小腹刺痛咽喉痛，体重背强目眩昏。

释义 还有小腹刺痛、咽喉痛、体重、背强、目眩昏等症。

毒气冲心时欲呕，身痛俨如被杖刑。

释义 病人毒气冲心时可见欲呕，身痛好似被木棒痛打过。

或作斑点或隐伏，阳毒脉数阴毒沉。

释义 或斑点明显，或隐伏不见。从脉象上说，一般阳毒脉数，阴毒脉沉。

快把天雄散与服，五日不治命俱倾。

释义　阴毒证应该用天雄散治疗，五日不治疗可能有生命危险。

黄疸亦从邪郁起，阳黄渴热口如蒸。

释义　黄疸病也是从邪郁而起，阳黄的表现是口渴、发热。

小便短少如栀汁，通身面目橘黄形。

释义　还有小便短少、色如栀子汁，通身发黄如橘子色。

看物皆黄脉强实，茵陈五苓汤用欣。

释义　甚则看物皆是黄色，脉实有力，方用茵陈五苓汤治疗。

阴黄自汗无热渴，色黄而暗耳作鸣。

释义　阴黄的表现是自汗、无热不渴，色黄而暗、耳鸣。

二便不结脉沉细，附子理中入茵陈。

释义　还有二便通利、脉沉细，应该在附子理中汤内加入茵陈治疗。

黄疸变黑女萎散，黄胖秦艽一味神。

释义　如果黄疸变黑应该用女萎散治疗，黄胖病用秦艽一味治疗效果好。

只怕手足心黄入，疸散成鼓与鬼邻。

释义　如果手足心也开始发黄，是黄疸转为鼓证的征象，其预后不良。

20. 论病后色复阳易阴易症治

伤寒如何色复侵，只因一时起淫心。

释义　伤寒病如何导致色复阴阳易？只因过早犯房劳。

病后已经津液耗，初愈血气尚未亨。

释义　病后已经津液亏耗，疾病初愈血气尚未恢复。

男女强合成色复，方离苦海祸又临。

释义　男女强行同房可以形成色复，大病初愈又来新伤。

男病初愈女欲合，邪传及女阳易名。

释义　男病初愈色复叫作阳易。

女病初愈男欲合，邪传及男阴易生。

释义　女病初愈色复叫作阴易。

女犯男病易犹浅，男犯女病易更深。

释义　阳易病浅，阴易病重。

男病阴肿少腹痛，身重卵缩闷在心。

释义　阳易男病表现为阴肿、少腹痛、身重、阴囊缩入、心胸烦闷。

女病里急连腰胯，痛引腹内面如熏。

释义　阴易女病表现为阴中里急连腰胯、痛引腹内、面色晦暗如熏。

二症危时皆愦乱，眼内生花语失音。

释义　二症皆是心神愦乱的危急症候，皆有眼内生花、言语难出的表现。

咽干津竭头不举，热气冲心舌出唇。

释义　还有咽干、口渴、头重不欲举、热气冲心、舌头伸出唇外等表现。

按脉莫辨宜细问，认症有差命即侵。

释义　这种症候单凭按脉往往不能辨别，应该详细问诊，防止出现差错造成意外。

外方艾灸大敦穴，韭根鼠屎汤内欣。

释义　治疗应用艾灸大敦穴，或者内服韭根鼠屎汤。

脉若虚微四肢冷，参归裆末又通寻。

释义　如果脉象虚微、四肢冷，应该用人参、当归、裆末(烧裈)治疗。

男女但取黏汗出，阴头微肿水利生。

释义　服药后黏汗出、阴头微肿，可以水利病愈。

舌出须用人中白，冰片同研点即平。

释义　舌出唇外的须用人中白、冰片共研点舌即可。

21. 论劳复食复及百合病症治

伤寒如何病多迍，劳食有伤邪复侵。

注　迍(zhūn)：灾难，祸殃。

释义　伤寒病为何变化多端？这里说一下病愈后饮食劳倦所伤复加邪侵的情况。

动作持行殊伤气，语言思虑亦伤神。

释义　劳作伤气，语言思虑伤神。

食多不化脾气损，肉食太早胃不胜。

释义　病愈后饮食多容易脾气受损，肉食太早则因胃气虚弱而伤胃。

食复总宜节饮食，劳复当须静养身。

释义　食复应该调节饮食，劳复应该安静养身。

食用保和丸子好，便秘大黄枳实增。

释义　食复多用保和丸，便秘可加大黄、枳实。

劳煎栀子豆豉饮，次向补中益气寻。

释义　劳复多用栀子豆豉饮，或者补中益气汤。

至若病后失调理，变成百合病日深。

释义　如果伤寒病后失于调理，可以变成百合病，缠绵不愈。

肺为百脉之司领，肺气有伤不化生。

释义　肺主气，为百脉朝会之所，肺气有伤，则化源不足。

百脉同宗皆致病，热缠经络并一身。

释义　百脉同宗皆可致病，热缠经络并于一身可以形成百合病。

似寒无寒小便赤，似热不热语错昏。

释义　其表现是似寒无寒、小便赤、似热不热、语言错乱。

行不安来坐不定，欲卧不得食不能。

释义　还有行不安、坐不稳，欲卧不得、欲食不能。

或呕不呕多汗渴，脉按微数是其因。

释义　或呕不呕、多汗口渴，脉按微数。

柴胡百合汤为主，呕加半夏姜汁匀。

释义　方用柴胡百合汤，干呕的加半夏、姜汁。

食入黄连山楂曲，烦渴花粉并栀仁。

注　山楂：原作山查，据现代习惯改。

释义　伤食的加入黄连、山楂、神曲，烦渴的加花粉、栀子仁。

腹如雷鸣煨姜夏，水停心下泽猪苓。

释义　如果腹如雷鸣应加煨姜、半

夏，水停心下加泽泻、猪苓。

汗多黄芪偕白术，心虚远志归茯神。

释义　汗多的加黄芪、白术，心虚心悸加远志、当归、茯神。

喘嗽杏仁麻黄入，劳热鳖甲倍用宁。

释义　喘嗽加杏仁、麻黄。劳热可加大鳖甲剂量。

22. 论痰厥蛔厥及狐惑症治

伤寒如何痰厥暴，恶邪挟痰迷心窍。

释义　伤寒病导致痰厥，主要是恶邪挟痰阻塞心窍。

昏昏倒厥不知人，状与痫似无声叫。

释义　表现为昏昏仆倒、手足厥逆、昏不知人，症状与痫证相似但喉中无猪羊叫声。

或粪不通或尿遗，手足如冰身热燥。

释义　病人或者大便不通，或者遗尿、手足如冰、身热干燥。

按脉洪滑是生机，脉若沉涩邻恶耗。

释义　按脉洪滑的预后较好，脉若沉涩预后不良。

通关散兮吹鼻门，得嚏窍通喜信报。

释义　痰厥可用通关散吹鼻，往往得嚏窍通而病愈。

童便姜汁灌入喉，大便塞用猪胆导。

释义　也可以用童便、姜汁灌入喉中以化痰开窍，如果大便不通的可用猪胆汁通导。

无声肺俞觅火攻，劫痰四物汤用效。

释义　病人声音不出的可以灸肺俞，方用劫痰四物汤。

蛔厥胃邪入厥阴，食即吐蛔身曲拗。

释义　蛔厥多由胃邪入厥阴，表现为食后吐出蛔虫，可以看到蛔虫身体曲动。

不食又饥气冲天，时常惨痛虫作掉。

释义　表现为饥不欲食、气上冲胸、腹中剧痛。

汗出而厥冷四肢，脉不紧促人休闹。

释义　还有汗出、四肢厥冷，如果脉不紧促，表示蛔虫暂时没有活动，病人相对安静。

老葱脑汁先与尝，安蛔理中汤后犒。

释义　先服老葱、脑汁（当指冰片），后服安蛔理中汤。

呕加半夏及陈皮，肢冷附子用之肖。

释义　呕吐的加半夏、陈皮，肢冷者加附子。

又有伤寒肠胃虚，热郁虫生察唇窍。

释义　狐惑病多由伤寒肠胃虚，热郁虫生所致，可以通过唇窍诊察。

下唇有疮狐病成，上唇有疮惑病到。

释义　下唇有疮的一般是狐病，上唇有疮的一般是惑病。

狐惑蚀肛必哑声，狐惑蚀脏咽干燥。

释义　狐惑蚀肛多伴声哑，狐惑蚀脏多伴咽干燥。

蚀时进退似狐疑，时黑时白变面貌。

释义　狐惑病常时发时止，面目时黑时白，变化多端。

脉数无热但欲眠，目不得闭食不要。

释义　病人表现为脉数、无热、但

欲眠、目不得闭、不欲食。

舌淡眦黑齿唇焦，黄连犀角汤再造。

释义 舌淡、眼角黑、齿唇干焦的，可用黄连犀角汤清热杀虫。

或赤小豆与当归，研用酸浆水服妙。

释义 或者用赤小豆、当归研末，用酸浆水送服。

无酸浆以醋和滚汤代之。

一方：铜绿、雄黄、百部共研末，搽肛门，虫出即好。

23. 论夹食伤寒劳力感寒症治

夹食伤寒是俗呼，莫作传经一例拘。

释义 有一种俗称夹食伤寒的，它与日传一经的普通伤寒不同。

感冒夹食四时有，发热恶寒头痛与。

释义 夹食伤寒一年四季都有，其表现也和平时伤寒一样有发热、恶寒、头痛。

按脉气口必浮大，或涩而滑呕吐俱。

释义 气口脉浮大或涩而滑，呕吐。

恶心饱胀食不化，屁出馊臭便不舒。

释义 以及恶心、饱胀、食不化、屁出馊臭、大便不畅等表现。

表用羌活陈皮夏，豉芷葱苏厚朴茹。

释义 病人表证明显的用羌活、陈皮、半夏、豆豉、白芷、葱、紫苏、厚朴、竹茹。

里用消导二陈好，重则保和丸能祛。

释义 病人里证明显的用消导二陈

汤，严重的用保和丸。

伤酒食加红白蔻，伤果积加胡连除。

释义 如果伤酒食用消导二陈汤加红、白豆蔻，伤果实成积的加胡黄连。

至若劳力感寒症，状类伤寒病源殊。

释义 至于劳力感寒症，虽然状似伤寒病，但得病原因不同。

劳人役力精血损，闲人纵欲败身躯。

释义 经常劳做之人劳累导致精血耗损，闲暇之人时常纵欲败坏身躯。

一遇劳感不能耐，头痛恶寒身热馀。

释义 这些人遇到外感可以形成劳力感寒，表现为头痛、恶寒、身热。

濈濈汗出口微渴，两腿酸痛苦驰驱。

释义 病人不间断地微汗出、口微渴、两腿酸痛，不愿意行走。

或腹胀痛饮食减，语言短气脉浮虚。

释义 或者脘腹胀痛、饮食减少、短气、脉浮虚。

若误汗之轻变重，调营养卫汤宜诸。

释义 劳力感寒如果误汗可以使病情由轻变重，治疗应该用调营养卫汤。

饱胀量加枳实入，烦热栀子偕竹茹。

释义 饱胀的酌情加入枳实，烦热的加入栀子、竹茹。

汗多腹痛桂枝芍，痰盛瓜蒌半夏俱。

释义 汗多、腹痛的加桂枝、白

芍，痰盛的加瓜蒌、半夏。

渴加花粉呕姜汁，依次酌用病遂无。

　　释义　渴加花粉，呕加姜汁。依次
应用病情逐渐减轻直至消失。

24. 论时行瘟疫及避疫症治

时行疫病似伤寒，烧热头痛总一般。

　　释义　时行疫病与伤寒类似，主症
也是发热头痛。

伤寒邪自外廓入，瘟邪直透入中关。

　　释义　伤寒一般邪自外入首先出现
表证，瘟邪往往直接入侵中焦。

流布上焦清气混，流布下焦浊气罩。

　　释义　温邪流布上焦可以使清气受
扰，流布下焦可以使浊气深重。

或在暮春多晚发，或起秋夏状同参。

　　释义　发病季节或在暮春，或起秋
夏，症状相似可以互参。

火郁成毒体虚受，天灾人难气相持。

　　释义　得病原因是由于身体虚弱火
郁成毒，天行疫疠之气作用于虚弱
之体而成。

症轻犹险重则死，尸鬼传染到处环。

　　释义　时行疫病症轻的也比较危
险，严重的常常导致死亡，具有传
染性可到处传播，不断出现死亡
病例。

病涎汗溺皆恶气，触犯自鼻入脑肝。

　　释义　病人的分泌物（如痰涎、汗
液、小便等）都可以成为传染源，
通过口鼻等途径进入人体脏腑

组织。

渐觉头昏及脑闷，后苦发热先恶寒。

　　释义　表现是头昏、脑闷、发热、
恶寒。

始觅人参败毒散，或达原饮用亦欢。

　　释义　可以用人参败毒散或者达原
饮治疗。

服后恶寒头痛减，又怕烦渴口燥干。

　　释义　服药后恶寒头痛减轻，是表
证消失，又出现烦渴、口燥干。

大热谵语大便结，三黄石膏汤宜探。

　　释义　大热、谵语、大便结的是阳
明里热腑实，用三黄石膏汤。

加入大黄及枳实，检去麻黄服下宽。

　　释义　加入大黄、枳实，减去
麻黄。

若问瘟热如何避，预防方法着重谈。

　　释义　如何避免时行瘟疫？下面着
重谈一下预防方法。

雄黄酒磨点鼻孔，任是毒气不能干。

　　释义　雄黄磨末与酒混合点鼻孔，
可以预防毒气入侵。

或取苍术口内嚼，或饮雄黄酒任酌。

　　释义　口嚼苍术、饮雄黄酒。

以上皆能避疫气，传与人家仔细看。

　　释义　以上方法皆能避免疫气入
侵，应该向大家认真宣传。

倘或触气方莫办，以纸搐鼻得嚏安。

　　释义　倘若不小心感染疫气，可以
纸搐鼻得嚏以促使邪气排除。

25. 论大头雷头及诸瘟症治

大头亦从疫病参，俗名大头是伤寒。

释义 大头瘟可以参照疫病论治，也属于广义伤寒。

春夏时行有此病，口燥气喘舌又干。

释义 这是一种好发于春夏季节的时行病，主要表现气喘、口燥舌干。

初觉恶寒身壮热，次传眼目不开观。

释义 初起感觉恶寒、身壮热，其次累及眼目无法睁开。

头面肿大直如斗，甚至溃裂水不干。

释义 头面肿大如斗，甚至局部溃破流水。

痰火喉闭咽肿痛，芩连消毒汤服安。

释义 病人可有咽喉肿痛，属于痰火喉闭，大头瘟可用芩连消毒汤治疗。

又方葛根贯众倍，黑豆甘草并僵蚕。

释义 还有一方倍用葛根、贯众，加黑豆、甘草、僵蚕。

浓煎与饮毒亦解，粪结大黄通用欢。

释义 上药浓煎与饮可以解毒，大便秘结加大黄通下。

雷头风疫头作痛，耳如雷鸣风热抟。

注 抟(tuán)：把东西揉弄成球形。

释义 雷头风也是疫病，表现为头痛，耳如雷鸣，属于风热互结上犯头部。

有痰结核于顶上，或红或肿痛无端。

释义 如果有痰结核于头顶上，表现为或红或肿，痛无定处。

或先有核随感发，恶寒壮热类伤寒。

释义 如果先有核随外感发，表现为恶寒、壮热的也是广义伤寒。

急取羊粪五钱许，炒研酒下效力看。

释义 古方急取羊粪五钱许，炒后研末用酒送下。

古方升麻并苍术，荷叶一枚煎服安。

释义 还有一方用升麻、苍术、荷叶一枚煎服(即清震汤)。

又有瓜瓤瘟热病，胁痛胸高胀不宽。

释义 又有一种叫瓜瓤瘟的温热病，主症是胁痛胸胁高胀。

胃伤呕汁如血色，生犀饮子急宜探。

释义 胃伤呕吐物如血色的，应该急用生犀饮子。

虾蟆瘟即捻颈症，两腮肿与蟆一般。

释义 虾蟆瘟又叫捻颈症，表现为两腮肿与虾蟆类似。

喉痹失音颈胀大，荆防败毒散用欢。

释义 虾蟆瘟可以表现为喉痹失音、颈胀大。用荆防败毒散治疗。

软脚瘟起泻青白，两足作肿举步难。

释义 软脚瘟的表现是便青泄白、两足作肿、举步艰难。

湿热熏蒸筋骨软，白虎汤加苍术班。

释义 病属湿热熏蒸，可致筋骨软，可用白虎汤加苍术治疗。

疙瘩瘟肿身走痛，发块如瘤赤如丹。

释义 疙瘩瘟肿的表现是全身串痛，身上起块如瘤，色赤如丹。

三棱针刺委中穴，人中黄散截祸端。

释义 治疗可用三棱针刺委中穴，或用人中黄散。

一方：治大头瘟。芙蓉叶、桑叶、赤小豆、车前、白蔹、白及、白芷、大黄、黄柏、黄芩、雄黄、朴硝，共研细末，蜜调敷。

又方：治虾蟆瘟。用金线田鸡捣汁，和水蒸服，内服防风通圣散。

26. 论黄耳赤膈似伤寒症治

病类伤寒不一例，黄耳伤寒耳痛是。

释义 类似伤寒的病很多，黄耳伤寒是其中之一，其主症是耳痛。

卒然发热又恶寒，脊强背硬状如痓。

释义 黄耳伤寒还表现为卒然发热恶寒、脊强背硬，状如痓病。

伤寒痓病在膀胱，此病风邪入肾际。

释义 伤寒痓病位在膀胱经，此病属于风邪侵袭肾经。

传于耳窍痛难安，轮如栀染黄可视。

释义 邪传耳窍故耳痛难安，耳轮发黄如栀子色。

莫作耳痈乱误医，荆防败毒散可治。

释义 黄耳伤寒应该耳痈鉴别，可用荆防败毒散治疗。

黄芩白芍紫金皮，蝉蜕同用水煎服。

释义 再加黄芩、白芍、紫金皮、蝉蜕。

寒胜须投续命汤，加入僵蚕二活备。

释义 寒邪偏胜须投续命汤，加入僵蚕、羌活、独活。

苦参磨水滴耳中，猴姜根汁滴亦易。

注 猴姜：骨碎补的别名。

释义 用苦参磨水滴耳，或者猴姜根汁滴耳，均可治疗黄耳伤寒。

赤膈伤寒又何如，胸膈赤肿如漆器。

释义 赤膈伤寒，其主症是胸膈赤肿，好似漆器。

状类痈肿只无头，恶寒发热痛无暨。

释义 病状类似痈肿只是无头，表现为恶寒发热和痛疼。

痛连头目及浑身，病从少阳风热治。

释义 往往痛连头目甚至浑身疼痛，病应该从少阳风热论治。

荆防败毒散皆宜，加入芩连瓜蒌比。

释义 方用荆防败毒散，加入黄芩、黄连、瓜蒌。

元参赤芍一同加，大便结用将军敌。

注 将军：大黄之别名。

释义 还可以加元参、赤芍，大便秘结加大黄。

肿处刺以三棱针，血出痛消胸膈利。

释义 肿处以三棱针点刺出血，血出则痛止而胸膈舒畅。

诸般疫症类伤寒，男妇中染治同例。

释义 各种疫症与伤寒类似，男人妇女症治略同。

只有妊娠治异方，胎前产后见下示。

释义 只有妊娠病治疗与常人不同，有关胎前产后病的症治参见以下三节内容。

27. 论产前三阳伤寒症治

孕妇伤寒异寻常，清热和胎是要方。

释义 孕妇得了伤寒与平常人不同，清热安胎是主要的治疗方法。

脏腑表里治虽异，加减主用五和汤。

释义 尽管孕妇伤寒也有脏腑表里之异，但都可用五和汤加减。

紫苏白术芩甘草，柴胡添入五般祥。

释义 五和汤的药物组成有紫苏、白术、黄芩、甘草、柴胡五样。

太阳恶寒身发热，腰脊头痛项若强。

释义 病在太阳，表现为恶寒、身发热、腰脊痛、头痛项强。

脉来浮紧身无汗，汤加羌活及芎防。

释义 脉来浮紧、身无汗的，用五和汤加羌活、川芎、防风。

或兼喘嗽杏仁入，葱引去柴得汗康。

释义 兼气喘咳嗽的，加杏仁、葱，去柴胡，得汗可愈。

若是邪入膀胱腑，口渴发热小便藏。

释义 若是表邪入里，水热互结膀胱，表现为口渴、发热、小便不利。

汤去紫苏加泽泻，猪苓花粉茯苓将。

释义 用五和汤去紫苏，加泽泻、猪苓、花粉、茯苓。

阳明鼻干头目痛，反复不寐脉来长。

释义 病在阳明，表现为鼻干、头目痛、反复不寐、脉长。

汤加葛根防风芷，汤入石膏知母良。

释义 病邪偏表的，五和汤加葛根、防风、白芷；病邪偏里的，五和汤加石膏、知母。

若是邪深入胃腑，大渴大热燥非常。

释义 若是病邪深入胃腑，热与燥屎互结，可表现为大渴、大热、干燥。

心腹胀满大便结，掷被掀衣手足扬。

释义 心腹胀满、大便干结、掷被掀衣、手足扬于被外。

汤去紫苏加厚朴，枳实陈皮共大黄。

释义 用五和汤去紫苏加厚朴、枳实、陈皮、大黄。

少阳头眩心烦闷，呕而口苦胁痛伤。

释义 病在少阳，表现为头眩、心烦闷、呕而口苦、胁痛。

寒热往来脉弦数，法忌汗下和解良。

释义 寒热往来、脉弦数，应该用和解少阳法，禁用汗下。

汤加枳壳青皮桔，柴胡重用葛根襄。

释义 用五和汤加枳壳、青皮、桔梗，重用柴胡、葛根。

若是邪入胆经腑，口渴干呕难卧床。

释义 若是病邪入胆腑，病人口渴、干呕、难卧床。

少阳经病寒热半，此独渴热里病商。

释义 少阳经病应该寒热往来，此

处口渴、发热，是病在里。

汤加麦冬参花粉，竹茹栀子共煎尝。

释义　用五和汤加麦冬、人参、花粉、竹茹、栀子。

28. 论产前三阴伤寒症治

孕妇伤寒入三阴，尺寸按来脉俱沉。

释义　孕妇伤寒进入三阴以后，脉无论尺寸均现沉象。

勿泥传经常药论，五和汤用是主君。

释义　这时不要拘泥于传经日数和常规用药，仍然以五和汤作为主方。

太阴恶寒身无热，肢冷吐泻腹常疼。

释义　病在太阴，表现为恶寒、身无热、肢冷、吐泻、腹疼。

汤去柴胡易葱白，加入干姜白芍参。

释义　用五和汤以葱白易柴胡，再加入干姜、白芍、人参。

若是病入太阴腑，腹满自利咽无津。

释义　若是病入太阴腑（应为脏），表现为腹满、自利、咽干。

发热作渴表无实，里病渴热渐传深。

释义　发热作渴说明表无实邪，同时渴热也是里病渐传深入的表现。

汤加人参同白芍，花粉阿胶白茯苓。

释义　应用五和汤加人参、白芍、花粉、阿胶、白茯苓。

少阴恶寒又发热，手足并冷蜷卧沉。

释义　病在少阴，如果恶寒又发热、手足冷、喜蜷卧、脉沉。

汤加独活偕熟地，细辛佐用四五分。

释义　五和汤加独活、熟地、细辛少量为佐。

若是病入少阴腑，舌干口燥水不升。

释义　若是病入少阴腑（脏），表现为舌干、口燥，这是由于水液不能上升。

腹胀绕脐皆肾涸，汤加熟地麦冬参。

释义　腹胀绕脐等表现都是肾阴不足，用五和汤加熟地、麦冬、人参。

厥阴恶寒巅顶痛，遍身如杖刻不宁。

释义　病在厥阴，表现为恶寒、巅顶痛、全身如被杖、疼痛不止。

四肢逆冷唇青色，汤加吴萸及细辛。

释义　还有四肢逆冷、唇青色，用五和汤加吴萸、细辛。

羌活桂枝当归伴，葱白同煎热服欣。

释义　再加羌活、桂枝、当归、葱白。

若是病入厥阴腑，四肢厥冷乍还温。

释义　若是病入厥阴腑（脏），表现有四肢厥冷忽然转温的。

痢下脓血转热渴，表病不渴里病分。

释义　也有痢下脓血转热渴的，以渴与不渴分辨表病、里病，表病一般不渴。

汤加茯苓参白芍，更和乌梅并归身。

释义　上述痢下脓血转热渴的，用五和汤加茯苓、人参、白芍、乌梅、当归身。

至若时行瘟疫气，到处传染及妊娠。

释义 如果正直时行瘟疫流行之际，孕妇受到传染。

状类伤寒头痛热，薄荷葱豉水煎吞。

释义 其表现状类伤寒，头痛、发热，可用薄荷、葱、豉水煎服。

或四物加柴香附，紫苏苍术橘皮增。

释义 或者用四物汤加柴胡、香附、紫苏、苍术、橘皮。

煎来热服瘟即解，产后染此治通寻。

释义 上方水煎热服可解瘟毒，产后感染邪毒也可用此方通治。

29. 论产后伤寒阴阳表里症治

产后营卫两虚竭，寒邪凑之易为厄。

释义 产后营卫两虚，寒邪侵袭容易。

在表在里不必分，治法温补不宜泻。

释义 无论疾病在表在里，治法应该侧重温补不可轻用泻下。

新产还须把血行，误投凉剂成癥结。

释义 新产不久，须使用活血化瘀药，使恶露出尽，如果误投凉剂可以形成癥瘕血结。

太阳伤寒腰脊强，头痛恶寒身发热。

释义 如果产后太阳伤寒，表现为腰脊强、头痛、恶寒、身发热。

脉来浮紧汗之宜，产后又忌汗太泄。

释义 脉来浮紧的应该用汗法，但产后气血虚弱又忌发汗太过。

只用乌豆紫苏羌，芎归益母姜炮黑。

释义 可用乌豆、紫苏、羌活、川芎、当归、益母草、炮姜。

白术陈皮甘草芩，煎饮微汗便安贴。

释义 白术、陈皮、甘草、黄芩，水煎服，微汗即安。

有瘀加入桃红花，腹痛蒲黄乌药列。

释义 有瘀的加入桃仁、红花，腹痛的加入蒲黄、乌药。

病入阳明及少阳，弦长弦数是其脉。

释义 产后伤寒病入阳明及少阳，其脉弦长或者弦数。

阳明不寐鼻又干，少阳胁痛呕不辍。

释义 病在阳明，表现是不寐、鼻干；病在少阳，表现是胁痛、呕不止。

通用和解是良方，小柴胡汤主用切。

释义 病在阳明、少阳，可以通用和解之法，主以小柴胡汤。

阳明葛根白芷加，少阳青皮竹茹设。

释义 阳明症明显的加葛根、白芷，少阳症明显的加青皮、竹茹。

病入三阴脉俱沉，口渴舌干肢冷厥。

释义 病入三阴均可见到沉脉，口渴、舌干、四肢厥冷。

或腹作痛或利清，理中汤加苓桂悦。

释义 或腹痛，或下利清谷，可用理中汤加茯苓、肉桂。

脉若沉实烦渴多，腹满硬痛大便结。

释义 如果脉沉实、烦渴、腹满硬痛、大便结的。

到此不下病又添，四物汤加大黄揭。

释义　是阳明腑实，不用下法又会加重病情，此时应该用四物汤加大黄。

香附炮姜朴黑楂，同煎与饮患遂撤。

释义　再加香附、炮姜、厚朴、焦山楂，祛邪而不伤正，故病去。

是集伤寒证悉陈，简要之中又详说。

释义　本卷把多种伤寒证都进行了论述，其内容有的详细，有的比较简略。

我从仲景书编来，传与医家真妙诀。

释义　主要内容来自张仲景《伤寒论》，编成歌诀传与大家。

只此便同无价珍，何必疆土连阡陌。

注　阡陌（qiān mò）："阡陌"一词是指在广袤田野上南北走向和东西走向并且相互交错的田埂。

释义　掌握了这些内容就如同拥有了无价珍宝，何必再去羡慕别人的千顷良田。

（王树文　释义）

卷三　温　病

1. 总论

温病挈要歌

温病立名肇内经，后将热病四时评。

释义　温病之名首见于《内经》，后人将四时之热病也看作是温病。

伤寒温病须当辨，新感伏邪按定衡。

释义　此病当与伤寒辨别，温病的病因有新感、伏邪之分且有一定的评判标准。

有属六淫时气触，或邪久伏乘机生。

释义　有的是感受触冒六淫邪气发病，有的是邪气久伏体内，乘体虚之时发病。

或先由表后传里，表里同时有互临。

释义　有的由表传里，有的表里同病。

温病阳邪易化热，微寒发热口干频。

释义　温病为阳邪，易从热化，微恶寒、发热、口干是温病的主要症状。

虽然汗出复还热，脉躁难为汗解平。

释义　虽然汗出仍然发热，脉躁不静，虽汗，而病不能解。

新感时邪随发病，如春过暖感风温。

释义　新感时邪有五，随时令发病，春天气候过暖易病风温。

夏暑湿温秋伤燥，冬令伤寒寒气侵。

释义　夏天易病暑温，长夏易病湿温，秋病秋燥，冬令寒气侵袭，易病冬瘟。

属于新感温病（以下五种除伤寒外）

病症	风温	暑温	湿温	秋燥	冬温
季节	春	夏	长夏	秋	冬

初感恶寒肌腠闭，脉浮带紧发烧轻。

释义　初感时有恶寒，皮肤腠理闭塞（无汗），脉象浮略紧，发热轻。

伤寒化热由寒起，表里相传有六经。

释义　伤寒病入里化热是由寒引起的，寒邪由表传向里，有三阴三阳六经。

又如冬寒反大热，非时之气曰冬温。

释义　冬天应该寒冷反而大热，感受非时之气引起的疾病叫冬温。

首先犯肺乘凉发，热甚微寒欲水吞。

释义　温病的病邪首先犯肺，往往乘凉发作，表现为发热重、恶寒轻、口渴欲饮。

脉数舌红无汗咳，头痛鼻塞涕流清。

释义　还有脉浮数、舌质发红、无汗、咳嗽、头痛鼻塞、流清鼻涕。

虽无伏热邪犹甚，宣肺辛凉在护阴。

释义　身体虽没有隐藏的热邪，但是发病却很严重，方用辛凉解表宣肺止咳的方剂，还要注意保存津液。
若作伤寒误发汗，辛温燥烈易伤人。

释义　如误认为是伤寒症用发汗法，辛温燥烈的药物容易伤人阴液。

新感之病类型别，一属寒邪一属温。

释义　新感温病的类型很多，伤寒温病，要仔细分辨。

发热恶寒轻重辨，舌唇红淡色苔分。

释义　伤寒恶寒重，温病恶寒轻，伤寒舌苔白，温病舌苔黄或无苔。

头疼体痛分轻重，面色当明鲜淡形。

释义　伤寒头疼体痛重，温病头疼体痛轻，还应该从面色鲜明暗淡这些症状上验证。

新感初起风温与伤寒鉴别表

病　　原		寒邪	温邪
症 状	发热	较轻	较重
	恶寒	较重	较轻
	头身痛	较重	较轻
	出汗	无汗	汗出不多或无汗
	面色	淡	鲜艳
	舌质	淡	红
	舌苔	薄白	薄白或微黄
	口渴	口和	口渴
	脉象	浮紧或缓	浮数
	小便	清利	黄赤

口渴溲黄须占验，脉浮缓数指中寻。

释义　伤寒温病还应该从口渴、尿黄、脉象浮缓浮数这些症状上验证。

或轻稍重愈期快，新感显然无内因。

释义　如果症状轻或稍重预期好的

快，因为新感的病没有伏邪。
若遇病情多迭变，即为触动伏邪征。

释义　如果病情发展得很快，就是触动伏邪的征兆。

来踪去迹情无遁，端在治疗讨宿根。

释义　病情发展迅速变化多端难预测，正确的方法是找出病的根源，再出方治疗。

好比恶寒为表证，温寒两类首先明。

释义　比如恶寒是表症，温病与伤寒的恶寒程度不同，这一点要明确。

温邪方在上焦选，寒邪太阳篇内登。

释义　温病表症应选择《温病条辨》上焦篇里的方剂，而伤寒表证应选择《伤寒论》太阳篇里的方剂。

葱豉一汤堪代用，微辛解表性和平。

释义　葱豉汤可以通用于伤寒温病，因为它微辛发散、解除表证且药性很平和。

又如热性后期病，阳虚里寒表现真。

释义　比如发热后期，出现不发热、畏寒肢冷等阳虚里寒的表现。

方剂三阴篇内择，取来运用莫因循。

释义　应该选用三阴篇里的方剂，根据病情化裁运用。

最防阴涸肝风动，久伏热深厥亦深。

释义　也要防止热邪消灼肝脏阴液发生肝风内动，以及病久出现里热越深厥逆越严重的情况。

不是真寒须慎用，下焦温病有方凭。

释义　不是真寒假热要慎用，温病

下焦篇有方剂可以作为依据。

随机应变操成竹，融会贯通妙在心。

释义 根据病势辨证用药好似胸有成竹，用心学习自然能够融会贯通。

伏邪歌

春伤于风夏泻临，夏伤于暑秋疟根。

释义 （伏邪为病有多种，比如）：春天受了风夏天就会出现泄泻；夏天中了暑邪秋天就会出现疟疾。

秋伤于燥冬咳嗽，冬伤于寒春病温。

释义 秋天受了燥邪冬天就会咳嗽，冬天受了寒邪春天就会得春温。

冬不藏精邪入肾，趁阳开泄病于春。

释义 冬天不注意保存阴精导致病邪入肾，趁着春天阳气开泄的时候发病。

冬伤寒邪过时发，夏至前后温暑分。

释义 冬天感受寒邪有的当时不发病，在夏至前后分别发生温病和暑病。

至若长夏暑湿受，交秋骤发伏暑名。

释义 如果夏天受到了暑热和湿气，到了秋初才发病的叫伏暑。

霜降前轻后较重，逢冬发作势更深。

释义 霜降以前发病轻以后发病重，到了冬天才发病的更严重。

正气未衰邪尚浅，若邪胜正病弥殷。

释义 正气还没有衰败邪气尚浅，如果邪气胜过了正气病情就会严重。

单门新感何难治，纯粹伏邪不易清。

释义 单纯的新感温病好治，如果是纯粹的伏邪就不好解决了。

春温伏气邪何在，一伏募原一少阴。

释义 春温的伏邪怎么辨别，有的伏邪在膜原，有的邪伏少阴。

募原驻点钟内外，经络脏腑交界凭。

释义 募原的位置在表里之间，是经络脏腑的交界处。

三焦门户半表里，邪出少阳有特征。

释义 三焦的门户是半表半里，少阳病的特征是邪在半表半里。

初起寒热如疟状，脘闷欲呕伴胁疼。

释义 在邪入少阳时，表现是寒热往来、胸闷、心烦喜呕、两胁疼痛。

口苦舌赤苔厚腻，弦数脉来湿热因。

释义 还有口苦、舌质发红、苔厚黏腻、脉弦数，原因是湿热。

内溃阳明分经府，表里实证辨须明。

释义 病邪传入阳明的要分经证、府证，对于表、里、虚、实都要辨别清楚。

气分不解邪何往，进逼营血病尤增。

释义 气分病不解的话，邪会入营与血，邪入营血病就更严重了。

治疗症状详篇后，邪伏少阴再缕陈。

释义 治疗的方法和症状在本篇以后论述，邪伏于少阴的情况也要详细陈述。

初起温温发热象，旋即灼热自汗浸。

释义 刚开始有发热但不太高的现象，随后高烧汗出。

舌赤无苔烦躁作，口干齿燥溺如浑。

释义 还有舌质发红无舌苔、烦躁不安、口干齿燥、小便浑浊。

脉沉无力或细数，郁热伤阴虚证型。

释义 以及脉沉无力或细数，是郁热损伤津液、阴血耗损的症型。

久伏寒邪经化热，苦寒清里是方针。

释义 长久潜伏的寒邪郁久化热，可用苦寒清里泻下的原则。

假如发热恶寒作，伏气又兼新感生。

释义 假如有发热，恶寒的表证，是伏邪又兼新感。

误用辛温把汗发，病情纷扰防不胜。

释义 误用辛温发汗的方剂，病情就会发生传变，造成多种不良的后果。

汗出不透斑疹露，汗流过多神必昏。

释义 如汗出不畅，可以造成斑疹；汗流过多，就会伤心血，出现神魂颠倒，说胡话。

温病最防津液损，一分生命一分津。

释义 温病最主要的是防止津液的损伤，就是常说的"存得一分津液，便有一分生机"。

看它病变何经证，达变通权掌握灵。

释义 看它的病变病势在哪个阶段，要灵活掌握和运用方剂。

新感重时先主治，兼治伏邪不可分。

释义 新感表证严重时先治新感表症，在治新感的同时伏邪也要顾及。

伏邪若重当先理，新邪自解勿须惊。

释义 如伏邪严重时当先侧重治疗伏邪，伏邪解除了新感就好解决了。

新感伏邪同出现，表里双疗察病情。

释义 新感与伏邪的症状同时出现，根据病情选择表里双解的方剂。

伏邪由内蒸郁发，顾阴清里是重心。

释义 伏邪由内郁蒸而发，治疗应以保护阴液、清里热为重点。

鼓邪外出真妙法，控制燎原势酿成。

释义 把邪驱除体外是最好的方法，能够控制热入血分，形成耗血、动血之势。

邪伏募原与少阴鉴别表

类　　别		膜原	少阴
症 状	寒热	寒热如疟	温温发热
	舌质	赤	绛或干绛
	舌苔	厚腻	少苔
	口	渴	干渴
	脉象	弦数	细数
	小便	赤	浑浊
原　　因		湿热内蕴	郁热伤阴

伏气温病包括以下三种

春温	伏暑	温疟
冬伤于寒	夏伤于暑	冬伤于风

卫气营血辨证歌

温热袭人酿病端，卫气营血必当参。

释义 感受温热之邪发病，卫气营血的几个病理阶段要分辨清楚。

新感腠理名卫分，初期发热伴恶寒。

释义 新感邪气入肌表是卫分，初期的表现是发热恶寒。

头痛身疼微作渴，舌苔薄白脉浮探。

释义 还有头痛、身疼、口微渴、舌苔薄白、脉浮。

咳嗽无汗或少汗，邪传气分渴尤贪。

释义 出现咳嗽、无汗或少汗、口渴，就是邪入气分了。

恶热苔黄多汗出，气粗脉数大洪抟。

释义 气分还可以表现为恶热、舌苔黄、出汗多、喘气粗、脉数洪大有力。

热扰胸膈苔黄薄，懊憹烦闷刻不安。

释义 热入胸膈，表现为舌苔薄黄、心烦满闷、心中懊憹不安。

如热壅肺胸中闷，渴热苔黄喘咳痰。

释义 邪热壅肺，表现为胸中闷、口渴、身热、喘咳、舌苔黄、痰多。

热郁三焦胸痞呕，寒热如疟胁疼看。

释义 热郁三焦，可见胸中满闷、呕吐、寒热往来如疟疾、两胁痛。

脉弦而数兼口苦，苔黄或腻湿痰干。

释义 还有脉象弦细而数、口苦、舌苔黄或腻、无痰。

热结肠胃苔黄燥，腹满便秘溺浑然。

释义 热邪在肠胃，表现为舌苔黄干燥、腹胀满、大便秘结、尿混浊。

或利纯稀沉实脉，潮热谵语神识憨。

释义 还有泻痢清水、脉沉而有力、身发潮热、谵语、神智不清。

湿郁中焦呈脉缓，脘痞身重腻苔占。

释义 湿邪在中焦，表现为脉缓、腹胀、身体发沉、舌苔腻。

身热不扬兼泛恶，头蒙如裹倦肢酸。

释义 还有身热不高、恶心想吐、头蒙如裹、身倦、肢体酸痛。

舌质绛红营分证，神错烦躁语多谵。

释义 舌质红绛的是病在营分，表现为精神恍惚、烦躁、谵语、

口不甚渴逢舌蹇，肢厥脉来细数嵌。

释义 还有口渴不甚、舌体僵直转动不是四肢厥逆、脉细数。

身热夜甚斑疹隐，心神不定热邪关。

释义 以及晚上发热较高、斑疹隐隐、心神不安等，都与热入营血有关。

若传血分舌深绛，时见紫青在疹斑。

释义 如果热邪传入了血分，表现为舌质深绛、时发青紫色斑疹。

亡血便血狂躁起，昼静夜剧厥昏缠。

释义 伤了阴血，可见大便下血、精神狂躁，白天安静晚上加重，甚至昏迷不醒。

神倦脉虚时瘛疭，津枯夜涸救阴还。

释义 还有精神疲倦、脉象虚弱、

手足痉挛，这是热盛伤津，治疗宜生津救阴。

临证细心休胆怯，生生化化辨何难。

释义 治病者要细心辨证不能退缩，懂得生生化化的道理，辨证没有什么难的。

卫气营血治法歌

温病治疗有法纲，浅深轻重辨周详。

释义 温病治疗有法则，病邪的深浅轻重要辨别仔细。

症型四个须分述，卫分之邪以汗攘。

释义 卫气营血四个症型要辨别清楚，病在卫分以汗解。

方用辛凉轻剂表，邪从外解内无伤。

释义 用辛凉透表的方剂，病邪从表解除就不会入里。

若传气分须清气，辛凉重剂力能匡。

释义 如果邪气传入了气分就以清热为法则，方用辛凉重剂来治疗。

热壅肺气清宣肺，轻宣透热对胸腔。

释义 如邪热犯肺应清热宣畅肺气，用辛凉宣透清热双解的方法。

湿郁气分宣化湿，热郁三焦和解商。

释义 湿邪郁于气分就该宣化湿气，热郁三焦用和法解除病邪。

倘热内结阳明腑，苦寒通降验苔黄。

释义 假如热邪入里与大肠的燥实相合，出现舌苔黄的用苦寒泻下的方药。

营分清气凉营法，甘寒咸寒作主方。

释义 邪在营分应用透热转气或气营双清法，用甘寒或咸寒的方剂作为主方。

部分郁结留气分，苦寒酌泄挫其芒。

释义 如邪入营分而气分还留有病邪，就用苦寒泻下的方剂。

或一部分传入血，濡润甘寒酌用良。

释义 如一部分病邪传入了血分，用甘寒润燥生津的方剂。

佐以宣化清气品，透热转气解邪殃。

释义 加清热辛凉的药物，营分病的治疗要及时透热转出气分，逐步解除病邪。

热陷心包加佐药，清心开窍取芳香。

释义 防止热邪逆传心包要加预防的药物，应用清心开窍的芳香药物。

血分须防血耗动，治血宜散又宜凉。

释义 邪入血分就恐耗血动血，治血分宜用凉血散瘀方剂。

动风化痉真阴竭，潜钲滋填纳浮阳。

释义 真阴枯竭，肝风内动可以发生痉挛，治疗以滋阴潜阳固脱为原则。

甘润咸寒育阴法，壮火尚盛勿轻尝。

释义 方用甘润咸寒滋阴的方法，热邪实盛不能轻易尝试。

心中有数操经纬，待到临床效益彰。

释义 要做到心中有数掌握规律，到临床时运用就能够获得好疗效。

卫气营血证治简明表

类别	主 证	一 般 见 证		病 机	治 则
卫	发热恶寒	头痛咳嗽，无汗或少汗，脉浮数，苔薄白		邪袭于表卫气郁阻	辛凉解表
气	但发热不恶寒小便色黄	口渴大汗，苔黄，脉洪数		热盛阳明	清气泄热
		潮热、便秘，腹满硬痛，或纯利稀水，苔黄燥，脉沉实		热结胃肠	
		咳嗽胸闷，气粗或喘，口渴，舌苔黄		热壅于肺	
		胸中烦闷，懊恼不安，舌苔薄黄		热扰胸膈	
		寒热类疟，口苦胁痛，脘痞恶心，脉弦数，苔黄或腻		温热兼挟痰湿郁阻少阳三焦气分	
		身热不扬，脘痞身重，苔腻脉缓		湿郁气分	宣化湿浊
营	心烦舌绛	躁扰不寐，身热夜甚，口不甚渴，斑疹隐隐		热炽营中	清营透热
		神昏谵语，或昏愦不语，舌蹇肢厥		热闭心包	清心开窍
血	舌深绛出血斑疹透露	吐血、便血、溲血，甚或狂乱痉厥		热甚动血	凉血散血
		手足心热甚于手足背，齿黑舌焦，或身倦瘛疭，心中憺憺而动，脉虚		阴虚生风	滋阴熄风

三焦辨证歌

温病初期由卫分，极期阶段肺心丛。

释义 温病的病邪刚开始在卫分，极期阶段在肺和心包。

上焦太阴脉谁辨，不紧不缓动数逢。

释义 上焦属太阴脉象仔细分辨，脉象不浮不紧，只是动数。

两寸独大尺肤热，头疼渴咳恶寒风。

释义 两寸部脉大、尺部肌肤发热、头痛、咳嗽、口渴、恶风怕冷。

自汗身热午后甚，邪至心包舌绛红。

释义 如果有汗出、午后热甚、舌

质红绛，是邪热内传心包的症候。

夜卧不安肢厥冷，神昏舌蹇语谵浓。

释义 晚上烦躁不安、四肢冰凉、精神恍惚、舌体僵直转动不灵、说胡话。

中焦阳明经证见，恶热无寒脉大洪。

释义 邪入中焦阳明经的表现是，怕热、不恶寒、脉象洪大有力。

渴甚汗多面目赤，气粗声浊热高峰。

释义 还有口渴甚、汗多、面目红赤，喘气粗声音重浊是热到了极点。

腑证晡甚小便涩，苔见老黄或黑蒙。

释义 阳明腑证表现为，下午发热

明显、小便短赤、舌苔老黄，甚至
舌苔色黑。

甚则黑焦芒刺起，燥邪内结便难通。

释义　严重的舌苔色黑、粗糙起刺，
燥热之邪在里伤阴，大便闭结不通。

脾经体重头目胀，呕恶不饥痞闷胸。

释义　太阴脾经有病的表现是：身
体沉重头目发胀，恶心呕吐、不欲
食、心下胀满。

身热不甚苔白腻，便溏脉缓湿温隆。

释义　还有发热不高、舌苔白腻、
大便稀、脉缓，湿热症状明显。

下焦肾脏阴将涸，口燥咽干唇裂缝。

释义　温病邪入下焦，肾阴即将耗
竭，表现是咽干、口干、嘴唇
干裂。

身热脉虚烦不寐，四肢热簇掌心中。

释义　还有身热、脉虚、心烦不
宁，不能入睡，手足心热。

齿枯面赤神昏乱，汗后舌强又耳聋。

释义　以及牙齿焦黑、面部红赤、
精神恍惚，如误用发汗就会出现舌
体强、耳聋。

心热传肝多实证，四肢厥逆腹如烘。

释义　病邪由心热传入肝经多是实
证，表现为四肢厥冷、腹部灼热。

时时瘛疭脉弦劲，肾脏邪传证不同。

释义　时时出现四肢抽搐、脉象弦
而有力，由肾脏邪传的症状与上面
不同。

筋惕肉瞤心憺动，痉厥交替有时松。

释义　可以出现抽筋肉跳、心中激

烈跳动、抽搐和昏厥交替出现等
症状。

手足蠕动斜上视，舌卷囊缩木欠荣。

释义　手足蠕动、眼睛斜视、舌头
卷曲、阴囊收缩，都是肝失濡养
所致。

内动虚风从此辨，垂危阶段厥阴终。

释义　肝风内动的症状从这几条分
辨，病到厥阴是最危险的阶段。

病情传变须参汇，卫气三焦与血营。

释义　病情的变化要仔细分辨，按
照卫气营血和三焦辨证。

结合六经同运用，临床辨证妙无穷。

释义　再结合六经辨证，临床上治
病自然可以左右逢源。

三焦治法歌

温病过程历三焦，治疗原则首先操。

释义　温病的过程分上中下三焦，
三焦分证都有各自的治疗原则。

上焦肺脏心包络，法取轻清宣透豪。

释义　上焦是肺部和心包，治疗原
则应该轻清宣透。

解表清热同宣肺，清心开窍对心包。

释义　具体说应该解表清热、宣畅
肺气；邪入心包就用清热通窍法。

中焦脾脏阳明胃，清热存阴化湿调。

释义　邪在中焦脾脏阳明胃经，应
以清热攻下、顾护津液，以及芳香
化湿为原则。

清透攻下平胃火，芳香化湿治脾饶。

释义　用清透攻下方剂驱除胃中的

火热,用芳香化湿的方剂驱除脾脏的湿邪。

下焦肝肾二经证,滋水钲潜作主谋。

释义 邪在下焦肝肾的症状,用滋补阴液潜阳固脱作为治疗原则。

滋阴退热为肾理,养肝须佐熄风骚。

释义 滋补阴液退热目的是治疗热邪损耗肾阴,养肝时应该加镇肝息风的药物。

羽衡权法标吴氏,应手拈花逆候销。

释义 根据吴鞠通"治上焦如羽(非轻不举),治中焦如衡(非平不安),治下焦如权(非重不沉)"的原则。灵活运用,能够祛除病邪。

三焦证治简明表

部位	经 属	病 机	证 候	治疗原则	
上焦	手太阴(肺)	邪郁肺卫	发热恶寒,头痛咳嗽,无汗或少汗,舌红苔白,口渴脉浮数	轻清宣透	解表宣肺
		热壅肺气	身热口渴,咳嗽气喘,苔黄,脉数		清热宣肺
	手厥阴(心包)	热陷心包清窍蒙蔽	舌质红绛,神昏谵语,舌蹇肢厥		清心开窍
中焦	足阳明(胃)	热入于里阳气亢盛	但发热,不恶寒,汗出口渴,面目俱赤,苔黄,脉洪数	清热存阴	辛凉清透
		热结胃腑腑气不利	蒸蒸发热,或潮热谵语,腹满便秘,或纯利稀水,苔黄燥,甚则黑起芒刺,小便涩,脉沉实		苦寒攻下
	足太阴(脾)	湿郁于中脾不化湿	身热不扬,脘痞身重,头蒙如裹,苔腻脉缓	化湿	芳香化湿
下焦	足少阴(肾)	真阴欲竭虚阳独亢	身热面赤,手足心热甚,脉虚身倦,或心烦不寐,口燥咽干	滋水镇潜	滋阴退热
	足厥阴(肝)	水不涵木肝风内动	肢厥身倦,心中憺憺,手足濡动,甚至瘛疭		滋阴熄风

2. 风温 春温

卫分证治

葱豉汤证歌

温病早期不易分,形寒微热伴头疼。

释义 温病和伤寒早期不好分辨,主症也是恶寒、发热、头痛。

脉浮少汗逢苔白,葱豉汤投最稳平。

释义 还有浮脉、少汗、舌苔发白,这时用葱豉汤是最平稳的。

葱豉汤(《肘后方》):葱白一握(三枚),豉一升(三钱)。以水三升,煮取一升,顿服取汗。

近代用法:水煎温服。凡病初起卒难辨识之际,用此方最为稳妥。

银翘散随证加减歌

风温身热舌红妍，微恶风寒渴咳兼。

释义 风温表现为身体发热、舌质红、面部发红，微恶风寒、口渴、咳嗽。

少汗头痛苔薄白，脉浮而数表为先。

释义 还有汗少、头痛、舌苔薄白、脉浮而数等症，这时应该先解表。

银翘桔薄甘荆豉，蒡竹同研取六钱。

释义 方用银翘散：药物有金银花、连翘、桔梗、薄荷、甘草、荆芥穗、豆豉、牛蒡子、竹叶，共同捣碎取18克。

须用苇根汤煮药，间时一服日三咽。

释义 要用芦苇根的汤熬药，两个时辰一剂一天三次。

喉痛项肿加玄勃，渴甚苇根咳杏研。

释义 咽喉、脖子肿痛加马勃、玄参，渴的厉害加芦根，咳嗽厉害加杏仁。

胸膈闷时增藿郁，热传血分地冬添。

释义 有胸膈满闷的加藿香、郁金，热邪深入血分加细生地和麦冬。

不知还益溲红短，知母栀芩足解炎。

释义 治疗不效又加小便短赤的，加知母、栀子、黄芩来解除症状。

衄血宜删荆与豉，茅根栀柏共成煎。

释义 如鼻子出血去荆芥穗和豆豉，另加鲜茅根、栀子炭、侧柏炭煎汤。

银翘散（《温病条辨》）：银花一两，连翘一两，桔梗六钱，薄荷六钱，竹叶四钱，甘草五钱，荆芥四钱，淡豆豉五钱，牛蒡子六钱。上药杵为散，每服六钱，鲜苇根汤煎，香气大出，即取服。勿过煮，肺药取轻清，过煮则味厚而入中焦矣。

病重者，约二时一服，日三服，夜一服；轻者三时一服，日二服，夜一服；病不解者，再作服。

胸闷，加藿香、郁金；渴加花粉；项肿咽痛，加马勃、玄参；衄血，去荆豉，加茅根、侧柏炭、栀子炭；咳加杏仁；若二三日，病犹在肺，热渐入里，加细生地、麦冬。病仍不解，或小便短赤者，再加知母、黄芩、栀子。

桑菊饮随证加减歌

温病渴微不甚烧，徒兼咳嗽可轻疗。

释义 温病不怎么口渴，发热也不高，只有咳嗽的症状比较明显。

桑翘菊杏苇根桔，薄草同煎阴自调。

释义 治疗用桑菊饮，药物：桑叶、连翘、菊花、杏仁、芦根、桔梗、薄荷、甘草同时煎汤，可以防止阴液受伤。

气粗似喘膏知解，舌红暮热角玄交。

> **释义** 呼吸气粗似喘，加石膏、知母；如舌质红、下午或傍晚发热，加犀牛角、玄参。

邪居阴分删荷苇，地竹丹冬熄内潮。

> **释义** 热邪入阴分去薄荷、芦根，加生地黄、玉竹、牡丹皮、麦冬去内热。

热甚黄芩花粉润，轻宣金气热全消。

> **释义** 肺热甚加黄芩、天花粉，轻宣肺气热自然消除。

桑菊饮（《温病条辨》）：桑叶二钱五分，菊花一钱，薄荷八分，连翘一钱五分，桔梗二钱，杏仁二钱，甘草八分，鲜芦根二钱。水二杯，煎取一杯，日二服。

二三日不解，气粗似喘，加石膏、知母；舌绛暮热甚，加玄参、犀角；在血分者，去薄荷、苇根，加麦冬、生地、玉竹、丹皮；肺热甚，加黄芩；渴加花粉。

葱豉桔梗汤证歌

温邪初起渴心烦，发热头疼伴恶寒。

> **释义** 温病初起的症状是：口渴、心烦、发热、头痛、恶寒。

红舌黄苔无汗出，溺黄验脉数浮颁。

> **释义** 还有舌质红、舌苔黄、无汗、小便黄、脉浮数。

葱豉桔梗甘栀竹，薄翘热甚入芩餐。

> **释义** 治疗用葱豉桔梗汤，药物有葱白、豆豉、桔梗、栀子、甘草、竹叶、薄荷、连翘，里热严重的加黄芩。

葱豉桔梗汤（《通俗伤寒论》）：鲜葱白三至五枚，淡豆豉三至五钱，苦桔梗一至二钱半，薄荷一至一钱半，焦山栀二至三钱，连翘一钱半至二钱，甘草六至八分，淡竹叶三十片。水煎温服。

本方是由新感引动伏邪的温病的常用方剂，若里热较盛，可于方中加黄芩。

加减葳蕤汤证歌

邪伏营阴新感兼，恶寒少汗口干咽。

> **释义** 邪伏营分又加上外感，表现为恶寒、少汗、口干咽干。

脉浮舌绛苔色白，身热心烦躁又添。

> **释义** 还有脉浮、舌绛、苔白、发热、心中烦躁。

加减葳蕤葱豉薄，白薇甘桔枣同煎。

> **释义** 用加减葳蕤汤治疗，药物组成：葳蕤、葱白、豆豉、薄荷、白薇、甘草、桔梗、大枣。

加减葳蕤汤（《通俗伤寒论》）：生葳蕤（玉竹）二钱，葱白二枚，豆豉三钱，桔梗一钱，白薇一钱，薄荷一钱，炙草五分，红枣两枚。水煎分温再服。

气分证治

麻杏石甘汤证歌

温邪入肺喘咳隆，苔色微黄痞闷胸。

释义　温邪犯肺，表现为咳嗽、气喘、心胸痞闷、舌苔微黄。

身热汗无兼口渴，麻甘杏石作汤工。

释义　还有发热、口渴、无汗的，用麻黄甘草杏仁石膏汤治疗。

麻杏石甘汤（《伤寒论》）：麻黄去节四两（五分至八分），杏仁去皮尖五十枚（二钱），甘草炙二两（一钱），石膏碎半斤（五钱至八钱）。上四味药，以水七升，煮麻黄减二升，去上沫，纳诸药，取二升去渣，温服一升。

近代用法：水煎服。

栀子豉汤加味证歌

表证虽除苔却黄，心烦懊恼内邪彰。

释义　发热恶寒的表证没有了，出现舌苔黄、心烦不安是邪入里的表现。

坐卧不安栀豉用，表未尽时入薄蒡。

释义　坐着躺着都不好受就用栀子豉汤，如还有表证就加薄荷、牛蒡子。

郁闷在胸加藿郁，渴添花粉热芩襄。

释义　胸闷恶心加藿香、郁金，热的厉害加黄芩，渴加天花粉。

栀子豉汤（《伤寒论》）：栀子十四个擘（三钱），香豉四合绵裹（三钱）。以上二味，以水四升，先煎栀子得二升半，纳豉，取一升半，去沫，分为二服。表未净加薄荷、牛蒡，胸闷加藿香、郁金，口渴加花粉，热甚加黄芩。

注　去沫。《伤寒论》原方作"去滓"。

普济消毒饮加减证歌

风热之邪上壅头，面头焮肿痛咽喉。

释义　风热的邪气侵犯头部，表现为头面肿胀、咽喉痛。

身热睛红兼口渴，甚时面起泡疮球。

释义　还有身体发热、眼睛红、口渴，厉害时脸上起水泡疮。

里轻表重芩连慎，蚕桔升柴薄草牛。

注　牛：牛蒡子，别名鼠粘子。

释义　里证轻、表证重的，要慎用黄芩、黄连，药物组成：黄芩、黄连、僵蚕、桔梗、升麻、柴胡、薄荷、甘草、鼠粘子。

马勃蓝翘玄橘共，加军通便把升丢。

注　军：将军，大黄之别名。

释义　还有马勃、板蓝根、连翘、玄参、陈皮，如大便秘结加大黄去升麻。

表轻兼喘升柴去，另有敷方任运筹。

释义　如表证轻兼喘的就去掉升麻、柴胡，还有几个外敷的方子供选用。

普济消毒饮（李东垣）：黄芩（酒炒）、黄连（酒炒）各五钱，陈皮、甘草、玄参各三钱，连翘、板蓝根、鼠粘子、马勃、薄荷各一钱，僵蚕、升麻各七分，柴胡、桔梗各二钱（一方无薄荷有人参三钱）。为末，汤调，时时服之；或拌蜜为丸，含化。

若表证不甚，而兼痰盛喘咳升柴当考虑使用；表证重、里热轻，芩连又当慎用；大便闭结去升麻，加大黄。

水仙膏　三黄二香散证歌

头瘟外用水仙膏，捣烂围敷毒自消。

释义　头瘟就用外敷的水仙膏，把水仙花根去皮捣烂，围绕病变部位外敷，病状很快消失。

或研柏连军乳没，茶和初刷继油调。

释义　或用黄连、黄柏、乳香、没药、大黄研末，用茶水和药调洗后用香油调敷。

水仙膏方（《温病条辨》）：水仙花根不拘多少，剥去老赤皮与根须，入石臼捣如膏，敷肿处，中留一孔出热气，干则易之，以肌肤上生黍米大小黄疮为度。若过敷之，则痛甚而烂。

三黄二香散（《温病条辨》）：黄连一两、黄柏一两，生大黄一两，乳香五钱，没药五钱。上为极细末，初用细茶汁调敷，干则易之，继则用香油调敷。

此散有泄火消肿、活络定痛的作用。

若涂水仙膏后，毒已外透，唯皮肤化脓作痛，肿未尽消，用此散敷之，以善其后。

黄芩汤证歌

温病初起渴无寒，发热溲红汗少漫。

释义　温病初起表现为口渴、不恶寒、发烧、尿短赤、少汗。

黄薄舌苔弦数脉，芩甘枣芍服之安。

释义　还有舌苔薄黄、脉弦数的，用黄芩汤，药物是黄芩、甘草、大枣、芍药。

伤阴较甚玄参入，热郁难宣豆豉掺。

释义　耗伤阴液明显的加玄参，热郁难出加豆豉。

黄芩汤（《伤寒论》）：黄芩三两（四钱），芍药二两（三钱），甘草二两炙（二钱），大枣十二枚劈（三枚），以水一斗，煮取三升，去滓，温服一升，日再，夜一服。

若热郁不达，加豆豉；阴伤较甚，加玄参。

注　劈：《伤寒论》原文作"擘"。

小陷胸加枳实汤证歌

温邪痰饮结于胸，苔滑而黄面赤容。

释义　温邪与痰饮交结在胸中，表现为舌苔黄滑腻、面色红赤。

心下痞满按之痛，便秘身烧脉滑洪。

释义　还有胃脘胀满、按之疼痛、大便秘结、发高烧、脉象滑而洪大。

渴饮呕恶溲短少，蒌连枳夏力能攻。

释义　以及口渴欲饮、恶心呕吐、尿短少等症，可以服小陷胸加枳实汤，药物是瓜蒌、黄连、枳实、半夏。

小陷胸加枳实汤（《温病条辨》）：黄连二钱，栝蒌三钱，枳实二钱，半夏五钱。急流水五杯，煮取二杯，分两次服。

凉膈散证歌

热聚胸膈躁而烦，身热唇焦口渴干。

释义　热邪聚在胸膈表现为烦躁不安、身体发烧、嘴唇干裂、口渴。

便秘苔黄浮数脉，军硝栀子薄芩甘。

释义　还可见大便秘结、舌苔黄、脉象浮数，治用凉膈散。药物为：大黄、芒硝、栀子、薄荷、黄芩、甘草。

连翘竹叶同煎服，便畅硝黄又可删。

释义　还有连翘、竹叶一同煎汤，如果大便不秘结去芒硝、大黄。

凉膈散（局方）大黄二两，芒硝一两，甘草六钱，山栀仁八钱，薄荷七钱，黄芩（酒炒）一两，连翘一两。研为末，每服四五钱至一两，加竹叶十五片，清水煎，去滓，温服，日三夜二次；如不兼腑实而无便秘现象，则硝、黄可以不用。

蒿芩清胆汤　黄连温胆汤证歌

温邪寒热类疟临，黄腻舌苔溺浊浑。

释义　温病出现寒热如疟、舌苔黄黏腻、小便浑浊。

呕闷胁疼兼口苦，脉弦滑数半蒿芩。

释义　还有呕吐、两胁疼痛、口苦、脉弦滑数的，治疗用蒿芩清胆汤，药物有半夏、青蒿、黄芩。

竹茹碧玉陈苓枳，表里分消湿浊清。

释义　以及竹茹、碧玉散、陈皮、茯苓、枳壳，可以表里双解分消病邪。

溺若畅通非湿热，中焦痰热饮邪因。

释义　小便要是畅通就不是湿热，而是中焦的痰热水饮引起的。

方除碧玉蒿芩枳，并入姜连枳实烹。

释义　用上方除去碧玉散、青蒿、黄芩、枳壳，加生姜、黄连、枳实煎汤。

蒿芩清胆汤（俞氏经验方）：青蒿脑一半钱至二钱，淡竹茹三钱，仙半夏一钱半，赤茯苓三钱，青子芩一钱五分至三钱，生枳壳一钱五分，广陈皮一钱五分，碧玉散（包）三钱，水煎服。

黄连温胆汤（《六因条辨》）：黄连、半夏、陈皮、茯苓、甘草、生姜、竹茹、枳实。

白虎汤合益胃汤证歌

温病心烦渴喜凉，面红舌赤又苔黄。

释义 温病表现为心烦、口渴喜冷饮、面红、舌质红、舌苔黄。

汗多恶热脉洪大，知母粳膏草作汤。

释义 以及出汗多、怕热、脉象洪大有力的，用白虎汤，药物有：知母、粳米、石膏、甘草。

舌上津干加益胃，沙冬玉竹地冰糖。

释义 舌干无津的加益胃汤，药物有沙参、麦冬、玉竹、生地黄、冰糖。

白虎汤（《伤寒论》）：石膏一斤（碎），知母六两，生甘草二两（炙），白粳米六合，上四味药，以水一斗煮米熟汤成，去渣，温服一升，日三服。

益胃汤（《温病条辨》）：沙参三钱，麦冬五钱，冰糖一钱，细生地五钱，玉竹一钱五分（炒香），水五杯，煮取二杯，分两次服，渣再煮一杯服。

雪梨浆五汁饮证歌

温延渴甚雪梨浆，吐沫稠黏五汁凉。

释义 温病日久口渴厉害的应该用雪梨浆，唾沫黏稠用五汁饮。

麦藕荸梨苇蔗汁，喜凭冷热作汤尝。

释义 具体药物有：麦冬汁、藕汁、荸荠汁、梨汁、茅根汁，根据喜爱凉热做汤。

雪梨浆（《温病条辨》）：雪梨一个，杵碎，水浸半日，绞汁服。

五汁饮（《温病条辨》）：梨汁、荸荠汁、苇根汁、茅根汁、麦冬汁、藕汁（或蔗汁）。

竹叶石膏汤证歌

气分余邪未退清，虚羸少气舌红呈。

释义 气分邪气未被清除，表现为身体瘦弱、少气无力、舌质发红。

得食便呕兼口渴，粳膏夏草竹冬参。

释义 还有吃饭就吐、口渴的，用竹叶石膏汤，药物有：粳米、石膏、半夏、甘草、竹叶、麦冬、人参。

竹叶石膏汤（《伤寒论》）：竹叶二把（二十片），石膏一斤（五钱），半夏洗半升（钱半），麦门冬去心一升（三钱），人参三两（八分），甘草炙二两（五分），粳米半升（一撮）。七味以水一斗，煮取六升；去渣，内粳米，煮米熟汤成，去米，温服一升，日三服。

葛根黄芩黄连汤证歌

温病下利色诸黄，肺胃热邪入大肠。

释义 温病下痢大便色黄恶臭，是肺和胃的邪热进入大肠。

葛根芩连甘草煮，治疗热注最为良。

释义 用葛根黄芩黄连汤，治疗湿热下注效果很好。

葛根黄芩黄连汤（《伤寒论》）：葛根半斤（三钱），甘草炙二两（钱半），黄芩三两（钱半），黄连三两（钱半），上四味，以水八升，先煮葛根减二升，内诸药，煮取二升，去滓，分温再服。

调胃承气汤证歌

温邪谵语苔黄燥，腹满便难热又潮。

释义　温病表现为说胡话、舌苔黄而干燥、腹胀满、大便干燥难解、日晡潮热。

或利纯稀多臭恶，脉沉而实口唇焦。

释义　以及下痢清水恶臭，脉沉有力，口唇干裂。

甚时舌上生芒刺，甘草硝黄共作疗。

释义　严重者舌上长芒刺的，方用调胃承气汤，药物有：甘草、芒硝、大黄。

调胃承气汤（《伤寒论》）：大黄四两酒洗（三钱），甘草二两蜜炙（一钱五分），芒硝半斤（三钱），上三味，以水三升，煮二物至一升，去滓，内芒硝，更上微火一二沸，温服之。

新加黄龙汤　宣白承气汤
导赤承气汤证歌

温证频攻便不通，正虚难运服黄龙。

释义　温病多次用攻下的方法大便始终不下，这是正气已虚难以运化，应该用新加黄龙汤。

地甘参用人玄海，归麦军硝姜汁冲。

释义　药物有：生地、甘草、人参、玄参、海参、当归、麦冬、大黄、芒硝、姜汁。

右寸脉形沉实大，痰涎壅滞喘声隆；

释义　如果右手的寸脉沉实有力，痰饮壅滞在胸脘、喘声较大的；

石膏军杏瓜蒌壳，宣白寓于承气中。

释义　方用宣白承气汤，药物有：石膏、大黄、杏仁、瓜蒌壳。

渴甚时烦溲赤痛，军硝地芍柏连攻。

释义　如果渴的厉害、心烦、尿黄短并伴有疼痛，方用导赤承气汤，药物有：大黄、芒硝、生地、赤芍、黄柏、黄连。

新加黄龙汤（《温病条辨》）：生地五钱，甘草二钱，人参二钱五分，生大黄三钱，芒硝一钱，玄参五钱，麦冬（带心）五钱，当归一钱五分，海参二条（洗），生姜汁六匙。水八杯，煮取三杯，先用一杯冲参汁五分，姜汁两匙，顿服之；如腹中有响声或转矢气者，为欲便也，候一二时不便，再如前法服一杯。候二十四刻，不便，再服第三杯，如服一杯即得便，止后服，酌服益胃汤（方见前）。

宣白承气汤（《温病条辨》）：生石膏五钱，生大黄三钱，杏仁二钱，栝蒌皮一钱半。水五杯，煮取二杯，先服一杯，不知再服。

导赤承气汤（《温病条辨》）：赤芍三钱，生地五钱，生大黄三钱，黄连二钱，黄柏二钱，芒硝一钱，水五杯，煮取二杯，先服一杯，不下再服。

牛黄承气汤证歌

热犯心包舌蹇难，神昏便秘饮仍干。

 释义 温病逆传心包，表现为舌强直不能语、神志不清、大便秘结，喝很多的水也缓解不了便秘。

牛黄丸送生军末，开窍清心腑实宽。

 释义 方用牛黄丸加大黄末，清心开窍、通下腑实。

牛黄承气汤（《温病条辨》）：即安宫牛黄丸二粒化开，调生大黄末三钱，先服一半，不知再服。

增液承气汤证歌

阴液不足便难通，苔舌干焦唇裂缝。

 释义 热邪耗伤阴液，表现为大便秘结不通、舌苔干燥、嘴唇干裂。

口燥咽干身热伴，硝黄生地及玄冬。

 释义 还有口干、咽干、发烧的，方用增液承气汤，药物有芒硝、大黄、生地、玄参、麦冬。

增液承气汤（《温病条辨》）：即于增液汤内加大黄三钱，芒硝一钱五分。

增液汤证歌

增液制汤适体亏，玄冬地煮取三杯。

 释义 增液汤适合身体虚弱体液亏的人，用玄参、麦冬、地黄，煮取三大杯。

下证复见津伤候，须向脉沉无力推。

 释义 本是攻下的症候又见津液亏损，还应该看到沉细无力的脉症。

增液汤（《温病条辨》）：玄参一两，麦冬八钱（连心），细生地八钱。水八杯，煮取三杯，口干则予饮令尽，不便，再作服。

营分证治

清营汤证歌

温热入营舌绛红，渴而不甚夜烧凶。

 释义 温热病入营分可见舌质暗红、口渴，晚上发烧严重。

烦躁不安斑疹隐，丹参犀角地黄冬。

 释义 还有烦躁不安、斑疹隐现的，治用清营汤，药物有：丹参、犀角、地黄、麦冬。

连玄竹叶银翘合，一日三煎清在营。

 释义 以及黄连、玄参、竹叶、金银花、连翘，一日服三次。可以清营泄热。

清营汤（《温病条辨》）：犀角三钱，生地五钱，玄参三钱，麦冬三钱，丹参二钱，黄连一钱五分，竹叶心二钱，银花三钱，连翘二钱，水八杯，煎取三杯，日三服。

清宫汤　安宫牛黄丸　至宝丹证歌

热闭心包舌蹇逢，神昏谵语用犀冬。

释义　邪热内闭心包，表现为舌头强硬语言不利，精神迷糊、说胡话。方用清宫汤，药物有：犀角、麦冬。

莲心竹卷玄翘共，至宝安宫在酌充。

释义　还有莲子心、竹叶卷心、玄参、连翘心，或配合至宝丹、安宫牛黄丸使用。

误治汗多昏厥作，治疗方法亦皆同。

释义　错误地使用汗法就会出现昏迷的症状，治疗的方法和上边是一样的。

清宫汤（《温病条辨》）：玄参心三钱，连子心五分，竹叶卷心二钱，连翘心二钱，犀角尖二钱（磨冲），连心麦冬三钱。煎送安宫牛黄丸，痰盛者或配至宝丹。

安宫牛黄丸歌

牛黄犀郁片连栀，朱麝珍雄芩箔衣。

释义　安宫牛黄丸的药物有：牛黄、犀角、郁金、黄连、栀子、朱砂、麝香、珍珠、雄黄、黄芩，以金箔为衣。

研末蜜丸围蜡护，银荷汤送弱参宜。

释义　研末用蜜制成丸用蜡封好，脉实用金银花、薄荷汤，脉虚用人参汤。

安宫牛黄丸（《温病条辨》）：牛黄一两，郁金一两，犀角一两，黄连一两，朱砂一两，梅片二钱五分，麝香二钱五分，珍珠五钱，山栀一两，雄黄一两，黄芩一两。共为极细末，炼蜜为丸，每丸一钱，金箔为衣，蜡护。脉虚者，人参汤下；脉实者，薄荷、银花汤下；每服一丸，大人病重体实者，日再服，甚至日三服，小儿服半丸，不知再服半丸。

至宝丹歌

至宝乌犀珀麝香，朱砂安息玳牛黄。

释义　至宝丹的药物有：乌犀角、琥珀、麝香、朱砂、安息香、玳瑁、牛黄。

和丸百粒严为蜡，开窍安神解毒良。

释义　和丸百粒用蜡密封，通窍安神解毒效果好。

局方至宝丹（《温病条辨》）：乌犀角一两，朱砂一两，琥珀一两，玳瑁一两，牛黄五钱，麝香五钱。以安息香重汤炖化，和诸药为丸一百丸，蜡护。

紫雪丹歌

紫雪朱砂犀角羚，四香取麝木丁沉。

释义　紫雪丹的药物有：朱砂、犀角、羚羊角、木香、沉香、丁香、麝香。

膏硝朴滑寒磁石，玄草升麻共研匀。

> **释义** 还有石膏、朴硝、硝石、滑石、寒水石、磁石、玄参、升麻、炙甘草，共同研末调匀。

紫雪丹（《温病条辨》）：滑石一斤，石膏一斤，寒水石一斤，磁石二斤。水煮捣煎去渣入后药。羚羊角五两，木香五两，犀角五两，沉香五两，丁香一两，升麻一斤，玄参一斤，炙甘草半斤。以上八味，并捣剉，入前药汁中煎，去渣入后药。朴硝、硝石各二斤，提净，入前药汁中微火煎，不住手将柳木搅，候汁欲凝，再加入后二味，辰砂三两研细，麝香一两二钱研细，煎药拌匀，合成，退火气，冷水调服一二钱。

近代用法：每次三至五分，每日一至二次。

羚角钩藤汤加味证歌

热陷厥阴风火生，四肢抽搐厥昏沉。

> **释义** 温病热邪传入厥阴肝经，热极动风，出现手足抽搐、惊厥、神智不清。

渴而灼热脉弦数，羚角钩藤菊茯神。

> **释义** 以及口渴、身体灼热、脉象弦数，用羚羊钩藤汤，药物有：羚羊角、钩藤、菊花、茯神。

地贝竹茹桑芍草，气分热盛石知增。

> **释义** 还有生地、川贝、竹茹、桑叶、白芍、甘草，气分热盛的加石膏、知母。

血营热盛丹犀入，风熄肝宁痉自平。

> **释义** 邪在营血的加丹皮、犀角，平肝熄风则抽搐惊厥的症状自然消失。

羚角钩藤汤（《通俗伤寒论》）：羚羊角一钱五分（先煎），霜桑叶二钱，双钩藤三钱（后入），鲜生地五钱，滁菊花三钱，京川贝三钱（去心），茯神木三钱，生白芍三钱，生甘草八分，鲜竹茹五钱（与羚角先煎代水）。水煎服。

化斑汤合银翘散加减证歌

温症成斑当化斑，汤由白虎入犀玄。

> **释义** 温病出现了斑疹，应该用化斑汤治疗，化斑汤是白虎汤加玄参、犀角。

疹除芥豉银翘散，加地大青丹芍蝉。

> **释义** 发疹的可用银翘散去荆芥、豆豉，加生地、牡丹皮、大青叶、赤芍、蝉蜕。

化斑汤（《温病条辨》方）：生石膏一两，知母四钱，生甘草三钱，玄参三钱，犀角二钱，白粳米一合。水八杯，煮取三杯，日三服，渣再煮一杯，夜一服。

银翘散（见前方）。

本方去豆豉、荆芥，加生地、丹皮、大青叶、赤芍、蝉蜕。

加减玉女煎证歌

气血两燔烦躁渴，或斑已出热难平。

释义　温热之邪同时在气分血分燔灼，表现为烦躁、口渴，或斑疹已出热不退。

苔黄而躁深红舌，玉女煎中熟地更。

释义　还有舌苔黄、躁扰不宁、舌质暗红的，方用玉女煎去熟地。

知母石膏生地麦，又除牛膝入玄参。

释义　药物有：知母、石膏、生地、麦冬，去牛膝加玄参。

玉女煎　　去熟地、牛膝，加生地、玄参（《温病条辨》）：

生石膏三两，知母四钱，玄参四钱，细生地六钱，麦冬六钱，水八杯，煮取三杯，分两次服，渣再煮一杯服。

血分证治

犀角地黄汤证歌

温邪入血疹斑彰，血衄屃红或发狂。

释义　病邪入血分表现为疹斑明显、便血、鼻子出血、狂躁。

舌质深绛多躁扰，丹皮犀芍地煎汤。

释义　还有舌质暗红、烦躁不安，方剂用犀角地黄汤，药物有：犀角、地黄、丹皮、白芍。

犀角地黄汤（《千金方》）：犀角屑一两（磨水更佳），生地黄八钱（酒浸捣烂），牡丹皮一两（去心），芍药七钱。㕮咀，每服二钱或五钱，清水煎沸去渣，入地黄再煎数沸滤清服（一作清水煎，去渣，入生犀角汁热服）。

桃仁承气汤证歌

温邪少腹满坚形，夜热昼凉脉实沉。

释义　温病表现为腹部胀满、晚上发烧、白天不烧、脉沉有力。

小便自利大便闭，桃归丹芍共硝军。

释义　还有小便自利、大便秘结的，用桃仁承气汤，药物有：桃仁、当归、牡丹皮、芍药、芒硝、大黄。

或时证见如狂样，蓄血通开神志清。

释义　有时会出现发狂的症状，瘀血通开后神志就清楚了。

桃仁承气汤（《温病条辨》）：大黄五钱，芒硝二钱，桃仁三钱，当归三钱，芍药三钱，丹皮三钱。水八杯，煮取三杯，先服一杯，得下，止后服，不知再服。

竹叶玉女煎　加减桃仁承气汤证歌

温病适逢信水来，干呕灼热渴烦偕。

释义　感受温病的同时月经来了，可见干呕、恶心、身体发烧、口渴、心烦。

甚时发痉脉呈数，玉女煎加竹叶催。

释义 严重时会出现痉挛、脉数，方用玉女煎加竹叶。

神志时清时忽乱，脉沉而涩指中裁。

释义 神志时清时昧，脉象沉涩应该仔细分辨。

桃军丹地兰中白，煎服得瘀勿再追。

释义 治疗用加减桃仁承气汤，药物有：桃仁、大黄、牡丹皮、地黄、泽兰、人中白，服药后得瘀血下就不用再服了。

经适断时邪易袭，养营清热法先绥。

释义 经期前后最容易感受病邪，治疗应该用养营清热的法则。

竹叶玉女煎（《温病条辨》）：生石膏六钱，干地黄四钱，麦冬四钱，知母二钱，牛膝二钱，竹叶三钱。水八杯，先煮石膏、地黄，得五杯，再入余药。煮成二杯，先服一杯，候六时复之，病解停后服，不解再服。

加减桃仁承气汤（《温病条辨》）：大黄三钱制，桃仁三钱炒，细生地六钱，丹皮四钱，泽兰二钱，人中白二钱。水八杯，煮取三杯，先服一杯。后六时，得下黑血，下后神清渴减，止后服。不知，渐进。

黄连阿胶汤证歌

少阴温证阴将竭，炽热频仍心更烦。

释义 少阴温病津液枯竭，表现为发烧不退、心烦。

细数脉形红赤舌，芩连胶芍蛋黄餐。

释义 脉象细数、舌质红赤，方用黄连阿胶汤，药物有黄芩、黄连、阿胶、白芍、鸡子黄。

黄连阿胶汤（《温病条辨》）：黄连四钱，黄芩一钱，阿胶三钱，白芍一钱，鸡子黄二枚。水八杯，煮取三物，取三杯，去渣，内胶烊尽，少冷，再入鸡子黄，搅令相得，日三服。

青蒿鳖甲饮证歌

早凉夜热还无汗，邪入阴中当用蒿；

释义 温病出现夜热早凉、无汗，是病邪进入了阴分，方用青蒿鳖甲饮，药物有：青蒿；

鳖甲和肝生地润，丹皮知母共搜疗。

释义 还有和肝的鳖甲、滋润的生地，以及牡丹皮、知母。

青蒿鳖甲饮（《温病条辨》）：青蒿三钱，鳖甲五钱，细生地四钱，知母二钱，丹皮三钱。水五杯，煮取二杯，日再服。

加减复脉汤证歌

温病下焦势焰凶，口干身热面浮红。

释义 温邪侵入下焦病势凶猛，表现为口干、身体发热、面部红赤。

脉虚舌燥掌心热，神倦欲眠或耳聋。

释义　还有脉象虚、舌干燥、手心发热、精神疲倦、想睡觉、耳聋。

甘芍麻仁阿麦地，剧时加重服时浓。

释义　用加减复脉汤，药物有：甘草、白芍、麻仁、阿胶、麦冬、地黄，病情加剧的用量要加大。

加减复脉汤（《温病条辨》）：炙甘草六钱，干地黄六钱，生白芍六钱，带心麦冬五钱，阿胶三钱，麻仁三钱。水八杯，煮取八分三杯，分三次服。剧者加甘草至一两，地黄、白芍各八钱，麦冬七钱，日三、夜一服。

加减复脉汤　救逆汤证歌

温病误表致津伤，舌强神昏复脉匡。

释义　温病误用辛温解表伤了津液，舌体强硬不灵活，神志不清用复脉汤。

自汗不禁心震震，上方麻去牡龙襄。

释义　汗出不止、心跳加速、精神恍惚，用复脉汤去麻仁加龙骨、牡蛎。

脉形虚大如欲散，加入人参固本阳。

释义　脉象虚大按之欲散，方加人参补气固阳。

救逆汤（《温病条辨》）：即于加减复脉汤内去麻仁，加生龙骨四钱，生牡蛎四钱，煎如复脉法。脉虚大欲散者，加人参二钱。

一甲煎　一甲复脉汤证歌

温邪下后便溏甚，细数脉形阴被损。

释义　温病经过攻下后大便溏稀，脉象细数是伤阴的表现。

口燥咽干虚热留，先将牡蛎浓煎饮。

释义　口燥咽干是有虚热停留，先将牡蛎煎汤喝。

便溏稍愈又更方，一甲煎同复脉等。

释义　大便稀溏症状有缓解后就要改方子，牡蛎与复脉汤同煎。

汤去麻仁牡蛎加，复阴防泄方多稳。

释义　复脉汤去麻仁加牡蛎，生阴液防泻痢此方比较稳妥。

一甲煎（《温病条辨》）：生牡蛎二两，研末。水八杯，煮取三杯，分温三服。

一甲复脉汤（《温病条辨》）：即于加减复脉汤内去麻仁，加牡蛎一两。

二甲复脉汤证歌

下焦邪入脉数沉，齿黑舌干指动频。

释义　病邪进入下焦表现为脉象沉数、牙齿发黑、口干、手指乱动。

痉厥先防宜复脉，并加鳖牡合生津。

释义　首先要防止惊厥痉挛，宜用复脉汤，加鳖甲、牡蛎生津液。

二甲复脉汤（《温病条辨》）：即于加减复脉汤内加生鳖甲五钱，生牡蛎八钱。

三甲复脉汤证歌

细促脉呈心憺动，热深厥甚势来重。

释义　脉象细心跳动的快，热邪深伏同时四肢厥冷症状严重。

舌逢紫晦像猪肝，复脉汤中三甲用。

释义　舌质紫暗的像猪肝，方用复脉汤中加鳖甲、牡蛎、龟板。

三甲复脉汤（《温病条辨》）：即二甲复脉汤内加生龟板一两。

小定风珠证歌

哕痓时形邪踞下，脉来细劲属肝强。

释义　手足痉厥、呃逆频频，是邪踞下焦，脉象细而有力是因肝风内动。

阿胶淡菜生龟板，童便冲调鸡子黄。

释义　方用小定风珠，药物有：阿胶、淡菜、生龟板、童尿、鸡子黄。

小定风珠（《温病条辨》）：鸡子黄一枚生用，阿胶二钱，生龟板六钱，童便八杯，淡菜三钱。水五杯，先煮龟板、淡菜，得二杯，去渣入阿胶，内鸡子黄搅令相得，再冲童便，顿服之。

注　八杯：《温病条辨》原文为"一杯"。

大定风珠证歌

热邪羁滞真阴灼，瘛疭神疲舌绛红。

释义　热邪久留不解消灼肾阴，表现为四肢抽搐、精神萎靡困倦、舌质绛红。

脉气虚弱时欲脱，三甲复脉味蛋综。

释义　脉象虚弱无力，将要虚脱的，方用大定风珠，即三甲复脉汤加五味子、鸡子黄。

喘参自汗加龙麦，再入茯神治怔忡。

释义　喘加人参，兼见自汗的加龙骨、小麦，兼见心悸的加茯神。

大定风珠（《温病条辨》）：即三甲复脉汤加五味二钱，鸡蛋黄二枚。喘加人参，自汗加人参、龙骨、小麦，悸者加人参、小麦、茯神。

集灵膏证歌

温邪瘥后体虚亏，气弱神疲语细微。

释义　温病痉愈后身体虚弱，表现为精神疲惫、语言无力。

可仿集灵膏二地，人参膝杞二冬煨。

释义　可以用集灵膏，药物有：生地、熟地、人参、牛膝、枸杞、天冬、麦冬。

熬成膏状加蜂蜜，每日汤调服数回。

释义　上药熬制成膏状加蜂蜜，每天用开水调服几次。

集灵膏（《温病条辨》）：人参一斤，枸杞一斤，天冬、麦冬、生地、熟地各二十八两，淮牛膝四两酒蒸，甜水砂锅熬汤，将成，入炼白蜜六两，滚数沸收之，白汤或酒调服。

风温证治表

类别	病机		症状	治则	方例
卫分	邪郁卫分		微热少汗，形寒头痛，脉浮苔白，或鼻塞	微辛解表	葱豉汤
			发热，恶寒（风），咳嗽，无汗或少汗、口微渴、苔薄白、舌红，脉浮数	辛凉解表	银翘散
	风热袭肺		但咳，身热恶风，口渴均不甚	辛凉轻透	桑菊饮
气分	热壅肺气		身热无汗，口渴，舌红、苔微黄、咳嗽气喘	宣肺平喘自清里热	麻杏石甘汤
	热扰胸膈		表证已解、心烦懊侬、坐卧不安、舌苔由薄白转微黄	轻宣透邪	栀子豉汤
	风热上壅阳络		身热口渴、头面红肿，目赤热痛、甚则面发泡疮	清热解毒疏散风热	普济消毒饮
	邪热燔炽阳明		壮热、苔黄、口大渴、大汗、脉洪大	清热存津	白虎汤
	肺胃实热下迫大肠		身热、下利色黄而热臭、肛门灼热等	苦寒清里坚阴止利	葛根黄芩黄连汤
卫分	实热结聚肠胃	潮热谵语，腹满便秘，苔黄而躁。或因热结旁流而纯利清水		攻下邪热	调胃承气汤
	热邪初结阳明			通因通用以泄腑实	
营血分	热入营中		身热夜甚、舌绛无苔、口反不渴、烦躁不安、或斑点隐隐、甚或谵语	清营透热	清营汤
	热郁于肺波及营分窜于血络		外发红疹	清透气分和营通络	银翘散加减
	热邪逆传心包		神昏谵语、或昏愦不语、舌绛、舌蹇、肢厥（或发汗过多而引起）	清心开窍	清宫汤送安宫牛黄丸
	热陷厥阴引动肝风		手足瘈疭、甚则角弓反张、壮热神昏、口渴、肢厥、脉弦数	凉肝熄风	羚角钩藤汤

春温证治表

类别	病机		症状	治则	方例
卫分	新感引动伏邪	气分兼感	身热、口渴、心烦、苔黄、溲赤；恶寒、头痛、无汗或少汗、脉浮数	辛凉解表兼清里热	葱豉桔梗汤
		营分兼感	灼热心烦、舌绛、口燥咽干，恶寒、少汗、苔白、脉浮	滋阴解表清营泄热	加减葳蕤汤

续表

类别	病　机		症　状		治　则	方　例
气 分	伏热自发		但发热、不恶寒、口渴，脉弦数、愈按愈甚、舌苔薄黄、溲赤		清热坚阴	黄芩汤
	痰热结胸		身热面赤、舌苔黄滑、渴饮呕恶，甚或得水则呕、心下痞满、按之则痛、溲短、便秘、脉洪滑		苦辛通降	小陷胸加枳实汤
	热聚胸膈		身热、烦躁、口渴唇焦、咽躁、胸膈灼热、苔黄便秘、脉反浮数（但腹部无硬满作痛）		凉膈泄热	凉膈散
	湿热内阻少阳		寒热类疟、口苦胁痛、胸痞泛恶、舌赤、苔黄腻、小便浑赤短涩、脉弦滑而数		清透和解宣中化湿	蒿芩清胆汤
	痰热水饮郁于中焦		证于上条同而小便畅利者		分清走泄苦辛通降	黄连温胆汤
	热邪燔炽阳明		脉形洪大、按之愈盛、面赤、恶热心烦、汗大出、苔黄干燥、渴欲饮凉。若胃津受伤过甚者		辛凉泄热生津养液	白虎汤合益胃汤
	热甚伤津		口渴甚、吐白沫不快者		甘寒柔润益胃生津	雪梨浆五汁饮
	余热未尽津气两虚		虚羸少气、口渴舌红、得食便呕		益气生津和胃降逆	竹叶石膏汤
	热结胃腑邪实正实		潮热谵语、腹满硬痛、便秘、唇裂口燥、舌苔焦黄、甚或苔起芒刺、脉沉实		通下存津	调胃承气汤
	阳明腑实	而正气亏虚	腹满硬痛便秘	应下失下、身热、神倦少气、舌苔黄躁或焦黑、脉沉弱或沉涩	扶正祛邪	新加黄龙汤
		兼痰热壅肺		身热、喘促不宁、痰涎壅盛、脉右寸实大	清热宣肺通腑撤邪	宣白承气汤
		兼邪闭心包		身热、神昏谵语、舌绛、舌蹇，肢厥	清心开窍兼泻腑实	牛黄承气汤
		兼小肠热盛		身热、时烦渴甚、小便赤痛	通腑泻热清导小肠	导赤承气汤
		而阴液不足		身热、口燥咽干、唇裂、舌苔干焦、脉沉数	滋阴通下	增液承气汤
	津液不足肠失濡润		温病下后，邪热已尽、口燥咽干、肠燥便秘		增水行舟	增液汤

类别	病机		症状	治则	方例
营分	热郁营分		证与风温同		清营汤
	热闭心包		证与风温同，若其人平素心虚有痰		清宫汤送牛黄丸或配至宝丹
	热陷厥阴而致肝风内动		证与风温同		羚角钩藤汤
	气营两燔		壮热口渴、舌质绛红、苔黄而躁、烦扰不寐，甚或发斑	清气凉营滋阴泄热	加减玉女煎
	阳明热邪内迫营血外溢于肌肤		肌肤发斑	凉血透斑	化斑汤
血分	热炽血分迫血妄行		吐血、衄血或便血、尿血、斑疹显露、心神不宁、舌质深绛、躁扰不安，甚或狂乱	凉血解毒	大剂犀角地黄汤
	热与血结		小腹坚满、小便自利、夜热昼凉、或神志如狂、大便闭、脉沉实	攻逐瘀血	桃仁承气汤
	热入血室	气血热盛	妇女温病、经血适来、灼热不已、干呕、烦渴、脉数，甚或发痉	气血两清	竹叶玉女煎
		瘀血互结	如进一步，神志忽清忽乱、少腹硬满而痛、脉象沉涩	通瘀破结	加减桃仁承气汤
	真阴欲竭	邪少虚多	身热面赤、手足心热尤甚、口干咽燥、神疲、脉细、甚或耳聋	滋阴养液	加减复脉汤
		阴虚火旺	心烦、不寐、舌质红赤、脉细数	泻南补北	黄连阿胶汤
	邪伏阴分		夜热早凉、热退无汗、形瘦脉数	育阴清热	青蒿鳖甲饮
	阴虚阳越		误表津液被劫、心中震震、舌强神昏、如汗自出、中无所主	滋阴填摄	加减复脉汤救逆汤
	真阴被损虚热内留		下后，大便溏甚、口燥咽干、脉细数。待大便不溏或微溏	育阴潜阳	一甲煎
				滋阴潜阳	一甲复脉汤

续表

类别	病 机	症 状	治 则	方 例
血 分	肾水亏损 阴血枯耗 以致虚风 内动	热邪深入下焦，舌干齿黑、手足蠕动、但未发痉、脉沉数	强壮滋阴 防其痉厥	二甲复脉汤
		热深厥甚、脉细促、心中憺憺、动悸而痛、舌红少苔或焦干紫晦如猪肝	镇摄肾气 以熄肝风	三甲复脉汤
		体无壮热、厥哕并见、时时瘛疭、脉细而劲	壮水熄风	小定风珠
		神倦瘛疭、脉气虚弱、时时欲脱、舌绛苔少	补真阴靖 虚风	大定风珠
瘥 后	气血两虚	气弱倦怠、声颤无力、语不接续	填补气血	集灵膏

3. 暑温

暑温证治歌

暑温夏日酷难当，元气内亏热易伤。

　　释义　暑温病发生在酷暑难当的夏天，暑热为患容易损伤元气。

初起热高身困倦，头疼且晕汗多扬。

　　释义　病情初期表现为高热、身体困倦、头晕、头痛、汗出多。

渴兼面赤脉洪大，或背微寒喘喝彰。

　　释义　还有口渴、面赤、脉搏洪大、背部微寒、喘息声明显。

兼湿兼寒须要辨，治疗原则有三章。

　　释义　暑温兼有湿或者兼有寒需要辨别，治疗原则有三点。

辛凉泄热初宜服，继进甘寒保液良。

　　释义　初期应用辛凉泄热法，继而使用甘寒保存津法。

终用甘酸津液敛，还须益气正能匡。

　　释义　最后用甘酸的药物收敛阴液，以及益气扶正气法。

清心利尿邪随去，攻下误投起祸殃。

　　释义　用清心利尿的方法可以使暑热之邪外出，如果误用攻下就会出现不良后果。

若见津伤营血分，治同温病互磋商。

　　释义　如果温邪深入伤及营分血分，治疗可以参照上面的温病治法。

卫分证治

清凉涤暑法证歌

暑温初起热寒昭，头晕腻苔有汗漂。

　　释义　暑温初期表现为发热恶寒明显、头晕、舌苔腻、身上有汗。

口渴溲浑胸闷咳，苓甘扁豆滑青蒿。

　　释义　以及口渴、小便混浊、胸

闷、咳嗽的，治疗用清凉涤暑法，药物有：茯苓、甘草、扁豆、滑石、青蒿。

西瓜皮与翘通草，暑挟湿邪一并消。

释义　以及西瓜翠衣、连翘、通草，可使暑邪与湿邪一起消退。

雷氏清凉涤暑法（《时病论》）：飞滑石三钱，甘草八分，青蒿一钱五分，扁豆一钱，连翘三钱，茯苓二钱，通草一钱，西瓜翠衣一片。

新加香薷饮证歌

暑温若触寒凉得，无汗恶寒兼发热。

释义　暑温如果是因为感受寒凉后发病，表现为无汗、恶寒、发热。

薄腻舌苔脘闷烦，身形拘急头痛彻。

释义　还有舌苔薄而腻、胃脘烦闷、身体拘急、头痛严重。

香薷厚朴豆银翘，表里邪疏疗效捷。

释义　方用新加香薷饮，药物有香薷、厚朴、扁豆、银花、连翘，可以使表里之邪一起疏解，疗效很好。

新加香薷饮（《温病条辨》）：香薷二钱，厚朴二钱，银花三钱，连翘二钱，鲜扁豆花三钱。水五杯，煮取二杯，先服一杯，得汗止后服，不汗再服，服尽不汗，再作服。

气分证治

白虎汤　白虎加人参汤证歌

暑温恶热心烦甚，面赤气粗头痛晕。

释义　暑温表现为恶寒、心烦严重、面红、喘气声粗、头晕头痛。

脉数而洪渴汗多，汤宜白虎何须问。

释义　以及脉洪数、口渴、汗多。方用白虎汤。

若兼背部恶寒微，少气脉芤参入阵。

释义　如果兼有背部微微恶寒，气虚、脉象芤，则用白虎加人参汤。

白虎加人参汤（《伤寒论》）：知母六两，石膏（碎，绵裹）一斤，甘草炙二两，粳米六合，人参三两。上五味，以水一斗，煮米熟汤成，去滓，温服一升，日三服。

王氏清暑益气汤证歌

暑温自汗烦渴加，身热息高神气差。

释义　暑温表现为自汗、心烦、口渴，身发高热，呼吸困难，精神力气很差。

黄溺脉虚肢困倦，洋参粳斛竹西瓜。

释义　以及小便黄、脉象虚、四肢困倦的，方用清暑益气汤，药物有西洋参、粳米、石斛、竹叶、西瓜翠衣。

冬甘荷梗连知母，益气生津涤暑邪。

释义　还有麦冬、甘草、荷梗、连翘、知母，具有益气生津涤荡暑邪的作用。

王氏清暑益气汤（《温热经纬》）：
西洋参，石斛，麦冬，黄连，竹
叶，荷梗，知母，甘草，粳米，
西瓜翠衣。

注 荷梗：原书误作"荷杆"，据
《温热经纬》改。

生脉散证歌

脉形散大患暑温，喘喝频繁不守阴。

释义 暑温病患者表现为脉象散而
大、气喘、口渴的，应该注意防止
阴脱。

补气生津能固脱，作汤生脉味冬参。

释义 用补气生津的治法可以固
脱，采用生脉散，药物有：五味
子、麦冬、人参。

生脉散（《医录方》）：人参五钱，
麦冬三钱（去心），五味二钱。
长流水煎，不拘时服。

清络饮证歌

暑温解后头微胀，目眩微烦渴亦稀。

释义 暑温缓解后头微微感觉胀，
头晕目眩、心中微烦，微微有点
口渴。

扁豆银花荷叶竹，西丝瓜取翠衣皮。

释义 用清络饮，药物：扁豆、银
花、荷叶、竹叶、西瓜翠衣、丝瓜皮。

凡因气分伤于暑，病势轻微采用医。

释义 凡因为暑邪损伤气分，病势
不严重的都可以用此方治疗。

清络饮（《温病条辨》）：鲜荷叶边
二钱，鲜银花二钱，西瓜翠衣二
钱，鲜扁豆花一枝，丝瓜皮二钱，
鲜竹叶二钱。水二杯，煮取一杯，
日二服。凡暑伤肺经气分之轻证，
皆可用之。

白虎加苍术汤证歌

暑温壮热渴多汗，洪大脉来身重伴。

释义 暑温证见高热、口渴、汗
多，脉象洪大，身体感觉沉重。

溺短又兼痞在胸，汤宜白虎加苍探。

释义 以及小便短少、胸部痞闷
的，适合采用白虎加苍术汤进行
治疗。

白虎加苍术汤（《证治准绳》）：石
膏一斤（碎），知母六两，甘草
二两，粳米六合，苍术二两。清
水二升，煮米熟汤成，去渣，分
温四服。

三石汤证歌

弥漫暑湿三焦遏，身热心烦兼泛恶。

释义 暑湿弥漫在三焦阻遏气机，
表现为发热、心烦，兼有恶心。

黄滑舌苔短赤溲，并形头晕口中渴。

释义 以及舌苔色黄而滑腻、小便
短赤、头晕、口渴。

滑膏寒水杏银花，金汁竹茹通草挫。

释义 用三石汤，药物有：滑石、
石膏、寒水石、杏仁、银花、金

汁、竹茹、通草。

三石汤（《温病条辨》）：飞滑石三钱，生石膏五钱，寒水石三钱，杏仁三钱，竹茹三钱（炒），金银花（花露更好）三钱，白通草二钱，金汁一酒杯（冲）。水五杯，煮成二杯，分二次温服。

清暑益气汤证歌

弦细芤迟便洒然，身疲肢倦齿前干。

释义　（暑湿伤气表现为）：脉象弦细芤迟、小便淋漓少、身体疲倦、四肢倦怠、前板齿干燥。

身疼且重兼烧渴，自汗便溏或恶寒。

释义　还有身体疼痛、沉重，兼见发热、口渴、自汗、大便溏，或见恶寒。

表下温针皆所忌，参芪术柏葛冬甘。

释义　解表、攻下、温针都是禁忌，应该用清暑益气汤，药物有：人参、黄芪、白术、黄柏、葛根、麦冬、甘草。

青陈曲泻苍归味，姜枣升麻暑证安。

释义　还有青皮、陈皮、神曲、泽泻、苍术、当归、五味子、生姜、大枣、升麻。

清暑益气汤（李东垣）：黄芪一钱，黄柏一钱，麦冬二钱，青皮一钱，白术一钱五分，升麻三分，当归七分，炙草一钱，神曲一钱，人参一钱，泽泻一钱，五味子八分，陈皮一钱，苍术一钱五分（炒），葛根三分，生姜二片，大枣二枚。水五杯，煮取二杯，渣再煮一杯，分温三服。虚者得宜，实者禁用，汗不出而但热者禁用。

注　李东垣：原书作《温病条辨》，观本方药物组成，实为李东垣方。另本方与《温热经纬》的清暑益气汤（见前），方名相同，但药物组成、主治功效有别，应注意鉴别。

桂苓甘露饮证歌

暑热内焚渴泻频，肢冷脉伏五苓君。

释义　暑热在里，表现为口渴、泄泻频繁、四肢冷、脉伏，以五苓散为君。

再加三石寒膏滑，甘草同研服十分。

释义　再加滑石、寒水石、石膏、甘草，共同研末，每次服用一钱。

桂苓甘露饮（刘河间）：飞滑石二两，赤茯苓（一作二两）、泽泻、寒水石、石膏、甘草（炙）各一两，白术（一作二两）、猪苓（一作二两）、肉桂（一作三钱）各五钱。为末，每服一二钱，姜汤或温汤调下。小儿酌减。

营血证治

椒梅汤证歌

暑邪深入舌苔灰，脘痞呕恶哑吐蛔。

释义　暑邪深入表现为舌苔灰暗、

胃脘痞闷、呕吐恶心、喑哑、吐蛔虫。

下利血水寒热作，芩连姜芍半椒梅。

释义 以及腹泻有血水，寒热往来的，治用椒梅汤，药物有：黄芩、黄连、干姜、白芍、半夏、川椒、乌梅。

人参枳实辛酸苦，仲圣斯丸一例推。

释义 还有人参、枳实，方剂性味辛开苦降酸敛，制方与仲景乌梅丸一脉相承。

椒梅汤（《温病条辨》）：黄连二钱，黄芩二钱，干姜二钱，白芍三钱（生），川椒三钱（炒黑），乌梅三钱（去核），人参二钱，枳实一钱五分，半夏二钱。水八杯，煮取三杯，分三次服。

安宫牛黄丸　紫雪丹　至宝丹证歌

暑厥热邪内闭因，猝然昏倒不知人。

释义 暑厥是因为热邪闭郁在里，表现为突然昏倒、不省人事。

四肢冷逆容颜垢，灼热唇干齿燥呈。

释义 以及四肢逆冷、面色污垢、唇口灼热、牙齿干燥。

燥热寒凉诸药慎，清心开窍急时衡。

释义 这时候燥热和寒凉的药都要慎用，应该及时使用清心开窍的药剂。

安宫丸效当先服，至宝丹奇紫雪能。

释义 安宫牛黄丸效果卓著可优先选用，至宝丹、紫雪丹也可以酌情选择。

又刺人中内关穴，十宣合谷曲池针。

释义 再针刺人中、内关、十宣、合谷、曲池等穴。

神清苏醒方投药，涤暑清营按病情。

释义 等苏醒后神智清醒了，再按照病情采用祛暑、清营等法用药。

安宫牛黄丸（见前）。

至宝丹（见前）。

紫雪丹（见前）。

羚羊钩藤汤证歌

暑风抽搐身烧甚，神志不清牙关紧。

释义 暑邪造成内风扰动，表现为身体抽搐、高热、神志不清、牙关紧闭。

脉数而弦劲滑兼，羚羊钩藤汤最准。

释义 以及脉象弦数，或见滑而有力的，治用羚羊钩藤汤。

证须加药仿春温，紫雪丹调神易醒。

释义 应该仿照春温增加药味，用紫雪丹醒神效果好。

羚羊钩藤汤（见春温）。

紫雪丹（见春温）。

雷氏清宣金脏法　清络饮加味证歌

暑热焚金损气阴，血从上溢瘵为名。

释义 暑热损伤肺金造成肺气阴两虚，形成暑瘵表现为血从上而出。

热烦喘渴头昏咳，舌红少津芤脉陈。

释义　还可出现烦热、口渴而喘、头晕、咳嗽，舌质红而少津液，脉象芤。

雷氏清宣金脏法，蒡蒌桔贝杏兜铃。

释义　适宜采用雷氏清宣金脏法，药物有牛蒡子、瓜蒌壳、桔梗、贝母、杏仁、马兜铃。

桑杷叶共栀芩入，多血丹皮地旱增。

释义　再加入桑叶、枇杷叶、栀子、黄芩，出血多加入丹皮、鲜生地、旱莲草等。

苔白渴微清络饮，加茅薏杏滑芦根。

释义　舌苔白、口微渴的，用清络饮加入白茅根、薏苡仁、杏仁、滑石、芦根。

雷氏清宣金脏法（《时病论》）：牛蒡子一钱五分，川贝母二钱（去心），马兜铃一钱，杏仁二钱（去皮研），陈瓜蒌壳三钱，桔梗一钱五分，冬桑叶三钱，加枇杷叶三钱（去毛蜜炙为引）。本方加山栀、黄芩；若出血多者，宜加丹皮、鲜生地、旱莲草等。

清络饮（见前），本方加杏仁、苡仁、滑石、芦根、茅根。

清瘟败毒饮证歌

暑邪化火真凶烈，头痛如劈身壮热。

释义　暑邪化火病势非常猛烈，表现为头痛得像劈开一样，身发高热。

口渴躁烦目瞀昏，甚时吐衄唇焦舌。

释义　还有口渴、烦躁、头晕昏沉，严重时出现吐血、鼻血，舌头和嘴唇都干燥如烤焦。

腹痛吐泻语多谵，知芍膏翘栀竹桔。

释义　以及腹痛、呕吐、泄泻，出现谵语的，治用清瘟败毒散，药物有知母、赤芍、石膏、连翘、栀子、竹叶、桔梗。

玄草芩连犀地丹，诸经火毒能清泄。

释义　还有玄参、甘草、黄芩、黄连、犀角、生地、丹皮，各个脏腑经络的火邪可以得到清泄。

清瘟败毒饮（《疫疹一得》）：生石膏大剂六两至八两，中剂二两至四两，小剂八钱至一两二钱，小生地大剂六钱至一两，中剂三钱至五钱，小剂二钱至四钱，乌犀角大剂六钱至八钱，中剂三钱至五钱，小剂二钱至四钱，真川连大剂四钱至六钱，中剂二钱至四钱，小剂一钱至一钱半，栀子、桔梗、黄芩、知母、赤芍、玄参、连翘、甘草、丹皮、鲜竹叶，以上十味剂量酌用。先煮石膏数十沸，后下诸药，犀角磨汁和服。

暑温证治表

类别	病机		症状	治则	方例
卫分	暑伤肌表		寒热、口渴、汗出、咳嗽、头晕、胸痞、苔腻、小便浑浊	清暑利湿	清凉涤暑法
	暑(湿)为寒遏		头痛、身热、恶寒无汗、脘痞苔腻、心烦、口渴	辛凉涤暑芳香化湿	新加香薷饮
气分	暑入阳明	正气未伤	恶热、心烦、头晕而痛、口渴汗多，面赤气粗、脉洪数	清热保津	白虎汤
		正气已伤	身热口渴、大汗、气少息促、背微恶寒、脉洪大而芤	清热补气生津	白虎加人参汤
	暑热未退津气已伤		身热气高、心烦溲黄、肢倦神疲、口渴、自汗、脉虚	清热涤暑益气生津	王氏清暑益气汤
	暑邪已解元气大伤		汗出淋漓、脉散大、口渴不已，气少不能布息而喘喝欲脱	补气固脱守阴留阳	生脉散
	汗后余热不解		精神不爽，头目不清，微渴微烦	味薄气轻善涤暑热	清络饮
	暑湿蕴于中焦		壮热口渴、汗多、溺短、身重脘痞、脉洪大	清热燥湿	白虎加苍术汤
	暑兼湿邪弥漫三焦		身热、头晕泛恶、心烦口渴、舌苔黄滑、小溲短赤	清热利湿解毒化浊	三石汤
	阴阳两虚暑中挟湿		身热、神疲肢倦、自汗身重而疼，口渴、齿燥、小溲短赤、大便溏薄、脉弦细或芤迟	清暑祛湿益气生津	清暑益气汤
	暑热内结		大渴、大泻、肢冷脉伏，类似霍乱	和胃肠清暑热	桂苓甘露饮
营血分	正虚邪炽深入厥阴		舌灰、胸脘痞满、呕恶吐蛔、寒热、下利血水、甚则声音不出、上下格拒	扶正祛邪	椒梅汤
	暑厥	暑热之邪蒙蔽清窍	卒然昏倒、不省人事、灼热肢厥、面垢齿燥	清心开窍	安宫牛黄丸至宝丹紫雪丹
	暑风	暑热引动肝风	壮热抽搐、甚或角弓反张、牙关紧闭、神迷不清、脉弦数或弦劲	清热熄风	羚羊钩藤汤
	暑瘵	暑热袭肺迫血妄行	骤然咯血、吐血、衄血、咳嗽气喘、烦热口渴、头目不清、舌赤少津、脉芤。若苔白而润、口干不渴	清肺涤暑凉血养阴 清肺络之热	雷氏清宣金脏法 清络饮
	暑热化火	暑热亢盛伤及气血	壮热口渴、头痛如劈，两目昏瞀、烦躁谵语，甚或吐衄、唇焦舌裂、腹痛吐泻	清热解毒	清瘟败毒饮

此外，邪热深入下焦肝肾等证，可参考风温、春温

4. 湿温

湿温证治歌

湿温之病夏秋生，暑湿蒸腾易感人。

释义　湿温的病生于夏天和秋天，暑湿蒸腾容易侵犯人体。

内有湿饮外邪客，两相搏结酿成温。

释义　人体内有水饮外有湿邪侵染，内外邪气搏结一起造成湿温病。

湿蔽表阳恶寒作，湿滞于里则热成。

释义　湿邪遮蔽体表阳气布散，证见恶寒，湿邪在里气机不通则发热。

蕴结中焦胸痞闷，着于肌肉身重疼。

释义　湿邪蕴结在中焦就会出现胸中痞满、胸闷，附着在肌肉就会感觉肌肉沉重疼痛。

面色淡黄肢体倦，头蒙如裹腻苔凭。

释义　面色淡黄、四肢疲倦、头昏沉像蒙了布一样、舌苔腻，都是湿邪内蕴的凭证。

午后身热脉濡缓，勿作阴虚疟疾临。

释义　出现午后身上发热、脉象濡缓，也是湿邪内蕴，不要认为是阴虚和疟疾。

虽有表证忌发汗，宣透化湿是主君。

释义　湿邪虽然有表证征象，但是禁忌汗法，应该采用宣透化湿的治法。

误用清凉柔润药，热反留恋湿反增。

释义　也不能使用清凉柔润的药物，那样反而使湿热留恋不去。

始虽外受终归内，中气虚实占主因。

释义　湿温病邪从外而入，最终成为里证，中气虚是主要原因。

邪从湿化太阴属，若从热化在阳明。

释义　邪从湿化多属于太阴脾经，如果邪从热化多在阳明胃经。

更防热中湿未已，白虎承气勿乱吞。

释义　更要防止热象中湿邪没有除尽，这时候白虎承气汤不能轻易乱用。

至若气分弥漫氤，白痦出现泄邪征。

释义　如果气分湿邪弥漫，白痦的出现，是邪气外泄的征象。

间于气营斑疹透，松浮紧束吉凶分。

释义　在气分和营分之间，斑疹会逐渐透出，这时观察斑疹的松、浮、紧、束可以判断疾病的转归。

后期营血身灼热，烦渴痉厥又神昏。

释义　后期邪入营分、血分，出现身发高热、心烦、口渴、惊厥抽搐、神志昏迷。

舌质光红防便血，及时凉血取清营。

释义　还有舌质红而光亮无苔，有可能出现便血，应该及时采用凉血清营的治法。

血耗亡阳当固脱，养阴清热对亡阴。

释义　因便血而耗伤阳气的，应该固脱为主，如果亡阴要及时养阴清热。

遇有阴伤湿未净，全在临床辨证真。

释义 遇到湿邪没有除尽而阴分已经损伤，应该在临床仔细辨证。

治疗本病须留意，莫当温病一般行。

释义 治疗湿温需要特别留意，不要当作温病一样进行治疗。

卫分证治

雷氏芳香化浊法证歌

初期湿邪蔽表阳，热寒脘痞腻苔彰。

释义 初期湿邪阻碍表阳的散布，表现为发热恶寒、胃脘痞满、舌苔腻。

头身疼重肢酸痛，脉缓而濡汗少扬。

释义 还有头身疼痛困重、肢体感觉酸痛、脉缓而濡、出汗不畅。

芳香化浊陈朴夏，藿兰荷叶腹皮匡。

释义 应该采用雷氏芳香化浊法，药物有陈皮、厚朴、半夏、藿香、佩兰、荷叶、大腹皮等。

独寒无汗无胸痞，化湿祛邪藿薄苍。

释义 只是出现恶寒而无汗无胸痞的，采用化湿祛邪的治法，药物有藿香、薄荷、苍术。

牛子香薷羌活共，若无头痛应除羌。

释义 还有牛蒡子、香薷、羌活，如果没有头痛就去掉羌活。

雷氏芳香化浊法（《时病论》）：藿香叶一钱，佩兰叶一钱，广陈皮一钱五分，制半夏一钱五分，大

腹皮一钱五分（酒洗），厚朴（姜汁炒）八分，加鲜荷叶三钱为引。如表证较重，当以祛散肌表，使湿邪外出为要，宜用藿香、香薷、羌活、薄荷、苍术皮、牛蒡子，若头不痛可去羌活。

气分证治

三仁汤证歌

湿温体重头身痛，弦细而濡闷恶寒。

释义 湿温表现为身体、头部沉重疼痛、脉象弦细而濡、胸闷、恶寒。

不渴白苔午后热，薏通滑朴杏仁圈。

释义 还有口不渴、舌苔白、午后发热的，应用三仁汤，药物有：薏苡仁、通草、滑石、厚朴、杏仁。

蔻仁夏竹甘澜水，开肺清宣辛润甘。

释义 以及白蔻仁、半夏、竹叶，用甘澜水煎煮。药味辛甘而润，可以开宣、清肃肺气。

三仁汤（《温病条辨》）：杏仁五钱，飞滑石六钱，白蔻仁二钱，白通草二钱，竹叶二钱，厚朴二钱，生薏苡仁六钱，半夏五钱。甘澜水八碗，煮取三碗，每服一碗，日三服。

藿朴夏苓汤证歌

湿温身重苔腻饶，脘痞便溏溺短赧。

释义 湿温表现为身体沉重、舌苔

腻、胃脘痞满、大便溏薄、小便短而味臊。

头目胀昏蒙裹样，自觉热甚按非高。

释义 还有头目昏胀感觉象蒙了布一样，自己感觉非常热而实际发热并不明显。

藿苓夏朴猪苓泽，薏杏蔻仁豉共熬。

释义 方用藿朴夏苓汤，药物有：藿香、茯苓、半夏、厚朴、猪苓、泽泻、薏苡仁、杏仁、白蔻仁、豆豉，一起煎汤服用。

藿朴夏苓汤（《感证辑要》）：藿香二钱，厚朴一钱，半夏一钱五分，赤苓三钱，杏仁三钱，生苡仁四钱，猪苓一钱五分，白蔻四分，淡豆豉三钱，泽泻一钱五分。

一加减正气散证歌

三焦湿郁便良艰，升降失司胀满添。

释义 三焦被湿邪所郁，大便难下，脾胃升降失司而发生胀满。

藿朴苓皮陈腹杏，麦芽茵曲服之痊。

释义 可以用一加减正气散，药物有：藿香、厚朴、茯苓皮、陈皮、大腹皮、杏仁、麦芽、茵陈、神曲。

一加减正气散（《温病条辨》）：藿香梗二钱，茯苓皮二钱，厚朴二钱，广陈皮一钱，麦芽一钱五分，杏仁二钱，绵茵陈二钱，大腹皮一钱，神曲一钱五分。水五杯，

煮取二杯，再服。

二加减正气散证歌

湿延经络脉模糊，苔白身疼溏泻俱。

释义 湿邪流连经络，表现为脉象模糊不清、舌苔白、身体疼痛、大便溏泄。

藿朴陈苓通豆卷，苡仁防己溺舒徐。

释义 可用二加减正气散，药物有：藿香、厚朴、陈皮、茯苓皮、木通、大豆黄卷、薏苡仁、防己煎汤服用得小便利，病邪渐除。

二加减正气散（《温病条辨》）：藿香三钱，茯苓皮三钱，广皮二钱，大豆黄卷二钱，木防己三钱，厚朴二钱，通草一钱五分，薏仁米三钱。水八杯，煮取三杯，三次服。

三加减正气散证歌

湿将成热闷苔黄，阻窒机关酿化阳。

释义 湿邪将要化热，表现为胸闷、舌苔黄腻，湿邪阻碍气机将要变成阳热症。

藿朴苓皮陈滑杏，宣通肺气主辛凉。

释义 方用三加减正气散，药物有：藿香、厚朴、茯苓皮、陈皮、滑石、杏仁，主要用辛凉的治法宣通肺气。

三加减正气散（《温病条辨》）：藿香三钱（连梗叶），茯苓皮三钱，

厚朴二钱，广陈皮一钱五分，杏仁三钱，滑石五钱。水五杯，煮取二杯，再服。

四加减正气散证歌

湿滞中焦阻气机，舌苔白滑胃阳低。

释义 湿邪居于中焦阻碍气机升降，胃阳衰微而舌苔白滑。

右边脉缓苓楂曲，藿朴陈皮草果煨。

释义 还有右边脉搏缓慢的，方用四加减正气散，药物有：茯苓、炒山楂、神曲、藿香、厚朴、陈皮、煨草果。

四加减正气散（《温病条辨》）：藿香梗二钱，厚朴二钱，茯苓三钱，广皮一钱五分，草果一钱，楂肉五钱炒，神曲二钱。水五杯，煮取二杯，渣再煮一杯，三次服。

五加减正气散证歌

湿留脘闷胃脾伤，便泻苍陈朴藿香。

释义 湿邪停留在胃脘，表现为胃脘胀满；脾胃受损，表现为大便溏泄。方用五加减正气散，药物有：苍术、陈皮、厚朴、藿香。

大腹谷芽苓用白，为升胃气运脾阳。

释义 以及大腹皮、谷芽、白茯苓，用来升胃气和运脾阳。

五加减正气散（《温病条辨》）：藿香梗三钱，茯苓块三钱，厚朴二钱，大腹皮一钱五分，谷芽一钱，

苍术二钱，广陈皮一钱五分。水五杯，煮取二杯，日再服。

达原饮证歌

湿浊热邪郁募原，憎寒体痛热如燔。

释义 湿浊和热邪郁结在募原，表现为恶寒、身体疼痛、身发高热。

腹胸痞闷头疼伴，晡热单行脉数占。

释义 还有胸腹部痞满、头痛、日晡发热、脉数。

白腻滑苔还积粉，舌边紫绛也须参。

释义 以及舌苔白腻而滑状如积粉，舌边紫绛。

清温汗下初犹忌，饮用达原草果甘。

释义 清热、温阳、汗法、攻下的治法在开始也是禁忌的，方用达原饮，药物有：草果、甘草。

芍朴知芩槟共煮，病情转变易方单。

释义 以及芍药、厚朴、知母、黄芩、槟榔一起煎煮，病情转变后再改换其他治法。

达原饮（《瘟疫论》）：槟榔二钱，厚朴一钱，草果仁五分，知母一钱，芍药一钱，黄芩一钱，甘草五分。用水一杯，煎八分，午后温服。

白虎加苍术汤证歌

湿邪化燥气粗呼，口渴汗多苦重躯。

释义 湿邪化燥，表现为气喘粗重、口渴、汗多、身体重。

胸痞热高洪大脉，汤宜白虎入苍抒。

　　释义 以及胸部痞满、发高热、脉象洪大，方用白虎加苍术汤。

白虎加苍术汤（见暑温）。

王氏连朴饮证歌

湿温身热闷烦添，胸腹痞满呕恶兼。

　　释义 湿温表现为身体发热、心烦胸闷、胸腹痞满、恶心、呕吐。

黄腻舌苔逢口渴，芦根厚朴半栀连。

　　释义 还有舌苔黄腻、口渴，方用王氏连朴饮，药物有芦根、厚朴、半夏、栀子、连翘。

菖蒲豆豉同煎服，苦降辛开湿热痊。

　　释义 以及菖蒲、豆豉一起煎服，具有辛开苦降的作用，故能治疗湿热。

王氏连朴饮（《温热经纬》）：川连一钱（姜汁炒），山栀三钱，半夏五钱，鲜菖蒲五钱，川朴二钱，豆豉三钱，芦根二钱。

杏仁滑石汤证歌

湿邪阻遏在三焦，灰白舌苔渴热潮。

　　释义 湿邪阻遏在三焦水道，表现为舌苔灰白、潮热、口渴。

汗利闷烦呕溺短，黄连朴杏橘红疗。

　　释义 还有汗出、腹泻、胸闷、恶心呕吐、小便短少的，方用杏仁滑石汤，药物有黄连、厚朴、杏仁、橘红。

郁金滑半芩通草，宣导膀胱走窍毛。

　　释义 以及郁金、滑石、半夏、黄芩、通草，可以宣导膀胱、通利下窍。

杏仁滑石汤（《温病条辨》）：杏仁三钱，滑石三钱，黄芩二钱，橘红一钱五分，黄连一钱，郁金二钱，通草一钱，厚朴二钱，半夏三钱。水八杯，煮取三杯，分三次服。

黄芩滑石汤证歌

脉缓身疼舌滑黄，汗难解热渴虚彰。

　　释义 湿温表现为脉慢、身疼痛、舌苔黄而滑、汗出而热难解、口渴。

苓皮腹蔻猪通草，芩滑名汤利便良。

　　释义 方用黄芩滑石汤，药物有茯苓皮、大腹皮、白蔻仁、猪苓、通草、黄芩、滑石，以使小便通利。

黄芩滑石汤（《温病条辨》）：黄芩三钱，滑石三钱，茯苓皮三钱，大腹皮二钱，白蔻仁一钱，通草一钱，猪苓三钱。水六杯，煮取两杯，渣再煮一杯，分温三服。

甘露消毒丹证歌

湿温身热腻苔呕，胀闷肢酸倦赤溲。

　　释义 湿温表现为发热、舌苔腻、心胸胀闷、四肢酸重疲倦、小便短赤。

薄贝茵芩通滑蔻，菖翘射藿泛丸投。

　　释义 方用甘露消毒丹，药物有薄

荷、贝母、茵陈、黄芩、通草、滑石、白蔻仁、菖蒲、连翘、射干、藿香，一起用水泛为丸服用。

甘露消毒丹（《温热经纬》）：滑石十五两，茵陈十一两，黄芩十两，石菖蒲六两，川贝母五两，木通五两，藿香四两，射干四两，连翘四两，蔻仁四两，薄荷四两。上药除绵茵陈外，其余生晒，各去细末，将茵陈煎汤泛丸如绿豆大，或以神曲糊丸，每服三钱，开水调服；或用五钱至一两，绢包煎服。

菖蒲郁金汤　至宝丹证歌

湿邪内结浊痰骚，谵语有时热不高。

释义　湿邪内结，痰浊阻碍清窍，表现为时而谵语、发热不严重。

神识昏迷时清晰，苔黄垢腻舌红交。

释义　还有神识时清时不清、舌苔黄腻而垢、舌质红。

菖栀丹竹银蒡郁，姜菊玉枢沥滑翘。

释义　方用菖蒲郁金汤，药物有菖蒲、炒栀子、丹皮、竹叶、银花、牛蒡子、郁金、姜汁、菊花、玉枢丹、鲜竹沥、滑石、连翘。

若是神昏蒙较甚，丹加至宝效称豪。

释义　如果神志不清比较严重，应用至宝丹效果好。

菖蒲郁金汤（《通俗伤寒论》）：鲜菖蒲，广郁金，炒山栀，连翘，菊花，银花，滑石，竹叶，丹皮，牛子，竹沥，姜汁，玉枢丹。

至宝丹（见春温）。

薏苡竹叶散证歌

湿温欲呕逢胸痞，胸腹白痦闷不已。

释义　湿温表现为呕吐、胸部痞满，胸腹白痦出现、胸闷。

汗出不快苔腻黄，竹翘滑蔻苓通苡。

释义　还有汗出不畅快，舌苔黄腻的，方用薏苡竹叶散，药物有竹叶、连翘、滑石、白蔻仁、茯苓、通草、薏苡仁。

若痦无液色干枯，神志昏迷脉躁急。

释义　如果表现为痦没有液体、颜色干枯无华、神志昏迷、脉搏快。

生脉散兮津液生，煎加斛合沉疴起。

释义　用生脉散生津液，加石斛、百合，可以起沉疴。

薏苡竹叶散（《温病条辨》）：薏苡仁五钱，竹叶三钱，飞滑石五钱，白蔻仁一钱五分，连翘三钱，茯苓块五钱，白通草一钱五分。共研细末，每服五钱，日三服。

生脉散（见暑温），本方加石斛、百合。

连翘赤小豆饮　保和丸证歌

积劳复感遍身黄，小便赤兮食懒尝。

释义　经久的劳累又遇到外感，表现为遍身发黄、小便色赤、厌食纳呆。

翘豆栀通花粉豉，先煎再送保和方。

释义 方用连翘赤小豆饮，药物有连翘、赤小豆、栀子、通草、天花粉、豆豉煎汤，送服保和丸。

陈苓卜曲翘楂半，二方合用效尤彰。

释义 保和丸：陈皮、茯苓、莱菔子（萝卜子）、神曲、连翘、半夏、山楂。这两个方子合用，效果很好。

连翘赤小豆饮（《温病条辨》）：连翘二钱，山栀一钱，通草一钱，赤小豆二钱，花粉一钱，香豆豉一钱。

保和丸（《温病条辨》）：山楂，神曲，茯苓，陈皮，萝卜子，连翘，半夏。

新制橘皮竹茹汤证歌

湿温侵胃遏于中，哕呃皆由气壅攻。

释义 湿温侵犯胃腑，阻遏中焦，表现为呕恶的是由于气机壅滞导致。

脉滑苔黄兼脘闷，竹茹柿蒂橘姜同。

释义 还可见脉象滑、舌苔黄、胃脘痞闷，治用新制橘皮竹茹汤，药物有竹茹、柿蒂、橘皮、姜汁。

若逢瘀血桃仁入，痰火瓜蒌竹沥冲。

释义 如果有瘀血加入桃仁，有痰火加入瓜蒌霜、竹茹。

新制橘皮竹茹汤（《温病条辨》）：橘皮三钱，竹茹三钱，柿蒂七枚，姜汁三茶匙（冲）。水五杯，煮取二杯，分二次温服，不知，再作服。有痰火者加竹沥、瓜蒌霜；有瘀血者加桃仁。

营血证治

清宫汤　至宝丹　牛黄丸证歌

湿邪蒸蕴入心包，肢厥神昏舌欠调。

释义 湿邪熏蒸入心包络，表现为四肢厥逆、神昏谵语、舌头僵硬。

汤用清宫莲麦去，银花赤豆共加熬。

释义 方用清宫汤去莲心、麦冬，加入银花、赤小豆皮一起煎煮服用。

有丹至宝堪同服，或配安宫化作疗。

释义 如果有至宝丹或者安宫牛黄丸就一起服用。

清宫汤（见风温），本方去莲心、麦冬，加银花、赤小豆皮，煎送至宝丹，或安宫牛黄丸。

安宫牛黄丸（见春温章）。

犀角地黄汤　白头翁汤　参附汤　黄土汤　桃花汤证歌

湿邪化燥血营藏，吐衄疹斑痉厥彰。

释义 湿邪从燥化，入于营血内，表现为吐血、鼻血、出斑疹、四肢厥逆。

可与春温同治法，便血犀角地黄汤。

释义 可以用与春温一样的治疗方法，如果便血采用犀角地黄汤。

肛门灼热屙脓血，白头翁汤用最良。

释义 如果肛门灼热、下利脓血，用白头翁汤效果最好。

亡阳下血过多候，汗出脉微面色苍。

释义 下血过多导致亡阳，证见汗出、脉微弱、面色苍白。

肢厥身冷昏欲睡，回阳固脱参附匡。

释义 以及四肢厥逆、身体发冷、昏昏欲睡，应及时用参附汤回阳固脱。

继投黄土芩甘草，附子阿胶术地黄。

释义 然后使用黄土汤，药物有灶心土、黄芩、甘草、附子、阿胶、白术、地黄。

脉若濡小沉细涩，又屙稀水血脓襄。

释义 如果脉象见濡、小、沉、细、涩，同时泄泻夹带脓血的稀水。

石脂粳米炮姜炭，煮服温中固摄肠。

释义 方用桃花汤，药物有赤石脂、粳米、炮姜炭，一起煮汤服用

能够起到温中固摄的作用。

犀角地黄汤（见春温章）。

白头翁汤（《伤寒论》）：白头翁二两，黄柏、黄连、秦皮各三两。水煎服，不愈，更作二服。

参附汤（《世医得效方》）：人参一两，附子（炮去皮脐）五钱。每服五钱（或作一次服）。水煎，徐徐服。

黄土汤（《金匮要略》）：甘草、干地黄、白术、附子（炮）、阿胶、黄芩各三两，灶中黄土半斤。以水八升，煮取三升，分温二服。

桃花汤（《温病条辨》）：赤石脂一两（半整用煎，半为细末调服），炮姜炭五钱，白粳米二合。水八杯，煮取三杯，去渣，调服赤石脂末一钱五分，分三次服。若一服愈，余勿服，虚甚者加人参。

湿温证治表

类别	病 机		症 状	治 则	方 例
卫 分	湿邪外袭 表阳被遏		恶寒发热、头痛、四肢酸痛、身重少汗、脘痞、苔白腻、脉濡缓	宣化内外湿邪	雷氏芳香化浊法
	湿郁肌表 阻遏卫阳		恶寒无汗、身重头痛	舒表化湿	藿薷羌薄苍蒡之类
气 分	湿 重 于 热	湿蕴热蒸 肺气不宣	头痛、恶寒、身重疼痛、胸闷不饥、苔白不渴、午后身热、脉弦细而濡	宣畅气机 清利湿热	三仁汤
		湿邪内郁 气机被阻	脘痞、身重、苔腻、脉濡缓。头目昏胀如蒙如裹，大便溏泻、溲短浑浊，病人自觉热甚，但按其皮肤则热不过甚	芳化宣透 淡渗分利	藿朴夏苓汤

续表

类别	病机		症状	治则	方例
气 分	湿重于热	湿郁三焦升降失司	脘连腹胀、大便不爽	宣中化湿而利气机	一加减正气散
			脘闷便溏、身痛苔白、脉象模糊不清	化湿理气宣通经络	二加减正气散
			苔黄脘闷	理气化湿兼以泄热	三加减正气散
			舌苔白滑、右脉偏缓	开泄湿邪温运中阳	四加减正气散
			脘闷便泄	芳香化湿运脾和中	五加减正气散
		湿热秽浊郁阻募原	初期憎寒壮热、头身疼痛、胸腹痞闷、后则但热不寒、日晡益甚、脉象不浮不沉而数、苔白腻而滑、舌质四边紫绛、甚或苔如积粉	宣透募原	达原饮
	热重于湿	偏于中焦阳明者	壮热、气粗、口渴、汗多、身重脘痞、脉洪大	甘凉清气佐以燥湿	白虎加苍术汤
		弥漫三焦者	证与暑温兼湿相同		三石汤
	湿热并重	湿聚热蒸中焦气机被阻	胸腹脘痞、烦闷呕恶、身热、口渴、舌苔黄腻	清热化湿	王氏连朴饮
		湿热交蒸热退复热	脉缓、身痛、渴不多饮或不渴、汗出热解、继而复热、舌苔淡黄而滑	苦寒清热淡渗利湿	黄芩滑石汤
		邪入于里湿热交蒸	舌苔灰白、胸痞闷、身热呕恶、烦渴自利、汗出、溺短	苦辛开泄清利三焦	杏仁滑石汤
		湿闭清阳气失通畅	胸闷、腹胀、泛恶欲呕、身热倦怠、肢酸、舌苔淡白或浊腻、或身黄	芳香化浊清热利湿	甘露消毒丹
		湿热蒸酿痰浊蒙闭心包	神识昏蒙、间有清晰之时、谵语时作、身热不甚、舌质绛苔黄垢而腻、脉滑而数	清热化浊涤痰开窍	菖蒲郁金汤配至宝丸
		湿热郁蒸又津液枯竭	胸腹见有白痦而汗泄不畅、胸脘痞闷欲呕、舌苔黄滑而腻	清热渗湿	薏苡竹叶散
			若白痦外发、其色干枯不润、空壳无液、神志昏迷、脉躁急或细涩	益气生津	生脉散加味
		湿热郁蒸发黄	身面俱黄、不饥、溺赤	清热利湿运脾和中	连翘赤小豆饮送保和丸
		湿热之邪阻遏于中	脘闷不舒、脉滑苔黄、气壅至哕	和胃降逆	新制橘皮竹茹汤

类别	病 机		症 状	治 则	方 例
营血分	湿邪化燥深入营血	湿邪化热内闭心包	神昏、舌蹇、肢厥	清心开窍	清宫汤加减配至宝丹或安宫牛黄丸
		血热炽盛	大便出血、身热烦躁、舌质绛红。若仅见下利脓血、肛门灼热	清热凉血	犀角地黄汤
		燥热尚不过甚		苦寒泄热以止下利	白头翁汤
		耗血过盛阳虚欲脱	下血过多、颜面苍白无神、脉微细、汗出肢冷。	回阳固脱扶阳益阴养血止血	急进参附汤继进黄土汤
		肠胃阳虚不能统摄血液	若脉见濡小、或沉细而涩、下利稀而夹脓血	温中固摄	桃花汤
		衄血吐血，发斑、或内陷厥阴，神昏动风，其证治可参考春温			

5. 伏暑

伏暑证治歌

伏暑长夏暑湿伤，秋冬发作乘新凉。

　　释义　伏暑是在长夏季节被暑湿所伤，邪伏于体内在秋冬季节因为外感而发作。

首先辨验邪何在，营分募原深浅藏。

　　释义　首先辨别邪在何处，是在营分还是募原，伏邪的深浅如何。

邪伏募原须有别，偏暑偏湿在提防。

　　释义　邪伏募原的应该仔细鉴别，是偏于暑邪还是湿邪也要详细辨别。

湿偏重者湿温仿，暑偏重者暑温商。

　　释义　偏重于湿邪的仿照湿温治疗，偏重暑邪的按照暑温治疗。

暑湿平等双解法，前后互参要周详。

　　释义　暑湿并重的，采用双解法，

前后互相参看需要考虑周详。

至于邪舍营分内，暑燥伤人数重殃。

　　释义　至于外邪居于营分，暑邪燥热伤人最为严重。

营分是指血中气，血是血液实质浆。

　　释义　营分是指血中的气，血是指血液的实质浆液。

邪在营分波及血，又比营中进一场。

　　释义　如果邪在营分波及到血分，就比单在营分更严重。

营血病变分重点，一是心包一肝脏。

　　释义　营和血的病变需要分重点，血分常在心包，营分常在肝脏。

再将症状来鉴别，临时裁化有津梁。

　　释义　还要把症状进行鉴别，临证裁剪变化有所依据。

初期卫分如感冒，本症寒热午后扬。

　　释义　初期在卫分症状像感冒，症

状为午后寒热发作。

溺赤闷呕肢体倦，便如酱色或稀溏。

　　释义　还有小便赤、胸腹闷、呕吐、肢体疲倦、大便酱黑，或者稀而溏薄。

卫气之间如疟状，伏暑暮甚夜烧长。

　　释义　病在卫分和气分之间，就像疟疾一样，伏暑在日暮时分变得严重，夜间长时间发热。

天明得汗诸恙减，胸腹如焚难改凉。

　　释义　天亮时候出一身汗而各种症状减轻，胸腹部却像火烧一样不会转凉。

表邪一退伏邪露，恶热躁烦渴饮汤。

　　释义　表邪退去伏邪就显露出来，表现为恶热、烦躁、口渴喜欢饮水。

便秘灼肛瘩疹见，是时热邪在胃肠。

　　释义　便秘、肛门灼热，出现白瘩、疹子，说明此时热邪在肠胃间。

初期解表轻宣法，继以疏利伏邪乡。

　　释义　初期解表采用轻清和宣散，继而采用疏利法直达伏邪。

有下趋势即当下，莫待邪深后不良。

　　释义　有下的趋势就应采用下法，不要等到伏邪深陷造成预后不良。

卫分证治

银翘散加杏仁、滑石、苡仁、通草证歌
银翘散加生地、丹皮、赤芍、麦冬证歌

伏暑恶寒烧无汗，头疼脘瘩腻苔看。

　　释义　伏暑表现为恶寒、发热、无汗、舌苔腻、头痛、胃脘瘩满。

渴烦溺短主银翘，薏杏滑通加味伴。

　　释义　还有心烦、口渴，小便短少的，方用银翘散，加薏苡仁、杏仁、滑石、通草。

舌赤少苔应即除，丹冬地芍来更换。

　　释义　如果舌赤少苔，用银翘散加生地、丹皮、赤芍、麦冬。

银翘散（见风温），本方加杏仁、滑石、苡仁、通草。

证如上条惟舌赤少苔，用银翘散加生地、丹皮、赤芍、麦冬。

气分证治

五叶芦根汤　蒿芩清胆汤证歌

寒热模糊类似疟，腻苔口渴不贪喝。

　　释义　伏暑表现为寒热往来像疟疾一样、舌苔腻、口渴不想喝水。

湿多五叶芦根汤，竹卷枇杷桑薄箬。

　　释义　是湿邪为主的，用五叶芦根汤，药物有鲜竹卷心叶、枇杷叶、桑叶、薄荷、青箬叶、芦笋。

佩藿冬瓜取内仁，鲜荷叶露同冲啜。

　　释义　以及佩兰、藿香、冬瓜仁，用荷叶露一起冲服。

若兼痞闷渴而烦，午后重时为暮恶。

　　释义　如果兼有痞闷烦渴，在午后时严重为暮恶。

虽在天明得汗轻，热居胸腹难除却。

　　释义　虽然能在天亮时候出汗而缓解，但是胸腹的热邪却难以除去。

蒿芩清胆作汤疗，邪伏募原收效卓。

释义 用蒿芩清胆汤治疗，对伏邪在募原的效果很好。

薛氏五叶芦根汤（《通俗伤寒论》）：薄荷叶，桑叶，杜藿香叶，佩兰叶，枇杷叶（炒香），鲜竹卷心叶，青箬叶，活水芦笋，鲜冬瓜仁，荷叶露。

蒿芩清胆汤（见春温）。

白虎汤加减证歌

暑重湿轻恶热分，苔黄汗出渴烦频。

释义 暑重湿轻的表现为恶热、舌苔黄、汗出、口渴、心烦。

脉洪白虎汤宜服，白痦豆卷薏通增。

释义 还有脉洪大，用白虎汤；有白痦的，加豆卷、薏苡仁、通草。

红疹银翘丹芍入，阳明经证变多生。

释义 有红疹加银花、连翘、丹皮、赤芍，阳明经证变化多，可以白虎汤加减治疗。

白虎汤（见风温）：白痦加豆卷、通草、薏仁米；红疹加银花、连翘、丹皮、赤芍。

枳实导滞汤证歌

伏暑邪传至胃肠，便溏不爽色深黄。

释义 伏暑在肠胃表现为大便溏薄不爽、颜色深黄。

胸腹灼热兼呕恶，楂曲翘甘枳实榔。

释义 胸腹灼热、恶心呕吐的，方

用枳实导滞汤，药物有山楂、神曲、连翘、甘草、枳实、槟榔。

厚朴木通连紫草，纹军酒洗共煎尝。

释义 以及厚朴、木通、黄连、紫草、酒洗大黄一起煎汤服用。

枳实导滞汤（《通俗伤寒论》）：枳实二钱，锦纹军（酒洗）一钱五分，山楂三钱，槟榔一钱五分，厚朴一钱五分，川连六分，神曲三钱，连翘一钱五分，紫草三钱，木通八分，甘草五分。

大承气汤　调胃承气汤　增液承气汤 加减竹叶石膏汤证歌

伏暑溃入阳明腑，脉实沉弦伴谵语。

释义 伏暑进入阳明胃腑，表现为脉象沉实而弦，伴有谵语。

潮热腹满绕脐疼，便闭厚朴硝黄枳。

释义 还有潮热、腹满胀、脐部周围疼痛、大便秘结难下，方用大承气汤，药物有厚朴、芒硝、枳实、大黄。

二日前后热犹兴，黄腻舌苔又复举。

释义 两天左右热证再起，舌苔黄腻又出现。

伏邪层出变无穷，须经连续利攻黪。

释义 说明伏邪变化多端，需要经过连续地攻下。

调胃增液承气汤，也要拿来作配伍。

释义 调胃承气汤和增液承气汤，也要根据情况使用。

退尽内邪把药停，舌红口渴西参辅。

释义 当内邪除尽就可以停药，如果舌红、口渴的，方用加减竹叶石膏汤，药物有西洋参。

甘冬粳夏竹茅根，蔗斛同煎津液溥。

释义 还有甘草、麦冬、粳米、半夏、竹叶、茅根、甘蔗汁、石斛一起煎煮服用以恢复津液。

大承气汤（《温病条辨》）：枳实三钱，厚朴三钱，大黄六钱，芒硝三钱。水八杯，先煮枳实、厚朴，后内大黄、芒硝。煮取三杯，先服一杯，约二时许得利，止后服。不知，再服一杯。再不知，再服。

调胃承气汤（见春温）。

增液承气汤（见春温）。

加减竹叶石膏汤。本方去石膏以西参易人参，竹叶、半夏、粳米、麦冬、甘草，加鲜石斛、鲜茅根、青蔗汁。

营（血）分证治（参考春温）

伏暑证治表

类别	病机		症　状	治　则	方　例
卫分	新感诱发	邪在气分暑湿交蒸	初期头痛、恶寒发热、无汗；暑湿内伏，则见心烦、口渴、便溏如酱、小溲短赤、脘痞苔腻、午后证势尤重	辛凉解表兼清暑湿	银翘散加杏仁滑石苡仁通草
		邪舍营分燥热为病	发热、心烦、舌红少苔，因兼新感，伴见恶寒无汗	辛凉解表清营养阴	银翘散加生地丹皮赤芍麦冬
气分	暑湿交蒸郁于少阳	轻证	寒热模糊不清、苔腻、渴不多饮	轻宣透达和解少阳	薛氏五叶芦根汤
		重证	寒热类疟、口渴、心烦、脘痞苔腻、身热午后较重，入暮尤剧，天明得汗，诸症稍减，但胸腹灼热，始终不除	清透和解	蒿芩清胆汤
	暑湿化燥转入阳明		但热不寒、汗多、烦渴引饮；证兼白㾦、红疹者	辛凉泄热甘寒生津	白虎汤上方加味
	暑湿挟滞交阻肠胃		呕恶、胸腹灼热、便溏重证不爽、色黄如酱、苔黄垢	苦辛通降	枳实导滞汤
	暑湿化燥内结于腑		腹满便秘、绕脐作痛、潮热谵语、脉沉实	苦寒下导	大承气汤
	下证复见		下后热势复作、苔复黄腻、津伤不甚。证如上条而阴液已伤	下其郁热	调胃承气汤
				滋阴通下	增液承气汤
	气液两伤		下后热退、口燥、舌红、作呕	甘寒清养	竹叶石膏汤加减
营血证可参考春温					

6. 温疟 瘅疟 暑疟

温疟

白虎加桂枝汤 雷少逸清凉透邪法
雷少逸清热保津法证歌

温疟原因三种起，风寒感受在冬天。

释义 温疟的原因有三个方面，一是在冬天感受风寒。

邪藏骨髓夏时发，阴气先伤阳独阗。

释义 二是寒邪藏在骨髓至夏天发作，三是阴气先受损因而造成阳亢。

先热后寒为特点，热多寒少渴烦兼。

释义 温疟以先热后寒为特点，表现为热多寒少、烦渴。

骨节烦疼呕逆作，偏逢战栗脉沉弦。

释义 以及骨节烦疼、恶心呕吐、战栗，脉象沉弦。

头痛如破苔黄色，脉逢热甚滑洪严。

释义 还有的头痛严重就像破了一样，舌苔黄色、脉象洪滑，热象明显。

汗出烧轻平脉现，白虎汤加桂枝尖。

释义 汗出以后发热减轻，脉象开始转为正常，这时用白虎加桂枝汤。

或用清凉透邪法，绿竹翘芦膏豉联。

释义 或者采用清凉透邪法，药物有鲜芦根、石膏、连翘、竹叶、淡豆豉、绿豆衣。

汗多豆豉宜删去，花粉麦冬配入煎。

释义 出汗多去豆豉，加入花粉、麦冬。

热甚津伤苔焦黑，参叶连翘斛用鲜。

释义 热盛伤津表现为舌苔焦黑的，用雷氏清热保津法，药物有连翘、鲜石斛、参叶。

花粉地冬同煮服，症逢并发问他篇。

释义 以及花粉、生地黄、麦冬。如果有并发症的就参看其他篇章。

白虎加桂枝汤（《金匮要略》）：即白虎汤加桂枝。

雷氏清凉透邪法（《时病论》）：鲜芦根，石膏，连翘，竹叶，淡豆豉，绿豆衣。汗多者去豆豉，加麦冬、花粉。

雷氏清热保津法（《时病论》）：连翘，麦冬，花粉，鲜生地，鲜石斛，参叶。

瘅疟

白虎汤 五汁饮 雷氏甘寒生津法
清瘟败毒饮证歌

瘅疟素因肺热存，阴虚阳盛体之因。

释义 瘅疟是因为肺向来有热，为阴虚阳盛的体质。

诱因夏季伤于暑，发热无寒是特征。

释义 诱因是夏季伤于暑邪，特征为发热不恶寒。

汗出气粗逢舌赤，身如燔炭手如焚。

释义 表现为汗出、呼吸声粗、舌头发红，舌如燃烧的炭火，手像烧过一样热。

时时呕逆心烦渴，白虎汤投过汗参。

释义　还有恶心呕吐、心中烦、口渴的，用白虎汤，如果汗多加人参。

呕加茹连姜汁炒，舌干五汁饮为珍。

释义　呕吐的加姜汁炒过的竹茹、黄连，口干舌燥就用五汁饮。

清瘟败毒饮宜用，雷氏甘寒津液生。

释义　也可用清瘟败毒饮，以及雷氏甘寒生津法。

翘竹沙参膏地麦，蔗浆梨汁搅匀吞。

释义　雷氏甘寒生津法的药物有：连翘、竹叶、沙参、石膏、生地黄、麦冬、甘蔗汁、梨汁一起和匀服用。

白虎汤（见春温）。本方过汗加人参；呕加姜汁炒竹茹，或姜汁炒黄连。

五汁饮（见春温）。

清瘟败毒饮（见春温）。

雷氏甘寒生津法（《时病论》）：连翘，生地，沙参，石膏，竹叶，麦冬，蔗汁，梨汁。

暑疟

雷氏清营捍疟法　蒿芩清胆汤
柴胡白虎汤　丹溪花粉知母汤
白虎承气汤证歌

暑疟夏时暑气干，新凉触发在秋关。

释义　暑疟是因为在夏天被暑邪所侵袭，在秋天因为外感而触发。

憎寒壮热口微渴，衣着则烦衣去寒。

释义　表现为畏寒、高热、微微口渴、穿着衣服就烦热、去除衣服则感觉冷。

初期脉弦兼数象，汗淋热退定时还。

释义　初期脉象为弦兼数，虽然汗出热退，但是又会定时发热。

清营捍疟初宜用，西瓜翘贼竹蒿掺。

释义　初始应用雷氏清营捍疟法，药物有西瓜翠衣、连翘、木贼草、竹叶、青蒿。

青皮扁豆芩煎服，或用蒿芩清胆颁。

释义　以及青皮、扁豆衣、酒黄芩一起煎服，或者用蒿芩清胆汤。

延久失治成化燥，柴胡白虎在通权。

释义　时间久而没有及时治疗就会化燥，应用柴胡白虎汤。

原加花粉鲜荷叶，参夏姜枣一并删。

释义　原方加花粉、荷叶，去除人参、生姜、大枣。

肢节烦疼因挟表，柴胡减去桂枝掺。

释义　四肢关节烦疼的因为挟有表邪，原方去柴胡加桂枝。

伤津渴甚苔黄燥，法取丹溪花粉甘。

释义　伤津液后口渴严重、舌苔黄而干燥的，用丹溪的花粉知母汤。药物有：甘草。

知母木通黄柏地，青蒿栀子竹冬餐。

释义　知母、木通、黄柏、生地、青蒿、栀子、竹叶、麦冬煎服。

更添面垢心烦甚，苔黑生芒舌燥干。

释义　如果表现为面部污垢、心烦严重、舌苔干燥焦黑，有芒刺。

便闭或兼邪不爽，白虎承气下之安。

释义　以及大便秘结不行或大便不

爽的，可以用白虎承气汤攻下。

雷氏清营捍疟法（《时病论》）：连翘，竹叶，扁豆衣，木贼草，酒黄芩，青皮，西瓜翠衣。

蒿芩清胆汤（见春温）。

柴胡白虎汤（《俞氏经验方》）：柴胡，生石膏，天花粉，生粳米，青子芩，知母，生甘草，鲜荷叶。

丹溪花粉知母汤：花粉，知母，黄柏，生地，麦冬，甘草，葛根、牛膝。本方去葛根，牛膝，加青蒿、竹叶、木通、山栀等。

白虎承气汤（《俞氏经验方》）：生石膏，生锦纹，生甘草，白知母，玄明粉，陈仓米（荷叶包）。

温疟、瘅疟、暑疟鉴别表

病　　名	病　　因	症　　状	治　　法	方　　例
温　疟	阴气先伤，又因于暑，阳气独发	先热后寒、热多寒少、骨节烦疼	辛凉透邪清热保津	白虎加桂枝汤
瘅　疟	阴气先绝，夏伤于暑，阳气独发	但热不寒、少气烦冤、手足如烙而欲呕	清热救津	白虎加人参汤
暑　疟	长夏纳凉，感受阴暑，暑汗不出，邪伏于内，至秋触冒，新凉而发	憎寒壮热、发作定时、无汗、殆汗出热必退净	清热润燥	柴胡白虎汤

7. 秋燥

秋燥证治歌

秋燥有伤证治殊，温凉二气属当时。

释义　秋季燥邪所造成的不同病证治疗也有所不同，是温燥还是凉燥取决于当时的气候情况。

西风肃杀婴凉燥，无雨久晴温燥兹。

释义　如果当时西风偏多、凉爽多雨则凉燥多见，如果当时长期天气晴朗、雨水偏少则温燥为主。

有异一般新感病，初占津气燥干知。

释义　燥邪侵犯和一般的新染外感不同，开始检查时就发现津气的亏缺。

不同内热伤津液，干咳连声肺失司。

释义　这与内热损伤津液有区别，因为肺的宣发肃降功能失调，表现为连续干咳少痰。

唇嗌舌苔干燥显，治宜滋润主方治。

释义　还表现在唇口、咽喉、舌苔干燥，治疗上以滋润为主。

上焦清气中增液，下焦滋阴养血医。

释义　上焦病证治以清气，中焦病症治以增液，下焦病证治以滋阴养血。

凉燥辛开温润法，温燥辛凉甘润宜。

释义　凉燥采用辛开、温润的治法，温燥采用辛凉、甘润的治法。

凉燥化热同温燥，治疗准此勿猜疑。

释义　凉燥如果化热就和温燥治法

一样，治疗以此为准则则不会出错。

卫分证治

香苏葱豉汤加减证歌

凉燥恶寒汗又无，头疼胁痛咳烧俱。

释义 凉燥表现为恶寒、无汗、头和肋部疼痛、咳嗽、发热。

初宜葱豉苏陈草，蒡杏前胡桔梗撷。

释义 初期适宜用香苏葱豉汤加减，药物有：葱白、豆豉、苏叶、陈皮、甘草、牛蒡子、杏仁、前胡、桔梗。

香苏葱豉汤（《通俗伤寒论》）：香附，苏叶，陈皮，甘草，葱白，豆豉。本方去香附加杏仁、牛子、前胡、桔梗。

杏苏散证歌

凉燥表邪寒较重，嗌干鼻塞咳痰稀。

释义 凉燥证表寒较重，表现为口咽干燥、鼻塞、咳痰稀。

杏苏枳桔苓甘橘，姜枣前胡半夏医。

释义 用杏苏散，药物有：杏仁、苏叶、枳壳、桔梗、茯苓、甘草、橘皮、生姜、大枣、前胡、半夏。

杏苏散（《温病条辨》）：苏叶，橘皮，前胡，甘草，桔梗，杏仁，半夏，茯苓，枳壳，生姜，大枣。

柴芩枳桔汤加减证歌

凉燥往来寒热作，胁疼胸满咳痰愁。

释义 凉燥证，表现为寒热往来、胁肋部疼痛、胸部胀满、咳痰较多。

柴芩枳桔姜茶叶，蒡杏陈前夏紫苏。

释义 用柴芩枳桔汤，药物有柴胡、黄芩、枳壳、桔梗、生姜、茶叶、牛蒡子、杏仁、陈皮、前胡、半夏、苏叶。

柴芩枳桔汤（《俞氏经验方》）：柴胡，枳壳，姜半夏，青子芩，桔梗，新会皮，鲜生姜，雨前茶。本方加杏仁、苏叶、前胡、牛子主之。

桑杏汤　桑菊饮证歌

温燥舌红薄白苔，头疼干咳渴烧来。

释义 温燥证表现为舌红、舌苔薄白、头疼、干咳、口渴、发烧。

栀梨贝豉沙桑杏，桑菊饮为轻症排。

释义 用桑杏汤，药物有：栀子、梨皮、贝母、豆豉、沙参、桑叶、杏仁。症状轻可以用桑菊饮。

桑杏汤（《温病条辨》）：桑叶一钱，杏仁一钱五分，沙参二钱，贝母一钱，豆豉一钱，栀皮一钱，梨皮一钱。

桑菊饮（见风温）。

气分证治

翘荷汤证歌

燥干清窍耳常鸣，咽痛龈疼目赤生。

释义 燥邪侵扰清窍，表现为耳鸣、咽痛、牙龈肿痛、眼睛充血。

速取翘荷甘绿豆，栀皮桔梗作汤吞。

释义 快用翘荷汤，药物有：连翘、薄荷、甘草、绿豆、栀子皮、桔梗。

翘荷汤（《温病条辨》）：薄荷一钱五分，连翘一钱五分，生甘草一钱，黑栀皮一钱五分，桔梗二钱，绿豆皮二钱。水二杯，煮取一杯，顿服之，日服二剂，甚则日三服。

清燥救肺汤证歌

燥伤阴分舌红过，苔燥而黄喘咳赊。

释义 燥邪耗伤阴分，表现为舌质很红、舌苔干燥而黄，或喘或咳。

身热胁痛胶草麦，沙桑杷杏石胡麻。

释义 以及身上发热、胁部疼痛的，方用清燥救肺汤，药物有：阿胶、甘草、麦冬、沙参、桑叶、枇杷叶、杏仁、石膏、胡麻仁。

喻氏清燥救肺汤（《医门法律》）：沙参（亦可用人参）七分，麦冬（去心）一钱二分，桑叶三钱，胡麻仁（研炒）一钱，甘草一钱，光杏仁七分，生石膏二钱五分，阿胶八分，枇杷叶（去毛炙）一片。水一碗，煎六分，频频二三次温服。

沙参麦冬汤 五汁饮证歌

秋燥有伤肺胃阴，舌红干咳用沙参。

释义 秋燥损伤了肺、胃的阴分，表现为舌红、干咳，用沙参麦冬汤。

麦冬扁豆甘花粉，桑叶葳蕤养液寻。

释义 药物有：沙参、麦冬、扁豆、甘草、花粉、桑叶、玉竹。

口燥舌干频作渴，多投五汁饮生津。

释义 口干舌燥频频想喝水，多用五汁饮养阴生津。

沙参麦冬汤（《温病条辨》）：沙参，玉竹，甘草，冬桑叶，麦冬，生扁豆，花粉。水煎，日再服。

五汁饮（见春温）。

五仁橘皮汤证歌

秋燥表邪经已解，痰多咳嗽胸如喘。

释义 秋燥表邪已经解除，表现为痰多、喘咳。

便秘腹胀杏松仁，橘柏瓜蒌桃李薤。

释义 以及便秘、腹胀的，用五仁橘皮汤，药物有：杏仁、松子仁、橘皮、柏子仁、瓜蒌、桃仁、郁李仁、薤白。

五仁橘皮汤（《俞氏经验方》）：甜杏仁（研细）三钱，松子仁三钱，郁李仁净四钱，原桃仁二钱，柏子仁三钱，橘皮（蜜炙）一钱五分。本方加全瓜蒌、薤白。

牛乳饮证歌

秋燥口干大便闭，客邪已净津伤极。

释义 秋燥表现为口中干燥、大便秘结不行的，是外邪已除但是津伤严重。

一杯牛乳炖温投，久耗胃阴恢复易。

释义　用一杯牛乳炖温饮用，可以使长期损耗的胃阴恢复。

牛乳饮（《温病条辨》）：牛乳一杯，重汤炖熟，顿服之。

营血证治（与前章新感温病相同）

凉燥温燥的鉴别表

鉴别点	一	二	三	四	五	六
凉燥	恶寒较重，持续时间亦较长	鼻鸣而塞，或流清涕	痰多清稀，化热后始变胶黏	唇燥嗌干	苔薄而干，扪之棘手	化热后与温燥同趋一辙
温燥	恶寒较短，不久即随汗出消失	鼻中必有燥热感	咳痰多稀而有胶黏	唇燥咽干，心烦口渴	苔薄白而燥，舌边尖俱赤	劫灼阴液较凉燥为速

秋燥证治表

类别	病机	症状	治则	方例
卫分	凉燥束表	初期发热恶寒、无汗、头痛、咳嗽胁痛	辛开温润	香苏葱豉汤
	表寒较重	证如上条、鼻鸣、苔白、唇燥、咽干、痰多		杏苏散
	邪在半表半里	往来寒热、胸满胁痛、咳而不爽、痰出不畅	和解少阳轻剂	柴芩枳桔汤
	温燥之邪袭于卫表	初期头痛身热、微恶风寒、干咳无痰、咽喉干痛、唇干鼻燥、舌干而渴、苔虽薄白、但舌质红而少津、右脉数大	宣肺达表清热生津	桑杏汤 轻证桑菊饮
气分	燥热上干清窍	耳鸣目赤、龈肿咽痛	清泄上焦燥热	翘荷汤
	燥热灼伤肺阴	身热、咳嗽气促、胸胁疼痛、口渴、舌红苔黄而燥、鼻燥咽干	清热救阴	喻氏清燥救肺汤
	燥热已解肺卫阴伤	干咳不已、口干作渴、舌红少苔	滋养阴液清泄燥热	沙参麦冬汤合五汁饮
	肺受燥伤肠失濡润	表邪已解、胸满咳嗽、痰多不爽、便秘腹胀	肃肺化痰润肠通便	五仁橘皮汤加瓜蒌薤白
	胃液干燥	客邪已净、津液大伤、口燥便闭	强壮养阴	牛乳饮
本证发展趋势，亦可内传阳明或深入营血，在治疗上与其他新感温病相同				

8. 冬温

卫分证治

葱豉桔梗汤　银翘散证歌

冬温之证首篇详，伏暑伤寒各有章。

　　释义　冬温的证候在首篇就有详解，伏暑与伤寒也各有章节来论述过。

本病治疗逐一叙，邪从卫分表辛凉。

　　释义　本病的治疗一个一个叙述，病邪在卫分的表证，治用辛凉解表。

恶寒发热身无汗，葱豉桔梗汤用商。

　　释义　表现为恶寒发热、身上无汗，用葱豉桔梗汤。

热重寒轻银翘散，蒌皮杷叶共煎汤。

　　释义　表现为发热重、恶寒轻，用银翘散，再加瓜蒌皮、枇杷叶一起煎汤服。

葱豉桔梗汤（见春温）。

银翘散（见春温章）。本方加瓜蒌皮、枇杷叶。

气分证治

桑菊饮加味证歌

冬温身热气呼粗，口渴胁痛咳嗽紏。

　　注　紏(tǒu)：丝黄色。

　　释义　冬温表现为发热、呼吸气粗、口渴、胁部疼痛、咳嗽。

桑菊饮加川贝母，石膏杷叶郁金图。

　　释义　方用桑菊饮，加川贝、石膏、枇杷叶、郁金。

桑菊饮（见风温）。本方加石膏、贝母、郁金、枇杷叶。

白虎汤加味　竹叶石膏汤
冰硼散证歌

冬温汗后渴无寒，恶热苔黄渴闷烦。

　　释义　冬温表现为汗后口渴、不恶寒而恶热、舌苔黄、胸闷、心烦。

胁痛脉洪宜白虎，芩栀桑叶杏翘餐。

　　释义　还有胁肋疼痛、脉象洪大的，用白虎汤加黄芩、栀子、桑叶、杏仁、连翘。

阳明热上齿喉痛，竹叶石膏汤入玄。

　　释义　阳明经热导致咽喉和牙齿痛的，用竹叶石膏汤加玄参。

月石大青除半夏，肃清肺胃痛能安。

　　释义　再加入月石（硼砂）、大青叶，去半夏，可以清肃肺、胃的邪热，疼痛自然消除。

冰硼散用吹喉上，内外双疗效更宽。

　　释义　采用冰硼散吹喉，内外兼治疗效更好。

白虎汤（见春温）。本方加杏仁、桑叶、连翘、黄芩、山栀。

竹叶石膏汤（见春温）。本方去半夏加月石、玄参、大青叶。

冰硼散：冰片，硼砂，玄明粉，朱砂。共研极细末，吹用。

调胃承气汤证歌

冬温谵语沉弦脉，烦躁苔黄因便结。

　　释义　冬温表现为谵语、脉象沉

弦、大便秘结、烦躁、舌苔黄。

调胃承气加首乌，地黄石斛提鲜洁。

释义　用调胃承气汤加生首乌、生地黄、鲜石斛。

调胃承气汤（见春温）。本方加生地、鲜首乌、鲜石斛。

营血证治（可参考前章新感温病）

冬温和伤寒伏暑鉴别表

病　名	病　因	证　　候	趋　势	治　法
冬　温	感受非时之暖	初起恶寒较轻而发热较重。初起即见口渴咽痛，舌红脉数等证。鼻塞流涕、咳嗽胸闷。	易于伤阴劫液	辛凉宣肺为主，并时刻照顾阴气
伤　寒	感受冬令之寒	初起恶寒重而发热轻，多见舌淡口和，苔白薄，脉浮紧等寒证现象，头项强痛。	多寒化亡阳	辛温发汗为主，并时时照顾阳气
伏　暑	夏至受暑延至冬日为寒邪触发	初起发热较重，至于恶寒轻重则视新感微甚而定。初起即见壮热烦渴，目赤唇红等里热现象，每见大便秘或下利，或便血	易于陷入少阴厥阴	疏表清里并防其陷入厥少二经

冬温证治表

类别	病　机		症　状	治　法	方　例
卫分	邪在卫分	表寒重	初起头痛恶寒、发热无汗、口微渴、脉浮数、舌苔白	辛散轻剂宣肺透邪	葱豉桔梗汤
		表热重	证如上条，若恶寒较发热重	辛凉解表	银翘散
气分	气热燔灼		身热口渴、咳嗽、胁痛、气粗	辛凉透邪清泄肺热	桑菊饮加味
	邪入肺胃		汗后不恶寒反恶热、胸闷口渴、舌红苔黄、呛咳胁痛、脉洪大	清肃肺胃	白虎汤加味
	阳明热上		证如上条兼有喉痛齿痛		竹叶石膏汤加味外用冰硼散
	温邪化火内结阳明		舌红苔黄燥、烦躁谵语、大便闭结	泄热保津	调胃承气汤加味
温邪深入营血，在治疗上，可参考其他新感温病					

9. 疫喉痧

疫喉痧证治歌

烂喉痧证属流行，多发春冬疫毒成。

释义 烂喉痧属于一种流行病，春天和冬天是疫毒多发的季节。

危害仅延三四日，势来凶猛甚冬温。

释义 危害一般仅持续三四天，比冬温的来势更为凶猛。

初由肺胃为邪郁，复感风寒内外蒸。

释义 开始由邪气郁于肺、胃，后加外感风寒造成内外交困。

引起咽喉红肿烂，痛如刀割水难吞。

释义 表现为咽喉红肿溃烂、疼痛像刀割一样难以吞咽。

先占颈项呈红疹，继衍丹痧布遍身。

释义 还有颈项部先出红疹，继而红色的痧疹出满全身。

面部潮红身壮热，口唇苍白闷热臻。

释义 以及面部潮红、发高热、口唇部苍白、胸闷、发热。

苔从厚白转黄腻，舌色焦红热在营。

释义 如果舌苔从厚白转而成黄腻、舌质颜色转为焦红色的，说明热在营分。

多数病人痧出后，胸开热减证随轻。

释义 多数的病人在痧出后胸闷疏解、发热减轻，证情随之减轻。

法崇宣肺和清火，解毒养阴次第循。

释义 治疗之法应按照病情进展，依次宣肺、清火、解毒、养阴为治。

最忌辛温升散剂，苦寒早用易神昏。

释义 最忌用辛温升散的药物，而苦寒的药物用的过早会导致神昏谵语。

一般瓜果须当禁，攻下误投毒陷深。

释义 一般情况下瓜果应当禁忌，误用攻下的药物会导致病邪深陷。

但怕始终无汗出，又兼气急哑声音。

释义 烂喉痧就怕始终都不出汗，又兼见呼吸急促、声音嘶哑。

泻而不止咽喉烂，吉少凶多药不灵。

释义 以及腹泻不止、咽喉溃烂的，这种情况就凶多吉少，治疗效果差。

加减荆防败毒散
加减麻杏石甘汤证歌

喉痧初起头疼呕，寒热喉红肿痛烦。

释义 喉痧初期表现为头痛、呕吐、寒热往来、咽喉红肿疼痛、心烦。

浮数脉形苔薄腻，或如积粉或黄颁。

释义 脉象浮数、舌苔薄腻、舌苔白如积粉或舌苔发黄。

荆蝉桔薄银翘竹，豆豉蚕蒡勃射干。

释义 方用加减荆防败毒散，药物有荆芥、蝉蜕、桔梗、薄荷、银花、连翘、竹叶、豆豉、僵蚕、牛蒡子、马勃、射干。

症重须投麻杏石，银花射薄草翘玄。

释义 重症要用加减麻杏石甘汤，原方加银花、射干、薄荷、甘草、连翘、玄参。

僵蚕竹叶萝卜汁，贝母同煎服即安。

释义 以及僵蚕、竹叶、萝卜汁、贝母一起煎服。

或刺少商稍出血，委中亦可用针钻。

释义 或者点刺少商放血，委中穴也可以针刺放血。

加减荆防败毒散（吴氏方）：荆芥一钱半，牛蒡子三钱，金银花三钱，连翘三钱，薄荷五分，鲜竹叶三钱，桔梗一钱，淡豆豉三钱，马勃八分，蝉衣八分，白僵蚕三钱，射干一钱。水煎服。

加减麻杏石甘汤（丁甘仁）：净麻黄四分，生石膏四钱，象贝母三钱，鲜竹叶三钱，光杏仁三钱，射干八分，白僵蚕三钱，生甘草六分，连翘三钱，金银花三钱，薄荷叶一钱，玄参一钱半，白莱菔汁一两。水煎服。

清咽利膈汤证歌

喉痧口气臭难当，便秘溲红苔燥黄。

释义 疫喉痧表现为口臭难闻、大便秘结、小便短赤、舌苔黄而干燥的。

栀子银翘玄竹叶，芩连桔薄草荆防。

释义 用利膈清咽汤，药物有栀子、银花、连翘、玄参、竹叶、黄芩、黄连、桔梗、薄荷、甘草、荆芥、防风。

军硝牛子同煎服，利膈清咽表里攘。

释义 以及酒军（酒大黄）、芒硝、牛蒡子一起煎服，可以起到表里两解的作用。

清咽利膈汤（《证治准绳》）：大黄三钱，元明粉二钱（冲），荆芥一钱半，防风一钱，牛蒡子三钱，连翘三钱，黑栀仁一钱（研），桔梗一钱，竹叶三钱，玄参三钱，薄荷五分，黄芩一钱半，黄连一钱半，金银花四钱，生甘草七分。水煎服。

加减黑膏汤　凉营清气汤
清营汤证歌

丹痧密布晕如斑，咽烂喉痛渴躁烦。

释义 丹痧（疫喉痧）表现为密密麻麻像出斑一样，咽喉溃烂、疼痛、烦躁、口渴。

舌绛苔黄身壮热，汤投加减黑膏蝉。

释义 还有舌质紫绛、舌苔黄、高热的，用加减黑膏汤，药物有蝉衣。

蒡芦竹豉蚕翘贝，地芍浮萍斛薄甘。

释义 以及牛蒡子、芦根、竹叶、豆豉、僵蚕、连翘、贝母、地黄、赤芍、浮萍、石斛、薄荷、甘草。

证重凉营清气剂，银花加入效尤欢。

释义 如果证状严重则用凉营清气汤，加入银花效果更好。

若兼舌赤焦而糙，大剂清营汤服宽。

释义 如果还兼有舌红、舌苔焦糙，用大剂量的清营汤服用则能缓解。

加减黑膏汤（丁甘仁）：淡豆豉三钱，薄荷叶八分，连翘三钱，僵蚕三钱，鲜生地四钱，象贝母三钱，浮萍草三钱，鲜竹叶三钱，茅芦根各一两，生石膏四钱，赤芍三钱，蝉衣八分，鲜石斛四钱，生甘草六分。水煎服。

凉营清气汤歌

凉营清气竹丹皮，赤芍玄连草地犀。

释义 凉营清气汤用竹叶、丹皮、赤芍、玄参、黄连、甘草、地黄、犀角。

翘薄茅芦金汁斛，石膏栀子作汤医。

释义 还有连翘、薄荷、白茅根、芦根、金汁、石斛、石膏、栀子，一起煎服。

凉营清气汤（丁甘仁）：犀角尖五分（磨冲），鲜石斛八钱，山栀二钱，丹皮二钱，鲜生地八钱，薄荷叶八分，黄连五分，赤芍二钱，玄参三钱，生石膏八钱（打），生甘草八分，连翘三钱，鲜竹叶三钱，茅芦根各一两，金汁一两（冲服）。水煎服。

清营汤（见春温）。

清咽养营汤证歌

丹痧收后喉痛减，午后虽烧壮热除。

释义 丹痧逐渐消退后喉痛也减轻，午后虽然发热但是高热已经退去。

细数脉形红燥舌，清咽养营作汤纾。

注 纾(shū)：缓和，解除。

释义 还有脉象细数，舌质红而干

燥，治用清咽养营汤。

茯神花粉参甘桔，知芍二冬玄地欤。

释义 药物有茯神、天花粉、西洋参、甘草、桔梗、知母、白芍、天冬、麦冬、玄参、地黄一起煎服。

清咽养营汤（《疫喉浅论》）：西洋参二钱，生地黄二钱，麦冬二钱，花粉二钱，白芍三钱，玄参三钱，茯神三钱，天冬二钱，桔梗二钱，甘草一钱，知母三钱。水煎服。

至宝丹 安宫牛黄丸 紫雪丹 加减升麻葛根汤 清营汤证歌

苦寒早用治喉痧，谵语神昏内闭邪。

释义 治疗喉痧过早使用苦寒药物，会导致外邪内陷、神昏谵语。

至宝安宫和紫雪，若逢泄泻葛升麻。

释义 外邪内闭可以采用至宝丹、安宫牛黄丸、紫雪丹治疗，如果遇到泄泻可用加减升麻葛根汤，药物有：葛根、升麻。

连翘芍桔蚕莱菔，荷叶蝉甘薄二花。

释义 以及连翘、白芍、桔梗、僵蚕、莱菔子、荷叶、蝉衣、甘草、薄荷、金银花。

表散过余邪愈炽，伤津劫液内风奢。

释义 用解表药物过多，邪热炽盛难解，可以造成伤津液或者风气内动。

发为痉厥须凉解，大剂清营服即瘥。

释义 表现为痉厥的，治疗采用凉解法，以大剂量的清营汤治疗。

至宝丹、安宫牛黄丸、紫雪丹（均
见春温）。

加减升麻葛根汤（丁甘仁）：升麻
五分，生甘草五分，连翘二钱，
炙僵蚕三钱，葛根一钱半，桔梗
一钱，金银花三钱，干荷叶一角，
薄荷叶八分，赤芍二钱，蝉衣八
分，陈莱菔英（莱菔英即罗小
叶）三钱。水煎服。

清营汤（见春温）。

外治方

金钥匙散歌

金钥匙散用朱砂，冰片僵蚕研细嘉。

释义 金钥匙散用朱砂、冰片、僵
蚕，一起研细。

再取西瓜霜共乳，吹喉肿痛效堪夸。

注 乳：疑为"轧"字之误。

释义 再用西瓜霜混合一起吹喉，
效果很好。

金钥匙散：西瓜霜五钱，硼砂五钱，
朱砂六分，僵蚕三钱，冰片五分。
共研为极细末，密装瓷瓶内，勿
使泄气，每用少许，吹于患处。

金不换散歌

金不换散西瓜霜，冰硼青黛伴牛黄。

释义 金不换散用西瓜霜、冰片、
硼砂、青黛、牛黄。

朱珍中白蚕同研，溃烂喉痧吹上良。

释义 还有朱砂、珍珠母、人中

白、僵蚕一起研粉，吹在红肿溃烂
的咽喉上效果很好。

金不换散（《疡医大全》）：西瓜霜
五钱，硼砂五钱，朱砂六分，僵蚕
五钱，冰片五分，人中白一钱，青
黛三钱，牛黄三分，珍珠三分。共
研为极细末，装法、吹法均同上。

三黄二香散证歌

三黄二香散蒲黄，冰片军雄及麝香。

释义 三黄二香散用蒲黄、冰片、
大黄、雄黄、麝香。

研末茶调敷颈项，消炎退肿效奇彰。

释义 一起研粉，用茶水调和敷在
颈项周围，消炎退肿的效果很好。

三黄二香散：大黄二两，蒲黄一两，
雄黄二钱，麝香三分，冰片三分。
共为极细末，初用细茶调敷，干
则易之，继则用香油调敷。

冲和膏歌

冲和膏芍紫金皮，芷独菖蒲合研宜。

释义 冲和膏用赤芍、紫金皮、白
芷、独活、菖蒲一起研粉。

热酒葱汤俱可用，调敷颈项肿痛医。

释义 用热酒或者葱汤调敷在颈项
部，肿痛可以解除。

冲和膏（《赤水玄珠》）：紫金皮五
两（炒），独活二两（炒），白芷
三两，赤芍二两（炒），石菖蒲
一两五钱。共为细末，葱汤、热

酒，俱可调服。

紫金锭（见杂科方剂）：每锭重一钱，每次用一锭，以陈酒磨敷颈项肿处。

漱口良方歌

漱口良方取薄荷，豆根菊叶共松萝。

释义 漱口良方用薄荷、山豆根、嫩菊叶、松萝茶。

枯草同煎乘热漱，喉痧肿烂效堪歌。

释义 以及夏枯草一起煎煮，趁热漱口，对喉痧红肿溃烂效果很好。

漱口良方（验方）：山豆根三钱，夏枯草三钱，松萝茶三钱，嫩菊叶三钱，苏薄荷三钱。煎汤，乘热时时漱口。

疫喉痧证治表

病 因	病 机	证 状	治 法	方 例
疫疠邪气，从口鼻入于肺胃，复感风寒，内外交蒸，上冲咽喉而致	疫毒内郁复感时邪	初起恶寒发热、头痛、烦躁、呕恶、咽喉红肿疼痛、颈项丹痧隐约、舌苔或白如积粉、或薄腻而黄、脉浮数或沉似伏	辛凉清透	症轻用加减荆防败毒散症重用加减麻杏石甘汤
	温毒壅喉里热又盛	口气臭秽、舌苔黄燥、大便秘结、小便短赤	解表通里	清咽利膈汤
	疫邪化火气营两燔	壮热、口渴、烦躁、咽喉肿痛腐烂、舌边尖红绛苔黄、丹痧密布、甚则神昏谵语。若见舌色老红或焦糙、疹子布齐	清营解毒佐以疏表透达	轻症服加减黑膏汤重症服凉营清气汤
	气分之邪已透营分之邪较甚		清营凉解	大剂清营汤
	阴液损耗余邪未尽	丹痧已收、咽痛亦减、午后虽热而壮热已除脉象细数、舌红而干	养阴泄热	清咽养营汤
	邪遏在内	神昏谵语大便泄泻	芳香开窍	紫雪丹至宝丹安宫牛黄丸
			解肌透疹止泻	加减升麻葛根汤
	邪热愈炽引动肝风	痉厥	清营凉解	大剂清营汤
	外治法	初起喉中肿痛	吹玉钥匙散，并配合针刺少商或委中出血	
		喉中溃烂	吹金不换散、用漱口良方漱口	
		颈项肿者	外敷三黄二香散，或冲和膏、或紫金锭	

增编温病参考资料：

以南京中医学院温病教研组编，北京、上海、广州、成都、南京等医学院代表会议审定的《温病学》中级讲义为主。

钱文骥《温病方歌括》

吴鞠通《温病条辨》

疫喉痧摘自五医学院审定《喉科学》

（刘世峰　释义）

卷四 妇 科

1. 论调经要法

乾坤既奠分男女，男位乎阳女阴主。

释义 按照传统说法，男为乾，女为坤。男属阳，女属阴。

阴阳失调病遂生，内伤外感治同谱。

释义 无论男女，阴阳失调均为基本病机；无论内伤外感，治疗离不开调理阴阳。

惟有妇人经产殊，别立一科又须举。

释义 只因妇女有经、带、胎、产等方面的不同，所以须要另立一科。

妇科无如先调经，经期应月化生溥。

注 溥（pǔ）：广大，普遍。

释义 妇科病最重要的治法是先调经，经期正常则气血生化有源。

先期血热后期虚，时先时后皆病苦。

释义 一般月经先期的属血热，后期的多血虚，时先时后不定期也不正常。

经来腹痛气滞详，经后腹痛气虚语。

释义 月经来时腹痛是气滞，月经过后腹痛多是气虚。

实热经来黑色多，虚中痰滞色淡许。

释义 月经色黑的多属于实热，月经色淡多为虚中夹痰。

瘦人多火肥人痰，经色赤白见分处。

释义 瘦人多火，月经常为红色；肥人多痰，常见经色不红。

烟尘黄水皆血虚，紫色兼青受风侮。

释义 经色如烟尘黄水的是血虚，经色紫兼青多是受风。

行经五忌又宜知，郁怒太多肝血阻；

释义 月经期间五种禁忌应该知道：一是禁郁怒太过，可以造成肝血瘀阻；

浴饮冷汤经闭停，贪酒积热血妄迕；

注 迕（wǔ）：违反；违背。

释义 二是禁冷浴、冷饮，可以造成经闭；三是禁饮酒、过食热物，造成血热妄行出血；

感冒不宜发汗多，当期不可骤药补。

释义 四是月经期间感冒，不宜多发汗；五是月经期间不可骤用补药。

解此调经一大纲，理气养脾安肾腑。

释义 理气养脾安肾是调经的主要方法。

2. 论调经脉法

小腹冷痛脉沉迟，经水来时定逾期。

释义 小腹冷痛、月经后期多见脉沉迟。

先期血色紫成块，脉必弦数热可知。

释义 月经先期色紫成块，为有热，脉多弦数。

遇期不至脉微涩，即或月来血仍稀。

注 遇期：应为"逾期"。

释义 月经后期质稀，脉多微涩。

弦滑而沉经色淡，带下多白脉如之。

释义 月经色淡、白带多，脉多弦滑而沉。

六脉俱微营卫弱，月事先后不如期。

释义 月经先后不定期，属营卫虚弱，多见六脉俱微。

二尺脉芤血海损，沉实腹痛气滞医。

释义 血海空虚，多表现两尺脉芤；气滞腹痛，多出现脉沉实。

阴脉虚来阳搏手，崩中血下定无疑。

释义 崩中下血，脉多表现为沉取不足，浮取有余。

沉伏而数主经闭，骨蒸血少亦此知。

释义 脉沉伏而数，主经闭或骨蒸潮热、阴虚血少。

脉如琴弦小腹痛，月水不利患瘕痕。

释义 脉如琴弦，主小腹痛、月水不利、瘕痕。

阴中生疮脉数滑，少阴脉滑数而疲。

释义 阴中生疮多见脉数滑，或者出现少阴脉滑数而无力。

少阴脉迟胃脉涩，定主孕绝经亦稀。

释义 如果少阴（肾）脉迟，胃脉涩，主孕绝，月经量少。

漏下红白脉迟吉，芤小虚滑亦为宜。

释义 崩漏带下，见到脉迟、芤、小、虚、滑的，均为顺证。

若还疾急与紧数，实大鼓手赴阶墀。

注 墀（chí）：台阶上的空地，亦指台阶。

释义 崩漏带下，见到疾急、紧数、实大鼓手的，多为逆证。

3. 论经水未期先行与过期后行症治

女子二七天癸临，冲任满盛月事新。

注 天癸（guǐ）：肾中精气充盈到一定程度时产生的具有促进人体生殖器官成熟，并维持生殖功能的物质。

释义 女子14岁左右，天癸来临，任脉通，冲脉满盛，故有月经初潮。

一月一行为经信，先期后期是病根。

释义 月经一月一行，如潮有信，故又有月信之称。提前或错后超过一定时期，就会产生疾病。

先期血热七圣饮，柴芩丹皮加用清。

释义 月经先期多血热，用七圣饮加柴胡、黄芩、丹皮清热凉血。

亦有先期症无热，经来必然色淡形。

释义 月经先期经色淡的，不是血热。

心脾气虚血不守，八物汤用是主君。

释义 而是属于心脾气虚，气不摄血，八物汤是主方。

加入五味杜仲佐，若将芩连误匪轻。

释义　还可以加入五味子、杜仲，不可误用苦寒的黄芩、黄连等药。

后期而至血虚认，七圣饮加白术苓。

释义　月经后期多血虚，七圣饮加白术、茯苓。

杜仲黄芪同故纸，经来不已阿胶增。

释义　还有杜仲、黄芪、补骨脂，经来不止的加阿胶。

亦有后期为血热，水亏火烁滞后行。

释义　月经后期也有血热的，因为水亏火旺，血行不利，所以月经后行。

经来必定多紫黑，腰腹微微痛不宁。

释义　其表现是月经多为紫黑色，腰腹微痛。

六味地黄合四物，黄柏知母一同珍。

释义　治疗用六味地黄丸合四物汤，再加黄柏、知母。

更有后期经寒症，阳气不足阴气凝。

释义　月经后期属于虚寒的，是因为阳气不足、阴寒凝滞。

血不鲜兮涩而少，肢体恶寒爱暖温。

释义　表现为血色淡、经行不利而少，肢体恶寒喜温。

四物汤中加附子，炮姜吴萸合用神。

释义　治疗用四物汤加附子、炮姜、吴茱萸。

凡遇瘦人本汤治，肥人痰入夏南星。

释义　瘦人直接用本方，胖人痰多的加入半夏、南星。

4. 论经水或前或后及一月数行与数月一行症治

为何经期总不调，或前或后无定交。

释义　为什么经期总是不调呢？表现或月经先期或月经后期。

只缘血虚气亦乱，温经滋补汤用高。

释义　多是由于血虚或气机不畅所致，温经滋补汤作为调经的通用方效果很好。

痰盛气滞加陈夏，四肢冷用附子炮。

释义　如果痰盛气滞的加入陈皮、半夏，四肢厥冷的用炮附子。

妇有一月经再至，多因怒动肝气摇。

释义　妇人一月月经来两次，多因为郁怒伤肝。

四物汤加香附子，黄芩甘草柴胡饶。

释义　用四物汤加香附、黄芩、甘草、柴胡。

更宜补肾泻冲任，黄柏知母同用消。

释义　还应该补肾泻冲任，上方加黄柏、知母。

假如一月经数至，气虚脾败血乱淆。

释义　如果一月月经来多次，多属脾气虚弱，气血逆乱。

或因纵欲伤血海，十全大补奏功遥。

释义　或属于纵欲过度，损伤血海，可用十全大补汤气血双补。

至若数月经一至，犹如海枯水不潮。

释义　如果月经数月来一次，属于气血亏虚，就像海枯水不潮一样。

肥人痰滞六君子，香附枳苍加用调。

释义 上面症候见于肥人痰滞的，用六君子汤加香附、枳壳、苍术。

瘦人虚损功专补，十全大补效同劳。

释义 见于瘦人虚损的，主以十全大补汤。

两月一潮为并月，居经每季以时交。

释义 还有一些特殊情况，如月经两月一潮为"并月"，三月一潮为"居经"。

避年每岁潮一度，暗经届期觉酸腰。

释义 一年一潮的叫"避年"，终身不潮却能受孕的叫"暗经"。

此非病态休错辨，依然受孕养儿姣。

释义 以上几种情况均属特殊生理现象，而非病态，也不影响正常生育。

激经反在怀胎内，量少月行不损胞。

释义 激经是在怀孕初起，有少量月经，但不损伤胎儿。

本是生理异常态，不属任何疾病招。

释义 这也是特殊生理现象，不属于有病。

青年到老无经信，终身不孕勿药挠。

释义 有的妇女一生没有月经，导致终身不孕的，一般不能用药物解决。

5. 论经时腹痛及色虚实证治

经期不应病堪吁，勿谓期应病遂无。

释义 经期不按时确实是病态，但

不能说经期按时的就是没有病。

经水将行腰腹痛，此为气滞血亦余。

释义 月经将至出现腰痛腹痛，多为气滞血瘀。

七圣饮加桃仁枳，灵脂生用并玄胡。

释义 用七圣饮加桃仁、枳壳、五灵脂、玄胡。

或腹内痛有痞块，莪棱山楂酒炒除。

释义 腹痛兼有痞块，上方加莪术、三棱、炒山楂。

经水过后腹犹痛，虚中有滞痛不舒。

释义 月经过后腹痛，属于血虚气滞。

八物汤加破故纸，小茴盐制及吴萸。

释义 治疗用八物汤加破故纸、小茴香(盐制)、吴茱萸。

经来不多色淡白，实有痰滞血亦虚。

释义 经量不多，经色淡白，属于血虚痰滞。

肥人七圣加南夏，瘦人白术苓夏俱。

释义 这种情况见于胖人，用七圣饮加南星、半夏；见于瘦人，用七圣饮加白术、茯苓、半夏。

经来太多及紫黑，不问肥瘦热无殊。

释义 月经量多，经色紫黑，不论胖瘦均属有热。

七圣饮加连酒炒，丹参红花酒芩茹。

释义 用七圣饮加酒黄连、丹参、红花、酒黄芩、竹茹。

热入血室经也黑，经水适来亦适无。

释义 热入血室也出现月经色黑，

表现为在月经刚来或才断的时候。

昼明夜暗如见鬼，寒热往来谵语糊。

注　昼明夜暗：根据《伤寒论》145 条记载："妇人伤寒发热，经水适来，昼日明了、暮则谵语，如见鬼状者，此为热入血室"，夜暗应该为"暮则谵语"之误。

释义　出现昼则明了，夜则谵语，如见鬼状，往来寒热等症状。

七圣饮加桃仁夏，黄芩干葛合柴胡。

释义　以上热入血室症用七圣饮加桃仁、半夏、黄芩、干葛、柴胡治疗。

经来黄水如烟色，脾气不足营血枯。

释义　月经色黄如烟熏，多属脾气不足营血枯。

七圣饮加苓白术，黄芪人参肉桂扶。

释义　治疗用七圣饮加茯苓、白术、黄芪、人参、肉桂。

经来青色受风侮，手足筋挛痛不舒。

释义　月经色青是受到风邪侵犯，可见手足筋挛、痛疼。

七圣饮加秦艽入，防风桂枝伴同驱。

释义　治疗用七圣饮加秦艽、防风、桂枝。

6. 论经水妄行及经闭不行症治

经水妄行是热伤，鼻衄咯血出无常。

释义　血热能够导致经水妄行，出现鼻衄、咯血等症，即所谓"倒经"。

东垣凉膈加四物，京墨韭汁入药尝。

释义　可用东垣凉膈散加四物汤、京墨汁、韭汁。

经闭不行分五候，脾胃枯损经自藏。

释义　闭经分五种，第一种脾胃虚损的，可致月经量少、血藏而不出。

面黄形瘦饮食减，归脾汤内去木香。

释义　表现为面黄、形瘦、饮食减少，治疗用归脾汤去木香。

加入砂仁芎芨实，香附同用脾气匡。

释义　加入砂仁、川芎、芨实、香附。

或是肝盛有火郁，忧思恼怒积为殃。

释义　第二种肝盛火郁，多由忧思恼怒日久而成。

开郁二陈汤多服，女圣丸子力亦强。

释义　治疗用开郁二陈汤，或女圣丸子。

或是痰凝经闭塞，开郁二陈并同方。

释义　第三种是痰凝经闭，也可用开郁二陈汤。

加入南星及枳壳，减去栀子莪术榔。

释义　还要加入南星、枳壳，减去栀子、莪术、槟榔。

若还饱胀腹满痛，通经导滞汤用将。

释义　如果还有饱胀、腹满痛，可用通经导滞汤。

或因病后成经闭，气血两虚渐瘦黄。

释义　第四种病后闭经，多由气血两虚，表现是病人逐渐黄瘦。

朝宜补中益气饮，暮用六味地黄汤。

释义　治疗方法是早晨用补中益气

汤，晚上用六味地黄汤。

更有衍期未嫁女，寡妇尼姑及偏房。

释义 第五种气郁经闭，多见于未嫁女、寡妇、尼姑、小妾。

欲动不遂成经郁，九味逍遥香附襄。

释义 由于所愿不遂而成闭经，可用九味逍遥散加香附治疗。

更服八物加益母，免致痨深瘵病亡。

释义 再服八物汤加益母草补益气血，以免日久成痨瘵危及生命。

他如阴虚经闭久，骨蒸潮热卧不康。

释义 其他如阴虚经闭病程较长，表现为骨蒸潮热、久卧病床。

八物汤加柴胡入，麦冬知母及炮姜。

释义 治疗用八物汤加柴胡、麦冬、知母、炮姜。

有汗潮热骨皮佐，无汗潮热丹皮良。

释义 如果有汗潮热，加地骨皮，无汗潮热加丹皮。

7. 论石瘕肠覃及鬼胎似瘕症治

妇有石瘕类肠覃，肚腹渐大一同观。

释义 妇科杂病有石瘕、肠覃，临床表现都是肚腹渐大。

二症皆是血凝聚，原因经时受风寒。

释义 两症都是气血凝聚，起因是月经期间感受风寒。

自阴户入成瘕病，客于胞门邪气抟。

释义 邪自外阴侵入，客于胞门的可以形成石瘕。

自肛门入成覃病，客于大肠别其端。

释义 邪自肛门侵入，客于大肠的可以形成肠覃。

瘕病腹大月信闭，经久不行作孕看。

释义 瘕病的表现是腹大、经闭，因为经久不行可以误作怀孕。

覃病虽行血却少，俨如胎漏状一般。

释义 覃病虽然行经但出血很少，好像胎漏一样。

体实半载渐消散，体虚成肿胀不宽。

释义 瘕病、覃病体实的半年可以逐渐消瘦，体虚的可以形成肿胀。

理经汤兮疗瘕病，桃桂汤兮治肠覃。

释义 瘕病可以用理经汤治疗，覃病可以用桃桂汤治疗。

更有女圣丸子伴，多服功成效自完。

释义 再加女圣丸子，多服久服可以治愈。

更有鬼胎似瘕状，渐渐腹大如孕看。

释义 还有一种鬼胎似瘕症，症状是渐渐腹大，如怀孕状。

或脐上下虽微动，迥异其胎坠不安。

释义 虽然脐上下有微动，但常有下坠与怀胎迥然不同。

按脉弦涩又沉细，有时浮紧无定参。

释义 其脉弦涩沉细，或者浮紧。

真阳不充阴不化，故不成形血胞团。

释义 这是真阳不足阴不化，所以难以形成胎形而气滞血瘀。

治宜理气行血滞，逍遥散用是主官。

释义 治以理气行血，方用逍

遥散。

加入陈皮香附麝，乌药莪棱苏木安。

释义 加入陈皮、香附、麝香、乌药、莪术、三棱、苏木。

8. 论崩中血下症治

妇人最苦是崩中，俨如山崩水泻汹。

释义 妇人最痛苦的病是崩中，出血好像山洪暴发水泄汹涌。

中气虚兮血无统，内热积兮血被冲。

释义 其原因主要有中气虚脾不统血，内热迫血妄行两种。

因而暴下如崩注，久成带漏病益癃。

释义 暴下崩注日久可以形成淋漓不断的漏下，病情更加难治。

治有三法初宜止，次宜清热补后充。

释义 治法分三步，初止血、次清热、后补益。

止用四物汤一剂，煎调十灰散有功。

释义 止血用四物汤，合十灰散。

假如此散卒难办，蒲柏散兮加用通。

释义 如果十灰散卒然难找全，可以用蒲柏散。

瘀血心痛灵脂入，气腹痛加香附松。

释义 瘀血心痛的加入五灵脂，气滞腹痛的加入香附子。

崩如靛汁夏枯草，绛色红䌷烧用同。

释义 崩中血色如靛汁的加夏枯草，绛色的加红䌷。

外有乌鸡止崩法，剖鸡肚入紫草缝。

释义 另外还有乌鸡止崩法，剖开

鸡肚加入紫草缝合。

白酒煮烂捡去草，鸡酒淡食胜药攻。

释义 白酒煮烂鸡肉捡去紫草，将鸡肉和酒一起淡食胜过用药。

或牛角腮煅研末，治崩带漏用酒冲。

释义 或用牛角腮煅后研末，用酒冲来治疗崩漏。

血止再服清凉剂，凉血地黄汤煎浓。

释义 血止以后再服清热凉血药，方用凉血地黄汤。

血止热清随用补，补中益气茯苓从。

释义 血止热清才可以用补法，用补中益气汤加茯苓。

更加芍地酒黄柏，知母盐炒治法终。

释义 再加芍药、酒黄柏、盐知母。

他如崩久身寒战，血来淡少色不红。

释义 至于崩久出现身寒战、血淡量少。

营卫两虚肌消瘦，八味地黄奏全功。

释义 肌肉消瘦的属于营卫两虚，用八味地黄丸治疗。

9. 论赤带白带白浊白淫症治

妇人大症崩与带，涌出为崩缓流带。

释义 白带是妇科大症，有崩带之分，涌出量大的为崩，缓流量小为带。

来自带脉故以名，发时头痛腰痛坠。

释义 白带病与带脉有关故名，发时头痛、腰痛、小腹下坠。

赤带火热又兼虚，白带虚湿痰作怪。

> **释义**　赤带多火热兼虚，白带多脾
> 虚痰湿。

赤带四物汤加连，柴芩升麻丹皮配。

> **释义**　赤带用四物汤加黄连、柴
> 胡、黄芩、升麻、丹皮。

白带较重不同汤，草薢分清饮先赛。

> **释义**　白带较重的需要辨别，湿重
> 的用草薢分清饮。

次用六君加吴黄，黑姜苍术南星爱。

> **释义**　脾虚的用六君子汤加吴茱
> 萸、黑姜、苍术、南星。

外方黄牛角用腮，煅研酒下崩症载。

> **释义**　另外可用牛角腮，煅后研末
> 酒冲服，治崩治带。

带久下陷为气虚，补中益气人欢戴。

> **释义**　白带日久，可致气虚下陷，
> 治用补中益气汤。

加入半夏及炮姜，山药茯苓同一派。

> **释义**　加入半夏、炮姜、山药、
> 茯苓。

间服白芷暖宫丸，治诸带病如扫芥。

> **注**　扫芥：《增补武林旧事》卷三
> 云：“立冬日，以各色香草及菊花，
> 金银花煎汤沐浴，谓之“扫芥”。
>
> **释义**　若与白芷暖宫丸交替服用，
> 治疗各种带下如同“扫芥”一样干
> 净彻底。

至若白浊与白淫，似带有分不同概。

> **释义**　至于白浊与白淫，与白带相
> 似但又有不同。

白带腥冷又稠黏，时常流下是孽债。

> **释义**　白带多腥冷而稠黏，时常流
> 下，多与房事不洁有关。

白浊但随小便来，浑如米泔稠异带。

> **释义**　白浊只随小便一起来，浑如
> 米泔水与白带质稠不同。

胃中湿热入膀胱，二陈益智汤称快。

> **释义**　其病因是胃中湿热下注膀
> 胱，用二陈益智汤效果较好。

白淫又自便后来，此为淫精勿药泰。

> **释义**　白淫也是便后才有，这是情
> 欲旺盛的表现不必用药。

只怕崩带色渐黄，久变黑臭成紫块。

> **释义**　最怕崩带颜色渐黄，日久变
> 成黑紫块，而且伴有臭味。

补药不受反加烧，肌消腹痛食不爱。

> **释义**　病人用补药不但不效反而发
> 烧，肌肉消瘦、腹痛，不思饮食。

阴户肿胀痛如针，安排后事命难再。

> **释义**　加上外阴肿胀疼痛的，多为
> 恶疾，生命垂危。

白带方：白果去心，酒煮，焙研，
　开水冲服。

又方：用葵花炒黑，研末，酒冲服。
　白花治白，赤花治赤，效。

又方：白蔹、白芍，研末，酒调。

10. 论种子要法

（本篇多有难解不经之言，存录不释。）

妇经既调血气宣，血气宣通孕育绵。

前贤原有种子法，只恐后人效不全。

勿因无子服壮药，勿任淫恼丧真年。
但思寡欲多男子，不宜酒后色更添。
天一丸子男宜服，乌鸡丸子女用兼。
妇月经过两日半，七朝以内种子贤。
单日交合男胎应，双日交媾女胎延。
交时女身须侧左，左为男宫女右边。
阴血先临精后至，血开裹精男成焉。
精先血后端成女，精血均至兆胎骈。
佩戴雌黄男转女，佩戴雄黄女男旋。
受胎以后宜静养，节欲饮食贵独眠。
淫纵无度胎易坠，贪味过厚产亦艰。
忧思泼怒当知慎，升高临险防宜先。
欲子美好玩白玉，欲子贤能看书篇。
鬼像猴怪休入目，生下孩儿福寿全。

11. 论怀孕脉法

（本篇多有难解不经之言，存录不释。）

妇人有孕脉中寻，心肾脉动报喜音。
肝大肺小应有子，阴搏阳别不孤身。
两寸微兮两关滑，尺中数滑又停匀。
流利往来如雀啄，怀孕之脉已现形。
左尺偏大主男子，右尺偏大卜女婴。
左右俱洪骈胎兆，左右脉疾亦此征。
左手带纵男双应，右手带横女双生。
左手脉逆三男孕，右手脉顺三女成。
寸关尺部皆相应，一男一女辨其因。
滑疾不散胎三月，但疾不散五月娠。
六七月来脉长实，若遇沉涩防胎倾。
八九月来忌微细，若得弦实保安宁。
初月怀胎肝经主，三四月来应属心。
五六属脾七八肺，九十属肾看临盆。

12. 论怀胎按月立方

一月犹如露上珠，号曰怀胎经信无。

释义　怀孕一月好比早晨的露珠，表现为月经停止。

此时如验胎真假，川芎研末艾汤茹。

释义　这时如果想验是否怀孕，可用川芎研末，艾叶煎汤送服。

腹中觉动胎方是，脐下动也癥瘕除。

释义　服后腹中感觉动的是怀孕，只是脐下动的须要排除癥瘕。

二月名为桃花瓣，聚经受形鼻先睹。

释义　怀孕二月胎形好比桃花瓣，孕妇聚经血成胎形首先可见鼻子。

三月胎凝如浊涕，男女初分想食茹。

释义　怀孕三月胎凝如浊涕，男女可以分辨，孕妇择食。

四月成形与手足，犬獐兔脯远庖厨。

释义　怀孕四月胎儿成形，手足可辨，孕妇忌食犬獐兔肉。

五月由来生毛发，男左女右别其区。

释义　怀孕五月胎儿毛发生，可以根据男左女右加以判断。

六月生筋口舌具，七月胎完骨节符。

释义　怀孕六月胎儿筋生，口舌具备。怀孕七月胎儿基本长成，骨节与成人一致。

八月孔窍从生扩，长完皮肉实肌肤。

释义　怀孕八月孔窍长成，皮肉肌肤完善。

九月百节皆丰裕，十月瓜熟蒂落欤。

释义　怀孕九月百节长成完善，怀孕十月瓜熟蒂落即分娩。

二三四月胎易动，当归散能固元虚。

释义　怀孕二三四月的时候胎儿易动，用当归散能固胎补虚

五六七月胎气上，紫苏饮子用之舒。

释义　怀孕五六七月的时候容易胎气上，用紫苏饮子降逆安胎。

若兼胃呕砂仁入，腰痛故纸杜仲扶。

释义　如果兼胃气上逆呕吐加砂仁，兼腰痛加破故纸、杜仲。

八九十月便胎饮，或达生散任用诸。

释义　怀孕八九十月可用便胎饮保胎利产，或者用达生散。

春加川芎黄芩夏，秋冬泽泻砂仁输。

释义　春天加川芎，夏天加黄芩，秋加泽泻，冬加砂仁。

四季有热芩通用，胎肥枳壳不可无。

释义　四季有热的均可加黄芩，胎儿肥大的加枳壳。

13. 论胎漏小产

怀胎血下名漏胎，气虚又热血乃来。

释义　怀孕后出血名叫漏胎，多由气虚血热引起。

或时点滴为漏血，血行胎动急安排。

释义　点滴出血为漏血，引起胎动不安的应该急速安胎。

阿胶艾叶汤宜服，不已加入头发灰。

释义　方用阿胶艾叶汤，不效再加血余炭（头发灰）。

小腹痛加蒲黄炒，暴怒下血入芎柴。

释义　小腹痛的加炒蒲黄，属于暴怒下血的，加川芎、柴胡。

房欲过劳胎宫损，男裆烧研入药偕。

释义　如果是房事太过损伤胎儿的，用男人裤裆烧后研末入药。

跌仆有伤胎宫动，当归散饮正宜哉。

释义　如果是跌仆损伤损伤胎儿的，用当归散。

无血但加酒续断，有血阿艾不用猜。

释义　损伤后没有出血的加酒续断，出血的加阿胶、艾叶。

又有漏下浓黄汁，或如豆汁并妨胎。

释义　漏下如浓黄汁，或如豆汁的，均有碍胎儿。

此是肝脾伤湿热，三妙汤服效力恢。

释义　这是肝脾不和、湿热内蕴，用三妙汤治疗。

假如漏下同月水，一朝小产重人灾。

释义　如果漏下如同来月经一样，可能导致小产。

比之大产祸尤倍，犹如生瓜活劈开。

释义　比之大产痛苦还要大，好像生瓜活劈开一样。

治宜补中同大产，八珍诸汤选用裁。

释义　治疗方法同大产，用补中益气汤，或八珍汤等供选用。

至若气虚惯小产，泰山磐石散能培。

释义　对于气虚滑胎（习惯性小产），用泰山磐石散培补元气。

14. 论诸血病症治

胎宜养血保源头，无端失血病可忧。

释义　怀孕后应该养血以保证胎儿营养来源，无端失血可以导致疾病。

暴怒伤肝成吐血，九味逍遥散用瘳。

注　瘳(chōu)：病愈。

释义　暴怒伤肝能够导致吐血，治疗用九味逍遥散。

醉酒豪餐动胃火，饮食日伤积热留。

释义　大量饮酒服膏粱厚味可致胃火，日久形成积热。

血随热逼从口出，清胃抑火汤宜求。

释义　血热妄行也能形成吐血，用清胃抑火汤治疗。

心脾失血饮食减，面黄形瘦神气柔。

释义　心脾两虚的出血多伴有饮食减少、面黄肌瘦、神疲乏力。

归脾汤加阿胶入，茅根同煎入药瓯。

释义　可用归脾汤加阿胶、茅根。

肺部有火痰带血，栀芩豆豉麦冬俦。

释义　肺部有火表现为痰中带血的，药用栀子、黄芩、淡豆豉、麦冬。

归地黑楂煎饮愈，用治鼻血效亦犹。

释义　还有当归、生地、黑山楂，也可用来治疗鼻子出血。

气虚吐血颜色淡，来时不觉滑如流。

释义　气虚的吐血血色淡，有时不自觉地流出很多。

补中益气升麻去，葛根加添保无愁。

释义　治疗用补中益气汤去升麻，加葛根。

肾虚咯血不黏手，吐一二口血即收。

释义　肾虚的咯血不黏手，一次只吐少量的血。

或间数日或数月，六味汤加麦味优。

释义　有的数日或者数月才吐一次，用麦味地黄汤治疗。

小便尿血五殊饮，大便粪血六益投。

释义　小便尿血的用五殊饮，大便带血的用六益煎。

处方桑叶侧柏叶，煎代茶饮诸患瘳。

释义　药用桑叶、侧柏叶，煎代茶饮用。

15. 论诸痛病症治

孕妇病痛不一例，痛甚须防动胎气。

释义　孕妇疼痛病症很多，疼痛剧烈的要防止损伤胎儿。

头痛芎归白术芩，薄荷细茶水煎食。

释义　头痛的用川芎、当归、白术、黄芩、薄荷、细茶，水煎服。

偏右痛加羌橘红，偏左痛入柴芍继。

释义　头痛偏右加羌活、橘红，头痛偏左加柴胡、白芍。

心脘呕胀痛难当，调胃和中汤又异。

释义　胃脘呕胀疼痛剧烈，用调胃和中汤。

腹中常觉胎不安，时痛时止血虚是。

释义　自觉胎动不安、时痛时止的

是血虚。

四物汤内加黄芩，香附砂仁用勿弃。

释义　四物汤内加黄芩、香附、砂仁。

两胁作痛有要方，只将童便兑酒食。

释义　两胁作痛的要方，就是将童便兑酒喝。

甚用加味柴胡汤，去半夏兮左右治。

释义　胁痛严重的用加味柴胡汤，去半夏治疗两胁作痛。

左加当归右瓜蒌，气胀苏梗香附备。

释义　左胁痛加当归，右胁痛加瓜蒌，气胀的加苏梗、香附。

背痛气滞亦血虚，紫苏饮子妙无暨。

释义　背痛一般是气滞血虚，用紫苏饮子。

腰痛原从肾气虚，痛伤胞络防胎气。

释义　腰痛属于肾气虚，肾经与胞络相连，应该防止伤及胎儿。

益坎汤中酌用之，加入黄芩白术继。

释义　可用益坎汤加黄芩、白术。

或腰重坠又湿伤，时下白物稠如涕。

释义　如果腰重坠的属于湿邪，表现为带下白物黏稠如涕。

柴胡白术茯苓苍，黄柏盐炒君须记。

释义　药用柴胡、白术、茯苓、苍术、黄柏（盐炒）。

周身走注痛不停，百和汤加羌活比。

释义　周身游走性疼痛不止，用百和汤加羌活。

脐下冷痛二便溏，小建中加小茴治。

释义　脐下冷痛、小便清长、大便稀溏，用小建中汤加小茴香治疗。

16. 论伤风及中风中暑中湿症治

病伤风寒俱发热，伤寒已有专科说。

释义　伤风伤寒都发热，伤寒已经在卷二专篇介绍。

表虚有汗是伤风，恶风头痛浮缓脉。

释义　伤风的表现是表虚有汗、恶风、头痛、浮缓脉。

四物汤加桂枝防，骨皮姜枣水煎啜。

释义　治疗用四物汤加桂枝、防风、地骨皮、生姜、大枣，水煎服。

忽然中风病为凶，面青汗出手足挈。

释义　中风病多属于内风痰瘀，突然起病，症候凶险，表现为面青、汗出、手足挈纵。

口眼㖞斜头项强，卒倒痰壅语言涩。

释义　头项强痛、突然仆倒、口眼㖞斜、痰涎壅盛、语言不利。

急把白术用三钱，荆芥穗与乌头列。

释义　治疗用白术三钱、荆芥穗、乌头。

豆炒一合好酒冲，同煎灌饮通气血。

释义　用酒炒一合豆类，同煎灌服，可以疏通气血。

醒服羌活八珍汤，痰加姜汁竹沥歠。

释义　病人苏醒后用羌活八珍汤，痰多的加姜汁、竹沥。

中暑必然自汗多，口渴谵语身壮热。

　　释义　中暑的表现是汗多、口渴、
谵语、身壮热。

四肢倦怠神气疲，清暑和胎饮须设。

　　释义　还有四肢倦怠、神疲乏力，
用清暑和胎饮。

中湿身热骨节疼，肢体头重鼻带塞。

　　释义　中湿的表现是身热、骨节
疼、肢体困重、头重、鼻塞。

病当阴雨添人愁，胃苓汤加黄芩悦。

　　释义　阴雨天病情加重，用胃苓汤
加黄芩治疗。

17.　论咳嗽子咳症治

孕妇咳嗽因何来，初缘感冒成此灾。

　　释义　孕妇咳嗽的原因多由于
感冒。

感冒必然流清涕，声浊鼻塞气不开。

　　释义　其表现是鼻塞、流清涕、声
音重浊。

或恶风寒身发热，参苏饮子用加裁。

　　释义　还有恶风寒、身发热，用参
苏饮治疗。

葛夏木香除不用，薄荷归芍入药陪。

　　释义　在参苏饮中去葛根、半夏、
木香，加入薄荷、当归、白芍。

古方葱白同豆豉，煎饮微汗咳亦排。

　　释义　古方葱豉汤，用葱白、豆
豉，水煎服，取微汗，可以止咳。

若非外感成咳嗽，多是阴虚火动哉。

　　释义　除了外感咳嗽，阴虚火旺多

能引起咳嗽。

咳嗽痰涎兼骨热，六味汤加麦味偕。

　　释义　表现为咳嗽有痰，骨蒸潮
热。治疗用麦味地黄汤。

咳久不已名子咳，一咳一动小便来。

　　释义　咳久不愈名子咳，咳嗽即引
动小便。

昼夜不安多烦喘，需防气动便坠胎。

　　释义　昼夜不安、心烦、气喘的，
需防动胎流产。

快服人参阿胶散，人参养肺汤亦该。

　　释义　快服人参阿胶散，人参养肺
汤也可止咳安胎。

外有一方治子咳，白果去心十余枚。

　　释义　另有一偏方可以治疗子咳，
用白果十枚去心。

米糠三两同煎服，管叫嗽止胎子培。

　　释义　与米糠三两同煎服，也有止
咳安胎之功。

18.　论恶阻呕吐症治

孕妇恶阻愦莫何，三五月来此症多。

　　注　恶阻：妊娠早期反复出现恶心
呕吐、不思饮食，甚则恶闻食气、
食入即吐为主要临床表现的妇科病
证。愦(kuì)：闷，烦乱。

　　释义　妊娠恶阻多发生在妊娠
早期。

肢体沉重虽有异，颜色如故脉平和。

　　释义　表现为肢体沉重、颜面无异
常、脉象平和。

但觉胎气冲心呕，饮食阻滞吐痰多。

释义 自觉有气上冲、干呕、饮食不下、吐痰。

恶闻食气爱酸味，心腹烦满闷如魔。

释义 不能闻食味，爱食酸味，心腹烦满胀闷。

甚至作寒兼作热，头昏目眩日难过。

释义 严重的忽冷忽热、头昏目眩、痛苦异常。

轻者勿药重宜解，橘皮汤饮救此疴。

释义 恶阻症轻者可以不用药，重者可用橘皮汤。

肥人恶阻多痰水，枳壳苍术加用他。

释义 胖人恶阻多痰水停滞，橘皮汤加枳壳、苍术。

瘦人火盛多口渴，渴去砂仁麦味和。

释义 瘦人恶阻多口渴属于火盛，橘皮汤去砂仁，加麦冬、五味子。

舌黑川连酒炒入，竹茹黄芩并同科。

释义 舌黑加川连（酒炒）、竹茹、黄芩。

不已再用四君子，香附橘红枳壳瘥。

释义 病未愈的再用四君子汤，加香附、橘红、枳壳。

外方陈米炒一合，食盐五分竹茹和。

释义 另外用陈米（炒）一合、食盐五分、竹茹。

砂糖煨姜同煎饮，用治恶阻效堪歌。

释义 还有砂糖、煨姜同煎共饮，治疗恶阻效果良好。

19. 论泄泻霍乱症治

怀胎泄泻苦更衣，切勿分利急补脾。

注 更衣：上厕所。

释义 妊娠泄泻十分痛苦，不要用渗利之剂，应该以补脾为急。

即服九仙固元饮，更分寒热口渴医。

释义 治疗宜服九仙固元饮，更从口渴与否来分辨寒热，对症治疗。

不渴而寒苍术入，发热作渴黄芩施。

释义 不渴的属寒，加苍术；发热而渴属热，加黄芩。

渴甚不止伤脾气，七味白术散用奇。

释义 口渴严重的是损伤脾气，用七味白术散。

滑泻日久成下陷，气虚下陷胎受欺。

释义 滑泻日久可以形成气虚下陷，进而影响胎儿发育。

补中益气加故纸，芩芍肉蔻并用之。

释义 治疗用补中益气汤加破故纸、黄芩、白芍、肉豆蔻。

夜来泄泻为肾弱，六味地黄汤用宜。

释义 半夜泄泻属于肾虚，用六味地黄汤。

加上吴萸北五味，糯米炒引效可期。

释义 加吴茱萸、北五味，糯米（炒）为引。

至若上吐并下泻，吐伤胃兮泻伤脾。

释义 上吐下泻并作的，可以损伤胃与脾。

脾胃两伤霍乱作，心腹绞痛苦难支。

释义　脾胃两伤的常导致霍乱，表现为心腹绞痛。

药用紫苏苓白术，黄芩藿香及陈皮。

释义　药用紫苏、茯苓、白术、黄芩、藿香、陈皮。

砂仁煨姜同煎饮，管叫吐止泻不遗。

释义　砂仁、煨姜，一同煎服，可使吐泻均止。

20.　论痢疾及痢后足肿症治

怀胎痢下勿惊惶，清热和胎是主方。

释义　怀孕后得痢疾不要惊慌，清热和胎是治疗原则。

破气行血胎便殒，调营养卫药无妨。

释义　破气行血能够损伤胎儿，调营养卫药可以应用。

黄芩芍药汤宜服，腹痛略加广木香。

释义　常用黄芩芍药汤，腹痛的可以加广木香。

赤白稠黏黄连入，清稀不稠艾叶襄。

释义　下痢赤白稠黏的加黄连，清稀不稠的加艾叶。

服后若还痢不止，我有阿胶茯苓汤。

释义　服后痢不止，可用阿胶茯苓汤。

二汤已服犹不愈，五钱黄芪用为纲。

释义　以上两方服后痢疾仍不愈的，用五钱黄芪为主药。

防风钱半枳壳二，石榴皮引即安康。

释义　还有防风一钱半，枳壳二

钱，石榴皮为引，水煎服。

假如痢下成噤口，总因湿热胃气伤。

释义　痢疾影响进食的为噤口痢，原因是湿热内蕴，损伤胃气。

川连石莲苍白术，陈米炒添急煎尝。

释义　方用川连、石莲、苍术、白术、陈米（炒），紧急服用。

至若泻痢后脚肿，脾虚水弱不荣昌。

释义　痢疾后脚肿，属脾虚不运、水湿停留。

归脾汤加净故纸，白芍阿胶合用良。

释义　方用归脾汤加破故纸、白芍、阿胶。

21.　论子肿子气症治

注　子肿：以妊娠期间，肢体面目甚至全身肿胀为主要表现的妇科病证。子气：妊娠期间两足浮肿。

孕妇浮肿遍一身，腹胀气满苦难宁。

释义　孕妇浮肿又叫子肿，其表现是遍身浮肿、腹胀气满。

胎水泛溢肿渐起，胎气不和肿亦成。

释义　多由胎水泛溢或胎气不和引起。

皮肤光白水肿是，时肿时消胎气侵。

释义　皮肤光白由水肿引起，时肿时消是胎气侵袭。

古称产后肿自愈，究竟肿甚亦宜平。

释义　古人有认为子肿产后可以自愈的，但严重的还是应该治疗。

五物五皮水肿用，千金鲤鱼汤更神。

释义　治疗可以用五物五皮饮，或

者千金鲤鱼汤。

紫苏饮治气肿好，加入姜皮香附停。

释义　治气肿用紫苏饮，加入姜皮、香附。

上半身肿兼风治，桂枝防风伴用欣。

释义　上半身肿多兼风邪侵袭，紫苏饮加桂枝、防风。

下半身肿由湿胜，防己猪苓入药吞。

释义　下半身肿多因湿侵袭，紫苏饮加防己、猪苓。

亦有子气两脚肿，大如冬瓜步难行。

释义　也有的子气两脚肿大如冬瓜，行走困难。

或是足趾流黄水，产后即解不妨娠。

释义　或是足趾流黄水，产后即可消肿，一般不影响妊娠。

若还气粗兼饱闷，天仙藤散奏奇勋。

释义　子气兼气粗、饱胀满闷的，用天仙藤散。

22. 论子疟疫疟症治

孕妇何堪疟疾绕，初起不宜误用剿。

释义　孕妇难以承受疟疾的缠绕，但疟疾初期也不可用截疟药。

遽用草果常山榔，管叫胎动不能保。

注　遽（jù）：急，仓猝；遂，就。

释义　草率地使用草果、常山、槟榔，可以伤胎。

治宜安胎是主方，何分夜发与日早。

释义　治疗以安胎为原则，不论白天还是晚上发作的。

但见寒热依候临，安胎平疟饮堪讨。

释义　但见寒热往来，可用安胎平疟饮。

服后稍减宜补阴，补阴汤兮功不小。

释义　服后病减轻的应该补阴，用补阴汤。

倘服二汤疟仍来，截疟可加但宜少。

释义　用了以上两方疟疾不止的，可以使用少量的截疟药。

常山酒制草果煨，有故无殒胎不扰。

注　有故无殒：张景岳说："有是故而用是药，所谓有病则病受之，故孕妇可以无殒，而胎气亦无殒也。"

释义　用常山（酒制）、草果（煨），符合有故无殒的原则。

至若夏秋疫疟行，孕妇传染人忧恼。

释义　夏秋之间流行的疟疾，传染给孕妇是很麻烦的。

无寒壮热语常谵，多汗而渴饮欲饱。

释义　对于无寒壮热、谵语、多汗、大渴引饮的。

内有火郁急用清，白虎汤加桂枝好。

释义　是内有火郁，应该急用清法，选白虎加桂枝汤。

或达原饮次后尝，截疟略用亦须晓。

释义　或者稍后用达原饮，截疟药仍应该少用。

23. 论子痫即风痉症治

子痫卒仆似中风，时发时醒却不同。

注　子痫：是指孕妇妊娠晚期或临

产时或新产后，眩晕头痛，突然昏不知人，两目上视，手足抽搐，全身强直，少顷即醒，醒后复发，甚至昏迷不醒的疾病，被称为"子痫"。

释义　子痫常突然仆倒类似中风，与中风不同的是本病时发时醒。

古称风痓即痫病，此是妇人怀孕中。

释义　古时风痓即是痫病，子痫是妇人怀孕引起的痫病。

六七月后或分娩，一般发作两分钟。

释义　子痫发生在怀孕六七月后到分娩前后，一般发作两分钟左右。

牙关紧闭肢抽搐，甚则反张如角弓。

释义　症状是牙关紧闭、四肢抽搐，严重者角弓反张。

挟痰挟火虽有别，皆缘血亏气不充。

释义　症候虽有挟痰、挟火的不同，但都与气血虚弱有关。

痰盛脉滑多沫出，火甚脉散又腮红。

释义　挟痰的脉见滑象多口吐涎沫，挟火的可见散脉症见腮红。

眼眶眼下如熏黑，定是火动痰又攻。

释义　眼眶下色黑如烟熏，属于火动痰上攻。

若常眼昏黑认白，便知神薄痫欲逢。

释义　若经常眼昏、黑白不辨，是神气不足痫病欲作。

发时不觉令人骇，若不速治殒胎宫。

释义　发作时病人不自觉但症状令人害怕，如果不迅速治疗可以损伤胎儿。

快觅姜汁和竹沥，抉口灌入便开胸。

释义　快用姜汁和竹沥，撬开口灌入可以开胸。

胸开醒后方服药，定志保元汤用通。

释义　病人胸开苏醒后可以用定志保元汤。

火盛倍芩加栀子，痰盛胆星伴僵虫。

释义　火盛的倍用黄芩，另加栀子，痰盛的加胆星、僵蚕。

神魂不定琥珀入，搐甚钩藤羚角从。

释义　神魂不定加琥珀，抽搐严重加钩藤、羚羊角。

痫止便宜理肝肾，六味地黄柴芍同。

释义　子痫停止应该调理肝肾，用六味地黄汤加柴胡、白芍。

24. 论子烦子悬子满症治

心神闷乱曰子烦，终朝烦闷懒言欢。

释义　怀孕后心神闷乱的叫作子烦，整天烦闷、少言寡语。

烦似恶阻但不呕，有时惊怯神不安。

释义　子烦状似恶阻但不呕吐，有时表现为惊恐、胆怯、心神不安。

心脾虚热有痰积，竹茹汤服效立看。

释义　症属心脾虚热有痰积，治疗用竹茹汤。

子悬多起五六月，胎气不和痛无端。

释义　子悬多起于怀孕五六个月的时候，原因是胎气不和，可以出现疼痛。

上凑心膈胀且晕，紫苏饮子是主官。

释义 胎气上扰心膈可以出现胸膈胀满、头晕等，治疗用紫苏饮。

忧郁气滞加香附，痰盛胆星橘红参。

释义 忧郁气滞的加香附，痰盛的加胆星、橘红。

若是临月胎上逼，连饮童便效同观。

释义 如果是临产时胎气上攻出现子悬，上方与童便一起用。

子满又由胎长实，腹大胀满不舒宽。

释义 子满多由胎儿生长时伴有水湿等实性物质，表现为腹大胀满不舒适。

逼迫子户行坐苦，砂仁枳壳腹皮般。

释义 胎气下迫前阴影响行走和坐立，治疗用砂仁、枳壳、大腹皮。

黄芩白术姜苏梗，频频煎服患自安。

释义 还有黄芩、白术、生姜、苏梗，频频煎服。

服后又宜淡滋味，勿贪醇酒饫肥甘。

注 饫(yù)：饱食。

释义 服药后饮食宜清淡，不要饮酒，不用甘肥厚味食物。

25. 论子淋转胞及遗尿症治

孕妇子淋小便艰，出少而痛滴如泉。

释义 子淋的主要表现是怀孕后小便不畅、量少、小便疼痛。

色黄带赤肾虚热，移入膀胱患遂沿。

释义 白带色黄的是肾虚有热，影响膀胱所致。

六味汤加麦冬味，归芩草梢并车前。

释义 治疗用麦味地黄汤，加当归、黄芩、甘草梢、车前子。

血淋蒲黄楂生地，车前郁金并用煎。

释义 血淋用蒲黄、山楂、生地、车前子、郁金。

外方淋痛黄荆子，童便炒研服之痊。

释义 另有治疗淋痛的偏方，用童便伴炒黄荆子，研末服。

白淋如膏虚热郁，八物汤加香附添。

释义 膏(膏淋是一种病)淋属于虚热气郁，八物汤加香附。

转胞脐下必急痛，胞为胎压在一边。

释义 转胞表现为脐下急痛，是胎儿压迫膀胱所致。

气被压时小便塞，坐卧毋向压处偏。

释义 膀胱被压则小便不通，坐卧不要偏向被压的一边。

五苓散兮可通利，虚则六味合用贤。

释义 治疗用五苓散利水通淋，肾虚的合并六味地黄丸。

亦有转胞小便数，时常烦躁不安眠。

释义 也有的转胞小便频数，烦躁失眠的。

八物汤中茯苓去，痰加川贝橘皮兼。

释义 治疗用八物汤去茯苓，有痰的加川贝、橘皮。

遗尿不觉又有二，胎满遗尿数连绵。

释义 孕妇遗尿有两种，一种是胎满遗尿。

白薇白芍研为末，每次水调服三钱。

释义 治疗用白薇、白芍，共研为末，每服三钱，水调服。

气虚遗尿为下陷，补中益气智仁添。

释义 一种是气虚下陷遗尿，用补中益气汤加益智仁。

26. 论子哑子狂谵狂症治

妊妇不语须分序，风寒痰火皆能闭。

释义 孕妇不语需要分辨，风寒痰火都能导致咽闭不语。

惟有子哑九月间，面苔脉搏均无异。

释义 唯有怀孕九月后语音难出叫作子哑（又叫子喑），往往面色、舌苔、脉象都没有异常。

饮食起居都正常，忽然暴哑不关疾。

释义 孕妇饮食起居都很正常，忽然暴哑不是什么严重疾病。

少阴之脉下养胎，不能上荣欠声气。

释义 是由少阴之脉下养胎元，不能上荣咽喉所致。

产后复语不须忧，若脉虚数或心悸；

释义 等到分娩以后就可以说话了，如果出现脉虚数或者心悸；

眼眶黑晕腿腰酸，六味地黄为主剂。

释义 并且眼眶黑、头晕、腿腰酸困的，应该用六味地黄汤治疗。

子狂总由肺热深，胎被熏蒸迷心际。

释义 子狂是由于肺热炽盛，影响胎儿，热扰心神所致。

状如邪祟见鬼神，无故悲笑出人意。

释义 表现为如见鬼神、无故悲伤、苦笑无常。

勿作风痰误用医，连栀汤兮急煮食。

释义 急用连栀汤清热泻火，不可误作风痰治疗。

又有脏躁病谵狂，心神无主语失实。

释义 又有一种脏躁证类似谵狂，实质是心神无主，表现也是喜悲伤欲哭等。

急将童便灌与尝，继用枣茹汤可治。

释义 急予童便灌服，再用枣茹汤治疗。

27. 论子痈大略症治

孕妇何堪患毒痈，治例原载外科中。

释义 孕妇患毒痈叫作子痈，治法应该在外科中。

急时要用亦且晓，总期护胎是正宗。

释义 因为有时要急用所以应该知道，子痈的治疗原则是安胎为主。

法必辨自何处起，托里解毒加减攻。

释义 具体也要辨别病变部位，用托里解毒汤加减治疗。

乳房鼻面生痈毒，汤加升麻葛根从。

释义 子痈生于乳房、鼻子、面部的，托里解毒汤加升麻、葛根。

胸前两颊白芷去，柴胡栀子青皮充。

释义 生于胸前、两颊的，去白芷，加柴胡、栀子、青皮。

肩膀腋下加桑白，陈皮桔梗并天冬。

释义 生于肩膀腋下的，加桑白皮、陈皮、桔梗、天冬。

手足掌内芷亦去，加入黄芩并木通。

释义 生于手足掌内的，去白芷，加黄芩、木通。

胯内阴旁皆去芷，重加青皮入药中。

释义 生于大腿内侧外阴两旁的，也要去白芷，重加青皮。

托痛稍愈兼补益，银花半两当归同。

释义 托痛收效后要兼补益，用银花、当归各半两。

黄芪八钱甘草二，汤名四妙频服松。

释义 黄芪八钱，甘草两钱，名叫四妙汤，频频服下。

子痛大略仿此治，免致毒气入胎宫。

释义 这是治疗子痛的大略，正确使用能够避免毒气累及胎儿。

28. 论临产新产脉法

欲产之妇脉离经，沉细而滑也同名。

注 脉离经：临产时可扪得产妇中指本节有脉搏跳动，称为离经脉。

释义 孕妇出现离经之脉，或脉象沉细而滑，是将产之象。

夜半觉痛应分诞，来日中午定知生。

释义 半夜感觉腹痛是即将分娩，预产期一般在第二天中午。

沉细而滑至又数，其脉大小不调匀。

释义 脉象沉细而滑并且数，再加其脉大小不调匀。

或如屋漏雀啄应，管叫斯须即临盆。

释义 或者出现屋漏雀啄脉，往往很快就要临盆生产。

假遇浮大主难产，母面唇舌从可征。

释义 如果出现浮大脉主难产，从产妇的面色唇舌可以判断母子的善恶顺逆。

面青沫出母独死，舌青沫出子独倾。

释义 面色青唾沫出的产妇危险，舌色青唾沫出的胎儿危险。

面舌俱青子母死，面唇舌赤并皆生。

释义 面舌均青的母子均有危险，面色唇舌均红润的是顺证，母子都没有危险。

新产之脉喜缓滑，实大弦急死来倾。

释义 新产之脉缓滑为顺，实大弦急比较凶险。

若得沉小皆为吉，忽然坚牢命不停。

释义 新产后脉象沉小为吉，脉象忽然坚牢的有生命危险。

寸口疾涩不调死，沉细附骨不绝生。

释义 寸口脉疾涩至数不齐的病重，沉细附骨但按之不绝的没有危险。

肝脉虚散兼又数，定主血晕不差因。

释义 左关肝脉虚散数，是产后血晕。

尺脉沉滑儿枕痛，两尺脉芤血过侵。

释义 尺脉沉滑主儿枕痛，两尺脉芤主失血过度。

左手三部坚牢样，必然血气冲胃心。

释义 左手寸关尺三部脉坚牢，为

血气冲胃、冲心。

右手三部脉虚散，定主气虚恶露频。

释义　右手寸关尺三部脉虚散，为气虚恶露不绝。

六脉微细少神力，蓐劳自汗从此征。

释义　六脉微细主神疲乏力、蓐劳自汗。

数而微细主虚热，沉而有力知积停。

释义　数而微细的主虚热，沉而有力的主积停。

伤寒热病脉大死，不怕沉细是生根。

释义　伤寒热病脉大的是邪盛病重，脉沉细的是脉证相符有生机。

29. 论似产非产及临产要法

欲产先期小便忙，胎必下坠不须慌。

释义　欲产先期常表现为小便频数，小腹下坠。

试水似产腰不痛，月前水破胎犹常。

注　试水：病证名，出《妇人大全良方》卷十七产难论第一。指妊娠末期或临产，胎水早破者，或胎水破而未生者。

释义　试水好像要分娩但没有腰痛的，是胎水早破但胎儿无损。

弄产腹痛却无水，时痛时止又难防。

释义　弄产的表现是腹痛时痛时止，腰不痛，羊水未下。

必待腰痛腹痛紧，儿内转动胞流浆。

释义　还有腰痛腹痛较剧，胎儿转动羊水流出。

眼中如火手足冷，粪门进急最难当。

释义　以及眼中如冒火、手足厥冷、肛门急迫。

必是真产料无异，好服催生佛手汤。

释义　以上是真产的表现，这时可以用催产的佛手汤。

烧石醋沃闻酸气，预防血晕是良方。

释义　在烧红的石头上浇醋闻酸气，是预防血晕的良方。

冬宜闭户燃火暖，夏宜开窗洒水凉。

释义　（产妇的居室），冬天应该闭户燃火取暖，夏天应该开窗，室内洒凉水。

产时母身勿曲折，戒人走闹禁入房。

释义　生产时产妇的身体不要弯曲，保持室内安静，禁止闲人来回走动、吵闹。

探得儿头逼子户，努力一送即降祥。

释义　探到胎儿头颅逼子户，先往上送一送或许可以顺利下降。

假如水破久不产，兔脑丸及佛手汤。

释义　羊水破后久不生产，可以用兔脑丸及佛手汤催生。

渴加滚水和白蜜，饥用薄粥忌膏粱。

释义　口渴的用滚水和白蜜，饥饿的用稀粥，不可用油腻厚味。

安心忍耐自然产，勿听闲人语惊惶。

释义　安静休养忍痛自然顺产，不要听闲言惊慌失措。

30. 论诸般难产症治

月满蒂落瓜熟红，产时逆症亦多凶。

释义　十月怀胎已满好比瓜熟蒂落十分自然，但产时出现逆症也很凶险。

或遇倒产偏左右，或注谷道逼后宫。

释义　或遇倒产，既可以偏向左右两侧，也可以偏向后方阻塞肛门。

或脐带绊儿肩上，头项虽出足未通。

释义　或脐带绕肩，或头项已出两足不下。

令母身仰徐调顺，不下兔脑丸立松。

释义　可以让产妇仰卧慢慢调顺，还是不下的用兔脑丸。

或遇横生手先出，将盐少许涂掌中。

释义　如果遇到横生手先出的，将少许盐涂在胎儿手掌。

香油抹送扶正坐，随饮佛手汤一盅。

释义　周围香油涂抹然后将产妇扶正坐，同时饮佛手汤一盅。

倒产足出治同此，勿因出久误刀攻。

释义　倒产足先出的治法与此相同。不要因为出久而误用手术伤胎。

即胎已死母毋妄割，扶母安坐仍从容。

释义　即使胎死也不要擅用刀割，搀扶产妇安坐保持心态自然。

二三日来必烂下，不下坠死散能攻。

释义　二三日后死胎自然坠下，如果不下可以用坠死散下胎。

外方麦芽同酒曲，酒煎热服滑胎融。

释义　另用麦芽、酒曲，酒煎热服有利于胎儿娩出。

假如交骨不开解，五虎芎归汤破空。

释义　产妇交骨不开的，用五虎芎归汤。

或闷脐生无声哭，留脐带用滚水冲。

注　闷脐生：《冯氏锦囊秘录·临产斟酌》载："一恚音闷脐生，相传有呼父乳名，手拍儿股者，此理亦未讲明，盖儿粪门有一膜，闷住儿气，故不能出声，拍之则膜破而能叫哭。如拍之犹不破，须用女人轻巧者，以银簪脚轻轻挑破甚便。或不能挑急，用暖衣紧包，勿令散放，以热水浸其胞衣，寒天则加火热之，久则热气内鼓，其膜自破，膜破则出声而苏矣。"

释义　胎儿娩出无哭声的叫闷脐生，古人将脐带用热水冲。

水冲胞衣气内鼓，清理咽喉气道通。

释义　水冲胞衣热气内鼓，然后清理咽喉，保持气道通畅。

或将双脚稍提起，有力拍打足掌中。

释义　或者将新生儿的双脚提起，用力拍打其足掌。

又用急救操作法，摆动头脚作鞠躬。

释义　又有一种急救法，摇动新生儿的头和脚，做鞠躬状。

必待声开方住手，并防儿体袭寒风。

释义　等到小儿声出再停止操作，

操作时注意保暖，谨防寒风侵袭。

更有盘肠生最险，儿未出时肠先逢。

注 盘肠生：产科学名词，见《张氏医通》卷十。又名推肠生、蟠肠生、盘肠献花、盘肠产、盘肠生、催肠生。古人认为产母平日气虚，临产时怒挣，浑身气血下注，以致肠随儿下，儿娩出后肠仍不收，相当于临产时产妇直肠脱出。宋陈选《妇科秘兰》："临产肚肠先出，然后产子，产子之后，其肠不收，甚是苦楚，以蓖麻子十四粒去壳研如膏，贴产母头顶，肠收即忙拭去，又名推肠生。"

释义 还有一种盘肠生也危险，表现为胎儿未出，肠先出。

待儿胞衣并下后，将肠洗送入后宫。

注 后宫：原作子宫，依常识改。

释义 等到胎儿和胞衣都下来后，将肠洗净送入肛门。

四十九粒蓖麻子，涎捣敷贴头顶中。

释义 用四十九粒蓖麻子，用涎和捣敷贴产妇头顶。

母自吸气往上送，肠收去麻迟则凶。

释义 产妇用力吸气协助往上送，肠上去后即将蓖麻膏拭去，以免产生副作用。

或油纸条燃复熄，烟熏鼻吸并有功。

释义 另外，用油纸条反复燃烧，吸入燃烧的烟也有助于盘肠生的治疗。

31. 论胞衣不下产门不闭子宫脱烂症治

胞衣不下人惊畏，血胀胞中乱闷愦。

释义 胞衣不下令人害怕，血胀胞中可以出现心胸烦闷。

渐冲心上痛欲昏，若待喘满命即废。

释义 血气上冲心可以出现心痛昏迷，如果再加上喘满就会有生命危险。

母自咽发入口揉，酒磨京墨滚水配。

释义 将产妇自己的头发放入口中轻轻扫动催吐，用酒磨京墨配开水服下。

外用鞋底炙热来，急熨小腹衣便坠。

释义 外用鞋底烧热，熨敷小腹可以使胞衣下坠。

产门不闭是何因，气血不充两虚对。

释义 产门不闭的原因，多是气血两虚。

补中益气是要汤，香附炮姜加用贵。

释义 主以补中益气汤，加香附、炮姜。

子宫脱出亦为虚，时常燎热总不退；

释义 子宫脱出亦为气虚，如果再有燎热不退；

或肿或胀痛难支，九味逍遥散用最。

释义 或者肿胀疼痛的，可以用九味逍遥散（丹栀逍遥散）。

肿消之后再升提，补中益气汤力沛。

释义 等到肿消之后，再用补中益

气汤升提。

洗药方用椿根皮，藿香荆芥煎同队。

释义　外洗的药方，是用椿根白皮、藿香、荆芥同煎洗。

更有产时胞户伤，户小子滞迸裂碎。

释义　再有损伤胞户，阴户小胎儿大导致撕裂。

因而溃烂不敛干，八物汤加黄芪桂。

释义　日久溃烂不干的，用八物汤加黄芪、肉桂（十全大补汤）。

洗药汤觅野紫苏，敷药方儿症下赘。

释义　洗药用野紫苏熬汤，敷药方附于下面。

一方：用烂蜂壳、诃子仁、白及、白龙骨、黄柏。炒研，湿则干敷，干则麻油调敷。

32. 论血晕谵语不语症治

产后血晕神迷昏，血多血少总虚身。

释义　产后血晕的主要表现是神智迷昏，出血量或多或少都可以使人虚弱。

卒倒口噤气亦冷，眼花放黑不知人。

释义　具体表现为卒然昏倒、牙关紧闭、呼气发冷、眼昏眼黑、不省人事。

仆如中风无汗搐，状类中寒犹带温。

释义　好像中风但没有汗出抽搐，类似中寒但身体犹温。

急时只在先定晕，定晕总宜保元神。

释义　急性发作时首先要定晕、保

元神。

快把秤锤红火煅，好醋冲沃对鼻熏。

释义　快把秤锤等铁器用火煅烧，然后放入好醋中，用产生的气体熏鼻。

童便调服荆芥穗，清魂散兮之后增。

释义　用童便调服荆芥穗，然后再服清魂散。

产后谵语分虚实，血虚谵语不大声。

释义　产后谵语可分虚实，血虚的谵语声音不大。

见神见鬼语无序，茯神定魄汤用珍。

释义　病人见神见鬼、语无伦次，用茯神定魄汤。

血实谵语声壮厉，狂言见鬼是血凝。

释义　血实的谵语声音壮厉，口出狂言、如见鬼状多是瘀血。

心下腹满烦躁甚，芎归泻心汤与吞。

释义　病人心下腹满、烦躁严重的，用芎归泻心汤。

产后不语舌必硬，血停心窍故无声。

释义　产后不语舌必强硬，多属血阻心窍。

亦有声出不清楚，虽皆心病治又分。

释义　产后有声但语言不清，以上两种虽都是心病但治疗不同。

七珍散治声不出，猪心汤疗语不清。

释义　声音不出的用七珍散，语言不清的用猪心汤。

33. 论败血不下恶露不止及崩块症治

产后败血胡不来，症有二候勿妄猜。

释义 产后败血为什么不下，其症候及原因分两种。

或子宫冷滞不下，小腹必胀痛可哀。

释义 一种是宫寒血瘀，表现为小腹胀痛。

痛如刀刺手难近，黑神散入玄胡推。

释义 还有痛如刀割针刺、拒按的，治疗用黑神散加元胡。

或中气虚不传送，肚腹乍痛亦乍回。

释义 一种是中气虚弱、气虚不运，表现是腹痛阵作。

痛犹可按用八珍，香附元胡加用陪。

释义 还有腹痛不拒按的，治疗用八珍汤加香附、元胡。

恶露不止为虚愆，旧血未净新血来。

释义 恶露不止多为气虚，瘀血未去，血不归经。

若还固涩成癥疾，十全大补汤力恢。

释义 一味固涩止血可以造成癥瘕，应该用十全大补汤。

小腹痛加元胡索，蒲黄同增姜用煨。

释义 小腹痛的加元胡、蒲黄、煨姜。

产后暴崩虚有故，或月未满房事偕。

释义 产后突然大下血多是气虚日久，或者尚未满月即行房事。

或因露多固涩早，或食辛热动火灾。

释义 或因恶露多而过早使用固涩止血药，或过食辛热之物致火生动血。

四物汤加人参入，阿胶艾叶一齐偕。

释义 治疗用四物汤加人参、阿胶、艾叶。

因于房事黄芪伴，因于固涩桃仁排。

释义 因于房事的加黄芪，因于固涩的加桃仁。

因于辛热黄连茯，更参崩症治法裁。

释义 因于辛热的加黄连、茯苓，再参考崩症的治法加减化裁。

至若产后有癥块，总因败血积成堆。

释义 至于产后有癥块，总是败血聚集而成。

久成痼疾块为害，阻滞子宫绝孕胎。

释义 日久形成痼疾癥瘕，阻滞子宫气血运行可以导致不孕。

或初作痛久不痛，破癥丸子渐次捱。

释义 癥块初痛久不痛的，用破癥丸子。

34. 论心痛腹痛及儿枕痛症治

产后心痛血上冲，多因寒凝气不通。

释义 产后心痛气血上冲，多因寒凝气机不通。

痛时手足必然冷，勿作败血一概攻。

释义 腹痛时手足厥冷，不要当作败血不下而用攻法。

寒去血行痛自止，干姜饮兮效力宏。

释义　等到寒去血行腹痛自然停止，治疗用干姜饮。

产后腹痛有三样，恶露阻滞痛来凶。

释义　产后腹痛有三种，第一种是恶露阻滞的，表现为疼痛剧烈。

手略近时痛转疾，腹胀有块不时冲。

释义　还有疼痛拒按，腹胀有块气上冲。

痛则有形止无状，酒炒砂糖服亦松。

释义　以及痛时腹部有形痛止则无形的，可以用酒炒砂糖服。

主治无如黑神散，加入玄胡泽兰芎。

释义　治疗最好用黑神散，加元胡、泽兰、川芎。

又有小腹却不胀，按之无块痛亦凶。

释义　第二种是寒痛，表现为疼痛剧烈、腹不胀，按之无块。

此由寒起为疝痛，小茴盐制川楝同。

释义　这是寒邪引起的疝痛，治疗用小茴香(盐制)、川楝子。

故纸干姜偕肉桂，木香磨水入药冲。

释义　还有破故纸、干姜、肉桂煎汤，另用木香磨水兑入。

内伤冷物腹亦痛，痛时手按必稍松。

释义　内伤冷物也可导致腹痛，特点是按之痛减。

或炒热物熨即止，小建中汤归术从。

释义　可以炒热物熨敷腹部，或者用小建中汤加当归、白术。

至若儿枕痛尤恶，腹中有块上下攻。

释义　第三种是儿枕痛，表现为腹中有块上下攻。

多因新血触旧血，痛来猛厉故不同。

释义　多因新血触动旧血，疼痛剧烈。

古称癥瘕即此类，当归元胡汤用攻。

释义　古时癥瘕就是这一类，可以用当归元胡汤活血逐瘀。

外方四两腊羊肉，五钱当归五钱芎。

释义　另用四两腊羊肉，五钱当归、五钱川芎。

生姜一两和水煮，唉治儿枕妙无穷。

释义　生姜一两和水煮，服用治疗儿枕痛效果良好。

35. 论头痛胁痛腰痛遍身痛症治

太少阴病头痛无，巅顶痛属厥阴居。

释义　妇科病中太阴少阴经头痛的少，厥阴经的头痛多表现为巅顶痛。

头痛皆是三阳病，但在产后总阴虚。

释义　三阳病均可出现头痛，产后头痛的阴虚者居多。

无问头风偏正痛，只补阴来痛自除。

释义　无论偏正头痛，只补阴血则疼痛可除。

当归五钱川芎六，葱白生姜水煎茹。

释义　可用当归五钱，川芎六钱，葱白、生姜，水煎服。

恶露上冲巅顶痛，黑神散加川芎扶。

释义 恶露上冲导致巅顶痛，用黑神散加川芎。

产后胁痛有瘀血，病属肝经虚实殊。

释义 产后胁痛多属有瘀血，病在肝经应该辨别虚实。

痛不可按血胀实，芎归泻肝汤宜诸。

释义 疼痛拒按胁胀的属实，用芎归泻肝汤。

痛喜人按血虚认，当归地黄汤用驱。

释义 疼痛喜按的是血虚，当归地黄汤主治。

产后腰痛肾气弱，肾主胞络过血虚。

释义 产后腰痛的多肾气弱，肾主危害治脉，过多出血也可导致肾虚。

隐隐作痛却不甚，益坎汤去丹皮茹。

释义 腰痛不甚，多隐隐作痛，用益坎汤去丹皮煎服。

或是败血流入肾，痛如刀刺苦难书。

释义 瘀血腰痛的特点是痛如刀刺。

有时酷痛有时止，复元通气不可无。

释义 有时剧痛有时停止的，用复元通气汤。

至若产后遍身痛，骨节不利筋不舒。

释义 还有产后遍身疼痛、骨节不利、筋脉不舒。

腰背转侧皆不利，手足持行不自如。

释义 以及腰背转侧不利、手足活动不自如。

此由产后血凝滞，流入经络遍肌肤。

释义 以上诸证是由气血凝滞，阻碍经络，影响肌肤所致。

莫作风寒误发表，趋痛汤兮宝如珠。

释义 治疗用趋痛汤活血通经，不可当作风寒而误用发表。

36. 论中风风痉症治

产后百节正开张，正气暴虚风易伤。

释义 由于产后骨节开放、正气暴虚，最容易受风邪侵袭。

中风之脉喜迟缓，弦紧疾急总不祥。

释义 中风脉迟缓的是顺症，脉弦紧疾急的比较难治。

风自外中不省事，口眼㖞斜肢项强。

释义 风自外来侵袭可以见到不省人事、口眼㖞斜、四肢颈项强直。

面青身曲如弓反，愈风汤服立时匡。

释义 还有面青、角弓反张，治疗用愈风汤。

风自内中肝血弱，筋挛汗出搐且僵。

释义 风自内生多由肝血虚，表现为汗出、筋脉拘挛、四肢抽搐而僵硬。

牙关闭用通关散，十全大补醒用良。

释义 牙关紧闭的先用通关散，醒后用十全大补汤。

又方归芎五钱许，芥穗三钱黑豆襄。

释义 另有一方用当归，川芎各五钱，荆芥穗三钱，黑豆适量。

煎冲童便徐徐服，诸风痉急是良方。

释义 水煎冲童便徐徐服下，治疗各种风症痉急。

痉由产后多汗起，邪乘汗孔入为殃。

释义　痉症由产后多汗，风邪乘虚自汗孔入而引起。

状类中风牙关紧，背强项直身反张。

释义　其表现类似中风，牙关紧闭、背强项直、角弓反张。

搐倒筋挛双目札，十全大补是要汤。

释义　还有四肢抽搐、仆倒，筋脉拘挛，两眼不时眨动的，用十全大补汤。

有汗筋挛加附子，痰加半夏寒炮姜。

释义　有汗、筋挛加附子，有痰加半夏，寒加炮姜。

外感恶寒羌防入，口噤挟齿灌药尝。

释义　外感恶寒的加羌活、防风，口噤牙关紧的可以灌药。

37. 论发热及寒热似疟症治

产后为何身发热，多因露下伤阴血。

释义　产后发热多因恶露过多损伤阴血。

阴血虚时内热生，心胸烦满气短竭。

释义　阴血虚则内热生，表现为心胸烦满、气短。

每当日晡热尤添，八物汤加炮姜麦。

注　晡（bū）：申时，即午后三点至五点。

释义　还有午后申时发热加重，用八物汤加炮姜、麦冬。

若兼外感腰脊疼，头痛恶寒身壮热。

释义　如果兼外感腰脊疼、头痛、

恶寒、身壮热。

脉必急数按可知，治宜带表勿汗泄。

释义　脉多急数，治疗轻微解表不可汗泄太过。

葱白豆豉姜煎尝，不已八珍汤用悦。

释义　可用葱白、豆豉、生姜煎汤服，不愈再用八珍汤。

乍寒乍热又何因，产后之人总虚竭。

释义　产后忽冷忽热多由虚弱引起。

阴胜阳虚必作寒，阳胜阴虚必发热。

释义　阴胜阳虚的多畏寒，阳胜阴虚的多发热。

阴阳两虚寒热兼，状类疟疾辨宜说。

释义　阴阳两虚的寒热并见，这又类似疟疾应该加以辨别。

疟有定候此无时，疟来发渴此不啜。

释义　疟疾定时发作，产后发热无定时；疟疾口渴，产后发热不渴。

疟冷作战此但寒，疟热掀衣此不撤。

释义　疟疾冷时可见寒战，产后发热但寒不战；疟疾热时可见掀衣，产后发热不掀衣。

解此亦用八珍汤，去地茯入姜炮黑。

释义　阴阳两虚寒热并见的也用八珍汤，减去熟地、茯苓，加入炮黑姜。

热多寒少柴胡加，寒多热少黄芪列。

释义　热多寒少的加柴胡，寒多热少的加黄芪。

38. 论咳嗽气急喘促症治

产后气虚肺不坚，腠理不密外寒沿。

> **释义** 产后肺气虚弱，腠理不固，导致外寒侵袭。

邪入内时成咳嗽，发热恶寒头痛牵。

> **释义** 邪气入内可以形成咳嗽，还可以出现发热、恶寒、头痛。

鼻塞声浊流清涕，桂苏饮子效力先。

> **释义** 以及鼻塞、声浊、流清涕等症状，用桂苏饮子治疗。

内伤咳嗽恶露闭，上冲肺部咳声连。

> **释义** 如果是内伤咳嗽，可见恶露不行，上冲肺部可见咳嗽。

气逼子宫几欲坠，胸膈胀闷不能眠。

> **释义** 咳嗽牵引子宫欲坠胎，胸膈胀闷、失眠。

四物汤加陈皮杏，桃仁枳壳黑楂添。

> **释义** 可用四物汤加陈皮、杏仁、桃仁、枳壳、黑山楂。

服后不止防下陷，补中益气六味兼。

> **释义** 服后咳嗽不止的要防止中气下陷，用补中益气汤合六味地黄丸治疗。

产后喉中气喘促，荣血暴虚火上炎。

> **释义** 产后哮喘发作，多为营血骤虚虚火上炎。

卫气无主金受克，名曰孤阳治难痊。

> **释义** 卫气虚弱肺脏受损，这是孤阳无阴的表现，较难治愈。

六君子汤加肉桂，归桔苏子服勿延。

> **释义** 方用六君子汤加肉桂、当归、桔梗、苏子。

外方细辛并牙皂，研包嗅鼻气亦宜。

> **释义** 也可用细辛与牙皂，共研细末，用鼻子闻气味，也可以起到通气的作用。

假遇喘急面红赤，咽燥口干大便艰。

> **释义** 如果喘急、面红赤、咽燥、口干、大便艰。

血入肺部闷欲死，人参苏木二味煎。

> **释义** 血入肺部，病人烦闷欲死，用人参、苏木水煎服。

更有喘促四肢冷，营卫虚极畏寒牵。

> **释义** 喘促、四肢冷、畏寒的，是营卫虚极。

按脉微细沉无力，大补元饮救天年。

> **释义** 脉象微细沉而无力，急用大补元饮治疗。

39. 论虚汗蓐劳麻瞀症治

> **注** 蓐劳：病名，又名产后痨。《经效产宝》卷下云："产后虚弱，喘乏作，寒热状如疟，名曰蓐痨。"

产后营虚卫如之，卫虚有汗出无时。

> **释义** 产后营血虚导致卫气也虚，表现为经常汗出。

小建中汤加白术，浮麦归芪并用施。

> **释义** 可用小建中汤加白术、浮小麦、当归、黄芪治疗。

或汗只出上半体，阳气本虚痰又欺。

> **释义** 上半身出汗的，是阳气虚

弱、痰湿内停。

十全大补加枳夏，或六君子浮麦芪。

释义　可用十全大补汤加枳实、半夏，或者六君子汤加浮小麦、黄芪。

产后蓐劳亦自汗，原因产时用力疲。

释义　产后蓐劳也表现为自汗，原因是产时用力过度。

更兼忧劳失调养，日渐羸瘦软四肢。

释义　再加忧思劳神失于调养，逐渐出现身体消瘦、四肢无力。

寒热如疟兼咳嗽，腹痛头昏不自怡。

释义　还有寒热如疟、咳嗽、腹痛、头昏等诸多不适。

养正汤兮多服愈，猪腰作羹效亦奇。

释义　可用养正汤治疗，并用猪腰羹食疗。

产后血虚成麻瞀，虚中有痰滞在脾。

注　麻瞀：病名，出《张氏医通》卷十一。指产妇分娩后肢体发麻，兼有眩晕症。

释义　产后血虚可以出现麻瞀，多与脾虚有痰有关。

遍身发麻常作晕，甚至昏晕事不知。

释义　麻瞀的主症是肢体发麻、头晕，甚至昏迷不醒。

摇摇神荡若无主，有时腹痛冷汗遗。

释义　还有心神不定、腹痛、冷汗等症状。

六君子加芎香附，归芪炮姜效立期。

释义　治疗用六君子汤加川芎、香

附、当归、黄芪、炮姜。

猪腰羹：用猪腰一具，切碎，和粳米、盐、葱，加水酒煎食。

40. 论呕胀痞闷口渴呃逆症治

产后腹胀不自如，更兼呕吐恶心俱。

释义　产后腹胀多伴呕吐恶心。

此由败血入脾胃，因而饱胀呕不舒。

释义　这是由于败血上冲脾胃而成，表现为脘腹胀满、呕吐不舒。

脾家作胀胃家呕，抵圣汤服莫踌躇。

释义　脾胃气滞多出现腹胀呕吐，用抵圣汤治疗。

亦有伤食成饱胀，吐必馊恶脉亦殊。

释义　伤食而成的饱胀，吐出物多有馊恶气味，脉象也与血虚血滞的不同。

血滞脉涩不恶食，食脉弦滑恶食茹。

释义　血滞的脉涩、饮食正常，伤食的脉象弦滑、不欲饮食。

六君子汤加香附，楂曲炮姜各用诸。

释义　伤食的饱胀，治疗用六君子汤加香附、山楂、神曲、炮姜。

产后痞闷皆有别，一因恶露未尽除。

释义　产后痞闷有两种，一是恶露不尽。

有块上升闷欲呕，黑神散加香附驱。

释义　瘀血上冲导致痞闷欲呕吐，用黑神散加香附治疗。

一因食后有停积，口干饱胀闷亦如。

释义　一是饮食停滞导致口干、饱

胀、痞闷。

平胃散加香附夏，炮姜楂曲及吴萸。

释义　治疗用平胃散加香附、半夏、炮姜、山楂、神曲、吴茱萸。

产后作渴胃虚热，火热内灼津液枯。

释义　产后作口渴是因为胃有虚热，火热内盛导致津液枯竭。

饮水过多肠胃败，参麦汤饮不可无。

释义　过多饮水又能够损伤肠胃，治疗用参麦汤。

产后呃逆多寒起，气逆连声总胃虚。

释义　产后呃逆多因受寒引起，气逆连声总与胃虚有关。

理中汤加干柿蒂，丁香陈皮并竹茹。

释义　治疗用理中汤加干柿蒂、丁香、陈皮、竹茹。

41. 论浮肿泄泻霍乱症治

产后浮肿是何端，多因败血未尽干。

释义　产后浮肿多由瘀血未尽引起。

乘虚流入经络里，腐化为水遍身溥。

注　溥（tuán）：盛多之意。

释义　瘀血阻塞经络，影响气血运行，导致遍身浮肿。

乍寒乍热时喘胀，十物汤服立时宽。

释义　病人时冷时热、喘满不舒的，用十物汤。

上肿下消羌防入，下肿上消防己参。

释义　上半身肿的加羌活、防风，下半身肿加防己。

或兼食血腹胀痛，楂曲莪术等味完。

释义　伤食瘀血相间致病出现腹胀痛，上方加山楂、神曲、莪术。

产后泄泻皆虚弱，中气虚来邪气团。

释义　产后泄泻都是由虚弱引起，中气不足导致邪气侵犯。

更兼内伤脾胃起，泄泻作痛口燥干。

释义　内伤脾胃可以出现泄泻、腹痛、口舌干燥。

理中汤加茯苓泽，食入山楂枳实般。

释义　治疗用理中汤加茯苓、泽泻，伤食加山楂、枳实。

虚寒肉桂同附子，瘀血桃仁归尾欢。

释义　虚寒加肉桂、附子，瘀血的加桃仁、当归尾。

日久不止肉蔻入，或向补中益气参。

释义　腹泻日久不止加肉豆蔻，或者用补中益气汤。

至若霍乱阴阳悍，上吐下泻两相干。

释义　霍乱多因阴阳失调、升降失司、清浊相干所致，主症为上吐下泻。

血去气伤脾胃损，加以饮食不调看。

释义　也有饮食不节引起的，霍乱能够引起气血不足、脾胃受损。

心腹绞痛手足冷，时惯时闷又吞酸。

释义　其表现除吐泻外还有心腹绞痛、手足厥冷、吐酸，有时烦闷。

理中汤加陈皮藿，吴萸厚朴茯苓安。

释义　治疗用理中汤加陈皮、藿香、吴茱萸、厚朴、茯苓。

42. 论痢疾疟疾症治

产后痢疾把人惊，欲便不便腹胀疼。

释义 产后痢疾的主症是欲便不便（里急后重）、腹胀疼，还有大便脓血。

或养过厚因积起，或血气虚痢亦成。

释义 原因或者是过食肥甘厚味形成积滞引起痢疾，或者是气血不足引起痢疾。

便下赤白虽有异，只从虚实按脉征。

释义 痢下赤白颜色不同症治也不同，从脉象可以辨别虚实。

六脉沉数为虚症，六脉数实定积根。

释义 六脉沉数的是虚症，六脉数实的是有积滞。

因于积者重则下，小承气加香附槟。

释义 积滞严重的应该攻下，用小承气汤加香附、槟榔。

轻则保和丸消导，六君子汤补后寻。

释义 积滞较轻的先用保和丸消导积滞，再用六君子汤补气健脾。

因于虚者和气血，当归芍药汤用欣。

释义 产后痢疾因于虚的应该调和气血，用当归芍药汤。

白加黑术吴萸并，赤加黑楂香附匀。

释义 白痢加黑术、吴茱萸，红痢加黑山楂、香附。

或产前后痢相续，补中益气北味增。

释义 产前痢疾延至产后不愈的，用补中益气汤加北五味。

假如痢久成噤口，遇食即吐不能吞。

释义 久痢形成噤口痢，表现为不能饮食、进食即吐。

砂糖熬枯楂肉炒，灶土姜汤调服神。

释义 用砂糖熬枯炒山楂，然后用灶心土、生姜煎汤送服。

产后疟疾皆虚病，营卫不固邪易侵。

释义 产后疟疾多由身体虚弱、营卫不固、外邪侵袭引起。

或产前后疟连作，治勿误剿恐变生。

释义 产前疟疾延至产后不愈的，不要一味攻邪防止发生变症。

补阴汤加芪鳖甲，白芍并用多服宁。

释义 补阴汤加黄芪、鳖甲、白芍，连续服一段时间。

43. 论便闭淋痛遗尿症治

产后如何大便闭，气血两枯不流利。

释义 产后大便秘结，多因气血枯竭、无水行舟所致。

四物汤加楂桃仁，苏子作粥间用治。

释义 治疗用四物汤加山楂、桃仁，另用苏子作粥与上方交替使用。

小便不通亦为虚，气虚热滞膀胱际。

释义 产后小便不通也多为虚证，气虚兼膀胱有热。

六君子汤入车前，麦冬莲子当归备。

释义 治疗用六君子汤加车前子、麦冬、莲子、当归。

若是恶露小便停，腹必胀满痛有异。

释义 如果恶露不下伴小便不通，常有小腹胀满疼痛。

五苓散内入黑楂，归尾桃仁并用继。

释义 治疗用五苓散加黑山楂、当归尾、桃仁。

外炒食盐入麝香，纳脐葱熨便即利。

释义 外用炒食盐加麝香、大葱，敷脐热熨，可使小便通利。

淋痛尿血又何因，二症皆因热所滞。

释义 淋痛尿血二症都是因热滞引起。

产后阴虚内热生，非淋即血不调剂。

释义 产后阴虚生内热，可以形成淋痛尿血。

淋症六味加麦冬，甘草梢同莲肉治。

释义 淋症用六味地黄汤加麦冬、甘草梢、莲肉。

小蓟饮子尿血宜，败血须入红花比。

释义 尿血用小蓟饮子，有瘀血的加红花。

产后遗尿数又多，沟渠不敛皆虚是。

释义 产后遗尿尿量多，多属气虚不摄。

时常遗下不及防，提元饮子千金值。

释义 经常遗尿难提防，可以用提元饮子治疗。

亦或稳婆不乖聪，误犯胖破尿莫制。

释义 接生损伤膀胱导致遗尿的。

参苓白术甘草芪，猪脬煮汁煎药食。

释义 用人参、白术、甘草、黄

芪、猪膀胱，煎煮食用。

苏子粥：用家苏子、麻仁。入水捣，沥汁，和糯米煮粥食。

44. 论乳闭乳遗及乳悬乳痈乳癌症治

阳明管摄连乳房，乳头又是厥阴乡。

释义 乳房与阳明胃经、厥阴肝经的经络循行密切相关。

新产暴虚伤厚味，或因郁怒乳闭藏。

释义 产后身体突然虚弱，如果饮食厚味伤胃，或者郁怒伤肝，均可导致乳闭不行。

其候发热胸胀痛，头昏目眩闷不康。

释义 表现为发热、胸胀痛、头昏、目眩、烦闷。

四物汤加参麦芷，滑石木通甘草尝。

释义 治疗用四物汤加人参、麦冬、白芷、滑石、木通、甘草。

红豆煮食能导乳，猪蹄烂煮食亦尝。

释义 另外红豆煮食能通乳，猪蹄煮熟食用也可下乳。

产后乳汁遗不止，血气虚弱不敛藏。

释义 在不哺乳的情况下，乳汁自出，是气血虚弱，气不摄乳所致。

六君子汤去半夏，北味黄芪加用襄。

释义 治疗用六君子汤去半夏，加北五味、黄芪。

妇有乳悬头垂出，时时垂下数寸长。

释义 产后乳悬是指乳房下垂，轻者下垂数寸。

直过小腹痛欲死，芎归各用一斤当。

释义　重者下垂直达小腹，伴有腹痛难忍，可用川芎、当归各一斤。

半煎汤饮半燃火，烟熏口鼻是奇方。

释义　一半煎汤饮用，一半慢火煎熬熏蒸，让患者吸其蒸气。

乳病又有花痛类，红肿作痛热气扬。

释义　乳痛的表现是红肿疼痛，多属于内有热气。

或是内外呵吹起，天丁蒲公二散商。

释义　或是内有热气外有小儿吹气引起，治疗用天丁散、蒲公英散。

痛觅韭地蚯蚓粪，焙研醋调敷患祥。

释义　乳痛偏方：韭菜地里的蚯蚓粪，焙干研末，用醋调敷。

至若乳癌不痛痒，起即有核结乳房。

释义　乳癌一般不痛不痒，初期表现为乳房结核。

不散即用生山药，鲫鱼和捣入麝香。

释义　结核不散的，用生山药、鲫鱼共捣，并加入麝香。

涂敷核上痒勿动，七日一换渐消良。

释义　将上药涂敷结核上，即使发痒也不要动，七日换药一次。

归脾汤兮常内服，若待延久溃裂亡。

释义　归脾汤是常用的内服药，本病久延可以溃破恶化危及生命。

45. 论妇人杂病怪病症治

妇人阴户血出零，交媾之时似水倾。

释义　妇女阴道有少量出血，同房

时出血量增多。

盖缘肝脾有虚损，九味逍遥芪桂增。

释义　这是肝脾不和引起的，用九味逍遥散（丹栀逍遥散）加黄芪、肉桂。

阴肿阴痒皆郁热，阴肿无虫痒虫生。

释义　阴肿、阴痒都是由于郁热，阴痒还与虫有关。

九味逍遥通可服，阴痒但加乌梅宁。

释义　九味逍遥散可以通用，阴痒的加乌梅。

龙胆泻肝痒肿治，仙方活命饮为珍。

释义　龙胆泻肝汤和仙方活命饮也可以治疗阴肿、阴痒。

阴挺突出如蛇状，或出数寸不上升。

释义　阴中有物突出如蛇状（子宫下垂），长数寸不能自回。

归脾汤加柴栀子，诸症外方并宜寻。

释义　治疗用归脾汤加柴胡、栀子。也可以用其他章节的外用方。

阴茄坠出如茄状，或红或白不一伦。

释义　阴中有物突出如茄状（子宫下垂），其颜色有红白之别。

膀胱湿热呈红色，血逆气虚显白形。

释义　红色的多膀胱湿热，白色的多气虚血瘀。

白茄根饮白用好，红茄根饮红用神。

释义　白色的用白茄根饮治疗，红色的用红茄根饮治疗。

阴户又有肉线出，忽然数寸动则疼。

释义　阴中有物突出如肉线状（子

宫下垂），长数寸动则疼痛。

以手曲调托入户，灵脂蒲黄频服欣。

释义 用手随着突出物的弯曲送入阴户，然后用五灵脂、蒲黄水煎频服。

生姜捣烂清油焦，热熏冷熨线自平。

释义 外用生姜捣烂用油炒焦，乘热熏蒸，稍冷熨敷可使肉线回复。

更有妇人花癫症，忽见男子搂上身。

释义 妇女花癫症，自觉男子拥抱亲热。

状似癫邪罔羞耻，肝枯火烁动无情。

释义 状似癫傻不知羞耻，这是肝阴枯竭、虚火内动。

按脉必弦出寸口，花癫汤服效真灵。

释义 按之寸脉弦的，可服花癫汤。

是集妇科皆已备，经产前后逐一分。

释义 本卷妇科理、法、方、药俱备，经前产后论述分明。

揣摩咏习明医理，临床辨证妙如神。

释义 医者应该反复研读背诵然后明了医理，在此基础上灵活辨证最终达到出神入化的境界。

阴肿外治方：用藁本、硫黄、蛇床子、荆芥穗等分为末，香油调搽，湿则干扑自消。

阴痒外治方：①用花椒、吴茱萸、蛇床子、臭椿皮、藿香叶、陈茶叶煎汤熏洗。②用葱煎鸡子敷阴户，取虫数次即止。③用雄黄、鹤虱、轻粉共研末，涂于猪肝条子纳入阴户，取虫更妙。

一方：治阴挺。五倍子、鱼腥草、水杨柳、金毛狗脊、黄连、枯矾。煎汤，趁热熏洗数次。

断孕方：头蚕子三钱，土牛膝三钱。炒研末，产后三五七朝，陈酒调服。

又方：用木耳炒研，乘经产后，用熬枯黑糖常调服之。

（王树文 释义）

卷五 儿 科

1. 论幼婴要法

医道虽博幼幼先，培养端的始生年。

释义 医术虽然很广博，但小孩的病是应该首先掌握的，因为人的生长都是从婴幼儿开始的。

头要凉兮足宜暖，腹宜温兮同背肩。

释义 头部要凉些不应过于温暖，脚要注意保暖，腹部、肩背也同脚一样。

解衣过浴邪易入，下体宜露勿重绵。

释义 洗澡的次数过多易于感受外邪，下半身不宜穿得过厚。

暖衣汗出丧阳气，耐得风寒体自坚。

释义 因为穿得过厚容易出汗，阳气就随汗外泄了；穿的单薄一些，耐得住风寒身体自然强健。

生来尤宜见风日，常踏地气保安全。

释义 出生后应多在户外活动，应常在地上行走玩耍，才能健康成长。

饲儿频带三分饿，过乳成呕患自旋。

释义 喂养小儿不要喂得过饱，过饱了易伤胃呕吐。

乳来急时须当节，儿哭未停忌乳添。

释义 母乳多而喷涌，在喂养时应该控制婴儿食量，他哭闹时不要急着喂奶以免呛着。

乳时必须出宿乳，夜乳尤宜起勿眠。

释义 喂奶时必须先挤出存着的奶，晚上喂奶时要坐着喂不要躺着。

夏去热乳无呕逆，冬去冷乳少咳涎。

释义 夏天身体较热时不要喂奶，这样小孩不易患呕逆的毛病；冬天身体较冷时不要喂奶，这样小孩不易患咳嗽吐涎的毛病。

母醉乳儿成惊热，母饱乳儿喘急连。

释义 乳母喝酒多了，乳儿易生惊风发烧的毛病；乳母吃饭过饱，乳儿易生气喘的毛病。

新吐乳儿成羸弱，大怒乳儿患狂癫。

释义 乳母呕吐后喂奶，小孩身体容易瘦弱；乳母发脾气时喂奶，小孩易患狂癫病。

淫后乳儿成疳瘦，疮肿乳儿毒气煎。

释义 乳母房事后喂乳，患儿易得疳积，形体瘦弱；乳母患疮肿，乳儿易受毒侵犯。

热浴乳儿成胃毒，赤白痢下总相兼。

释义 热浴后喂乳，乳儿易生胃热火毒，还容易出现下痢赤白。

寐时最忌与儿乳，恐被风吹囟门间。

释义 睡觉时最忌讳哺乳，此时易被风吹囟门而感邪。

乳食相兼成疳积，大成痰癖及痞坚。

释义　吃奶与饮食相兼，容易得疳积病，严重的形成痰癖以及痞积坚块。

三岁方可食糕粿，五岁方可食肥鲜。

释义　三岁才可以吃面食，五岁才可以吃油腻食物。

生冷硬辣少与食，浊酒腥酸勿令涎。

释义　小儿应该少吃生冷、硬、辣、油腻、难化的食物。

勿扮异像止儿哭，勿骇虫蛇屈儿眠。

释义　不要扮怪相制止小孩哭闹，不要用虫蛇的故事吓唬小孩，让小孩睡觉。

勿任拖刀戏水火，勿听临险及高迁。

释义　不要任凭小孩玩刀、玩水火、攀爬高处。

勿因抱病徇儿欲，勿乱更衣误祸延。

释义　不要因小孩有病处处惯着他，不要胡乱更换衣服

待儿渐长知训悔，教以诚正务亲贤。

释义　待小孩长大明些事理了，教他一些做人的道理。

富贵功名犹后事，此是育婴第一篇。

释义　教他不要过早地追求富贵功名，这是哺育婴儿的第一篇。

2. 论寿夭相略

儿生即有相可瞧，头圆背厚方为高。

释义　小儿生后就可以通过相貌测知健康与否，头圆背厚是比较理

想的。

腹大如垂口方正，目秀眉清神气饶。

释义　腹大如垂、口方正、目秀眉清的，神气才充足。

肾坚肉实囊紧小，肌肤红润色鲜娇。

释义　肾强壮的表现是肌肉紧密、阴囊紧缩、肌肤红润有光泽。

项肥脚健行坐早，体肃身重大耳朵。

释义　脖子粗腿脚有力的，学坐学走的早；身体不胖但有一定重量的，一般耳朵较大。

腮妍发黑形端表，里气安和二便调。

释义　腮红、头发黑、体态端庄的，表示脏腑没毛病、二便正常。

英华内敛不贪卧，啼哭不苟语不嘲。

释义　精神内敛的，一般不贪睡、不随便哭闹、语言平和。

以上诸相多福寿，反是浮薄定早凋。

释义　以上皆是健康有长寿的相貌，反之多不健康或者寿命短。

头破露缝睛亦露，发稀项软天柱挠。

释义　如果囟门闭合晚、睡觉漏睛、头发稀少、脖子软、天柱弯曲。

囟门下陷人中缩，头发低生眉又交。

释义　囟门下陷、人中缩、头发较软、两侧眉毛相连。

肚大筋浮足腓小，竭喉炫齿鼻干焦。

释义　肚大有青筋、小腿较短小、声音嘶哑、牙齿外漏、鼻干燥。

满面青筋兼带紫，虫疥浸淫夜哭嚎。

释义　满面青筋兼带紫，是有虫疥

浸淫多发生夜里哭嚷。

形枯色悴面㿠白，黑珠少来白珠饶。

释义　形体瘦小、少光泽、面色㿠白，白眼珠多黑眼珠少。

黑珠动撼光明闪，纵然长大目疾摇。

释义　黑眼珠常转动并闪光的，长大易生目疾。

哭声短促端难养，频频嗜卧亦易凋。

释义　哭声短促，经常喜欢躺着的都不好调养。

知识太早皆非寿，传与医家验儿曹。

释义　懂事过早也并不一定是健康，传给各位医生在临证加以验证。

3. 论五脏苗窍颜色

婴儿有病未便切，望窍与颜面部决。

释义　婴儿有病不方便切脉，通过望七窍和面部颜色可以诊断疾病。

额属心火上居离，承浆肾水坎下列。

释义　前额属心火，在八卦属于离；承浆属肾水，在八卦为坎。

左腮属肝震木宫，右腮属肺兑金阙。

释义　左腮在五脏属肝，在八卦属震五行属木；右腮属肺，在八卦属兑，五行属金。

鼻属脾土位中央，脾病面黄肾病黑。

释义　鼻属脾土位于中央，脾病面色是黄的；肾病面色是黑色的。

肺病面白肝病青，心病面红窍可说。

释义　肺病面色白，肝病面色青，

心病面色是红色，舌为心窍还可以详细说明。

舌乃心苗淡白虚，黑肿火盛红紫热。

释义　舌乃心苗，淡白色主虚，黑肿主火盛，红紫色主热。

天庭突起心火炎，气不足兮额成穴。

释义　天庭突起是心火旺，额部塌陷是气不足。

心窍痰迷患癫狂，心虚静汗多惊掣。

释义　患癫狂是痰迷心窍；安静的状态下出汗是心气虚，容易发生抽搐。

肝窍又从目上分，双目连眨肝风掣。

释义　肝开窍于目，频频眨眼是有肝风。

勇视睛转亦属风，直视不转肝气绝。

释义　斜视或眼睛转动也是有风邪；眼睛直视不转是肝气将绝。

风热交并搐搦生，握拳摇首风急烈。

释义　风热侵犯肝经容易发生抽搐，可表现为握拳、摇头。

无端口扯向右边，俱作肝家风病说。

释义　嘴角向右歪，这都是肝经有风的表现。

脾窍鼻准与牙床，鼻青腹痛赤红热。

释义　鼻头和牙床可以反映脾的病变，鼻头青色代表腹痛，鼻头红色代表脾胃有热。

黑有水气白血虚，牙床红肿脾燥烈。

释义　鼻头黑色代表有水气，鼻头白色代表血虚，牙床红肿代表有脾火。

破烂又兼胃火伤，腐臭难闻是火热。

释义　牙床红肿又兼破烂代表有胃火，若同时又腐臭难闻是胃火偏盛。

脾冷清涎流颐间，脾热口干常弄舌。

释义　脾胃虚寒则有清稀的涎液从腮部流出，脾胃有热表现为口干，常将舌吐出口外。

口若左扯脾有痰，脾虚肌瘦盗汗泄。

释义　口若向左歪则是脾有痰湿，消瘦盗汗是脾虚的表现。

鼻孔肺窍寒流清，无涕肺枯干燥热。

释义　鼻孔属肺窍，感受寒邪则流清涕，若鼻孔无涕干燥是肺有燥热。

感冒咳嗽鼻不通，肺热妄行鼻衄血。

释义　若感冒则咳嗽、鼻塞不通，肺有热则血液妄行而见鼻衄血。

肺气不敛撒声音，有声不出痰壅塞。

释义　肺气不收敛呼吸时就会发出杂音，若声音难出的是有痰阻塞气道。

无声肺绝是可哀，肺虚皮毛无润色。

释义　若呼吸音微弱是肺气将绝，肺气虚表现为皮毛无光泽。

皮肉不密汗出多，皮肤瘙痒又肺热。

释义　皮肉不紧密的出汗较多；皮肤瘙痒是肺热的表现。

肾病耳齿卜其端，耳红暴肿热为厄。

释义　肾病表现在耳朵和牙齿上，

耳朵突然红肿是肾有热。

肾气不和耳作鸣，久病耳聋凶则黑。

释义　肾气不和会有耳鸣，病久了还会耳聋，耳朵变黑是病情严重了。

齿焦发黄是肾虚，肾虚腰骨痛如折。

释义　牙齿干燥头发变黄是肾虚的表现，肾虚腰骨痛的特点是如折断了一样。

项软头破髓不充，行坐齿迟皆肾竭。

释义　脖子软、囟门闭合不全，是脑髓不能充营于脑；行走、坐立、出牙都较晚的是肾气亏乏。

4. 论脏腑苗窍颜色

一目须从五脏详，黑珠属肝伤寒黄。

释义　眼睛可以反映出五脏的变化，黑眼珠属肝，伤寒时会变黄。

白珠属肺呈青色，定主肝风动作狂。

释义　白眼珠属肺，若呈现青色是肝风为患，会出现抽搐的表现。

白珠淡黄脾有积，脾受湿热更深黄。

释义　白眼珠淡黄是脾胃有积滞，脾有湿热则颜色为深黄。

瞳仁属肾无光彩，原系水枯不华昌。

释义　瞳仁属肾，若没有光彩是因为肾阴虚不能充养。

大肠主属大眼角，遇肺有风破烂伤。

释义　大眼角属大肠，肺感受风热则会破烂。

小角破烂由心热，分司小角属小肠。

释义　小眼角破烂是有心火，因为

小肠与心相表里所以小眼角也属小肠。

脾有积伤上皮肿，下皮青色胃寒凉。

释义　脾有积滞上眼皮会胀肿，胃有寒下眼皮会是青色的。

脾胃两伤睡不紧，上下必露一线光。

释义　脾胃两伤眼皮会合的不紧出现露睛。

五脏为里六腑表，心之表兮在小肠。

释义　五脏与六腑互表里，心与小肠互为表里。

心热便短赤而涩，心虚便滑清而长。

释义　心脏有热则小便短赤而涩痛，气虚则小便色清量多不易控制。

胃为脾表寒腹胀，热甚掀衣语带狂。

释义　胃为脾表，胃寒则腹胀；胃热甚则不愿意多穿衣服、言语狂躁。+

胃伤作吐唇可辨，热吐唇干赤异常。

释义　胃伤的呕吐通过查看嘴唇可以辨别；胃热的呕吐嘴唇干燥而红。

虚寒吐逆唇淡白，血吐惨白青黑亡。

释义　胃虚寒的呕吐嘴唇颜色淡白，吐血的呕吐嘴唇白的更明显，嘴唇青黑色则病情危重了。

大肠又为肺之表，肺气下陷必脱肛。

释义　大肠与肺相表里，肺气下陷可导致脱肛。

肺热有火大便闭，血枯无热亦闭藏。

释义　肺热有火大便干燥难解；津血不足但无热的也可以干燥难解。

胆为肝表口苦热，胆虚闻声便惊惶。

释义　胆为肝表，胆热则口苦；胆气虚的听到响声就害怕。

膀胱又为肾之表，脐下气海是其乡。

释义　膀胱又为肾之表，脐下气海是膀胱所处的位置。

邪入膀胱筋肿痛，热匿小便胀如狂。

释义　邪入膀胱则阴茎肿痛；热邪侵入膀胱则小便时胀满不适狂躁难耐。

更合三焦为六腑，三焦无形名可详。

释义　再加上三焦总共为六腑，但是三焦有名无实。

头面喉舌上焦病，烦渴胀满中焦伤。

释义　（总体上说）头面喉舌是上焦的病位，烦渴胀满是中焦的病症。

自腰至足下焦认，按部循经记莫忘。

释义　自腰到脚是下焦的病位，不要忘记按三焦的划分加以判断属何经的病症。

5. 论面部各穴颜色

额红主热青主风，眉黄吐泻霍乱逢。

释义　额部红色是有热；青色是有风，眉部黄色可能出现吐泻霍乱。

发竖作穗疳将起，人病赤淋太阳红。

释义　头发竖起像麦穗状是消化不良的表现，人患血淋太阳穴处发红。

太阳青现惊风始，印堂青现病亦同。

释义 太阳、印堂处发青是惊风的表现。

印堂黑甚是客忤，白主食泻青腹恫。

释义 印堂处发黑明显的是受到惊吓，印堂处发白是伤食泻，印堂处发青是腹痛。

风气二池黄作吐，鲜红啼哭烦在胸。

释义 上眼胞（风池）和下眼胞（气池）发黄可出现呕吐，风气二池鲜红可出现胸中有热、烦躁哭闹。

山根青色惊叠见，赤为燥热泄泻同。

释义 鼻根青色是受惊吓的表现；鼻根红色是热泻的表现。

年寿赤光脓血作，青主惊热黑痢浓。

释义 年寿（鼻根与鼻尖之间）红亮是下利脓血；年寿青色是受惊；黑色是痢疾。

两脸纯青病客忤，黄为痰积赤热风。

释义 两脸都是青色是受惊吓；两脸都是黄色是痰湿积滞；两脸都是红色是有热和受风。

左脸青黑主惊痫，右脸红赤咳嗽逢。

释义 左脸青黑主小孩惊狂；右脸红赤主咳嗽。

面黄兼黑疟将作，准头淡白血不充。

释义 面黄兼黑是疟疾将要发作，鼻头淡白是血少不能上充。

人中黄时胃伤乳，青主泻痢黑病虫。

释义 人中处发黄是乳食伤胃；人中处发青是有泻痢；人中处发黑是有寄生虫。

唇口宜红白失血，口黄脾积撮锁风。

释义 嘴唇应是红色的颜色，发白多是失血；嘴唇发黄是脾积和急惊风。

耳轮干燥骨蒸热，风门紫黑疝气攻。

释义 耳轮干燥是阴虚而见骨蒸潮热；风门紫黑是有疝气。

承浆青黑惊风搐，黄主吐逆赤痢红。

释义 承浆色青黑是有惊风；承浆色黄是有吐逆；承浆色红是有痢疾。

两颊赤时伤寒认，两颐青时主吐虫。

释义 两颊发红时是患了伤寒；两腮发青时是有虫症故见吐虫。

不怕青黄红黑白，只恐晦暗是死容。

释义 不怕见到青黄红黑白任何颜色，只恐怕见到晦暗无光泽，因为那是病情严重的表现。

6. 论三关筋纹

婴儿病看三关纹，虎口纹乱气不匀。

释义 婴儿有病要看食指指纹三关的变化，虎口处的指纹杂乱说明气机紊乱。

红黄隐隐为无病，黄入掌内是雷惊。

释义 若食指指纹红黄隐隐为无病的表现；若食指指纹色黄深入掌内是受到雷惊。

火惊色赤水惊黑，人兽惊骇色深青。

释义 受到火的惊吓往往出现红

色；受到水的惊吓多黑色；受到人兽的惊吓多深青色。

纹白为疳黑中恶，黄主脾伤青风惊。

释义 指纹白色是疳积；黑色是厥逆；黄色是脾有病；青色是惊风。

风邪在表淡紫色，寒热在表淡红形。

释义 指纹淡紫是风邪在表；指纹淡红是感受风寒或风热之邪。

赤色兼青伤寒证，紫带红时泻定生。

释义 若指纹红色兼青色是伤寒证；若指纹紫色带红色多有泄泻发生。

红黑相兼主下痢，纹细如丝腹痛因。

释义 若指纹红黑相兼是有痢疾；若指纹细如丝线多是腹痛。

三条四散如叉样，肺气生痰夜不宁。

释义 三条指纹散开有分叉是肺有痰浊，表现为夜卧不宁。

左纹似线青红色，乳伤发热又兼惊。

释义 左纹细似线青红色的，是乳伤、发热和惊风。

右纹如左惊积并，纹按不动内伤真。

释义 右纹如左纹一样主惊风和积滞，指纹按之不动是有内伤。

紫黑青纹隐相杂，似出不出主慢惊。

释义 指纹青紫黑相夹杂，若隐若现主慢惊风。

红如丹砂疹痘起，鱼刺样儿惊痰生。

释义 指纹红如丹砂是要发疹痘，指纹如鱼刺样主痰惊。

形如弓弯偏向里，感伤寒邪哽气呈。

释义 指纹形如弓弯偏向里，是感受寒邪和气逆的表现。

形如弓弯偏向外，痰热夹食及痫惊。

释义 指纹形如弓弯偏向外，是痰热夹食及痫惊的表现。

形如枪针惊风热，形如水字惊积停。

释义 指纹形如枪针是惊风、热证；形如水字是惊风和积滞。

形如来蛇主积气，中脘不和吐逆行。

释义 指纹形如爬过来的蛇主积气、中脘不和而有吐逆之症。

形如去蛇脾虚冷，积泻贪卧少精神。

释义 指纹形如爬走的蛇是脾虚冷，主积滞、泄泻、喜卧，不愿意活动，没有精神。

形如环珠胃膨胀，形如长珠腹积疼。

释义 指纹形如圆珠多有胃膨胀的毛病；指纹形如长长的珠子多有腹部积滞、疼痛。

形如流珠三五点，此为恶候病深沉。

释义 指纹若有好几个小珠子的形状，属于恶候，说明病情较重。

风关纹现治犹易，透过三关恐难生。

释义 指纹见于风关还较易治疗，透过三关就很难治了。

7. 论诊脉要法

儿病诊脉有要诀，三岁方可一指切。

释义 小孩三岁才可以用一指候三关的方法诊脉测病。

一息六至号和平，加则为数主有热。

释义 一息六至是正常的，过快则

是数脉主有热。

减则为迟是虚寒，沉积浮风皆病脉。

释义 低于六次是迟脉主虚寒，沉脉主积滞，浮脉主感受风邪。

左手人迎外感因，右手气口内候决。

注 人迎：左手寸口脉的别称。气口：即右手寸口脉。《脉经》："左为人迎，右为寸口。"

释义 左手脉主测知是否有外邪，右手脉主测知是否有内伤。

外候风寒暑湿伤，内候乳食痰积结。

释义 外邪主要指风寒暑湿诸邪，内伤主指伤食痰浊积滞。

洪紧无汗是伤寒，浮缓伤风有汗说。

注 洪：根据文义当为"浮"字之误。

释义 脉浮紧无汗是伤寒的脉象，浮缓有汗是伤风的脉象。

沉细知有乳积停，浮大多因是风热。

释义 沉细知有乳积停滞，浮大多数是有风热。

沉紧腹内痛不宁，弦紧喉中气急烈。

释义 脉沉紧是腹痛不宁，脉弦紧是喉中气不畅而急促。

紧促之时疹痘生，紧数之际惊风热。

释义 紧促的脉象是要生疹痘，紧数的脉象多是惊风、热证。

虚软无力主慢惊，虚濡慢惊兼风说。

释义 虚软无力主慢惊风，脉虚而濡是慢惊风兼有风邪。

弦滑风疟痰为根，弦长有风入肝膈。

释义 弦滑主风、疟、痰，弦长主

肝脏有风。

迟涩胃脘呕不和，脉芤大小便中血。

释义 脉迟涩是呕吐胃气不和，脉芤往往出现大小便中带血。

沉缓虚冷泄泻侵，沉数骨蒸有内热。

释义 脉沉缓是虚寒泄泻，脉沉数主骨蒸有内热。

软而细者疳虫摇，牢而实者便闭结。

释义 脉细软是疳积虫积，脉牢而实多是大便秘结。

弦急之脉客忤征，大小不匀恶候决。

释义 脉弦急是受惊吓的表现，脉大小不匀是病情危重的表现。

只怕一至及连来，十馀动指生气灭。

释义 就怕脉动一息一至的情况连续出现，或者一息脉持跳动十余次，都是生气即将消亡的表现。

附图 5 幅

8. 头正面穴图

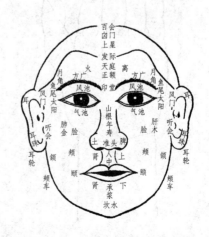

9. 左手掌正面穴位图

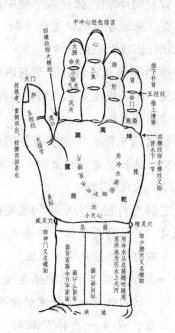

10. 左手背面穴位图

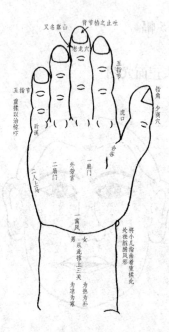

11. 正面穴位图

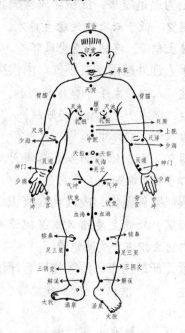

12. 背面穴位图

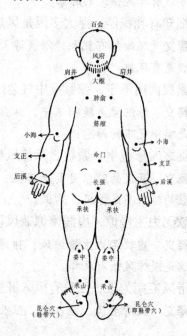

13. 推拿通次第诀

感冒推拿效不轻，推宜下午烧夜平。

释义 感冒推拿效果好，一般下午进行推拿晚上烧就退了。

葱姜煎汤染大指，随染随推有序伦。

释义 葱姜煎汤后涂在患儿大指上，边推边涂。

眉心至发推廿四，阴阳九数向眉分。

释义 眉心向头发推二十四下，眉心向眉毛处推九下。

男揉太阳能发汗，女揉太阴汗下淋。

释义 如果是发汗，应该是男揉太阳女揉太阴。

体虚汗多又宜止，女止揉阳男揉阴。

释义 如果是止汗，应该是女揉太阳男揉太阴。

天庭递至承浆穴，各掐一下以代针。

释义 天庭依次至承浆穴，各掐一下以代替针刺。

两耳垂肩揉捻后，捧耳摇头气血匀。

释义 捻揉耳垂后，再捧耳摇一下头以使气血顺畅。

以上推法皆通用，再从寒热虚实斟。

释义 上诸法都是通用的，具体操作要根据患儿的寒热虚实来掌握了。

寒推三关腑推应，外劳宫揉不可轻。

释义 寒推三关相应的部位，揉外劳宫应用力些。

（以下原文专业性强，或是作者的个人心得，较难理解存疑待考。）

热退六腑关合应，热甚引水捞月明。

注 引水捞月明：即水底捞月，小儿推拿手法名。用于治疗发热等证。《小儿按摩经》的操作方法是：先掐总经，清天河水，后以屈曲的中指节向右运劳宫穴，并以口吹气，随吹随运。《幼科推拿秘书》则为医生以拇指自小儿小指尖推向手掌根部坎宫穴，再回转至内劳宫穴，如捞物状。

关腑既推须运卦，推坎入艮热症清。

推艮入坎寒症用，坎后分推至总筋。

五指补泻看虚实，指节揉掐去风惊。

分推胸口能畅气，脐腹轮揉气亦行。

男女再推脚弯下，涌泉转揉向病斟。

各处推完宜结穴，肩井一掐气周身。

14. 脏腑补泻推掐要法

脏腑风寒怎推医，曲小指揉外劳奇。

释义 脏腑风寒可以用弯曲小指揉外劳宫的方法治疗。

头痛肚痛亦揉此，名曰黄蜂入洞兮。

释义 头痛腹痛也可以用弯曲小指揉外劳宫的方法，这种方法名叫黄蜂入洞。

心热退腑捞明月，天河引水上洪池。

注 天河引水上洪池：即引水上天河。小儿推拿治疗方法之一，出《幼科铁镜》。用冷水滴小儿大横纹处，两大指自大横纹推至曲池，同时用两手四指拍击，并口吹凉气。

此法性凉，治热病。

　　释义　心经热证，用退六腑、水中
捞月、引水上天河的手法。

口舌频扯肝胆病，推动脾土肝自夷。

　　释义　口舌频吐向外边是肝胆病，
推动脾土肝病自除。

诸虚揉艮能饮食，伤食揉腹右转脐。

　　释义　诸虚揉手掌艮部（近鱼际处）
能增加饮食，伤食揉腹绕肚脐向
右转。

咳嗽旋推肺部止，肺热兼清大肠宜。

　　释义　咳嗽转着圈推肺部（无名指
端掌面）可止咳，肺热要同时推大
肠（食指末节掌面）。

诸脏下泻上推补，肾脏下补上清之。

　　释义　各脏腑的推拿都是向上推是
泄，向下推是补；但肾脏相反。

肾虚宜补热宜泻，穴在小指与后溪。

　　释义　肾虚宜补热宜泻，补泻的穴
在小指与后溪的位置。

小儿吐泻病日软，左中指节掐之痊。

　　释义　小儿吐泻病久身体无力，推
按左手中指节则痊愈。

掐内一节止吐好，掐外一节止泻贤。

　　释义　推中指节内侧止吐好；推中
指节外侧止泄效果好。

食指侧推至虎口，泻痢并止效不偏。

　　释义　从食指侧推至虎口，泻痢并
止效很好。

揉脐兼要揉龟尾，更向左脚揉涌泉。

　　释义　揉肚脐兼要揉龟尾穴，更要

揉左脚涌泉穴。

左转揉之吐渐止，右转揉之泻亦痊。

　　释义　向左揉止吐效果好，向右揉
止泄效果好。

但转不揉主吐泻，女儿转揉反此言。

　　释义　只转不揉主吐泻，女儿转揉
相反的方向。

女推右脚手同左，天道居左地右边。

　　释义　女孩揉右脚涌泉，因为天道
在左地在右。

15. 关腑部位诀

六腑三关左手藏，腑属阴兮关属阳。

　　释义　六腑与三关在食指部位在左
手，阴面是六腑阳面是三关。

背面直骨三关位，正面直骨六腑乡。

　　释义　食指正面是六腑的分布，食
指背面是三关的分布。

男上三关为热补，女上三关为寒凉。

　　释义　男子向上推三关为热补法，
女子向上推三关为寒凉法。

退下六腑应亦异，女热男凉又须详。

　　释义　向下推三关作用应也是男女
有别，与上面相反。

上推三关腑推应，下推六腑关应良。

　　释义　向上下推三关或六腑都是相
互对应的一样的作用。

推数三十应数十，血气相生不相妨。

　　释义　存疑待考。

16. 指掌八卦诀

男女左掌八卦同，离上坎下并居中。

左旁巽震艮为止，右旁坤兑乾位终。
小天横连总筋位，五指关节脏腑通。

释义　以上6句难理解，待考。

大指脾胃小肾命，中指心与三焦从。

释义　大指代表脾胃、肾、命门，中指代表心与三焦经。

二指大肠小肠是，四指肺与肝为宗。

释义　二指代表大肠与小肠，四指是肺与肝。

依方辨位不差错，寒热运用在掌中。

释义　根据辨证取穴不要有差错，如此则推拿的方法尽在掌握之中了。

17. 惊来拿掐诀

人中合谷掐治惊，痰甚涌泉掐之灵。

释义　掐人中合谷可以治疗惊风，痰多的掐涌泉。

惊来急时掐鞋带，大敦对拿哭则生。

释义　惊来急时掐昆仑（鞋带）穴，推拿两侧大敦若有哭声则有效果。

不哭随掐老龙穴，若知痛时勿惶惊。

注　老龙穴：部位在中指甲根一分处，手法用拇指甲掐，称为掐老龙。

释义　若无哭声则推拿老龙穴，若感觉痛时不要惊慌。

很揉肺俞气便醒，搐甚委中掐自平。

释义　用力揉肺俞便会苏醒，若搐重的再揉委中。

扑前不定亦掐此，后仰即掐鬼眼神。

释义　走路前扑不稳的也可掐委中，后仰即掐隐白（鬼眼）穴效果优良。

18. 口眼掐法诀

儿眼频翻掐小天，望上须将下掐焉。

释义　小儿的眼睛频频上下翻要推拿小天，若眼睛上翻须将小天向下推拿。

若眼下翻向上掐，一掐睛转效力先。

释义　若眼下翻则向上推拿，一推拿睛转动了说明有效果了。

或是口眼频扯左，或是口眼向右牵。

释义　或是口眼向左或右频歪扯。

右扯将儿左耳坠，左去扯回右耳边。

释义　右扯的将拽小儿左耳，左扯将拽小儿右耳。

甚则颊车用灯火，左扯焦右右左间。

释义　病重的则用灯火烤颊车穴，左侧病烤右侧右侧病烤左侧。

19. 元宵火诀

元宵十五火定惊，囟门一焦同眉心。

释义　元宵火灸十五次以定惊风，同时也灸囟门和眉心。

两手合骨各一点，六焦脐轮一焦心。

释义　两手合谷各灸一点，脐轮灸六次，心腧灸一次。

鞋带左右共四焦，管教止痰亦平。

释义　昆仑（鞋带）左右共四焦，总共十五焦，管教搐停止痰也消失。

倘或惊时音窍闭，火攻肺俞便出声。

释义　有的患病时不能发音了，火灸肺俞便出声了。

20. 太保火诀

十三火起囟门中，眉心人中承浆同。

释义　灸十三次，先从囟门开始，然后是眉心、人中、承浆。

两手少商各一点，脐轮脐心七焦通。

释义　两手少商各一点，脐周脐心灸七次，共十三次。

脐心只用燃带口，带落之时落外攻。

释义　灸脐心治脐风，脐带未落时灸脐带口，脐带落了在落口处用悬空灸。《幼科铁镜·辨脐风》说："余思婴儿出世，剪落脐带，带口有水，风固乘水由脐入腹……脐轮六，未落带于带口火燃，既落于落处一，共十三，风便止"。

推拿灯火宗夏氏，医家异教莫误从。

释义　推拿灯火法乃夏氏所传，其他医家不一样的方法，不要盲目学习。

21. 论护脐脐风等病症治

预防风湿免脐风，断脐长短贵得中。

释义　预防风湿可以防止脐风，剪断脐带要长短合适。

艾燃断处令气暖，包护宜紧用绵绒。

释义　艾灸断处应该保暖，用绵绒包护要紧一些。

勿犯生水防尿湿，勿数解儿浴其躬。

释义　不要被水、尿弄湿，不要过勤地为小孩洗澡。

马牙风症百朝有，三朝七日定脐风。

释义　马牙、风症一百天时可发生，三至七日易发生脐风。

眼角眉心黄色起，吸乳较前口必松。

释义　脐风的症状：眼角眉心黄色，吃奶较以前力量小了。

黄到鼻中尚易治，渐至承浆治已穷。

释义　眼角眉心黄色到鼻中尚易治，到了承浆穴位附近疗效就不好了。

口不撮锁犹可救，反是舌强从此终。

释义　口不至于闭锁的还易治疗，口闭兼舌强的就不易治疗了。

推法通用详摩诀，医家重揉外劳宫。

释义　推法通用诀前面已经论述，医家以重手法揉外劳宫为主。

随用夏氏脐风火，僵蚕研末蜜汤冲。

释义　同时用夏氏脐风火灸法，将僵蚕研末用蜜水冲服。

至问脐风将发状，落带时验辨其踪。

释义　至于脐风将发生时，要观察刚脱落脐带的肚脐的表现。

脐必直硬按不软，喷嚏少乳哭意浓。

释义　如果肚脐按之较硬，打喷嚏、不好好吃奶、哭闹。

急抱儿看口上腭，遇有白泡即针攻。

释义　这时要赶快看小孩的上腭，遇有白泡即用针挑破。

挑破取出防落腹，温水沾棉拭口中。

释义　挑破将异物、分泌物取出防止落入腹中，用温水沾棉布擦拭口中。

有血拭去勿令吮，京墨磨搽便有功。

释义　有血要擦拭掉不要让患儿吞入腹中，用京墨研磨涂搽便可以了。

或牙根上筋有二，挑断墨搽拭亦同。

释义　有的牙根上有二条筋，挑断它用京墨研磨涂搽也可以。

更有脐上赤纹起，尽头处用灯火攻。

释义　也有肚脐上出现红色纹理的，在红色纹理的尽头处用灯火灸。

马牙风噤皆此类，仿此预治免后凶。

释义　患马牙风噤的都是这类病症，都可以用以上的方法防治。

锁肚肠鸣脐突死，撮噤发搐死亦逢。

释义　肠道不通的见到肠鸣肚脐突的病情危重，噤口抽搐的病情也危重。

或只口噤不作搐，乳蒸葱白服亦松。

释义　只口噤不作抽搐，用乳汁蒸葱白服后也有效果。

他如脐疮及脐肿，外治有方又宜从。

释义　其他如脐疮及脐肿，也有外治方可以治疗。

脐疮方：龙骨、枯矾、黄柏，共研末，香油调搽湿则干揿。

脐肿方：赤小豆、淡豆豉、白蔹、南星和芭蕉根，捣烂作饼烘贴。

22. 论解颅及囟填囟陷症治

脑为髓海主肾精，肾髓不充解颅成。

释义　脑为髓海为肾精所主，肾之精髓不充则容易发生解颅。

初生头骨痕缝破，日久不合渐且深。

释义　开始只是有裂缝，时间长了就不容易闭合且会发生塌陷。

少笑多啼面睛白，延久下陷命必倾。

释义　患儿哭的多、笑的少、面色眼睛发白，日久就会危及生命。

六味汤加鹿茸服，或八物汤力亦能。

释义　六味汤加鹿茸口服，或八物汤效果也可以。

解甚必须兼外治，外用白及并南星。

释义　解颅重的必须结合外治，外用白及、南星。

防风白蔹同研末，猪脑髓调贴囟门。

释义　以及防风、白蔹同研末，用猪脑髓调匀贴在囟门上。

病后解颅虚有热，水枯火动热上蒸。

释义　病后解颅是有虚热，阴虚生热上蒸。

髓随热解痕亦露，六味地黄加玄参。

释义　脑髓热以致解颅发生，用六味地黄加玄参治疗。

囟门骨突高肿起，名曰囟填便宜分。

释义　囟门骨突高高肿起，是囟填的典型特征。

以手按肿坚且实，此为风热寒闭因。

释义　以手按之较坚硬的，为风热寒等外邪闭阻所致。

升阳散火汤先服，大连翘散接后增。

释义　用升阳散火汤先服，再服大连翘散。

肿而虚浮按之软，热积在里气如熏。

　　释义　肿而按之较柔软的，为里热熏蒸所致。

大连翘饮单用服，大便秘加大黄清。

　　释义　只服用大连翘饮，大便秘的加大黄清火。

囟陷多由病后损，囟门陷下状如坑。

　　释义　囟陷多因病后虚损所致，囟门陷下像一个坑。

固真汤加升麻入，补中益气用亦珍。

　　释义　服用固真汤加升麻，或服用补中益气汤。

外方狗头骨研末，蛋白调敷病可生。

　　释义　狗头骨研末用鸡蛋清调敷外用，可有效果。

23. 论五硬五软胎肥胎怯症治

五硬头项手足强，口紧肉急是肝伤。

　　释义　五硬表现为头手足硬、口紧、肌肉僵硬的，是肝伤为主。

阳气偏胜木乘土，六味地黄麦味襄。

　　释义　多因为阳气偏胜木乘土所致，用六味地黄汤加麦冬、五味子治疗。

若兼风邪寒热作，小续命去附子尝。

　　释义　若伴恶寒发热是感受风邪，用小续命汤去附子治疗。

五软肉弱口无力，手难持兮足难行。

　　释义　五软是指肌肉软、口软、手软、足软。

天柱骨倒为项软，皆缘肾薄真气伤。

　　释义　天柱骨倾倒的为项软，都是由于肾气不足所致。

或起病后及胎产，胎产主用六味汤。

　　释义　病后及胎产时都可导致，胎产时导致的用六味地黄汤治疗。

口肉软加参白术，手加秦艽并归防。

　　释义　口肉软的加人参、白术，手软加秦艽、当归、防风。

足加牛膝当归薏，项软五味鹿茸襄。

　　释义　足软加牛夕、当归、薏米。项软加五味、鹿茸。

当归续断并加用，外治更寻敷项方。

　　释义　还可以加当归、续断，也可用外敷治项软。

病后成软为恶候，十全大补多用匡。

　　释义　病后成软的多是危险症候，可用十全大补汤多服一段时间。

胎肥胎怯皆气薄，一肥一瘦病相当。

　　注　胎怯：是指初生儿体重低下，身材矮小，脏腑形气均未充实的一种病证。

　　释义　胎肥胎怯都是因于气虚，肥瘦的病因是相同的。

胎肥肌肉如血色，日久消瘦渐异常。

　　释义　胎肥表现为出生时胖而红润，时间久了消瘦且渐渐出现了一些异常的情况。

时时生痰五心热，白睛粉红面赤妆。

　　释义　还可见时时生痰、五心烦热、白眼睛粉红、面红像涂了一层胭脂。

胎怯而黄睛多白，身无血色不荣昌。

释义 胎怯表现为面黄、眼睛偏白、皮肤不红润。

肌肉日瘦时作哕，目无精彩睡露光。

释义 还有渐渐消瘦、有时干呕、眼睛无光彩、睡觉时漏睛。

六味地黄通可服，或八珍汤用亦强。

释义 六味地黄汤可以为主方，八珍汤效果也很好。

敷项方：蓖麻子六十粒，木鳖肉六粒。用多人口涎和捣敷之，数次即效。

24. 论胎寒症治

胎寒面背如靛青，由母贪凉渐染深。

释义 胎寒证的患儿面背是青色的，是由母亲怀孕时贪凉而慢慢造成的。

产后复感病即起，口不吸乳神迷昏。

释义 产后复感寒邪就发病了，症状表现是：不吃奶、神志不清。

先有哭声后不哭，状似脐风俗名惊。

释义 先有哭声后听不到哭声了，很像脐风的表现，俗名惊风。

但无鼻黄唇撮样，治先拿掐探其声。

释义 但没有鼻子发黄、嘴唇紧撮的症状，治疗当先拿掐看看患儿能不能发出哭声。

声出不出俱用火，元宵十五火通神。

释义 不能发出哭声的，用元宵十五火法疗效很好。

倘或痰闭声犹塞，再从肺俞两穴寻。

释义 如果有痰闭塞导致不能发出哭声的，再选两肺俞穴。

肺俞正穴直对乳，火攻此处声便鸣。

释义 肺俞穴正对乳房，用火灸此处便可以发出哭声。

理中汤加藿香桂，腹痛木香小茴匀。

释义 腹痛的用理中汤加藿香、肉桂、木香、小茴香。

腹痛若问是何状，眉皱惨哭无泪淋。

释义 腹痛时的表现是：皱眉、大声地哭、没有眼泪。

凡儿初生多啼哭，面青唇白寒是真。

释义 凡小儿刚出生多啼哭、面色青、唇色白的，是真寒。

腹痛泻白四肢冷，两手握拳乳不吞。

释义 表现为腹痛、泻下青稀、四肢不温、两手握拳、不吃奶。

急揉外劳推关腑，汤药同上效可征。

释义 急揉外劳宫推相关脏腑，汤药同上面腹痛方，疗效也很好。

产后风寒吹鼻塞，将葱捻融塞鼻门。

释义 产后感受风寒而出现鼻塞，将葱捻碎塞入鼻腔。

早用葱白中午换，晚用葱白日又更。

释义 用葱白要早中晚一日三次。

或姜汁调南星末，敷贴囟门患亦宁。

释义 或用姜汁调南星末，敷贴囟门患儿亦可安宁。

一方：治小儿鼻塞。细辛少许、四

季葱白五根。火煨，捣烂，作饼，
敷贴囟门甚效。

25. 论胎丹惊丹露丹症治

胎毒发丹如鼎热，由母肥甘食无节。

释义　胎毒发丹多通红如烧热的
鼎，是由于乳母多食肥甘没有节制
导致的。

或卧火坑浴热汤，熏蒸儿体成胎热。

释义　或睡热坑、洗热澡，熏蒸胎
儿所致。

发来色赤如丹砂，或起身面或肢节。

释义　发病时色红如丹砂，或发生
在身面，或发生在四肢。

游走不定似火燃，片片赤肿痛为厄。

释义　游走不定像火在燃烧一样，
一片片的红肿疼痛难奈。

升麻托表汤用先，火府丹儿次后啜。

释义　先服用升麻托表汤，再服用
火府丹。

肿处宜刺以银针，或用水蛭吮毒血。

释义　肿处用银针刺破，或用水蛭
吮此处的毒血。

丹虽十种汤饮同，内治又须外治设。

释义　丹虽然有十种，但治疗的汤
药是相同的，都需要内治外治
结合。

只怕丹后变成惊，不怕惊后丹外泄。

释义　临床上丹后成惊的危重，惊
后成丹的是胎毒外泄，为顺症。

惊后发丹治皆同，丹后发惊命永诀。

释义　惊后发丹的治法与上面的胎
丹相同，丹后发惊的可能危及
生命。

更有露丹人莫知，胎生半载多此厄。

释义　还有一种露丹人们较少知
道，婴儿出生半年容易得此病。

眼胞微肿忽紫红，面青身热不安贴。

释义　表现为眼胞微肿、忽然紫
红、面青、身热不安。

或是脸如胭脂涂，此因在内有伏热。

释义　还有脸鲜红如涂胭脂，这是
内有伏热。

发之于外名露丹，初状形如水痘结。

释义　发之于外的叫作露丹，初起
形如水痘。

根脚微红不壮坚，出没休息无定辙。

释义　根脚微红不坚硬，时隐
时现。

甚至抽掣状如惊，三解散兮立消灭。

释义　甚至抽搐如惊风，用三解散
治疗。

自头起者名飞灶丹，背上起者名天
火丹。

自颈项起者名走灶丹，自面上起者
名鬼火丹。

自两胁起者名水灶丹，自两臂起者
名天灶丹。

自脐起者名胡芦丹，自阴上起者名
胡漏丹。

自两脚起者名野火丹，自两脚背起

者名烟火丹。

外方：寒水石、滑石、芒硝、青黛、绿豆、甘草。共研末，羊脂调搽。

又方：灶心土、大黄、南星、芒硝。共研末，井水调搽。

26. 论胎黄胎热及斑疹症治

胎黄病起身热炎，由母湿热伤于先。

释义 胎黄发病时身热明显，是由母亲孕时感受湿热所致。

面目通身金黄色，二便赤色不安眠。

释义 发病时面目全身金黄色、二便赤色、睡觉不踏实。

或小便下如栀汁，地黄茵陈汤服痊。

释义 有的小便如栀子色，服地黄茵陈汤就会痊愈。

胎热面目唇红赤，口蒸鼻燥便秘艰。

释义 胎热的表现是面目嘴唇鲜红、口干、鼻燥、大便干而费力。

或牙床肿不能乳，刺牙合骨血出宣。

释义 有的牙床肿不能吃奶，刺破牙的合骨使血流出来。

好把甘草同黑豆，灯心灶土石膏煎。

释义 再把甘草同黑豆、灯心、灶心土、石膏一同煎服。

斑疹又由风热起，烦闷狂躁热如炎。

释义 斑疹是由风热引起的，发病时高热烦躁不安。

头粒细小痧疹是，点大无头斑症牵。

释义 颗粒细小有头的是痧疹，点大无头的是斑疹。

斑为隐隐皮肤上，疹则手摸有轮尖。

释义 斑为隐隐皮肤上摸之不触手，疹则以手摸之触手有尖。

斑如锦纹红则吉，疹喜头粒颗颗鲜。

释义 斑如锦纹颜色鲜红则病情较轻，疹有头粒颗颗鲜明则病情较轻。

斑疹变黑死期兆，欲出未出表宜先。

释义 斑疹颜色变黑则病情较重，斑疹将出时要用解表药促使它透发出来。

升麻托表汤先服，祛毒汤兮出后添。

释义 先服升麻托表汤，再服祛毒汤。

口渴自汗石膏入，大便秘结大黄兼。

释义 口渴、自汗加石膏，大便秘结加大黄。

27. 论变蒸及变兼病症治

三十二日变应生，六十四日是为蒸。

释义 出生三十二日产生一变，六十四日发生一蒸。

五百七十六日尽，儿乃成人寸脉生。

释义 五百七十六日变蒸结束，此时小儿长的较茁壮了，寸脉搏动较稳定了。

秉赋薄者后期发，秉赋厚者先期临。

释义 先天体质较弱者变蒸发生的晚些，先天体质较强者变蒸发生的早些。

或是暗变不烧热，或即烧时热亦轻。

释义 有的变蒸不发热，或发热

亦轻。

变出于脏蒸养腑，状类伤寒与风惊。

释义　变多发生在五脏，蒸多发生在六腑。其表现类似伤寒与惊风。

上唇微肿有白泡，形如鱼目在中心。

释义　具体表现是上唇微肿有白泡，形状就像鱼的眼睛在中心。

或汗不汗耳尻冷，神气犹常口不蒸。

释义　有的出汗有的不出汗，耳轮偏冷，精神正常不影响食欲。

血气骨干从此异，最能益智长精神。

释义　气血骨骼从此更充实坚硬了，对智力和精神也很有益处。

烧热轻重听自解，七朝以内勿药吞。

释义　变蒸时不论烧热轻重都应该让病情自行缓解，七天以内不要吃药。

当其即或有小病，母但数呵儿囟门。

释义　此时若有小病，乳母只要细心照顾小儿，囟门不要感受外邪就可以了。

兼惊直同胎惊治，感冒推摩法亦灵。

释义　如果伴有惊风的，直接参考胎惊的治疗就行了，感冒用推摩法也不错。

风寒痰嗽惺惺散，吐泻腹痛理中寻。

释义　风寒咳嗽服用惺惺散，吐泻腹痛服用理中汤。

变时兼病如何样，唇无白泡卧蚕形。

释义　变时兼见他病，往往会表现为唇无白泡呈卧蚕形。

28.　论啼哭夜啼及不寐症治

儿生无故不哭啼，多因瘁痒及乳饥。

释义　小儿出生后哭啼，多为瘁痒疼痛及饥饿。

或常抱走为习惯，或素玩物失所依。

释义　或常抱着活动养成习惯了，或经常玩玩具现在没有玩的了。

口不能言只是哭，慈母诚求以意医。

释义　小孩不会讲只是哭闹，慈母诚恳地请医生诊治。

月内惊啼面青紫，猪乳膏能定心机。

释义　出生一个月内的小孩，受惊吓，啼哭、面色青紫，服猪乳膏能安定心神。

昼常叫哭肝脏热，泻青散服效可期。

释义　白天常哭闹是肝脏有热，服泻青散疗效不错。

夜多啼哭脾脏冷，或便青白腹痛凄。

释义　夜晚多啼哭是脾脏虚寒，还可见大便清稀、腹痛隐隐。

其候面青儿手冷，以手按腹即不啼。

释义　还有面青手冷，用手按腹部就不啼哭了。

起手又哭天明止，理中汤加小茴奇。

释义　把手放开了就又啼哭，天明就不啼哭了，服理中汤加小茴疗效很好。

心热夜啼面红燥，见灯愈啼多泪遗。

释义　心经有热表现为夜啼、面色发红而干燥，看见灯光愈哭的利害。

手腹并热小便赤，捞月引水推法宜。

释义　手和腹部都热、小便黄，用捞月引水推法比较适宜。

灯芯烧灰水冲服，或导赤散入山栀。

释义　灯芯烧成灰用水冲服，或用导赤散加入山栀煎服。

客忤夜啼多惊怖，无见若视四顾疑。

释义　受到惊吓的夜啼多很恐的样子，好像看到很恐怖东西的样子。

重则至圣保命服，轻用法杖症下题。

释义　重的则服至圣保命丹，轻的则用法杖题字治疗。

诸般啼哭仿此治，因病啼哭从病医。

释义　多种啼哭都照这样治疗，因病引起的啼哭要按病因治疗。

至若心虚卧不稳，面舌淡白神气疲。

释义　如果心气虚睡眠不好、面部与舌色淡白、没有精神。

睡中不闻人声语，忽时惊醒哭无时。

释义　睡中听不到别人讲话的声音，忽然惊醒却哭闹多时。

血不足兮神不守，安神汤服勿延迟。

释义　这是血不足神失所养而不安守，服用安神汤不要耽搁。

胆虚稍闻声响动，梦里惊来意凄其。

释义　胆虚证的表现是稍闻响声就会被惊动，睡梦中被惊醒哭的很凄惨。

参竹汤与独神散，大人患此用亦奇。

释义　可服用参竹汤与独神散，大人患此证服用疗效也很好。

法杖：用火柴头五寸，削平，焦处向上，以朱砂磨写云：拨火杖，拨火杖，天上五雷公，差来作神将，捉住夜啼鬼，打杀不要放，急急如律令。书毕勿令人知，安在床前脚下，男左女右。

独神散：用酸枣仁炒，研为末，竹叶汤下。

29. 论胎惊惊痫盘肠似痫症治

孕妇最忌性泼强，损伤心血作胎殃。

释义　孕妇最忌讳性情泼辣好强，这样会损伤心血伤及胎儿。

儿生复感惊风起，抽掣握拳似反张。

释义　小儿出生后容易感受外邪引起惊风，出现抽掣握拳，似角弓反张。

眼翻口噤牙关紧，面青身热背硬强。

释义　眼向上翻、口紧闭、牙关紧咬，、面色青、身热、背部强硬。

痰涎上壅气急促，频搐遗尿直视亡。

释义　痰涎上壅致使呼吸急促，如果频繁抽搐、遗尿、两眼直视则病情危重。

拿掐探验详摩诀，推关腑揉外劳乡。

释义　推拿的方法详见摩诀中，即推关腑揉外劳宫的方法。

起死回生元宵火，猪乳膏及抱龙良。

释义　用元宵火可以起死回生，服用猪乳膏及抱龙丸疗效好。

百日内外多惊类，痫类惊风属肝伤。

释义　出生一百日左右多易患惊风

类疾病，瘹类惊风属于肝伤。

内瘹主寒天瘹热，天瘹惊搐身热狂。

> **释义** 内瘹惊风是寒证天瘹惊风是热证，天瘹惊风表现为抽搐、身热、狂躁。

眼翻后仰如弓反，喜怒哭笑总无常。

> **释义** 眼向上翻、身体后仰如弯弓一样，并且喜怒哭笑变化无常。

甚至指甲皆青紫，钩藤散服用姜汤。

> **释义** 甚至指甲都是青紫色，服钩藤散用姜汤送服。

内瘹身弯如虾状，哭时手足往上扬。

> **释义** 内瘹身体弯曲如虾的形状，哭时手脚往上举。

囊肿唇黑腹痛泻，眼有红筋斑点藏。

> **释义** 阴囊肿、嘴唇黑、腹痛、泄泻，眼内有红筋斑点。

瘛疭叫哭夜尤甚，乳香膏治是良方。

> **释义** 哭闹抽搐夜里较重，用乳香膏治疗。

更有盘肠似内瘹，但无瘛疭不肿囊。

> **释义** 还有肠道不通似内瘹，但没有抽搐、阴囊不肿。

眼无红筋斑点黑，冷气痛滞在小肠。

> **释义** 眼无红筋及黑色斑点的，是小肠有冷气阻滞常有疼痛。

辘辘有声啼无泪，必然有汗见额堂。

> **释义** 肠中有鸣响、啼哭无泪、额头必然有汗。

小茴盐制川楝炒，木香同研酒调尝。

> **释义** 用制小茴、盐炒川楝、木香

一同研末酒调服。

凡儿目中皱惨哭，非关内瘹即盘肠。

> **释义** 凡是小儿皱着眉头哭的利害，不是内瘹就是盘肠。

30. 论急惊症治

儿到惊时谁不慌，惊分急慢状异常。

> **释义** 小儿惊风都很慌张，惊风分急慢两种，症状有所不同。

慢来势缓急来猛，眼翻口动抽掣狂。

> **释义** 慢惊风来势缓，急惊风来势猛，表现为眼上翻、口抽动、身体抽掣得利害。

喉涎上壅声不出，总由风痰热作殃。

> **释义** 喉涎上壅不能发声，总是由于风、痰、热合而为患。

热甚生风风痰起，痰甚生惊搐难当。

> **释义** 热甚生风，风挟痰而发病，痰多的可引起剧烈抽搐。

男搐眼上左视吉，女搐眼下右视祥。

> **释义** 男孩抽搐眼向左上斜视的病情较轻，女孩抽搐眼向右下斜视的病情较轻。

男搐拇指宜外握，女搐拇指宜内藏。

> **释义** 男孩抽搐时拇指宜向外握，女孩抽搐时拇指宜向内藏。

男女反此候非顺，惊来急时拿掐良。

> **释义** 若方向相反则病情不佳，惊风发作时推拿效果较好。

或拿不醒用灯火，或拿即醒服药汤。

> **释义** 有的推拿不醒用灯火灸，有

的推拿即醒可服药汤。

痰惊必先豁痰壅，豁痰须去热风狂。

　　释义　痰惊的必先豁出壅塞之痰，豁痰同时也须祛除风热之邪。

风盛发搐目勇视，握拳肢弯身硬强。

　　释义　风盛的表现为抽搐、两目直视、握拳、四肢弯曲、身体强硬。

泻青散加胆星人，天麻钩藤合用尝。

　　释义　治疗用泻青散加入胆星、天麻、钩藤一同服。

热甚发搐鼻唇燥，身热舌赤小便藏。

　　释义　热势较重的表现为抽搐、鼻唇干燥、身热、舌红、小便量少。

推法引水捞明月，导赤散人辰砂裹。

　　释义　用引水捞明月推法，配合导赤散加入朱砂服用。

痰盛抱龙丸通用，至圣保命丹亦良。

　　释义　痰盛都可服用抱龙丸，或至圣保命丹疗效也好。

勿误蛇丝马蹄状，挑筋割肉把人伤。

　　注　蛇丝：惊风病人，舌吐如蛇舌，故名蛇丝。马蹄：手足乱舞如马蹄，故名马蹄。

　　释义　对于蛇丝、马蹄状的惊风，一定要辨别清楚，错误的治疗能够伤人。

31. 论慢脾似惊症治

慢脾似惊与惊异，阴极无阳为慢脾。

　　释义　慢脾风似惊风实际与惊风不同，阴盛阳虚为慢脾风发病的基础。

慢多成于大病后，父母怠缓故有之。

　　释义　慢脾风多发于大病之后，父母延误治疗才发生的。

或药寒凉攻伐过，或由急惊失当治。

　　释义　有的是用药寒凉，攻伐太过，有的是急惊风失去治疗机会所致。

或汗亡阳及疮毒，或吐泻痢绝胃脾。

　　释义　有发汗过多伤阳和疮毒所致的，有呕吐、泄泻、痢疾损伤胃脾所致的。

双目无神四肢冷，口张鼻煽燥无时。

　　释义　表现为双目无神、四肢冷、口张、鼻翼煽动、有时干燥。

昏卧不语常自汗，睡则露睛元气离。

　　释义　还有昏昏沉沉的躺着、不说话、常自汗出、睡则眼睛合不完全，这是元气不足所致。

痰滞咽喉如牵锯，手足瘛疭目斜移。

　　释义　如果痰阻滞咽喉，表现为咽喉发出如拉锯的声音、手足抽搐、眼睛斜视。

脉来沉细又虚冷，关纹紫黑带青丝。

　　释义　以及脉来沉细、四肢虚冷、关部指纹紫黑带青色。

乳食不思又不化，虚气生寒寒又欺。

　　释义　还有不思乳食又不消化的，是阳气虚生虚寒，反过来外寒又伤人体的阳气。

两颊乍红而乍白，大便泻青小便遗；

　　释义　如果两颊一会儿红一会儿

白，大便泄泻青稀、遗尿；

心肝脾肺俱将败，时常变症祸非迟。

释义 是心肝脾肺都将衰败，时常会有变症发生，随时可能病情加重。

疗惊豁痰殊无用，祛风解热亦难支。

释义 治疗慢惊风祛痰基本没有用了，祛风解热亦不会有什么效果了。

医家只探胃气息，更察面上宝色医。

释义 医家现在主要看病人有没有胃气，更要观察面色如何。

固真汤回钩藤入，附子理中用亦宜。

释义 可服用固真汤加钩藤，附子理中汤也可以服用。

或六君子加炙附，山药炮姜并用施。

释义 或服用六君子加炙附子、山药、炮姜。

慢宜温补热宜泻，若逢热慢两无持。

释义 慢性虚证宜温补，出现急性热证宜清泄，如果这两种情况都出现了就不好处理了。

上工须从未发始，肢冷露睛即防提。

释义 高明的医生应从病情开始时就进行防治，见到肢冷、露睛就应该提防。

至圣保命平肝木，六君子汤补胃脾。

释义 服用至圣保命丹平肝木，用六君子汤补胃脾。

一方：治急慢惊欲死。研末，吹鼻。

歌曰：

吹鼻重用芷天麻，黄花子共研同夸。

寸许蜈蚣一分麝，死在阴司亦回家。

32. 论惊后变症余症症治

惊后须调脾胃气，参苓白术散宜置。

释义 患惊风后须调脾胃之气，用参苓白术散很合适。

脾胃失调变症多，便下红白是为痢。

释义 脾胃失调的变症是很多的，大便有红白脓血的是痢疾。

腹痛先服保和丸，归连散分接后继。

释义 腹痛先服保和丸，然后再服归连散。

惊后吐泻脾胃伤，参苓白术散通治。

释义 患惊风后吐泻是伤脾胃之气，用参苓白术散调理。

小便秘加泽猪苓，吐加藿香煨姜食。

释义 小便不畅加泽泻、猪苓，呕吐加服藿香、煨姜。

惊后变疟肝克脾，加味四兽饮宜备。

释义 惊风后又患疟疾是肝克脾土，服加味四兽饮较合适。

惊后肌瘦多伤食，消导二陈汤勿弃。

释义 患惊风后消瘦多是伤食，服用二陈汤消导。

惊后喘嗽鼻门红，泻白散加麦冬暨。

释义 患惊风后气喘咳嗽鼻孔发红，服用泻白散加麦冬治疗。

若面㿠白嗽为虚，多服阿胶散无弊。

释义 若咳嗽、面色㿠白是虚证，多服阿胶散。

惊后失音痰入心，通神散兮如神异。

释义 惊风后失音是痰入心窍，服通神散疗效神奇。

更取肺管连猪心，割半煮饮助药治。

释义 也可以取猪的肺管和猪心，割取一半煮熟饮之以助药力。

惊后余热有二因，虚实可从面唇视。

释义 患惊风后余热有二个原因，可从面部唇色辨别虚实。

虚热面白唇不红，实热红燥二便闭。

释义 虚热面色白、嘴唇不红，实热嘴唇红而干燥、大小便不通畅。

清惊散儿治热虚，导赤散兮除热实。

释义 用清惊散治疗虚热，导赤散除实热。

更有搐久神迷昏，似止不止皆痰拟。

释义 也有抽搐时间较长神识不清的，抽搐似止不止都是痰邪为患。

医家即与利惊丸，久则成痫枉劳意。

释义 医家应该立刻让患者服利惊丸，病久则成痫症治疗没有效果。

33. 论肺胀头摇似惊目动唇动似风症治

肺胀原来窍不通，世俗呼为马脾风。

释义 肺胀多因肺窍不通，人们习惯称之为马脾风。

状似惊急不抽掣，两鼻煽动汗流浓。

释义 症状似急惊风但不抽掣，两鼻翼煽动、汗流很多。

胸高气喘难呼吸，嗽喝声嘎两胁痛。

释义 胸部起伏较高、气喘呼吸不利、嗽喝声哑两胁疼痛。

痰涎壅塞闷欲死，肺脉连来急数逢。

释义 痰涎壅塞气道，憋闷欲死，肺脉急数。

误作风痰治莫救，用药稍缓命亦终。

释义 错误的认作是风痰是不能救治的，用药较晚些也保不住命的。

快把苏子萝卜子，芥子桑皮葶苈同。

释义 赶快用苏子、萝卜子、芥子、桑白皮、葶苈子。

大黄杏仁及枳壳，宣通肺气患立松。

释义 以及大黄、杏仁、枳壳，去宣通肺气，不适很快就缓解了。

无故头摇肝风热，小柴胡加枳芍芎。

释义 无缘无故摇头是肝经风热，用小柴胡加枳壳、白芍、川芎治疗。

体虚又觅六君子，柴芍钩藤外用充。

释义 体虚的用六君子汤，加柴胡、白芍、钩藤。

两目不红又不肿，忽然瞤动勿作风。

释义 两眼不红又不肿，忽然眨动不要认为是受风。

相火肝血两亏损，养血滋阴便有功。

释义 这是肝血亏损、相火旺盛，养血滋阴便有效果。

六味地黄钩藤入，或四物加栀子同。

释义 六味地黄汤加入钩藤，或四物加栀子也可以。

唇口有病虽属肾，无端自动是脾宗。

释义 唇口有病虽与肾有关，无缘无故的自己动又与脾有关。

误作惊风治非是，清痰降火亦未通。

释义 误作惊风治疗是错误的，清痰降火亦是不正确的。

医家主用六君子，补脾兼分左右攻。

释义 医家主张用六君子汤，补脾兼分左右嘴动而加味治疗。

左动但加南星入，右动升麻柴胡从。

释义 左动加入南星，右动加入升麻、柴胡。

诸症不独小儿有，用治大人效亦宏。

释义 这些症状不只是小儿才有，这些治法用于大人疗效亦很好。

34. 论客忤似惊雷炮惊恐症治

儿病发搐不一因，古书客忤状同惊。

释义 小儿抽搐的病因是不同的，古书记载的受惊吓（客忤）症状与惊风相似。

或见虫蛇暴触忤，或睹寺庙异像神。

释义 有的看见虫蛇受惊吓，有的看见寺庙怪异神像受惊吓。

或闻人声陡喝叫，或遇兽物突嘶鸣。

释义 有的听见人大声叫喊受惊吓，有的遇见动物突然嘶鸣受惊吓。

或扑水火皆作搐，但目不窜纹可征。

释义 有的小儿因受水火惊吓，可能发生抽搐、目上视，也可能目上

视没有出现，但指纹发青延长，可以判断已经或将要发生抽搐。

火惊色赤水惊黑，人兽惊骇色深青。

释义 受火的惊吓面色是红的，受水的惊吓面色是黑的，受人和动物的的惊吓面色是深青色的。

其候卒恐面色变，脉来弦急瘛疭生。

释义 突然受到惊吓面色随之改变，脉来弦急有力的可能会发生抽搐。

或吐白沫腹中痛，缘由神薄客气侵。

释义 有的腹中痛、吐白沫，这些是由于小孩精神较脆弱所以易受外邪侵犯。

心藏神兮肾藏志，恐则伤志惊伤神。

释义 心藏神、肾藏志。心肾不足，导致惊恐伤了神志。

神志既伤胆亦怯，勿作惊风治例寻。

释义 神志已经受伤所以也就胆怯了，不要以惊风病例进行治疗。

忤甚不治成痫症，忤时不醒拿掐灵。

释义 受惊吓重的不治疗会发展成为痫症，受惊吓不醒的推拿疗效好。

或口上腭悬有泡，用针刺破便出声。

释义 有的口腔上腭有肿泡，用针刺破肿泡患儿便可以发出声音。

安神汤内钩藤入，竹叶同用引金银。

释义 可以用安神汤加钩藤、竹叶，用金银泊作药引子。

更究客忤因何物，作物与戏试其形。

释义 治疗更要查因何物受到的惊

吓，然后再模仿那种物体的样子逗小孩玩锻炼他的适应能力。

他如雷炮惊伤胆，三关掌内是黄纹。

释义　其他如受雷炮惊吓伤胆的，三关掌内有黄色的纹理。

即用鼓来对儿打，由轻转重渐渐增。

释义　然后就用鼓来对着患儿敲打，由轻转重渐渐增加力量的敲打。

猛击数声疑自解，参竹汤服即安宁。

释义　用力击打数声症状就会自行缓解，再服用参竹汤即可以使神志安宁。

35. 论痫似惊及痉似痫症治

痫由心窍被痰迷，忽然倒仆人不知。

释义　痫症由痰迷心窍所致，表现为忽然仆倒、神识不清。

或起惊后及客忤，或体虚柔元气离。

释义　有的是受到惊吓引起的，包括惊后及客忤；有的是身体虚弱元气不足所致。

状类惊风倒仆异，仆时吐沫带声嘶。

释义　症状类似惊风仆倒，但症状不同，仆倒时口吐涎沫并发出声响。

初病但看耳后骨，纷纷纹见似青丝。

释义　刚发病要看耳后骨头部位，会见到很多青色的细纹。

挑断墨搽随服药，六一散兮酌用之。

释义　把这些细纹挑断用墨搽抹，

六一散亦可酌情用之。

加入青黛早晨服，竹叶汤下祛风欺。

释义　加入青黛，早晨用竹叶汤送服，可祛风邪。

加入辰砂中午服，灯心汤下钲心机。

释义　加入辰砂，用灯心汤中午送服，可以镇静心神。

加入轻粉晚间服，薄荷汤下保神怡。

释义　加入轻粉，用薄荷汤晚间送服，可调养神志。

症轻此散即能愈，重则祛痫二陈医。

释义　症状轻的服以上散剂即能治愈，病重的服祛痫二陈汤治疗。

又方芽茶末一两，白矾黄丹煅研齐。

注　芽茶：以纤嫩新芽制成的茶叶。

释义　又有一方药用芽茶末一两、白矾、黄丹煅后研末。

取猪心血和丸子，辰砂为衣服亦奇。

释义　取猪心血调和上药为丸，用朱砂为衣作丸疗效很好。

更有痉症似痫状，体强项直仆如尸。

释义　也有惊厥的症状似癫痫症状，身体强硬、颈项强直，倒在地上像死尸一样。

此由过汗表虚弱，风湿伤筋挛四肢。

释义　这是因为出汗过多致使腠理不密，风湿伤及筋脉致使四肢挛急。

痫发易醒痉发久，小续命汤力能支。

释义　痫症发作容易苏醒，痉病发

病的时间较久，小续命汤可以治疗。

有汗不渴麻黄去，无汗渴热附勿施。

　释义　有汗不渴的减掉麻黄，无汗口渴发热的去掉附子。

36. 论中恶似痫中鬼似恶症治

患中恶毒面变黑，似痫无声但腹热。

　释义　感受秽浊之毒时面色可以变黑，症状似痫证但不发出声音只是腹部发热。

中时卒死把人惊，毒气毒物须分别。

　释义　中恶毒时突然昏死十分吓人，要分清是毒气还是毒物为患。

毒气自鼻入肺心，黑见天庭右腮穴。

　释义　毒气自鼻侵入肺心的，天庭和右腮部位可见到黑色。

蓦然倒地气息奄，通关散分用之烈。

　释义　突然倒地气息奄奄，急用通关散。

吹鼻得嚏气犹生，随觅炙草麻黄叶。

　释义　用通关散吹鼻得喷嚏的疗效较好，同时用炙甘草、麻黄叶。

杏仁七粒去皮尖，浓煎灌饮返魂魄。

　释义　还有杏仁七粒去皮尖，煎成浓浓的汤药灌服可以挽救生命。

毒物自口入胃肠，腹皮带青又带黑。

　释义　毒物自口进入胃肠的，表现为腹部皮肤的颜色呈青黑色。

闷乱欲死噤无声，心腹刺痛闭关格。

　释义　还有闷乱欲死、牙关紧闭没有声音、心腹刺痛、大小便不通。

治先吹鼻法皆同，雄黄败毒散称悦。

　释义　治疗当先用上面吹鼻方法，服用雄黄败毒散疗效好。

更有大儿暮夜行，举眼忽见鬼邪孽。

　释义　也有大的患儿晚上走路，抬眼忽然看见鬼怪的东西。

状类中恶如倒尸，吐沫握拳肢冷厥。

　释义　症状与中恶相似，表现为形如卧尸、呕吐涎沫、两拳紧握、四肢不温。

治令围绕勿动移，烟熏檀香桃树屑。

　释义　遇到这种病人不要移动他，用檀香、桃树屑点燃熏治。

甚灸人中足拇间，离甲处只韭菜叶。

　注　灸：原书误为炙，据文义改。

　释义　病重的灸人中以及脚拇间离趾甲处一韭菜叶的位置。

醒来艾汤灌入喉，雄麝散分次后啜。

　释义　醒来用艾汤灌服，然后分次服雄麝散。

37. 论五脏虚热症治

小儿五脏肝有余，脾气易伤肾气虚。

　释义　小儿五脏之中肝常有余，脾肾常不足。

心为神舍岂容克，娇肺遭伤不易除。

　释义　心为神所居不容乘克，肺为娇脏遭受侵犯较难治疗。

肺虚发热右腮白，毛晦皮干不润肤。

　释义　肺虚发热表现为右腮白色、毛色没有光泽、皮肤干燥不湿润。

语言短气兼咳嗽，二便如常渴或无。

释义　还有说话没有力气、咳嗽、二便正常，有的渴，有的不渴。

六君子汤加麦味，嗽人冬花地骨俱。

释义　治疗用六君子汤加麦冬、五味子，咳嗽加入冬花，地骨皮。

脾虚发热饮食减，唇口淡白舌亦如。

释义　脾虚发热表现为饮食减少、唇口淡白色、舌亦淡白色。

额微有汗身微热，时常嗜卧目露珠。

释义　还有额头稍微有汗、身体微热，平时常喜欢躺着，睡觉时眼睛闭合不全。

或吐与泻味口淡，参苓白术散可茹。

释义　以及吐泻、口味淡的，参苓白术散可以服用。

心虚发热烧不甚，面舌淡白额无殊。

释义　心气虚发热表现为热势不重、面舌淡白色，额头也是淡白色。

口不作热微作渴，梦里惊悸卧不舒。

释义　还有口里不发热、稍微口渴、梦里慌惊、心悸、睡不舒服。

小便清长神气倦，安神汤饮力能扶。

释义　以及小便量多色白、神气不足的，服安神汤可以治疗。

肾虚发热腰作痛，行坐无力骨蒸余。

释义　肾虚发热表现为腰痛、行坐没有气力、骨间发热。

小便数多大便滑，眼花黑放耳轮枯。

释义　还有小便次数多、大便不能控制、眼花眼黑、耳轮干枯的。

六味汤加鳖甲服，肝虚补母治同诸。

释义　用六味汤加鳖甲，肝虚补肾体现了"虚则补其母"。

若问肝虚烧热状，双目神睛缓转欤。

释义　肝虚发热表现为两眼转的慢、不灵活。

38. 论五脏实热症治

心经实热小便停，面红额赤掌如蒸。

释义　心经实热表现为小便短赤、面部额头发红、掌心热如蒸。

舌尖红肿口作渴，日当巳午热尤昏。

释义　还有舌尖红肿、口渴，每日9点~13点发热更明显。

甚至痴迷带谵语，睡喜仰卧齿切声。

释义　甚至神识不清、谵语，睡喜仰卧、牙齿咬得有声响的。

推法引水捞明月，导赤散加犀角欣。

释义　用引水捞明月推拿法治疗，再服用导赤散加犀角。

肝实发热目勇视，左腮红赤面又青。

释义　肝脏实热表现为发热、两眼直视、左腮红面色青。

握拳叫哭手捻物，泻青散兮效非轻。

释义　还有握拳、哭闹，手像在捻东西的，用泻青散疗效很好。

脾实发热常弄舌，口干唇燥渴如焚。

释义　脾脏实热表现为发热、吐弄舌头、口干唇燥、口渴。

鼻红带裂牙床肿，大便滞臭食懒吞。

释义　还有鼻红、有裂口、牙床肿

胀、大便不畅臭秽、食欲不佳。

热至夜深烧愈甚，泻黄散用灶土增。

释义　以及夜深发热更明显的，用泻黄散加灶心土疗效很好。

肺热右腮呈红色，申酉之时红更深。

释义　肺实热表现为右腮呈红色，下午3~7点红色更深。

热及胸背殊加倍，喘渴气奔大便凝。

注　气奔：病名。见《世医得效方》卷十："遍身忽皮底混混如波浪声，痒不可忍，抓之血出不能解，谓之气奔"。

释义　还有胸背热病情加重、气喘、口渴、气奔、大便干燥。

鼻门干燥兼衄血，泻白散加栀子仁。

释义　以及鼻腔干燥、出血的，用泻白散加栀子仁治疗。

肾热两颐必带赤，瞳仁作胀耳红根。

释义　肾脏实热表现为两颊红色、眼睛作胀、耳根红。

时常牙痛齿出血，下体烦热恶衣裙。

释义　还有经常牙痛、牙龈出血、身体下部烦热，不愿意多穿衣服。

小便如血大便滞，六味汤加知母宁。

释义　以及小便色红如血、大便不通畅的，服用六味汤加知母可以解除症状。

39. 论吐血鼻血目血齿血便血症治

小儿为何病吐血，多因胃中有积热。

释义　小儿患吐血病，多半是因为胃中有积热。

非关七情六欲伤，或贪煎炒肥甘歠。

注　歠（chuò）：饮，喝。

释义　不是七情六欲所伤，有的是贪吃煎炒油腻的食品所致。

麦门冬饮加沉香，更入焦楂及藕节。

释义　服用麦门冬饮加沉香、焦山楂、藕节治疗。

血脱之症势尤凶，忽吐数升肤如铁。

释义　血脱之症病势更重，表现为忽然吐血数升、皮肤颜色铁青。

口鼻冷气把人惊，通身筋见唇淡白。

释义　还有口鼻出的是冷气，让人害怕，全身的青筋都看的见，唇色淡白。

麦门冬饮用亦佳，去生地加姜枣黑。

释义　服用麦门冬饮疗效也很好，要去掉方中的生地加入焦姜、焦枣。

鼻中衄血热逆行，鸡苏饮加将军列。

释义　鼻中出血是因为热邪上行，服用鸡苏饮加大黄。

若兼惊搐入辰砂，止衄方儿参用设。

释义　如果兼惊搐于止衄方中加入朱砂。

目中出血肝火炎，齿缝出血胃火热。

释义　眼中出血是肝火上炎所致，齿缝出血是胃火所致。

目血柴胡豆豉汤，齿血升阳清胃悦。

释义　眼中出血服用柴胡豆豉汤，齿缝出血服用升阳清胃汤。

大小便血皆热停，甘露饮子通用揭。

释义 大小便血都是热邪在下焦，都可以用甘露饮子治疗。

大便又分血后先，先为近血后远血。

释义 大便出血又分先后，便前出血为近血，便后出血为远血。

粪前见者近血名，药用芩连栀子柏。

释义 大便前见出血者名近血，用黄芩、黄连、栀子、黄柏治疗。

粪后见者远血来，五物清胃效同辙。

释义 大便后见出血者是远血，用五物清胃汤治疗疗效好。

外方艾叶浓煎汤，调黑豆末奏功列。

释义 外用艾叶煎浓汤，加入黑豆末湿敷有效。

他如小便下血条，豆豉煎汤酒合啜。

释义 其他如小便带血，豆豉煎汤兑酒一起服用。

或用车前鸡冠花，炒研酒下又一说。

释义 有的用车前子、鸡冠花，炒制研末、酒调服又是一种治法。

40. 论时疫麻痘发热症治

时气由来烧热同，排门疫染一般凶。

释义 流行性传染病多发烧，同时挨门传染很多人，一般病势较凶。

症疑莫辨何由解，十神汤里下手工。

释义 若不清楚病因的，可以先服用十神汤。

人参败毒皆可用，服后稍解按症攻。

释义 或人参败毒散，服药后症状

稍缓解再辨证治疗。

惟有流行麻痘起，不问春夏与秋冬。

释义 惟有麻痘发病，不管春夏与秋冬。

访知此症须留意，遇候烧热勿误攻。

释义 见到发烧要注意不可误用攻下法。

细察形状端的辨，先期状似伤寒风。

释义 要仔细观察病症分清证型，早期的表现和伤寒很像。

喷嚏流涕喘兼嗽，面鲜颊赤唇色红。

释义 常见打喷嚏、流鼻涕、气喘、咳嗽，面颊口唇色鲜红。

耳后必有红纹绕，两眼含泪带水溶。

释义 耳后必有红线缠绕，两眼含泪水汪汪的样子。

乍寒乍热多惊悸，时常哈欠睡意浓。

释义 一会儿冷一会儿热，多发惊悸，时常打哈欠，睡意较浓。

鼻青尖冷耳尻冷，麻痘昭然托表同。

释义 鼻尖色青而冷、耳轮冷，这是麻疹的典型表现，应该用解表的方法。

外有初生稀痘法，传与人家保儿童。

释义 另外有小儿刚出生减轻麻疹病情的方法，传给别人以保护儿童。

脐带落时瓦上煅，辰砂共研乳和融。

释义 脐带脱落时放在瓦上煅制，和朱砂一起研末用乳汁调好。

再涂乳上令儿吸，打除垢恶痘麻松。

释义 再涂乳头让小儿吮吸，可以

缓解痘麻的病情。

41. 论附麻痘症治

治麻与痘不同方，痘宜温解麻宜凉。

释义 治疗麻疹与痘的方子是不同的，痘疹宜用温解法而麻疹宜用凉解法。

痘有专科书另补，麻多忽视请先详。

释义 痘疹有专科专门的书论述，麻疹多被忽视，请先让我详细讲述。

烧热形状上已辨，发时隐隐皮里藏。

释义 发烧的症状上面已经讲了，发疹时隐隐出现在皮肤里面。

以火照摸形如芥，随出随没却无常。

释义 用灯光照着抚摸感觉像芥子的形状，随出随没多变化。

症起心脾出于肺，色喜红润黑不祥。

释义 病起心脾，但是却表现于肺脏，疹色红润预后较好，疹色发黑预后较差。

假遇黑色寻人粪，火煅存性酒调尝。

释义 假如遇到疹色发黑的，可以找来人的粪便，用火煅存性用酒调服。

无论夹斑与夹疹，先服升麻托表汤。

释义 无论是夹斑还是夹疹，都应该先服升麻托表汤。

出后甚用清凉散，食禁酸咸煎炒姜。

注 甚：当为慎。

释义 疹出后慎用清凉散，禁食酸咸煎炒食物和生姜。

或麻作泻四苓散，东垣凉膈鼻血尝。

释义 有时麻疹又泄泻可以服四苓散，若鼻出血则服东垣凉膈散。

或麻现时咽喉痛，甘桔射干并牛蒡。

释义 有时麻疹又出现咽喉痛，可以服甘草、桔梗、射干和牛蒡子。

或麻不收为火郁，芩连化毒是要方。

释义 有时麻疹疹子不退是火郁为患，芩连化毒方是很重要的方子。

麻后最怕久咳嗽，葶苈子饮服安康。

释义 麻疹出后最怕长时间咳嗽不愈，服葶苈子饮可以康复。

余热又怕久不退，须服参麦知母汤。

释义 麻疹出疹后又怕余热日久不退，此时需要服参麦知母汤。

麻后走马疳尤恶，金花散饮内服良。

释义 麻疹出疹后患走马疳病情最重，服用金花散效果良好。

外方但参疳症用，下痢须从痢症商。

释义 外治方参考疳症用药就可以了，下痢须参考痢疾用药。

42. 论中暑中热及湿热疸黄症治

无端夏月乱谵语，低声哝哝是中暑。

释义 夏天无缘无故的谵语，或小声言语可能是中暑了。

状类伤寒口渴殊，浑身发热汗如雨。

释义 中暑的症状似伤寒但口渴明显、浑身发热、出汗较多。

唇舌淡白神气柔，清暑益气汤用煮。

释义 还有唇舌颜色淡白、神气不足，服用清暑益气汤治疗。

中热头前面唇红，发热烦渴小便苦。

释义 中热的表现是面部嘴唇发红、发热、烦燥、口渴、小便不通畅。

口带谵语状皆同，但声洪大异中暑。

释义 还有谵语的症状都相同，但声音洪大不同于中暑。

推法引水捞明月，导赤散加桔梗伍。

释义 用引水捞明月推法治疗，再用导赤散加桔梗。

若中暑热又兼惊，定搐元宵火十五。

释义 如果中暑又兼惊风，用元宵火十五灸法，可以治疗抽搐。

五苓散内加辰砂，麦冬香薷并用抚。

释义 服用五苓散加辰砂、麦冬、香薷治疗。

中湿节痛不时啼，遍体酸浮胀如鼓。

释义 中湿表现为关节痛、不时地啼哭、遍体酸疼、浮肿如鼓。

痰动牵齁遇食停，最怕晴天变阴雨。

释义 伴有痰邪为患的可见齁喽、气喘、伤食，最怕晴天变阴雨。

头如石压小便艰，胃苓汤兮用为主。

释义 头像石头压着、小便不通畅，用胃苓汤为主方治疗。

食加楂曲喘杏仁，痰甚瓜蒌半夏与。

释义 伤食加山楂、神曲，气喘加杏仁，痰多加瓜蒌、半夏。

至若湿热成疸黄，身面俨如栀汁许。

释义 至于湿热黄疸，身体面部发黄很像栀子汁的颜色。

阳疸色浓小便停，茵陈五苓汤力溥。

释义 阳黄颜色较深、小便量少，用茵陈五苓汤可以治疗。

阴黄色暗便不艰，理中汤加茵陈辅。

释义 阴黄颜色较晦暗、小便正常，用理中汤加茵陈治疗。

43. 论诸咳嗽及龟胸龟背症治

婴儿情欲尚未通，咳嗽多因寒热风。

释义 婴儿尚不具备明显的七情六欲，咳嗽多因感受外邪所致。

风寒咳嗽流清涕，鼻塞声浊烧热逢。

释义 风寒咳嗽的症状是流清涕、鼻塞、咳嗽声重、发烧。

或痰夹乳时作吐，面青带白蹙眉容。

释义 或有痰中夹乳、时时呕吐、面色青中带白、皱眉头。

推摩法与参苏饮，寒甚疏风顺气松。

释义 用推摩法与参苏饮治疗，寒重的用疏风顺气药可以缓解。

不愈二陈汤加用，苏子枳桔莱菔从。

释义 不能治愈的用二陈汤加苏子、枳壳、桔梗、莱菔子治疗。

热咳必然二便滞，口渴舌燥面唇红。

释义 热证咳必见二便不通畅、口渴、舌干燥、面部嘴唇色红。

黄痰黏手吐不出，天冬润肺饮有功。

释义 还有痰黄黏手吐不出来，服

用天冬润肺饮有效果。

或咳日轻夜较重，六味汤加麦味冬。

释义 有的咳嗽白天轻夜里较重，服用六味汤加麦冬、五味子。

久咳不止阿胶散，人参养肺汤亦通。

释义 久咳不止的服用阿胶散，人参养肺汤也有效果。

至若咳时兼惊搐，十五元宵火外攻。

释义 至于咳时兼惊搐的，用十五元宵火法外治。

二陈汤加胆星入，钩藤枳蝎天麻同。

释义 口服二陈汤加胆星、钩藤、枳壳、全蝎、天麻。

他如咳久气满胀，渐渐骨起成龟胸。

释义 其他如咳嗽时间久的伴有胀满，渐渐胸骨隆起成龟胸的样子。

有风有热痰凝注，因循不治痼疾终。

释义 是风热与痰浊互凝，不能因证施治最终将成顽疾。

外方龟尿涂骨上，天冬丸子内用攻。

释义 外用方是将乌龟的尿涂在胸骨上，内服方是天冬丸子。

龟背多由痰咳起，肺肾两虚精不融。

释义 龟背多由痰浊咳嗽引起，肺肾两虚精不能充养于骨。

或风吹背入骨髓，背突如龟渐穿窿。

释义 再加风邪吹入背部骨髓，背部椎骨渐渐突起像龟背的样子。

松蕊丹兮内多服，龟尿外点脊骨中。

释义 内服松蕊丹，龟尿外点脊骨上。

不已再服小续命，减去附子益防风。

释义 不愈的再服小续命汤，减去附子加入防风。

44. 论哮喘呛喉症治

哮喘皆由风寒致，骤感可医久难治。

释义 哮喘都是感受风寒之邪引起的，急性感邪的可以治愈，病久的难以根除。

哮病痰响如锯牵，喘病齁壅是逆气。

释义 哮病喉中痰响象拉锯一样，喘病呼吸困难声是肺气上逆所致。

每遇阴寒发不休，连绵急促不安遂。

释义 每遇到阴雨寒凉天就会病发不止，长时间的呼吸急促不舒适。

轻用三子养亲汤，白芥莱菔苏子备。

释义 病轻的用三子养亲汤，药物有白芥子、莱菔子、苏子。

重则苏沉九宝汤，加入前胡半夏继。

释义 病重的用苏沉九宝汤，加入前胡、半夏。

外用僵蚕炒七枚，研末米汤调服治。

释义 外用炒僵蚕七条，研末用米汤调服。

更有呛症嗽喝连，大小患此是凶疾。

释义 更有呛症咳嗽连续不断，大人小孩患这种病都是很危险的。

人身喉管有一双，一硬一软前后异。

释义 人身喉部管道有两条，一条硬一条软前后排列着。

软为食道胃口联，水谷容纳出入利。

释义 软的是食道与胃口相连，水谷从此处经过。

硬为气喉肺管通，仅司呼吸传声气。

释义 硬的管道是气体由喉通向肺的管通，只管呼吸和发声音。

软无底来硬有之，何堪食物呛其际。

释义 软的管道没有底硬的管道有底，硬的管道不可以被食物呛着。

欲上呕出出不能，欲下有底下无地。

释义 向上呕又呕不出，向下又没有出路。

软物呛入尚可生，硬物呛入死期至。

释义 软的食物呛入还可以救治，硬的食物呛入就很难救治了。

软如盐醋及粥汤，一经呛入喝声气。

释义 软的食物比如盐、醋及粥、汤，如果这些东西呛入就喊一声。

粥汤日久犹或消，盐醋酸咸殊伤气。

释义 粥、汤呛入日久或可以消失，盐、醋、酸、咸会伤气的。

盐呛用曲和砂糖，水调作饼火炙食。

释义 盐呛入的用神曲和砂糖，用水调作饼用火烤熟吃。

但将轻粉擦饼中，食吐痰涎患可济。

释义 只要将轻粉掺入饼中，食后吐出痰涎的患者还以救治。

醋呛只用甘草佳，猪胆汁浸焙研细。

释义 醋呛着的用甘草疗效好，用猪胆汁浸焙甘草并研细。

炼蜜为丸临卧吞，清茶送下奏功易。

释义 炼成蜜丸睡前服用，用清茶送服易见效果。

45. 论伤寒表症及兼惊症治

儿无伤寒古有云，方书此论误非轻。

释义 古代书上说小儿不患伤寒，这种说法是明显错误。

医人惑此必错认，多把伤寒当风惊。

释义 医生对此感到不解，也就错误地把伤寒当作惊风。

岂知婴儿易感冒，略染寒邪便沉昏。

释义 不知道婴儿容易感冒，稍感受寒邪便见神识不清。

误作惊治促人命，伤寒必然鼻塞声。

释义 误作惊风证治就会危害患儿的生命，伤寒必然有鼻塞声重。

气粗喘急头作痛，平平烧热及浑身。

释义 婴儿伤寒表现为气粗、气喘、头痛、时常发烧。

恶风恶寒偎人体，引衣自覆乳不吞。

释义 还有恶风恶寒依偎大人，往自己身上加衣服、食欲不佳。

头按热兮双足冷，三关纹赤又带青。

释义 头热、双脚不温，三关指纹红中带青色。

有汗无汗风寒别，浮缓浮紧脉中分。

释义 有汗无汗是区分中风与伤寒的症状，浮缓浮紧是区分中风与伤寒的脉象。

推摩法儿外治用，惺惺散兮内服宁。

释义　外用推摩法治疗，内服惺惺散有效。

伤寒无汗紫苏入，伤风有汗桂枝增。

释义　伤寒无汗的加入紫苏，伤风有汗的加入桂枝。

至若伤寒兼惊状，婴儿十指冷如冰。

释义　至于伤寒兼惊风证的，表现为婴儿十指冷的像冰一样。

烧热必然搐掣作，面部左额有青纹。

释义　发烧必然会搐掣，面部左边额头有青色的纹理。

发表亦用惺惺散，推拿火攻治同惊。

释义　发表亦服用惺惺散，推拿火攻法的治疗和惊风一样。

搐甚抱龙丸可服，至圣保命用亦珍。

释义　搐掣重的可服抱龙丸，至圣保命丹疗效也不错。

46. 论伤寒里症及夹食症治

伤寒幼无传经伤，表症既明里宜详。

释义　小孩患伤寒一般不会传经，表症既已明了里证也要详察。

里症又从虚实辨，里实胸满脉力强。

释义　里症又要辨虚实的不同，里实症表现为胸满、脉搏动有力。

五心如火身恶热，出头露面手足扬。

释义　还有五心发热、身体怕热，露出头面、手足不愿盖着。

口蒸烦渴掀衣被，大便燥结滞于肠。

释义　以及口蒸干、心烦、口渴、

掀去衣服、大便干燥不通。

此为阳症可议下，小承气合柴胡将。

释义　此为阳症可以用下法，用小承气汤加柴胡治疗。

里虚脉细头额冷，口中气冷四肢凉。

释义　里虚症表现为脉细、额头冷、口中呼出气是冷的、四肢不温。

面唇黯淡无血色，大便泻青小便长。

释义　还有面部嘴唇黯淡、没有血色、大便清稀、小便量多。

此为阴症宜温补，附子理中茯苓襄。

释义　此为阴症，宜采用温补的方法，用附子理中汤加茯苓治疗。

若还表里俱实热，不畏风寒躁异常。

释义　如果表里都是实热，表现为不怕风寒、烦躁明显。

大热大渴宜清解，小柴胡合白虎汤。

释义　还有大热大渴的，宜用清解的方法，用小柴胡汤合白虎汤治疗。

更有伤寒夹伤食，面皮黄中白隐藏。

释义　也有伤寒兼伤食的，表现为面部的颜色黄中带白。

烧热先从肚腹起，指头如火额按凉。

释义　还有发热先从腹部开始，指头很热，额头是凉的。

大便馊臭眼胞肿，腹弹如鼓食懒尝。

释义　以及大便有馊臭味，眼睑是肿胀的，腹部胀得像小鼓，没有食欲。

推摩汤药当先表，消导二陈接用良。

释义　用推摩法和服汤药都应当先解表为原则，随后用消导二陈汤。

若问伤寒时疫疾，大头等症另科详。

释义 如果问伤寒中大头温等流行性传染病的治疗，在其他的科目中有介绍。

47. 论热疟似惊风伤寒症治

热疟伤寒及惊风，三症虽异状却同。

释义 热疟、伤寒、惊风，三症虽不是一种病，但表现却相同。

我宗夏氏卓溪辨，逐一细论说与翁。

释义 我以夏氏卓溪的辨证为依据，一条一条的仔细说给大家听。

伤寒每日烧到晚，不加不减彻始终。

释义 伤寒从早到晚都发烧，温度始终不变化。

惊风兼寒烧虽似，多一搐搦有痰攻。

释义 惊风兼寒的发烧虽然相似，但有痰邪为患的搐搦表现。

热疟发热亦无异，但日有时烧更洪。

释义 热疟发热也相似，但白天有时烧的更重。

或眼泛去抽搦作，一抽汗出烧不逢。

注 泛：当作眨。

释义 或突然间抽搦发作，抽搦后汗出的就不发烧了。

或食滚汤大叫哭，头面有汗烧亦松。

释义 有的喝了热汤后大声哭叫，头面出汗后发烧也减轻了。

肚腹烧热常不退，少顷复炽每日同。

释义 腹部发热常不退，退了一会儿就又烧起来了。

又有喉中痰作响，一哭便呕出痰浓。

释义 又有喉中有痰发出响声的，一哭便呕出浓痰。

惊风伤寒痰注肺，任呕不出异其宗。

释义 惊风伤寒痰在肺里，任凭你如何呕吐都吐不出来，因为其病位不在胃。

热疟疑似从此辨，若遇明医理会通。

释义 热疟的疑似症候从此辨别，如果遇到明医自然会明白其中的机理。

精神似倦究不倦，脸非黄白是黄容。

释义 精神看似疲倦实际不是疲倦，脸色看似黄白实际是黄色的。

两眼瞧人似无病，毛发爽爽不直冲。

释义 两眼看人的时候很精神像是没有病的，毛发蓬松不直立着。

审此不问朝暮发，清脾饮子数剂攻。

释义 辨治此症不管他是白天还是晚上发热，服清脾饮子数剂就可以见疗效。

48. 论诸疟及疟兼惊痫症治

疟来寒热似潮临，正气不胜邪气争。

释义 疟疾发病时寒热交替似潮水来临，那是正气和邪气相争的表现。

童疟多缘食积起，清脾饮内红曲增。

释义 小孩的疟疾多因食积引起，用清脾饮加红曲治疗。

若兼外感头脊痛，哈欠战栗面必青。

释义 如果兼外感头部脊柱部疼痛

的，可见哈欠、全身战抖、面部必
然是青色的。

治先带表勿遽剿，次宜和解按候分。

释义　治疗当先解表不要轻易攻伐，
然后按不同的症候用和解法治疗。

日发柴胡汤煎服，有食须加楂曲槟。

释义　白天发作服用柴胡汤，伴有
伤食的要加入山楂、神曲、槟榔。

晚发小柴合四物，提用升麻入药吞。

释义　晚上发作服用小柴胡汤合四
物汤，升提加用升麻。

不止八神散可截，日久补中益气寻。

释义　发作不止服用八神散可止
住，病久服用补中益气汤。

或腹有痞成疟母，大鳖甲饮服之神。

释义　有的腹部有痞块成疟母的，
服大鳖甲饮疗效神奇。

夏秋疫疟相传染，无分大小一般形。

释义　夏秋季节的疟疾相互传染，
不管轻重表现都是一样的。

但热不寒多出汗，口带谵语渴无停。

释义　表现为只发热不恶寒、出汗
多、时时谵语、口渴。

达原饮为祛疟法，或加知母与柴苓。

释义　达原饮为治疗疟疾的方法，
有的加入知母、柴胡、茯苓。

疟时兼惊指头冷，寒热往来抽掣频。

释义　疟疾发作时兼惊风，可见指
头不温、寒热往来、抽掣频频发作。

治宜定搐兼解疟，柴苓汤加天麻藤。

释义　治疗宜止抽搐兼解疟邪，服

用柴苓汤加天麻、钩藤。

更有阳疟兼痫症，先疟后痫倒仆昏。

释义　还有阳疟兼痫症的，往往先
疟疾发作再痫症发作而后昏仆倒地。

汗出稍定汗入发，一痫即死拿即生。

释义　汗出后稍稍平静些，汗不出
时又会发作，痫症发作昏仆倒地的
推拿可以使其苏醒。

薄荷散兮痫先治，清脾饮子疟后平。

释义　痫症发作前先服薄荷散治
疗，疟疾发作后服清脾饮子治疗。

痫有五：心痫其声如羊，肝痫其声
如犬，脾痫其声如牛，肺痫其声
如鸡，肾痫其声如猪。

49. 论阴虚潮热似疟症治

阴虚每日下午热，状类阴疟却有别。

释义　阴虚多每日下午发热，症状
类似阴疟却有区别。

疟来发热如火烧，阴虚发热不酷烈。

释义　疟疾发热如火烧一样明显，
阴虚发热热得不重。

疟来作渴饮不停，阴虚即渴饮亦歇。

释义　疟疾发作口渴饮水也不能缓
解，阴虚口渴喝水量不多。

疟热得汗烧即轻，阴虚热退无汗泄。

释义　疟疾发热，出汗烧即减轻，
阴虚发热热退不出汗。

持此辨验大小同，大人只兼脉理切。

释义　以上的辨证要点大人小孩都
是适用的，大人只是多了切脉。

治用四物汤为君，知母鳖甲同煎啜。

释义　用四物汤为君治疗，加入知母、鳖甲一同煎服。

若是作热兼作寒，白术参芪不可缺。

释义　如果是发热兼恶寒，白术、人参、黄芪是不可缺少的。

潮热阴虚又有分，阴虚定在下午热。

释义　阴虚潮热又有区分，阴虚潮热一定在下午发热。

潮热虽然有定期，不拘早晚中午节。

释义　潮热发生虽然有一定的时间，但早中晚皆可以发生。

但看初起在何时，每日依候不易辙。

释义　只要看什么时间开始发作，每日都在这个时间发作不变化。

虽皆似疟状略殊，渴热辨验同上说。

释义　虽皆似疟疾但症状略有不同，口渴发热的辨证经验和以上的内容是相同的。

法宜理脾清胃肝，地骨皮饮主用悦。

释义　治疗以理脾清胃肝，用地骨皮饮疗效好。

大便滞涩加大黄，口渴石膏亦同列。

释义　大便不畅加大黄，口渴加石膏。

50. 论诸般呕吐及兼惊症治

小儿呕吐多食伤，眼胞浮肿面皮黄。

释义　小儿呕吐多是伤食引起的，表现为眼睑浮肿、面部皮肤发黄。

口吐酸水闻馊气，指头如火双足凉。

释义　还有口吐酸水、有馊气，指头热，双足不温。

胸腹胀满肚必热，消导二陈加藿香。

释义　以及胸腹胀满、肚子发热，用消导二陈汤加藿香。

若兼外感头作痛，浑身发热吐异常。

释义　如果兼外感多表现为头痛、浑身发热、剧吐。

恶风恶寒面青白，藿香正气散能匡。

释义　还有怕风寒、面色青白，藿香正气散能治疗。

此散已服吐犹是，附子理中酌用商。

释义　服完上方仍呕吐的，可以试用附子理中丸。

胃热呕吐面唇赤，口气蒸手渴热狂。

释义　胃热呕吐表现为面部红、口唇红、口中气热、口渴、发热、狂躁。

或是干呕无物出，黄芩栀子饮安康。

释义　或是干呕吐不出东西，服用黄芩栀子饮。

胃伤吐蛔脾亦弱，安蛔理中是要汤。

释义　吐蛔虫伤胃也伤脾，安蛔理中汤是主方。

若是吐时兼惊搐，推拿火攻亦妙方。

释义　如果呕吐时兼惊搐的，也可以采用推拿火攻的方法。

内治无如星香散，遇夏还加香薷襄。

释义　内治口服最好用星香散，夏季还可加入香薷。

胃虚呕吐面唇淡，吐痰夹乳食懒尝。

释义　胃虚呕吐表现为面部和口唇是浅色的、呕吐痰涎夹杂乳食、食欲不佳。

终日奄奄神气倦，参苓白术散用良。

释义　还有整天呼吸无力、无精打采，服用参苓白术散效果良好。

更有吐甚不纳药，此为阴甚格于阳。

释义　还有呕吐剧烈不能服药的，此为阴盛格阳于外。

附子理中汤一剂，童便猪胆入药尝。

释义　服用附子理中汤一剂，加入童便、猪胆。

51.　论泄泻惊泻吐泻霍乱症治

脾家有湿泄泻连，小儿多因食积兼。

释义　脾脏有湿易致泄泻，小儿泄泻多兼伤食。

泻来馊臭肚必痛，一痛即泻泻痛痊。

释义　表现为泻泄物有馊臭味、腹痛、一痛即泄、泻后痛减。

水谷不分腹作胀，消导二陈猪泽添。

释义　因水谷不分所以腹胀，用消导二陈汤加猪苓、泽泻。

若兼外感身体痛，恶风恶寒壮热沿。

释义　如果兼外感则可见身体疼痛、恶风寒、壮热。

有汗风泻便清利，无汗寒泻下白涎。

释义　有汗是感受风邪为主，多大便清利；无汗是感受寒邪为主，大便清稀色白。

治宜发表惺惺散，或五苓散表带兼。

释义　治疗宜用惺惺散发表，或用五苓散渗利兼解表。

寒加紫苏陈皮夏，风加羌活桂枝尖。

释义　寒重的加紫苏、陈皮、半夏，风重的加羌活、嫩桂枝。

热泻烦渴面唇赤，大便暴注小便艰。

释义　热泻表现为心烦、口渴、面部口唇发红、大便泄泻、小便短少。

口气如焚渴无度，四苓散加芍芩连。

释义　还有口中热、口渴的利害，用四苓散加白芍、黄芩、黄连。

夏月暑泻多自汗，六和汤内入车前。

释义　夏季暑泻表现为自汗，六和汤内加入车前子。

湿泻便出如酱色，胃苓汤加楂曲煎。

释义　湿泻表现为大便如酱色，服用胃苓汤加山楂、神曲。

诸汤以服泻犹是，温中饮子取用贤。

释义　服用各种止泻的方药后泄泻依旧，可服用温中饮子。

温中不愈为下陷，补中益气莫迟延。

释义　采用温中的思路不愈为中气下陷，服用补中益气汤。

升提不止方可涩，肉蔻丸子治法全。

释义　升提不止的才可以加入收涩，用肉蔻丸子，泄泻治法至此已经比较全面。

若或初泻兼惊搐，五苓散用辰砂添。

释义　如果开始泄泻兼惊风抽搐

的，五苓散中加入朱砂。

更有霍乱中焦起，上吐下泻两相牵。

释义 还有霍乱从中焦发病，上吐下泻接连发作。

胃苓汤加藿香入，神曲山楂效立旋。

释义 用胃苓汤加藿香、神曲、山楂，收效很快。

若问转筋干霍乱，治参急痧见后篇。

释义 如果问干霍乱引起的转筋的的治疗，参考急痧等有关章节。

52. 论痢疾久痢脱肛鹤膝症治

痢疾皆由伤湿热，白伤气分赤伤血。

释义 痢疾都是由湿热引起的，白痢多伤气分，红痢多伤血分。

加以宿积滞于中，变成红白不一辙。

释义 加上有宿食积滞在肠道中，大便变成红白不一样的颜色。

人参败毒粳米加，或细茶与姜兼啜。

释义 服用人参败毒散加粳米、细茶叶与生姜。

若是腹痛便不行，里急后重下之决。

释义 如果是腹痛、大便不通畅、里急后重，是用下法的指征。

体实三黄承气汤，体虚保和丸子设。

释义 身体壮实的用三黄承气汤，身体虚弱的用保和丸子。

不痛勿下赤白同，七味芍药汤用悦。

释义 腹部不痛的不要用下法，赤白痢疾都是这样，可以服用七味芍药汤。

白痢吴萸白术加，赤痢黄芩地榆列。

释义 白痢加入吴茱萸、白术，赤痢加入黄芩、地榆。

赤白相兼并用尝，有热柴胡不可缺。

释义 赤白相兼的一起用，发热的还要加入柴胡。

若是噤口食不吞，香连散加菖蒲抉。

释义 如果是噤口痢不能进食，可以应用香连散加菖蒲。

倘服诸药痢仍来，经年不止休息说。

释义 如果服各种药痢疾仍不愈，超过一年的叫休息痢。

补中益气汤升提，肉蔻丸子次后截。

释义 先服补中益气汤升提，再用肉蔻丸子止痢。

凡痢与泻渴无休，七味白术散通啜。

释义 凡是痢疾与泻泄出现口渴不止的，都可以服用七味白术散治疗。

至若泻痢久脱肛，艾灸龟尾是要诀。

释义 至于泻痢时间长了出现了脱肛，艾灸龟尾（长强）穴是重要的方法。

外治更有洗肛汤，补中益气内用挈。

释义 外治法有洗肛汤，内治法用补中益气汤。

又有痢后鹤膝风，只因痢久肾髓竭。

释义 又有痢后出现鹤膝风的，是因为痢疾久了伤肾导致骨髓不充所致。

双足肿如鹤膝红，行步艰难痛不歇。

释义 表现为双足肿，像鹤的膝盖

颜色发红，行走艰难，疼痛不止。

六味地黄加鹿茸，虎骨牛膝续断设。

释义　用六味地黄汤加鹿茸、虎骨、牛膝、续断治疗。

若非痢起由湿风，薏苡羌防并同列。

释义　如果不是由痢疾引起而是由风湿引起的鹤膝风，可以薏苡、羌活、防风一起应用。

又方治噤口痢：陈粳米（炒）、砂糖、煨姜、食盐（火煅）少许，共煎服之。

53. 论肿胀蛊胀症治

脾因湿伤成肿胀，小儿多兼食积恙。

释义　脾不运湿形成肿胀，小儿常常兼有食积。

肿有多般不必拘，只从水气二肿相。

释义　肿胀有多种证型，不必拘泥一种治法，只从水肿、气肿两种证型上辨证。

水肿皮肤白光浮，手按成窟起手样。

释义　水肿的皮肤白而有光泽，手按之凹陷，松手后就又恢复原样。

气肿时胀亦时消，或胀或喘不舒畅。

释义　气肿的时胀时消，有的胀、有的气喘不舒畅。

治宜和解把肺调，五子五皮通用尚。

释义　治宜和解调理肺气，五子五皮饮治疗。

上身肿加羌活防，下身防己苡仁养。

释义　上身肿的加羌活、防风，下

身肿的加防己、苡仁。

外方觅起干蒜头，灌入猪肚淡煮饷。

释义　外治方找干蒜头，灌入猪胃不放盐煮食。

胀病脾伤又胃伤，有虚有实不同状。

释义　胀病是脾胃均受伤，病证有虚有实的不同。

虚胀腹大按却柔，实胀腹满强而壮。

释义　虚证胀腹虽大按之却是柔软的，实证的腹满较重较硬。

虚胀不喘便来溏，实胀多喘便不畅。

释义　虚胀不气喘大便不成形，实胀多气喘大便不通畅。

虚胀须用温胃汤，金匮肾气汤亦当。

释义　虚胀须用温胃汤治疗，用金匮肾气汤也可以。

实胀木香槟榔丸，保和丸子功同创。

释义　实胀用木香槟榔丸治疗，用保和丸子也行。

至若肚大有青筋，坚如铁石一般样。

释义　至于肚子大有青筋，坚硬的像铁石一样。

筲箕蛊是俗名词，古书叫作单腹胀。

释义　筲箕蛊是一般的叫法，古书叫单腹胀。

截筋起处灯火三，脐轮四旁火六壮。

释义　在青筋截断处用灯火灸三次，脐周四旁用艾灸灸六壮。

鸡屎白炒酒煮尝，针砂散分力能抗。

释义　鸡屎炒一下，用酒煮后服用，针砂散也有治疗作用。

假如百药服不松，莫效西河把明丧。

释义　假如服很多药都没有效果，不要和西河左丘氏一样双目失明。

一方：治蛊胀。用黑黄牛粪研，水泛为丸，开水服。

54. 论五脏五疳症治

疳痨名异实同伤，总缘营虚卫不昌。

释义　疳症和痨症名字不同病因实际一样，都是营卫不足所致。

十六以上痨症认，十六以下疳症详。

释义　十六以上易患痨症，十六以下易患疳症。

或初饮食失调养，或经病后津液亡。

释义　有的是饮食失调养所致，有的是病后津液耗伤所致。

发竖作穗身潮热，鼻干腮缩肌瘦黄。

释义　表现为头发竖起像麦穗一样，潮热、鼻干，腮部肌肉减少，身体消瘦，面色萎黄。

传及五脏心疳起，疮生口舌渴爱凉。

释义　传到五脏，在心脏时便发生心疳，表现为口舌生疮、口渴爱喝凉的。

面红烦躁喜卧地，睡中切齿意惊惶。

释义　还有面红、烦躁，喜在地上卧着，睡中咬牙齿，容易惊慌。

缠卧皮肤流盗汗，心疳丸子服之康。

释义　以及晚上睡觉后出汗多的，服用心疳丸子可以治愈。

肝疳面青泻青水，眼胞赤肿翳夹疮。

释义　肝疳表现为面色青、泄泻青水、眼睑红肿、生翳疮。

白膜遮睛肌日瘦，两眼流泪怕太阳。

释义　眼的白膜遮住眼睛，一天一天消瘦，两眼流泪、怕阳光照射。

腹左有痞摩口鼻，肝疳丸子急宜尝。

释义　还有腹部左侧有痞块，喜欢揉口鼻，服用肝疳丸子。

脾疳腹大手足细，丁奚项小面色黄。

注　丁奚：病证名。小儿黄瘦腹大的病证。

释义　脾疳表现为肚子大、手足细小，丁奚疳的表现是脖子小、面色黄。

翻食哺露吃泥土，蛔虫和粪泻非常。

注　哺露：小儿因胃弱而呕吐的病症。

释义　还有翻食哺露、吃泥土，大便中夹有蛔虫，泻泄明显。

搭口擦眉脐突出，脾疳丸子效来强。

释义　以及不欲饮食、喜揉眉目、肚脐突出等，服用脾疳丸子。

肺疳毛枯右腮白，鼻下赤烂肿生疮。

释义　肺疳的表现是毛发干枯、右腮发白、鼻下红而肿胀、溃烂生疮。

皮肤疥癞频瘙痒，痰涎喘嗽自汗洋。

释义　还有皮肤生有疥疮、时常瘙痒，痰涎壅盛、喘嗽、自汗较多。

口出腥臭声气短，肺疳丸子不用商。

释义　以及口中发出腥臭气味、说

话力气不足，服用肺疳丸子。

肾疳两耳生疮疥，面黑身热两足凉。

释义　肾疳的表现是两耳生疮疥、面色发黑、身体发热、两脚不温。

唇齿腐臭头痕露，囊稀尿白发焦黄。

释义　还有嘴唇牙齿腐烂发出臭味、解颅、阴囊松软、小便发白、头发焦黄。

脚如鹤膝行坐痿，肾疳丸子胜琼浆。

释义　脚就像鹤的膝盖一样行走，坐立困难，服用肾疳丸子。

五疳保童通可治，脾疳丸亦通用良。

释义　五疳保童丸可以治各种疳症，脾疳丸也可以通用。

外方葱椒煮蟆食，常啖鼠肉亦奇方。

释义　另外可以用葱、辣椒煮蛤蟆，或者常吃鼠肉也行。

一方：治儿疳瘦多疮将成疳者。用头窠鸡子七个，每日投一个于粪缸内，点记为号，至八日取头一个，煮熟，令儿啖之，后依次而煮，食尽，候他鸡有子，再服最妙。

55. 论牙疳脑疳鼻疳症治

上言肾疳是总名，走马牙疳亦肾经。

释义　上面说的肾疳是总的名称，走马牙疳亦归属肾经病变。

初作臭气齿渐黑，次传龈烂血出腥。

释义　走马牙疳的表现是：开始口内发出臭的气味，牙齿渐渐变黑，

接着牙龈腐烂出血，发出腥臭味。

脓血相杂有虫蚀，缘因肾热气上奔。

释义　还有牙龈腐烂脓血相杂，有虫蚀的痕迹，是因为肾经有热气上犯所致。

状如走马治宜速，缓则齿落蚀穿唇。

释义　发病像马跑的速度一样快所以治疗也应快速，治疗慢的话就会牙齿脱落，腐蚀穿透嘴唇。

快把陈茶泔水洗，象牙散搽及赛神。

释义　赶快把放置时间长的茶叶用米泔水清洗，用它拌象牙散搽在患处疗效神奇。

胡黄连散内宜服，金花散饮服亦灵。

释义　胡黄连散内服疗效不错，金花散内服疗效也不错。

脑疳属肝皮光急，满头饼疮脑如蒸。

释义　脑疳属肝经，表现为头皮发光发紧，满头长着很大的疮，头部热的较明显。

腮肿囟高发作穗，时常痒痛有汗淋。

释义　腮肿囟门高头发呈穗状，经常又痒又痛出汗较多。

内服防风通圣散，松树皮散外用珍。

释义　内服防风通圣散，外用松树皮散。

或鲫鱼胆取滴鼻，或芦荟末吹鼻门。

释义　或用鲫鱼胆汁滴鼻，或用芦荟末吹鼻内。

鼻疳属肺两旁痒，赤烂水流疮便生。

释义　鼻疳属肺经，表现为鼻翼两

旁发痒鲜红，糜烂流水成疮。

疮生有虫名疳䘌，蚀鼻穿孔日渐深。

释义 疮里面有虫子叫疳䘌，可以腐蚀鼻腔造成穿孔，时间久了穿孔会很深。

东垣凉膈饮先服，化䘌丸子次后吞。

释义 先服东垣凉膈饮，再服化䘌丸子。

外方花椒煎汤洗，鹿角煅用并黄芩。

释义 外用花椒煎汤洗，鹿角煅制加入黄芩。

头发枯矾同研擦，烂不收口松香增。

释义 还有头发、枯矾，一同研末外擦，糜烂不收口的加入松香。

取猪肝蘸明雄末，作条塞鼻断䘌根。

释义 也可以用猪肝蘸明雄黄末，制作成条状塞入鼻腔内可以祛除疳䘌病根。

一方：治口疮及走马疳。胆矾、孩儿茶、胡黄连等共研末，搽之。

56. 论瘰疳毒疳及疳兼症症治

凡疳有积病同宗，疳因积起积生虫。

释义 凡疳症有积滞病因是相同的，疳症的病因是积滞引起的，积滞易生虫。

发热烦渴虫日盛，多出头颈腹背中。

释义 发热、心烦、口渴，虫子一天天增多，多出现于头颈腹背中。

瘰疳拍背鸣如鼓，皮干骨露面黄容。

释义 瘰疳表现为拍背部会发出鼓

一样的声音，皮肤干燥，骨头外露，面色发黄。

虫食脊骨有声听，脊如锯齿一般同。

释义 发出的声音像虫子吃脊骨一样，脊柱骨受损像锯齿一样。

或指生疮或吐泻，安虫丸子服有功。

释义 有的可见手指生疮或吐泻，服用安虫丸子有效果。

外煎桃柳桑枝水，日午抱儿浴其躬。

释义 外用桃、柳、桑枝煎水，中午抱患儿用药水洗澡。

又有无辜疳瘦弱，疳气毒结入头宫。

释义 又有的疳症表现为瘦弱，那是疳气进入了头部。

脑后顶边有一核，按软不痛宜针攻。

释义 脑后高起的一边，有一个鼓起的核，按上去柔软不痛宜用针刺治疗。

刺破虫出如米屑，荞麦粉掺刺核缝。

释义 刺破后虫出来像碎米一样，用荞麦粉掺在针刺的地方将核缝上。

古称中染妖乌毒，沿久入内祸来凶。

释义 古代称感染妖乌毒，病久毒气入内病情会很危险。

脾疳丸去脂莪术，加入参芪鳖甲从。

释义 服用脾疳丸去五灵脂、莪术，加入人参、黄芪、鳖甲治疗。

至若疳后兼他病，或吐泻痢腹胀恫。

释义 至于疳症兼见其他病的，如见吐、泻、痢、腹胀痛。

或痰食疟及喘咳，治仿各症在变通。

释义　还有的见痰证、食积、疟疾及喘咳，治疗参考相应的病症灵活运用即可。

初时若知痧将起，金蟾散服妙无穷。

释义　以上的病症刚发生如果知道是痧证引起的，服金蟾散疗效很好。

只怕痧后惊成慢，任是仙丹命亦终。

释义　痧证病久成了慢惊风就危险了，任凭是仙丹妙药也很难治愈了。

金蟾散：癞蛤蟆一只，倒吊去涎，灌砂仁末入口内，灌满扎脚，黄泥包烧，烟尽取出研服，本方清肿去积、补脾极妙。

57. 论消症似痧及汗症症治

消症似痧肌日竭，皮干黄瘦内有热。

释义　消症和痧证相似，表现为肌肉日见消瘦、皮肤干燥、色黄消瘦、体内有热。

上消肺热心火移，渴而善饮饮又啜。

释义　上消症是肺热引起心火，表现为口渴多饮、饮后不解渴。

中消脾热移胃间，多食旋饥食无节。

释义　中消症是脾热传到胃部，表现为多食易饥、饮食没有节制。

下消尿滞数又多，浑浊如膏是肾热。

释义　下消症的症状是尿不畅、次数又多、小便浑浊如油膏，是肾热所致。

诸症用药忌辛香，总宜滋水养阴血。

释义　以上各种症状用药忌辛香之品，总宜用滋水养阴血之品。

三消通用饮堪尝，花粉莲子效同决。

释义　三消通用饮可以服用，花粉莲子饮疗效也不错。

人身外汗是心司，汗多不敛伤津液。

释义　人身的汗液是受心的主导，汗多不敛会耗伤津液。

气虚自汗出无时，身静不动汗亦泄。

释义　如果气虚自汗没有规律，不活动也会出汗。

补中益气加桂枝，麻黄取根同浮麦。

释义　用补中益气汤加桂枝、麻黄根、浮小麦治疗。

阴虚盗汗遍浑身，睡中如洗醒来歇。

释义　阴虚盗汗表现为浑身出的很多，睡中出汗多醒后就不出了。

当归六黄是要汤，并取麻黄根去叶。

释义　当归六黄是很重要的方子，并且要加入麻黄根。

假如自汗盗汗兼，八物汤加炙芪列。

释义　假如自汗盗汗同时兼有，用八物汤加炙黄芪治疗。

亦有胎生自汗多，白术浮麦煮同设。

释义　亦有出生后就自汗，用白术、浮小麦煎汤服。

去芪取术研用之，黄芪煎汤服之悦。

释义　去黄芪用白术研末用之，黄芪煎汤服之也不错。

他若黄汗出秽衣，治药方儿症下说。

释义　其他像出黄汗将衣服染色的，治疗的方药下面有论述。

治黄汗方：石膏四两，赤芍、茵陈、
　　黄芪各三两，豆豉、麦冬各二两，
　　甘草五钱，共研末，姜汤下。
又方：治虚汗。黄芪、黑豆共煎汤，
　　代茶饮之。

58. 论腹痛蛔痛症治

眉皱惨哭是何端，必然腹痛故泪干。

　　释义　皱眉大声哭的原因，必然是
　　腹痛引起的。

或因乳食失调理，或受湿热及风寒。

　　释义　有的是因为乳食失于调理，
　　有的是因为感受湿热及风寒。

寒痛面白口气冷，热手按时痛少宽。

　　释义　寒证疼痛表现为面色白，口
　　中呼出的气是冷的，喜温喜按，按
　　之痛减。

二便清利痛来缓，推关腑揉外劳安。

　　释义　大便清稀、小便通利、痛疼
　　发生的较慢，推拿关腑揉外劳宫则
　　可以缓解。

或炒艾叶熨脐腹，理中汤加桂芍参。

　　释义　或用艾叶炒热熨肚脐部，内
　　服理中汤加桂枝、芍药、人参。

内热火炽腹内响，热手按时痛愈醋。

　　释义　内热偏盛的表现为腹内有响
　　声，用热手按时疼痛会更重。

二便不利痛来疾，面舌红赤口燥干。

　　释义　还有大小便不通利、疼痛发
　　生的较快、面部舌头颜色皆发红、
　　口燥舌干。

推法引水捞明月，靖内汤兮是主官。

　　释义　用引水捞明月推拿法治疗，
　　靖内汤内服是主方。

伤食腹痛眼胞肿，大便馊臭口吐酸。

　　释义　伤食腹痛表现为眼睑肿、大
　　便馊臭、吐酸水。

腹弹如鼓时饱胀，消导二陈木香班。

　　释义　腹部鼓起得较明显，可以发
　　出鼓一样的声音，饭后胀更明显，
　　服消导二陈加木香。

若遇生冷果菜积，烧脾丸子服之欢。

　　释义　如果是吃生冷水果蔬菜引起
　　的积滞，服用烧脾丸子疗效很好。

蛔虫腹痛腰曲仆，口流清涎食不贪。

　　释义　蛔虫腹痛表现为腰部弯曲、
　　口流稀涎、食欲不佳。

痛久不止止又痛，痛时聚鼓虫内搏。

　　释义　还有疼久不止，止后又痛，
　　痛时腹部鼓起，那是腹内有虫子积
　　聚所致。

萹蓄醋炙饮立效，安蛔理中汤可端。

　　释义　用醋炙萹蓄饮后很快见效，
　　服用安蛔理中汤也可以。

或苦楝根取皮用，煎服虫下效同看。

　　释义　或服用苦楝根的皮，服后就
　　可以将虫子打下来了。

59. 论阴痧痛急痧脐痛症治

腹有痧痛辨宜通，阴痧阳痧症不同。

　　释义　由痧症引起的腹痛应分清原
　　因，阴痧阳痧症的表现是不同的。

阳痧腹痛手足暖，痛来惨切哭声雄。

释义　阳痧症的表现是腹痛、手足温暖、痛发作时哭声很大。

急把病儿两肩拍，血聚指头用针攻。

释义　这时要快些把病儿两肩拍打，使血聚在指头然后用针刺治疗。

将麻扎定近甲处，十指遍刺血出松。

释义　用麻绑住近指甲处，将十指都刺一遍，血出后症状就缓解了。

阴痧腹胀手足冷，身中定有点子红。

释义　阴痧症的表现是腹胀、手足不温，身上一定有小红点。

勘定红点用钱压，灯火频焠患遂空。

释义　看准小红点用钱压住，用灯心火多次烧患处，就会逐渐消失。

急痧腹痛又有异，阴阳并乱痛尤凶。

释义　急痧引起的腹痛又有不同的表现，阴阳同时逆乱痛的更重。

大叫数声痛即死，双手紧急抱心胸。

释义　大叫数声疼痛得昏死过去，双手紧紧地抱着胸部。

阴阳痧痛不即死，快将冷水盛盆中。

释义　阴阳痧痛不立即昏死的，赶快将冷水盛放到盆里面。

旋以儿膝扑水上，浇水另拍委中宫。

释义　将水撩到患儿膝部，同时还要拍委中穴。

粗筋拍起傍筋刺，血随针出立见功。

释义　将粗筋拍起后在粗筋旁边点刺，点刺出血后可以立即见效果。

随灌阴阳水二碗，霍乱转筋治亦同。

注　阴阳水：指凉水和开水，或井水和河水合在一起的混合水，主要用做调药或做药引子，平时很少直接饮用。

释义　随后灌服阴阳水二碗，霍乱转筋的治法也是相同的。

他如初生缚脐紧，上下气郁痛不通。

释义　其他如刚出生肚脐裹得较紧，出现上下气机不通而见疼痛。

面无病容只叫哭，急向儿母探其踪。

释义　面色正常只是哭闹，赶快向乳母询问原因。

放松缚处痛自解，木香磨服气便融。

释义　放松裹住肚脐处疼痛会自行缓解，将木香磨成粉内服气机自然通畅。

60. 论疝气木肾及蚵㿉症治

疝症虽然不一端，婴儿勿泥七疝看。

释义　疝症虽然不是一种，但婴儿辨证不要拘泥七种疝气的说法。

或腹有梗脐旁痛，或外肾肿茄一般。

释义　有的腹部肚脐突起，脐旁疼痛，有的阴囊肿的像茄子一样。

或膀胱气手按响，或囊子偏坠奇参。

释义　有的膀胱中有气以手按之有声响，有的阴囊偏坠的很厉害。

偏左偏右皆疝气，痛来叫哭不能安。

释义　疝气有偏左偏右的不同，疼痛发作时哭闹不能安宁。

痛虽连肾非关肾，总之不外病在肝。

释义 痛虽然与肾经相连，但不属于肾病，而是病在肝经。

大人多因房劳起，小儿湿热又经寒。

释义 大人多因房劳引起，小儿多因湿热又感受寒邪。

诸疝初起五苓散，加入川楝橘核班。

释义 各种疝气初起均可服用五苓散加入川楝、橘核。

苍槟没药小茴备，服时入盐少许欢。

释义 以及苍术、槟榔、没药、小茴香，服用时加入少量的盐。

升上痛者黑丑入，坠下痛者升麻餐。

释义 向上牵引痛者加入黑丑，向下坠痛者加入升麻。

外方大小茴并用，灌猪尿脬煮食安。

释义 外用方：用大、小茴香，灌入猪膀胱中煮着吃。

倘服诸方未尽解，茱萸内消丸宜探。

释义 如果服以上各方都不能缓解的话，茱萸内消丸可以试用。

又有木肾为木疝，经年卵肿不稍宽。

释义 又有木肾这种疝气是木疝，常年睾丸肿胀不缓解。

任手按捺却不痛，久成痼疾不生男。

释义 用手随便按捺却不痛，病久了就成了顽固的疾病而不能生育。

此由湿胜伤肾气，守效丸子是主官。

释义 这种病是由湿邪较盛伤了肾气，守效丸子是主方。

他如囊肿疝痛甚，治药方儿症下参。

释义 其他如阴囊肿疝痛厉害的，治疗参考下面的方药。

蚓呵卵肿由地坐，盐汤频洗效立看。

释义 小儿坐地被蚯蚓所伤导致阴肿，用盐汤洗效果明显。

一方：治囊肿疝痛。捣核桃肉五两，全蝎一两。共研，和蜜为丸服，效。

61. 论淋症遗尿便秘交肠症治

小儿性体是纯阳，诸般淋症是热伤。

释义 小儿是纯阳之体，各种淋症都是有热所致。

沙淋石淋热尤甚，结成沙石沟中藏。

释义 沙淋、石淋热的尤其明显，形成沙石在尿道中隐藏。

便时塞痛不能出，加味葵子茯苓汤。

释义 小便时闭塞疼痛，小便不能尿出，用加味葵子茯苓汤治疗。

血淋滴血如刀刺，小蓟饮子效力强。

释义 血淋表现为小便时带血，像刀刺一样疼痛，服用小蓟饮子效果较好。

气淋滞涩小腹胀，化白散加小茴香。

释义 气淋表现为小便涩痛、不通畅、小腹胀满，用化白散加小茴香治疗。

膏淋多由酒色起，小儿但从尿白商。

释义 膏淋多因饮酒近女色引起，小儿只从尿白的病因思考。

出时微痛亦黄色，落地见如米泔浆。

　　释义　小便稍微痛、小便色黄，尿
　　到地上像米泔水一样。

久则成痔有积热，胃苓汤加萆薢良。

　　释义　积热日久则成为痔积，服用
　　胃苓汤加萆薢效果良好。

遗尿虽然多寒冷，膀胱热溺亦遗床。

　　释义　遗尿虽然多因寒冷所致，但
　　膀胱有热也可以遗尿。

便出必黄如汤滚，故纸茯苓益智襄。

　　释义　表现为小便色黄、小便灼热
　　的，用补骨脂、茯苓、益智仁。

热加地肤寒乌药，研末盐汤服之良。

　　释义　热证加地肤子，寒证加乌
　　药，研末用盐水冲服效果好。

不已补中汤益气，鸡肠散兮次后将。

　　释义　不效服用补中益气汤，然后
　　服用鸡肠散。

至若小便不通利，症分虚实治异方。

　　释义　至于小便不通利，要分清虚
　　实，用不同的方剂治疗。

实热便少艰而赤，五苓散合导赤尝。

　　释义　实热淋证表现为小便不通
　　利、小便量少、色红，用五苓散合
　　导赤散。

虚热清白涩而短，六君子加猪泽襄。

　　释义　虚热淋证表现为小便不通
　　利、小便清白、量少，服用六君子
　　加猪苓、泽泻。

大便亦分虚实秘，体实秘结承气汤。

　　释义　大便秘也分虚实，实证便秘

服用承气汤。

体虚柔弱及病后，四仁汤兮不用商。

　　释义　身体虚弱及病后引起的，服
　　用四仁汤。

假如二便皆秘结，八正散饮是主纲。

　　释义　假如二便都秘结不通，八正
　　散是主方。

更有交肠便异位，粪出小肠尿大肠。

　　释义　更有交肠病，大便不从肛门
　　便出，而是从小肠经小便出。

病伤湿热饮食起，五苓散内加木香。

　　释义　是由湿热饮食引起，服用五
　　苓散加木香。

食加楂曲痰枳夏，毡帽烧灰入药尝。

　　释义　食滞加山楂、神曲，有痰加
　　枳壳、半夏，将毡帽烧成灰加入药
　　中服用。

一方：治小儿淋病。用地菜一把，
浓煎服之。

62. 论癞头之疮及目病症治

头病虽多不厌人，惟有白秃恼人心。

　　释义　头部的疾病虽多但大多不让
　　人讨厌，只有白秃让人讨厌烦恼。

白秃即是癞头症，搔痒痂落鲜血淋。

　　释义　白秃即是癞头症，搔痒成
　　痂、痂落流出鲜血。

或传兄弟及姊妹，总因父母毒遗成。

　　释义　有的传染兄弟及姊妹，总是
　　由于父母有病传染所成。

治用香油煎鸡子，敷头虫出药后寻。

    释义 用香油煎鸡子敷在头上，虫子出来后再敷药物。

公鸡屎散搽药用，防风通圣散内清。

    释义 可外敷公鸡屎散，内服防风通圣散。

儿有髓热头疮满，虱杂脓血痒又疼。

    释义 患儿骨髓有热头部生满疮的，有虱子夹杂脓血又痒又疼。

菖蒲煎洗虱自死，松树皮散搽即宁。

    释义 用菖蒲煎洗患处虱子自会死掉，再用松树皮散外搽即可以治愈。

此散亦可治白秃，东垣凉膈内服欣。

    释义 松树皮散也可治白秃，内服东垣凉膈疗效好。

至若目科有专属，急时要用亦宜明。

    释义 至于眼科有专门的科目，遇到一些急性发作时也应知道些治疗的方法。

初生目闭为胎热，胆草煎洗七日巡。

    释义 小孩刚出生时眼睛睁不开为胎热，用龙胆草煎洗七天。

四物汤加天花粉，车前甘草引灯心。

    释义 可以服用四物汤加天花粉、车前子、甘草，灯心为药引。

痘后目障生翳膜，谷精草煎柿饼吞。

    释义 生痘后眼睛生翳膜，用谷精草煎柿饼吃。

或荞麦粉和兔粪，作糖儿啖患自平。

    释义 或用荞麦粉和兔粪，加入糖让患儿服用就会消除。

时行暴肿眼红痛，火郁风盛多泪淋。

    释义 流行性红眼病疼痛，肝经火郁又感风邪流眼泪很多。

乳洗眼兮葱洗脚，九仙饮用香附增。

    释义 用乳汁洗眼用葱洗脚，内服九仙饮加香附。

表后连服羌柴饮，明目散兮奏后勋。

    释义 解表后接着服羌柴饮，然后再服明目散。

或是昏眊成雀目，稠泪黏脸膜遮睛。

    释义 有的看东西不清楚成了雀目，眼泪稠黏遮住了眼睛。

猪肝羊肝常煮食，六味地黄加夜明。

    释义 常煮着吃猪肝羊肝，内服六味地黄加夜明砂。

外障胬翳眼红肿，龙胆草饮效非轻。

    释义 眼睛生了胬肉，遮住眼睛，眼球红肿，内服龙胆草饮疗效明显。

外用乌贼骨研碎，白蜜调和点眼睛。

    释义 外用乌贼骨研碎，用白蜜调和点眼睛。

内障水翳羊肝散，或杞苓丸力亦能。

    释义 眼生内障水翳的服用羊肝散，或服用杞苓丸也可以。

拨云散兮点药用，郁李汤兮洗药寻。

    释义 拨云散是点眼用的，郁李汤是外洗的药。

一方：治癞头。用铁锈磨水，搽之。

63. 论口病耳痈及虫入耳症治

口之于味脾家主，饮食不调伤脾土。

释义 口味是受脾脏主导，饮食不节制就会伤及脾土。

胃病口淡脾病甜，唇动口动是风侮。

释义 胃病嘴里发淡，脾有病口味容易变甜，嘴唇和口颤动是内有风邪。

肝病口酸肺病辛，肾病口咸心病苦。

释义 肝病口酸，肺病口辛，肾病口咸，心病口苦。

口上腭皮肿如囊，名曰重腭饮食阻。

释义 口腔上腭肿胀得像囊状，叫作重腭，可使饮食受阻。

刺破蒲黄研末敷，双煎饮儿奏功武。

释义 将它刺破用蒲黄研末外敷，内服双煎饮疗效较好。

牙床肿痛为重龈，病与重腭治同谱。

释义 牙床红肿疼痛为重龈病，与重腭治疗是一样的。

膀胱有热移小肠，口糜作痛溃如腐。

释义 膀胱有热移小肠，口内糜烂、疼痛，溃烂处像腐败了一样。

导赤散加五苓同，黄柏研末吹患处。

释义 内服导赤散加五苓散，黄柏研末吹患处。

满口白屑浮舌端，名曰鹅口疮最苦。

释义 口腔内和舌头上面布满白色屑状物，病名叫鹅口疮，是最痛苦的。

取鹅口涎浇洗之，洗心汤兮功力溥。

释义 取鹅口内的涎液浇洗患处，用洗心汤内服疗效好。

满口赤疮如石榴，汤用洗心效同许。

释义 满口内疮面发红像石榴籽，用洗心汤内服。

南星研末醋和调，贴左脚心男异女。

释义 南星研末醋调和，男贴左脚心，女贴右脚心。

凡人口臭不可闻，甘露饮加茵陈辅。

释义 凡是人口臭不可以接近的，内服甘露饮加茵陈。

口有木舌重舌生，治详舌症方科里。

释义 口内有木舌重舌生，详细的治疗内容参考舌症专科。

至若肾热患耳痈，内外红肿痛难语。

释义 至于肾热引起耳痛的，内外红肿疼痛难以表达。

时常脓血出不干，柴胡升麻汤煎煮。

释义 时常流出脓血不干燥，内服柴胡升麻汤。

刀斩鳝尾血滴淋，排脓散分外用主。

释义 用刀将鳝鱼尾部划破出血滴在患处，排脓散是外用主方。

又有百虫入耳中，不时作痛往来走。

释义 又有各种虫子进入耳中，在里面动来动去引起阵阵作痛。

猫尿灌耳拔臭虫，椒末醋灌百虫腐。

释义 用猫尿灌入耳内可以将虫子驱赶出来，将花椒末用醋调灌入耳内各种虫子都会腐烂。

是集幼科无不明，只有痘科未曾举。

释义 本卷对小儿科的病都讲的很明白了，只有痘科没有涉及。

熟读深思成上医，起死回生功德普。

释义 熟读医书深思医理可以成为高明的医生，起死回生这是一件很有功德的事。

64. 附救世四方

自古兵荒宜预防，困到饥饿有奇方。

释义 自古常有兵荒马乱，宜及早预防，困难到饥饿时有奇妙的方子可以解决。

芝麻三斗黄豆七，冷水淘过用甑装。

注 甑(zèng)：古代蒸饭的一种瓦器。

释义 芝麻三斗黄豆七斗，用冷水淘过用甑子装起来。

甑蒸两滚晒去壳，三蒸三晒磨如霜。

释义 用甑蒸一小会儿晒干去皮，蒸三次晒三次磨的像霜一样细。

粳米糊丸如栗大，每服一丸可救荒。

释义 用粳米糊成栗子大小的丸，每次服一丸就可救饥荒。

又方白面六斤重，四两茯苓半干姜。

释义 又用白面六斤，茯苓四两，干姜半斤。

甘草二两如分备，炒研和面听用良。

释义 甘草二两按比例备用，炒熟研末和白面搅拌在一起备用，效果良好。

蜂蜜一斤菜油二，更入姜汁四两襄。

释义 又方：蜂蜜一斤，菜油二斤，姜汁四两。

作饼蒸熟磨末服，止饿亦堪辟疫殃。

释义 作成饼蒸熟磨末口服，可以止饿也可以预防传染病。

止渴方用薄荷叶，细茶麦冬并柿霜。

释义 止渴方：用薄荷叶、细茶、麦冬、柿霜。

各味一两薄荷半，盐梅四两同白糖。

注 盐梅：盐和梅子。盐味咸，梅味酸，均为调味所需。

释义 各味药一两薄荷半两，盐梅、白糖各四两。

烂捣为丸含口内，急时赖用胜琼浆。

释义 烂捣制成丸含在口内，急性发作时服用胜过喝美酒。

又如避贼岩洞里，贼外燃烟怎能当。

释义 又比如在岩洞里躲避贼，贼在外面燃烧烟雾怎么办？

萝卜一块口衔住，仍是烟熏不能伤。

注 仍：疑为"任"字之误。

释义 萝卜一块含在口中，纵然是烟熏却不会伤到人。

健步散用防风芷，川芎细辛减半襄。

释义 健步散用防风、白芷、川芎、细辛减半加入。

研撒鞋中行远道，足无茧泡汗皆香。

释义 研撒放在鞋中可以走很远的路程，脚上不会长水泡，出汗也是香的。

只此四方堪避难，嘱咐儿曹记莫忘。

释义　只用此四方就可以躲避灾难，嘱咐晚辈们不要忘记。

65. 附增删前人脉诀

疾病生死，治从脉断。

释义　疾病的预后和治疗都可以从脉象来判断。

男女大小，各以形分。

释义　根据性别和年龄不同，在脉形上都有区别。

营卫周乎一身，五脏统乎六腑。

释义　营气和卫气在全身周流循行，以五脏统率六腑。

寸关尺左，辨心肝与肾。

释义　左手的寸、关、尺，分别对应人身的心、肝、肾。

寸关尺右，察肺脾命门。

释义　右手的寸、关、尺，分别对应人的肺、脾、命门。

更按四季，脉有主君。

释义　按照四季不同，也有相应的脉象与其适应。

寅卯之月木旺，肝脉弦长以从。

释义　三四月份木性旺盛，出现弦长的肝脉。

当其巳午，心火而洪。

释义　到六七月份火性旺盛，出现洪脉。

脾居季末，迟缓得中。

释义　到八月长夏季节属土，出现迟缓的脉象。

申酉肺金，微浮短涩宜逢。

释义　九十月份属于肺金，脉象多微浮而且短涩。

亥子肾水，脉喜沉细为宗。

释义　十二月和一月属肾水，脉象多为沉细。

假遇春脉短涩莫救，夏脉细沉不宜。

释义　如果遇到在春天的短涩脉，以及夏天的沉细脉，都说明病情危重。

夏季弦急必死，秋洪冬缓难医。

释义　长夏出现弦急的脉象，秋天遇到洪脉，冬天遇到缓脉，都是难以救治的征象。

母病传子兮轻反变重，子脉扶母兮重亦转轻。

释义　母病传子，则疾病要变重，子病传母，则病势会减轻。

若夫脉有念九，指下须斟。

注　念："廿"的大写。

释义　脉象有廿九种，需要在指下斟酌定夺。

一息四至和平，三迟六数主病。

释义　一呼一吸，脉搏跳动四下是平和无病的脉象，跳动三次或者六次，都说明有疾病。

浮在上而举有余，沉在下而多不足。

释义　脉浮在表轻取可得，多是有余的证候；脉沉在下，多说明是不足的证候。

浮而强盛，便是洪脉。

释义　脉浮而强盛有力，就是洪脉。

浮而中空，即是芤形。

释义　脉浮而中部空，就是芤脉。

大较洪而少逊，小似细而略粗。

释义　大脉比洪脉稍小，小脉类似细脉但是略粗。

细则仅存一线，伏乃沉至骨端。

释义　细脉的脉象好似仅有一根线，贴着骨头才能摸到的沉脉就是伏脉。

流如珠动，须从滑按。

释义　脉搏往来流利，就属于滑脉。

沉如绵软，可作弱推。

释义　脉象沉而绵软，可以看作弱脉。

缓比迟而至稍速，洪类实而按稍柔。

释义　缓脉比迟脉稍快，洪脉比实脉稍微柔和。

实即弦大而长，虚即浮大而软。

释义　实脉弦大而且长，虚脉浮大而且软。

长则过于本位，短则局与中间。

释义　长脉的脉形长，超过了本来的位置，短脉脉形短，局限在中间。

弦即长而带数，直若弓纮。

释义　弦脉长，微数，像弓弦一样端直。

紧则数而又弦，急如绞索。

释义　紧脉数，微弦，快得像绞索一样。

牢脉沉实有力，轻手难寻。

释义　牢脉的脉位沉，脉势实而有力，轻按难以摸到。

濡脉浮小无力，重按即去。

释义　濡脉的脉位浮，脉势小而无力，重按就摸不到了。

微则依稀轻渺，似有若无。

释义　微脉若有若无不是很清楚。

涩则三五不调，往来迟滞。

释义　涩脉时快时慢，往来不流利。

结动缓而至三，一止即见。

释义　结脉缓慢，一息三至，时而停止一次。

促动数而至七，一止旋来。

释义　促脉快速，一息可以达到七次，时而停止一次。

已止复动动又止，代脉须知。

释义　已经停止后又跳动，跳动数次后又停止，是代脉的征象。

不往不来不离出，动脉可验。

释义　脉象始终应手不来不往，说明是动脉。

他若散如败叶，到手便知无根。

释义　散脉脉形像败叶一样，手一摸就能感觉到无根。

革如鼓皮，中空却自搏指。

释义　革脉脉象像鼓皮一样，搏动

手指但是中间是空的。

诸脉既状，三部当分。

释义　各种脉的形状已经说明，下来应该说明脉的部位。

寸上尺下，关格中焦。

释义　寸主管上焦，尺主管下焦，关脉代表中焦。

左右虽别，脉按同条。

释义　左右手的脉虽有区别，但脉象代表的意义类似。

寸脉急而头痛，浮缓伤风，浮紧伤寒。

释义　寸脉数说明有头痛的症状，脉浮缓主伤风，脉浮紧主伤寒。

缓为筋项之搐，弦即胸痛之征。

释义　缓脉说明筋骨和脖子抽搐，弦脉说明有胸痛的症状。

迟迟冷入心中，数数热居胃口。

释义　脉象迟说明心中冷，脉象数说明胃部有热。

涩主气壅，濡必汗多。

释义　涩脉多气机壅滞，濡脉多汗出过多。

滑呕逆而涎浓，弱心悸而气短。

释义　滑脉多主呕逆，多痰涎，弱脉多主心悸而气短。

沉则膈有痰滞，芤乃胸有血停。

释义　沉脉多说明膈部有痰阻滞，芤脉多说明胸部有瘀血停滞。

气逆胸中，微而兼伏。

释义　脉微兼有伏象，说明气逆在胸中。

热积膈上，实而且洪。

释义　脉实而有洪象，说明热积在膈上。

更过关中，紧实切痛。

释义　如果在关部出现脉象紧实，说明有痛症。

浮则胃虚胸胀，缓由气结眩昏。

释义　关浮则胃虚胸部胀，缓脉多说明有气结眩晕。

弱以数兮虚热，弦以滑兮食痰。

释义　关部脉象数弱主虚热，脉象弦滑主痰饮食积。

芤主里痛，伏成肠癖。

释义　关脉芤多有里痛，伏脉多主肠癖。

微即心下胀满，沉多膈上吞酸。

释义　关部微则多心下胃脘部胀满，关部沉则多膈上吞酸。

反胃定知脉洪，血散多因脉涩。

释义　反胃时候多为洪脉，出血多可见涩脉。

濡为腰脚虚肿，迟主肚腹寒疼。

释义　关脉濡多腰部和脚部虚肿，迟则多为腹部冷痛。

尔乃尺中脉弱，阴衰痛引皮肤。

释义　如果尺脉弱，说明阴虚，疼痛牵引着皮肤。

微病肾气冷积，实苦主三焦邪盈。

释义　尺脉微，多有肾气积冷，实脉主三焦邪气旺盛。

迟由寒滞下焦，滑即冷结小腹。

释义 尺脉迟，主寒滞留在下焦，尺脉滑，主寒邪凝结在小腹。

伏因水谷不化，濡缘髓海已枯。

释义 尺脉伏多因水谷不运化，尺脉濡多是髓海已经枯竭。

呕逆肠鸣脉涩，腹胀阴疝弦牢。

释义 尺脉涩多主呕逆或肠鸣作响，尺脉弦牢多有腹胀或阴疝。

紧则痛居其腹，沉乃疾在其腰。

释义 尺脉紧多腹部痛，尺脉沉疾病多在腰间。

数带浮芤，皆主便难涩赤。

释义 尺脉数中带有浮芤，都是小便黄赤不畅的征象。

缓加细小，定然胫冷遗精。

释义 尺脉缓或者细小，多有小腿寒冷，男子遗精。

他如脉大而阳气有余，脉小而血气皆少。

释义 另外，如果脉大多是阳气旺盛，脉小多是气血亏虚。

阳毒蓄热兮脉长，宿食生寒兮脉短。

释义 阳毒蕴积化热则脉长，宿食寒积则短脉。

结则血气滞痛，多食而痰亦凝。

释义 脉结多气血凝而痛，吃的过多痰也多凝滞。

促则咳吐兼红，独阳而狂自起。

释义 脉促则咳嗽吐带血的痰，阳盛有可能出现癫狂。

动脉崩劳下痢，虚脉烦汗多惊。

释义 动脉主崩漏和下痢腹泻，虚脉主出汗心烦而惊悸。

代主元气不续，始于食血痰劳。

释义 代脉主元气不能接续，往往起始于伤饮食、血瘀、痰饮、劳伤等。

散则虚阳无依，终至损伤骨痿。

释义 散脉则表明阳虚没有依托，最终导致筋骨痿软不用。

牢脉表虚里实，革又表实里虚。

释义 牢脉说明表虚里实，革脉多主表实里虚。

此论诸病之脉，更详孕妇之因。

释义 这是讨论各种病脉，接下来详细叙述孕产妇的脉。

两寸微兮两关滑，尺中数滑胎方真。

释义 两寸脉微，两关脉滑，尺脉数滑，都是确定怀孕的脉象。

太阴洪而女孕，太阴大而男娠。

释义 太阴脉洪说明怀女孩，太阴脉大说明是怀男孩。

或遇俱洪，当主双产。

释义 如果遇到六部脉洪，则是双胞胎的脉象。

若见沉涩，须防胎倾。

释义 如果遇到沉涩脉，要防止流产早产。

病至死候，脉必绝根。

释义 病到了难以救治的时候，脉一定是没有根的。

绝有七种，男女同征。

释义 死证的脉有七种，男女都相同。

弹石劈劈而又急，解索散散而无聚。

释义 弹石脉像弹石头一样劈劈坚硬而急迫，解索脉像解开的绳索一样散乱不凝聚。

雀啄频来而又住，屋漏将绝而复起。

释义 雀啄脉像鸟啄食一样来来往往，屋漏脉象将要断绝而突然又出现。

虾游冉冉而进退难寻，鱼翔澄澄而迟疑掉尾。

释义 虾游脉像虾一样时而进时而退没有规律，鱼翔脉像鱼游动时突然调尾转向。

釜沸连翻而茫无止数。

释义 釜沸脉像锅里水沸腾连连翻滚而没有固定的次数。

嗟夫！遇此之候，定不能起。

释义 啊！遇到这样的脉，肯定是难以救治的。

纵有灵丹，天命而已。

释义 天命将绝，就是有灵丹妙药也难以挽回。

复有重困沉沉，声音劣劣。

释义 另外还有身体困而沉重，声音低沉无神。

寸关虽无，尺犹不绝。

释义 寸关两脉都摸不到，但是尺脉还能摸到。

往来息匀，踝中不歇。

释义 往来次数均匀，趺阳脉还能摸到。

如此之流，何忧殒灭。

释义 这样的情况，不用担心有生命危险。

良医治之，效尤可诀。

释义 如果有良医治疗，效果是可以预期的。

七表浮芤滑实洪，紧弦数亦属阳宫。

释义 七种主病在表的脉象有浮脉、芤脉、滑脉、实脉、洪脉、紧脉、弦脉，和数脉一起都表明病在阳。

八里脉微沉缓涩，迟濡伏弱属阴中。

释义 八种主病在里的脉象有微脉、沉脉、缓脉、涩脉、迟脉、濡脉、伏脉、弱脉，这些脉都主阴病。

九道短牢虚结代，细长动促不相同。

释义 九道脉指：短脉、牢脉、虚脉、结脉、代脉、细脉、长脉、动脉和促脉不相同。

外有大小散革脉，二十九种脉名穷。

释义 外四脉包括：大脉、小脉、散脉、革脉。与上述七表、八里，九道相加共二十九种脉。

七表脉：浮、芤、滑、实、弦、紧、洪、数（数亦属表脉）。

八里脉：微、沉、缓、涩、迟、濡、伏、弱。

九道脉：长、短、虚、促、结、代、牢、动、细。

外四脉：大、小、散、革。

二十九脉：数在七表八里之外。大小散革四脉，又在九道之外，合之得二十九。各脉形象微茫，疑似最难辨识。赋内悉状言之，使人便于记想。各脉主病，条条撮要，增入前人赋中，使人按之如见。凡病形可治不可治，已著各症，故又不多赘焉。

66. 三焦

上焦在心下，下膈在胃口上，主纳而不出。中焦在胃中脘，不上不下，主腐熟水谷。下焦在膀胱上口，主出而不纳，以传道也。又曰：从头至心，心至脐，脐至足，为上中下三焦，其实真元一气也。

（刘世峰 释义）

卷六　药性赋

　　整理说明：药性赋就是把中药的功效、主治以歌赋的形式加以概括。此处释义主要是以《中药学》教材中各味中药的功效、主治为依据。

1. 寒性赋

医家在识药性，本草浩繁难寻。

　　释义　医生临床治病全在能够认识药性，然而历代本草书籍卷帙浩繁难以查找。

我今依类摘要，照分寒热温平。

　　释义　我现在依照药性分类加以摘要总结，以下分寒热温平四性分别论述：先说寒性。

薄荷^{性味辛凉入肺经}散热消风，惊疹须用。

　　释义　薄荷能够疏散风热，可以治疗外感风热所致惊风、麻疹等病。

菊花^{味甘苦微寒入肺肝肾经}益肾明目，头风以清。

　　注　头风：头风病是以慢性阵发性头痛为主要表现的一种疾病。

　　释义　菊花疏散风热，明目，可治风热上扰之头风病。菊花的益肾功能，《中药学》不载，应该是指对肝肾阴虚有治疗效果，如杞菊地黄丸。

柴胡^{味苦平入心包三焦肝胆经}解表主和中，除邪热而畅气血。

　　释义　柴胡解表，故能除邪热；主

和中，能够和解少阳，治疗疟疾等症；柴胡具良好的疏肝解郁作用，所以可以畅气血。此外，柴胡还具有升举阳气的作用，可以治疗气虚下陷之脱肛、子宫脱垂。

葛根^{味甘辛平入脾胃经}解肌亦退热，止渴醒而托痘斑。

　　注　醒（chéng）：大醉。醉饱之义。

　　释义　葛根解肌可以退热，生津所以止渴解醒，透疹所以能托痘斑。另外葛根还可以升阳，常用于脾虚泄泻、湿热泻痢等症。

消风热，发疹痘，升麻^{味甘辛微寒入脾胃肺大肠经}散火以升阳。

　　释义　升麻消风热，治疗外感风热；透疹，用于麻疹、水痘透发不畅；升阳，用于气虚下陷、久泻脱肛、子宫下垂等症。升麻还能散火解毒，用于热毒斑疹、牙龈肿痛、口舌生疮、咽喉肿痛、疮疡等症。

利咽膈，治嗽痛，桔梗^{味苦辛平入肺经}载药而达肺。

　　释义　桔梗利咽膈，治疗咽痛喑哑，祛痰排脓，可治咳嗽、肺痈；

桔梗还具有载药上行达肺之功，常作肺经引经药。

前胡 味辛苦寒入肺经 降气祛风热，除痰实之痞坚。

释义 前胡降气化痰，可治痰稠喘满、咯痰不爽、胸膈满闷等症，宣散风热，治风热郁肺、咳嗽痰多等症。

青蒿 味苦寒入肝胆经 截疟涤暑邪，退骨蒸之劳热。

释义 青蒿能够清热解暑，治疗暑热外感或温热病；能够截疟可以治疗疟疾；能够退骨蒸治疗阴虚劳热。

射干 味苦寒入肺经 治喉痹而消肿毒。

释义 射干清热解毒、利咽喉，善治咽喉肿痛，还可以消痰涎治咳嗽痰喘。

兜铃 味苦微辛寒入肺经，根名青木香，茎为天仙藤 定喘嗽而医痔疮。

释义 兜铃又称马兜铃，能清肺止咳治疗气喘咳嗽，又能清泄大肠热邪，故亦可用于肠热所致痔疮下血。

栀子 味苦寒入心肝胃经 泻火除烦，退疸通淋止鼻血。

释义 栀子清心热，可用于热病心烦，清热利湿，可治黄疸、淋证，凉血可以治血热衄血。

豆根 味苦寒入心肺大肠经 清热解毒，消痈止痛祛喉风。

释义 豆根清热解毒，利咽喉，主治咽喉肿痛。

下气润肺全瓜蒌 味甘寒入大肠经，根名天花粉 ，治喘嗽而化痰，并消乳毒。

释义 全瓜蒌润肺化痰，治气喘咳嗽；下气散结，能治乳痈；还能润燥滑肠，治肠燥便秘。

退热止渴天花粉 味甘微苦酸微寒入肺胃经 ，排痈肿以散血，更利疸黄。

释义 天花粉清热生津，用于热病伤津及消渴等症；消肿排脓，用于痈肿疮疡；天花粉还可以利胆退黄，治疗黄疸。

黄丹 味辛微寒有毒入心脾肝经，又名铅丹，内服量一次二至五分 定痫坠痰，外用则生肌止痛。

释义 黄丹少量内服定痫坠痰，治疗惊痫癫疾；外用则生肌止痛，用于疮疡多脓。此外，本品常外用于散剂及膏药中，能与植物油化合，为制膏药的赋形剂。

连翘 味苦微寒入心胆经 ，散血行气，疮科则消肿排脓。

释义 连翘能散血行气，解毒消痈而散结，故为疮家的要药。

破积痰以宽中，枳壳 与枳实本是一物但枳实较嫩 逊于枳实 味苦微寒入脾胃经。

释义 枳壳与枳实均可以破积（消积），用于食积停滞；化痰，用于痰多咳嗽，风痰眩晕、胸痹结胸；宽中（理气），用于胸腹胀满，但枳壳不如枳实力猛。

通血秘而荡结，芒硝^{味辛咸苦大寒入胃大肠经。朴硝精制}^{后结成锋芒为芒硝，余属玄明粉，其}^{性质比芒朴两硝较纯而功用皆同} 猛于大黄^{味苦寒入脾胃大肠经}。

释义 芒硝、大黄均能通便攻下，芒硝润燥软坚而通便之力强，大黄的作用除泻火、攻下外，尚能解毒、行瘀。

苦参^{味苦寒入心肝肾小肠大肠胃经}攻肠风，养肝胆，热毒最利。

释义 苦参清热燥湿，治疗肝胆湿热；清热止痢，善治热毒肠风；此外，苦参还可以祛风杀虫，治疗疥疮顽癣，麻风。

玄参^{味苦咸寒入肺脾胃经}泻游火，壮肾水，咽痛尤宜。

释义 玄参清热凉血，能泻游火；滋阴泻火，可壮肾水。咽喉肿痛不论外感还是阴虚火旺所引起者，都适合用玄参治疗。

无汗骨蒸用丹皮^{味辛苦微寒入心肝经}，泻火逐瘀生新血。

释义 丹皮能清热凉血，治疗无汗骨蒸；又能活血散瘀，用于经闭、跌扑损伤。

有汗骨蒸寻地骨^{味甘淡寒入肺肝经，花后结浆果名枸杞子}，凉血补气散风邪。

释义 地骨皮清热凉血，退虚热，可治有汗骨蒸、肺热咳嗽、气喘；血热妄行之吐血、衄血等。至于补气散风邪，当是作者个人经验。

按 前人有"丹皮治无汗之骨蒸，地骨皮治有汗之骨蒸"的说法，但现在临床上没有如此严格的区分，且用于阴虚发热时，不论有汗或无汗，两药都可以同用。

烦哕须觅竹茹^{味甘微寒入肺胃肝经}，

释义 竹茹清热止呕，治疗虚烦呕哕；还能清热化痰，用于肺热咳嗽，咯痰稠厚。

虚烦当用竹叶^{味辛淡甘寒入心胃经}。

释义 竹叶清热除烦，用于热病烦燥、口渴。还能利尿，治疗小便黄赤短少、淋痛等症。

黄柏^{味苦寒入胃膀胱大肠经}滋肾明目，泻相火而又医疮。

释义 黄柏具有清虚热泻肾火的作用，故能滋肾明目；还能泻火解毒，治疗用于热毒疮疡，湿疹等症。

知母^{味苦寒入肺胃肾经}止嗽除蒸，润肾燥而并截疟。

释义 知母滋肾润燥、止嗽除蒸，治阴虚火旺、潮热骨蒸等症。此外还可以截疟，治疗疟疾。

常山^{味苦辛微寒有小毒入肺肝经苗名蜀漆味辛平有小毒}剿诸疟，逐积饮以吐痰。

释义　常山截疟，治疗疟疾。还可以涌吐痰涎，治疗胸中痰结。

贝母^{味苦甘微寒浙贝苦寒均入肺经}疗瘰痈，化痰结而止嗽。

释义　贝母清热止咳化痰，用于肺虚久咳、外感风热咳嗽、郁火痰结咳嗽等；清热散结，用于瘰疬、疮痈肿毒及肺痈、乳痈等症。

龙胆草^{味苦寒入肝经}明目治惊疳，泻湿热而平肝胆。

释义　龙胆草泻肝胆实火，治肝火上炎之目赤目昏；泻火定惊，治疗肝经热盛所致的惊风、抽搐；泻湿热而平肝胆，用于湿热黄疸、白带、阴囊肿痛等症。

薏苡仁^{味甘淡微寒入脾胃肺经}舒筋理脚气，祛风湿而健胃脾。

释义　薏苡仁利水渗湿，治疗脚气；舒筋、祛风湿，治疗痹痛拘挛；健脾胃，治疗脾虚有湿的泄泻、带下。

退疸通经白鲜皮^{味苦寒入脾胃膀胱小肠经}，治风瘫手足不举。

释义　白鲜皮清热燥湿，可治黄疸；祛风通经，治风瘫手足不举。

消痈调经益母草^{味辛微苦寒入肝心包经其子名茺蔚辛甘微寒入肝经}，疗血病崩漏皆宜。

释义　益母草活血调经，治疗血病崩漏；凉血消痈，治疗跌打损伤、疹痒赤热之症。

熟地^{味甘微温入心肝肾经}滋阴补虚劳，治痿痹咳嗽。

释义　熟地滋阴补虚劳，治疗肾阴不足之痿痹咳嗽诸证；熟地还能补血，善治血虚萎黄、眩晕、心悸、月经不调、崩漏等症。

生地^{味甘苦寒入心肝肾经}明目凉心血，止吐衄崩中。

释义　生地清热养阴，治疗肝虚目昏，清热凉血，治疗血热妄行之出血。

白芍^{味苦平入肝经}养血安胎，平肝火而退热，痢疾尤需。

释义　白芍养血安胎，常用于妊娠腹痛、胎动不安，平肝火而退热；白芍生用，能敛阴而平抑肝阳，故可用于肝阳亢盛的头痛、眩晕、发热；白芍柔肝止痛，常用于痢疾腹痛。

赤芍^{味苦微寒入肝经}行血通经，止腹痛而理疝，痈肿亦解。

释义　赤芍活血散瘀之功颇佳，可治腹痛、疝气；赤芍凉血散瘀，可用于疮痈肿毒。此外，赤芍清热凉血，用于温热病，热入营血等证。

麦冬^{味甘苦微寒入心肺肾经}清心除呕渴，退肺热而益精。

释义　麦门冬清心除烦、养胃生津，治疗心烦不安、干呕、口渴等症；清热润肺止咳，用治肺虚热咳、咯血等症。

天冬^{味甘苦大
寒入肺经}，止嗽疗痿痈，补肾水
以润燥。

释义　天冬养阴清热而润肺，故可
用于肺虚有热、肺痿、肺痈出现干
咳少痰、咯血等症者；天冬补肾养
阴生津，治疗阴虚内热、津少
口渴。

茵陈^{味苦微寒入
胃肝胆经}，利水主黄疸。

释义　茵陈清热利湿，退黄疸，主
治湿热黄疸。

瞿麦^{味苦寒入
心小肠经}通经导血淋。

释义　瞿麦利水通淋，用于热淋；
活血通经，用于血淋，瘀滞经闭。

泽泻^{味甘苦入脾
肾膀胱经}猪苓^{味甘平入
肾膀胱经}渗湿行水。

释义　泽泻、猪苓均可利水渗湿，
用于小便不利、水肿、泄泻、淋
浊、带下等水湿病症。

木通^{味苦寒入心肺
小肠膀胱经}灯草^{味甘寒入
肺小肠经}利便
清心。

释义　木通、灯草均可清热利水，
用于小便短赤；清心除烦，用于心
烦不寐。

地肤子^{味甘苦寒
入膀胱经}通淋透膀胱，风疥
可御。

释义　地肤子清热利湿，用于小便
涩痛、阴痒、带下；祛风止痒，用
于风疹、湿疹、疥疮。

车前子^{味甘寒入
肝小肠经}止泻利小便，目赤

堪除。

释义　车前子利水通淋，治疗小便
不利、淋沥涩痛、水肿等症；渗湿
止泻，临床上以治湿热泄泻；清肝
明目，用于目赤肿痛或眼目昏花；
此外，车前子还能祛痰止咳，用于
咳嗽痰多。

黄芩^{味苦寒入
心肺胆经}理诸热而治疸淋，凉血
安胎又解毒。

释义　黄芩清热泻火，治疗各种发
热；清热燥湿，治疗湿温病、湿热
泻痢、黄疸等症；清热凉血，治疗
血热妄行的各种出血症；清热安
胎，可用于胎动不安；清热解毒，
用于热毒疮疡。

黄连^{味苦寒入心
肝胃大肠经}厚肠胃而疗痞痢，泻
火明目亦消痈。

释义　黄连清热燥湿，治疗痞满、
泻痢而有益肠胃；泻火明目，治疗
肝热目赤目昏；清热解毒，用于热
毒疮疡。

石莲^{味苦寒入心肾经即莲
实经霜后沉没水中}除痢噤，开胃
清心进饮食。

释义　石莲即石莲子，主要功能清
心，治疗心烦；开胃，治疗食少纳
呆、噤口痢。

胡连^{味苦寒入心
脾肝胆经}消果积，退热止痢疗
惊疳。

释义　胡黄连退虚热，治疗阴虚骨
蒸、潮热盗汗；除疳热，治疗小儿

疳积发热；清热燥湿，治疗湿热痢疾。

诸风惊急用钩藤^{味甘微寒入肝心包经}，平肝定搐。

释义 钩藤清热平肝，用于肝火头胀、头痛，及肝阳上亢、头晕目眩等症；熄风镇痉，用于热病高热、肝风内动、惊痫抽搐及妇女子痫等症。

五疳惊痫须芦荟^{味苦寒入肝胃大肠经}，清热杀虫。

释义 芦荟泻热通便，治疗小儿疳积等症；杀虫，用于蛔虫腹痛，外用治癣疾；凉肝，治疗肝经实火的躁狂易怒、惊悸抽搐等症。

竹沥^{味甘大寒入心胃大肠经}豁痰治中风。

释义 竹沥清热化痰，用于肺热咳嗽、咯痰稠厚，以及中风昏迷、痰涎壅塞等症；止呕，用于胃热呕吐、呃逆。

青黛^{味咸寒入肝经}消斑泻郁火。

释义 青黛清热泻火，凉血解毒，主治热毒发斑、吐血等症。

退肿满，通水气，牵牛^{味苦寒有毒入肺大肠经，异名黑丑白丑又名二丑黑白丑}无异葶苈^{味辛苦大寒入肺膀胱经}。

释义 牵牛、葶苈均可泻水消肿，用于水肿腹水、二便不利、脚气等症。

泻肺喘，止痰嗽，葶苈过于牵牛。

释义 牵牛、葶苈均可泻肺定喘，用于痰涎壅滞、咳嗽气喘等症，但葶苈作用强于牵牛。此外，牵牛尚能杀虫攻积，用于虫积腹痛。

柏叶^{味苦涩微寒入肺肝大肠经}地榆^{味酸苦微寒入肝大肠经}治崩漏血痢。

释义 侧柏叶、地榆均可凉血止血，用于便血、血痢、痔疮出血、尿血、崩漏等症。此外，地榆还能泻火敛疮，用于烫伤、皮肤溃烂等症。

槐花^{味苦平入肝大肠经成熟荚果名槐角}槐角^{味苦寒入肝大肠经}医痔瘘肠风。

释义 槐花、槐角均可凉血止血，用于便血、血痢、痔血、崩漏、咯血、衄血等症。

马齿苋^{味酸寒入心肝脾经}洗眼翳而敷毒痈，食可止痢。

释义 马齿苋清热解毒，外用洗眼治疗眼中生翳，外敷可用于热毒疮痈；凉血止痢，马齿苋为治痢疾要药，内服用于湿热或热毒引起的痢疾。

川楝子^{味苦寒有小毒入肝胃小肠膀胱经}主疝疾而疗腹痛，性能杀虫。

释义 川楝子疏肝理气，用于胁肋疼痛、脘腹胀痛及疝痛、痛经等症；杀虫疗癣，用于虫积腹痛、头癣。

海藻^{味苦咸寒入肝胃肾经}破气散瘿瘤，无异昆

布 ^{味咸寒滑
入肝胃经。}

释义　海藻、昆布均可消痰结，散瘿瘤，用于痰涎结核、瘿瘤、瘰疬等症。

藕节 ^{味甘涩平
入肝经} 消瘀止吐血，堪比茅根 ^{味甘寒入
肺胃经}。

释义　藕节收涩止血，兼能化瘀，茅根凉血止血，二者均可治疗吐血。

贯众 ^{味苦微寒有小
毒入肝胃经} 杀虫托痘斑，有清热解毒之力。

释义　贯众杀虫，用于虫积腹痛等症；清热解毒，用于热毒疮疡、痄腮肿痛等症；止血，用于崩漏出血等症。此外，本品还可用于预防感冒、麻疹等。

紫草 ^{味甘咸寒入
肝心包经} 发痘通二便，见活血凉血之功。

释义　紫草凉血活血，解毒透疹，用于血热毒盛、斑疹紫黑、麻疹不透、疮疡；清热凉血，用于热结便秘。

金银花 ^{味甘寒入
肺胃心经} 解热消毒痈，肠澼血瘀之患撤。

释义　金银花清热解毒，用于疮痈肿毒、咽喉肿痛、热毒引起的泻痢便血。此外，也常用于外感风热或温病初起。

桑白皮 ^{味甘寒
入肺经} 泻肺通水气，喘嗽肿满之气宣。

释义　桑白皮泻肺平喘，用于肺热咳嗽，喘逆痰多之症；行水消肿，用于面目浮肿、小便不利等症。

石膏 ^{味辛苦大寒
入肺胃经} 利三焦，坠头痛而解肌，尤除齿痛。

释义　石膏清热泻火，用于胃火亢盛所致的头痛、齿痛、牙龈肿痛等症；解肌利三焦，用于温热病气分热盛之高热不退、口渴、烦躁、脉洪大等症。此外，石膏煅末外用尚能收敛生肌，用于湿疹水火烫伤、疮疡溃后不敛及创伤久不收口等症。

滑石 ^{味甘寒入
胃膀胱经} 通九窍，解暑湿以行水，更能滑胎。

释义　滑石清热利水通淋，用于小便不利、淋沥涩痛及湿热泄泻等症；清解暑热，用于暑热烦渴、湿热胸闷等症。本品质重而滑，重能降，滑能利，孕妇慎用。

坠痰涎，化息肉，喉痹惊痫，白矾 ^{味酸寒
入脾经} 之用居多。

释义　白矾祛痰，用于风痰壅盛喉痹，或癫痫等症；化息肉，用于鼻中息肉、疮痔疼痛。此外白矾尚有止泻、止血、外用燥湿止痒之功能。

止咽痛，去喉痰，噎膈胬翳，硼砂 ^{味甘咸凉
入肺胃经} 之力不少。

释义 硼砂解毒,用于咽喉肿烂、目赤肿痛等症;清热化痰,用于喉中痰鸣、咳嗽。《本草纲目》谓硼砂能"消障翳,除噎隔反胃"。

寒水石^{味咸寒入脾胃肾经}解热渴而疗火丹。

释义 寒水石清热泻火,用于热病烦渴;清热消肿,用于丹毒、烫伤。

梁上尘^{味辛苦微寒无毒}通喉噎而救横产。

释义 梁上尘降逆止呕,用于喉痹、噎膈、鼻衄、难产。

心胃大热寻犀角^{味苦咸寒入心肝胃经},吐衄斑毒以清。

释义 犀角清热定惊,用于温热病热盛火炽、壮热不退、神昏谵语、惊厥抽搐等症;凉血解毒,用于温热毒盛、身发斑疹,以及血热妄行的吐血、衄血等症。由于犀牛为珍稀动物,国家明令禁用犀角,可以用水牛角代替。

肺肝火盛觅羚羊^{味咸寒入肝肺经},风眼惊狂逐撤。

释义 羚羊角平肝熄风,用于肝阳上亢的头晕目眩、肝风内动的惊风、癫痫、手足抽搐;清热明目,用于肝火上炎引起的目赤肿痛。

龙骨^{味甘涩平入肝胆心肾经}龙齿^{味涩凉入心肝经}平惊搐,定魄固髓敛崩痈。

释义 龙骨、龙齿重镇安神,用于神志不安、失眠、惊痫、癫狂等

症;收敛固涩,用于遗精、崩漏、虚汗、泄泻、带下等症。此外,龙骨尚能平降肝阳,用于虚阳上越、头晕目眩等症。

牡蛎^{味咸平微寒入肝肾经}蛤粉^{味咸平入肺经即海蛤壳}塞遗精,止嗽敛汗消瘕痞。

释义 牡蛎、蛤粉收敛固涩,用于遗精、咳嗽、虚汗、带下等症;软坚散结,用于癥瘕痞块、瘰疬、瘿瘤等症。此外,牡蛎还具有重镇安神、平肝潜阳、制酸止痛的功效。

汉防己^{味大苦辛寒入膀胱肺经}利水祛风理脚气,恶疮湿肿能医。

释义 汉防己祛除风湿,用于风湿痹痛;清热利水消肿,用于水肿、恶疮、湿肿、脚气等症。

臭椿皮^{味苦涩寒入胃大肠经}导痰燥湿祛肠风,久痢带崩可止。

释义 臭椿皮清热燥湿、涩肠止泻、止带、止血,用于湿热白带、湿热泻痢,以及月经过多、漏下不止等症。

番泻叶^{味甘苦寒入大肠经}消积而破结。

释义 番泻叶泻热导滞,用于热结便秘。

苎麻根^{味甘寒入心肝经}解毒以安胎。

释义 苎麻根凉血止血、清热安胎,用治怀胎蕴热之胎动不安、胎漏下血;解毒,用治热毒疮痈、毒蛇咬伤。此外,苎麻根还可以清热

利尿，用治热淋涩痛，小便短赤。

甘遂^{味苦寒有毒入肺脾大肠经}大戟^{味甘苦寒有毒入肺脾大肠经有红芽大戟绵大戟多不用}与芫花^{味辛温有毒入肺脾大肠经}泻脏水而蛊肿退。

释义　甘遂、大戟、芫花均可泻水逐饮，用于水肿腹水、留饮胸痛等症。此外甘遂、大戟还可以消肿散结，用于疮痈肿痛等症。

橘核^{味苦平入肝经}荔核^{味甘涩温入肝肾经}及蠡实^{味甘平无毒异名马兰子}治㿗疝而气结消。

释义　橘核、荔核、蠡实疏肝理气，散结止痛，适用于疝气疼痛、睾丸疼痛等症。

润肺止嗽托痘斑，牛蒡子^{味辛平入肺胃经}有散热之力。

释义　牛蒡子疏散风热、透疹，用于外感风热，咽喉红肿疼痛、麻疹透发不畅；祛痰止咳，用于咳嗽咯痰不畅。此外，牛蒡子清热解毒，用于疮痈肿痛等症。

醒酒除烦定呕逆，淡豆豉^{味苦寒入肺胃经}奏解表之功。

释义　淡豆豉解表，用于伤风感冒、发热、恶寒、头痛等症；除烦，用于胸中烦闷、虚烦不眠、呕吐等症。此外，还可用于醒酒。

蒲公英^{味苦甘寒入肝胃经又名黄花地丁}惯治乳痈，疔疮食毒亦解。

释义　蒲公英清热解毒，用于乳痈

肿痛、疔疮热毒、肺痈咳吐脓血痰。

夏枯草^{味苦辛寒入肝胆经}主散瘿瘤，目珠夜痛尤安。

释义　夏枯草清肝火，用于肝火上炎所致目赤肿痛、目珠疼痛、头痛、晕眩等症；散郁结，用于瘰疬痰核。

白薇^{味苦咸寒入胃经}治温疟虚烦。

释义　白薇清热凉血，用于热病邪入营血以及阴虚内热、产后虚热等症。

毛姑^{味微辛寒入肝胃经异名山慈菇}消毒痈瘰疬。

释义　山慈姑清热解毒，用于痈肿疔毒；化痰散结，用于瘰疬痰核。

蚯蚓^{味咸寒入肺胃肾经}治热病而利水。

释义　蚯蚓清热息风，用于高热抽搐等症；利尿，用于小便不利、水肿等症。此外，蚯蚓还有通络、平喘的作用。

谷虫^{味寒无毒入脾经}理疳积而补脾。

释义　五谷虫消积滞，用于小儿疳积等症。此外五谷虫清热解毒，用于神昏谵语。

禹余粮^{味甘涩微寒入胃大肠经}治血闭血崩，善能固下。

释义　禹余粮涩肠止泻，用于久泻久痢；收敛止血，用于崩漏带下。此外，禹余粮还有一定活血作用，可以治疗血闭、难产（《本草纲目》）。

代赭石^{味甘寒入肝心包经}理崩血吐血，并可镇惊。

释义 代赭石镇逆平肝，用于噫气、呃逆、呕吐、惊痫等症；止血，用于吐血、衄血等症。

萱草根^{味甘寒无毒入心膀胱经}治乳肿五淋，花唤金针^{味甘凉无毒别名忘忧利胸膈安五脏令人好欢乐}除湿热。

释义 萱草根清热利尿，凉血止血，用于小便不利、乳肿、月经不调、便血等。萱草根的花名叫金针，可以除湿热，治疗淋症。

大青叶^{味苦寒入心胃经}疗热病斑疹，根号板蓝^{味苦寒入肝胃经}理头瘟。

释义 大青叶清热解毒、凉血，用于时行热病、热入血分、高热神昏及热毒发斑等症。板蓝根功与大青叶相似，临床上常用于大头瘟毒、热毒斑疹、咽喉肿痛等症。

绿豆^{味甘寒入心胃经}清暑烦，解药物之中毒。

释义 绿豆清热解毒消暑，用于暑热烦渴，疮毒痈肿等症。本品又可用以解食物、药物之毒，特别是热性的食物、药物之毒。

秦皮^{味苦微寒入肝胆经}祛湿热，疗痢疾与带崩。

释义 秦皮清热燥湿，用于湿热下痢、里急后重、湿热带下、崩漏等症。此外秦皮还能清肝明目，用于

目赤肿痛、目生翳膜等症。

山茶花^{味苦微辛寒入心肝经}治吐衄屙红。

释义 山茶花收敛、凉血止血，用于吐血、衄血、痢疾、便血、血崩等症。

浮海石^{味咸寒入肺经又名石海浮石石水花浮石}理热痰咳血。

释义 浮海石清肺化痰，用于痰热咳嗽、咯痰稠黏、咳血等症。此外，浮海石软坚散结，用于瘰疬结核。

腰膝无力豨莶草^{味苦寒有小毒入肝肾经}，利筋骨，祛湿风。

释义 豨莶草祛除风湿，用于风湿痹痛；强健筋骨，用于中风、半身不遂、腰膝无力等症。此外豨莶草还能清热解毒，可用于疮痈肿毒。

胸腹俱痛青木香^{味辛苦寒入肝胃经}，消痈疽，解蛇毒。

释义 青木香行气，解毒，用于胸腹胀痛、痧症、疝气、蛇咬毒、痈肿、疔疮等症。

玳瑁^{味甘寒入心肝经}熄风清热，惊痫能医。

释义 玳瑁平肝定惊，清热解毒，用于热病烦躁、神昏谵语、惊痫，以及中风阳亢等症。

紫葳^{味酸微寒入肝心包经，又名灵霄花}凉血祛瘀，崩瘕通用。

释义 紫葳凉血散瘀，主治血热妄行之崩漏、瘀血阻滞之癥瘕。

甘蔗^{味甘寒入肺胃经}和中润燥，除烦渴以利大肠。

释义　甘蔗滋养润燥、生津止渴，用于津液不足、热病烦渴、大便干结等症。

浮萍^{味辛寒入肺经}发汗祛风，利湿热而消水肿。

释义　浮萍发汗解表，用于感冒发热无汗、麻疹隐隐不出、或疹出不透等；利湿热而消水肿，用于风水水肿、小便不利兼有表热的。

牙疼瘰疬，胡桐泪^{味咸苦大寒无毒即胡桐树脂之汁流下状似眼泪故名}下如神。

释义　胡桐泪清热，化痰，软坚，主治咽喉肿痛、牙疼、瘰疬等症。

发背疔疮，紫地丁^{味苦寒入心经}投最妙。

释义　紫地丁清热解毒，用于疔疮热毒、痛肿发背等症。

桑叶^{味苦甘寒入肝肺经果实名桑椹}祛风清热，头疼咳嗽尤宜。

释义　桑叶疏散风热，用于外感风热、头痛、咳嗽等症。此外，桑叶还可清肝明目，用于目赤肿痛等症。

芦根^{味甘寒入肺胃经}开胃生津，呕哕肺痈有效。

释义　芦根清肺胃热，生津止渴，用于温热病高热口渴、胃热呕吐、以及肺热咳嗽、痰稠而黄、肺痈

等症。

水肿胀满寻商陆^{味苦寒有毒入肺脾大肠小肠经，根内白者入药赤色毒肾}。

释义　商陆逐水，用于水肿胀满；消肿，用于疮肿实症。

久疟经停用马鞭^{味苦微寒入肝脾经}。

释义　马鞭（草）截疟，用于久疟；活血通经，用于血瘀经闭、痛经、癥瘕等。此外，马鞭（草）还利水消肿，用于水肿、小便不利。

蟋蟀^{味辛咸温有毒入膀胱大肠小肠经又名斗鸡}蝼蛄^{味咸寒有毒入大肠小肠经}又名土狗治癃闭同消水肿。

释义　蟋蟀、蝼蛄利尿，用于水肿、小便不通、石淋。此外，蟋蟀还能破血、利咽，用于鼓胀，咽喉肿痛。

虻虫^{味苦微寒有毒肝经异名牛虻}水蛭^{味咸苦平有毒入肝经，异名马蟥}破癥结共通月经。

释义　虻虫、水蛭祛瘀通经消癥，用于血滞经闭、癥瘕结块，以及跌仆伤痛等证。

磁石^{味辛寒入肝肾经异名吸铁石灵磁石}治耳聋，益精纳肾喘。

释义　磁石纳气平喘，用于肾虚气喘；益肾潜阳，用于头晕目眩、眼目昏糊、耳鸣耳聋等症。此外，磁石还能重镇安神，用于神志不安、心悸怔忡、失眠、惊痫等症。

猴枣^{味苦寒微咸入心肺肝胆经，异名猴丹系猿猴类动物的内脏结石}平痰热，解毒镇儿惊。

释义 猴枣消痰镇惊，清热解毒，主治痰热喘嗽、小儿惊痫、瘰疬痰核。

白头翁^{味苦寒入大肠经}治温疟秃痈，敷痔瘘而医血痢。

释义 白头翁清热解毒、凉血止痢，用于温疟、秃痈、湿热或热毒引起的痢疾。此外，外敷用于痔瘘。

青鱼胆^{味苦寒入肝胆经}治喉痹目赤，点翳障而涂恶疮。

释义 青鱼胆清热、明目，用于目赤肿痛、翳障、喉痹、热疮。

冬葵子^{味甘寒滑入大小肠经}消水肿而通淋。

释义 冬葵子利尿通淋、清热消肿，用于小便不利、淋病、水肿等症。

鱼腥草^{味辛微寒有小毒入肺经}理肺痈而散热。

释义 鱼腥草清热解毒，用于肺痈、痰热壅滞、咳吐脓血，以及百日咳等症；消痈肿，用于各种实热性的痈毒肿痛等症。

天竺黄^{味甘寒入肝肺经}豁惊风之痰壅。

释义 天竺黄清化热痰、凉心定惊，用于痰热惊搐、中风痰壅等症。

甜瓜蒂^{味苦寒有小毒入胃经}吐膈上之积痰。

释义 甜瓜蒂涌吐痰食，用于痰涎雍盛、宿食停聚等症。

阳毒发狂，人中黄^{味甘咸寒入胃经}剿时行热病。

释义 人中黄清热解毒，用于热病发斑、血热毒盛、斑疹紫暗、高热发狂，以及咽喉肿痛、丹毒等症。

散瘀止血，人中白^{味咸寒入肝三焦膀胱经}敷痘陷牙疳。

释义 人中白清热解毒，用于咽喉肿痛，外敷治疗痘疹难出、牙疳口疮等症；祛瘀止血，用于咯血、衄血等症。

银柴胡^{味甘微寒入肝经}凉血去骨蒸，儿疳热退。

释义 银柴胡清热凉血，用于肺热咳嗽、气喘、血热妄行之吐血、衄血、尿血等症；退虚热，用于阴虚发热、小儿疳热等症。

鸦胆子^{味苦寒入大肠经又名苦参子非苦参之果实}杀虫疗久痢，疟痔堪医。

释义 鸦胆子清热解毒、治痢，用于久痢、休息痢；抗疟，用于疟疾。

他若水银^{味辛寒有毒}医秃杀疮虫，除热坠胎疗疥癣。

释义 水银杀虫、攻毒，用于疥癣、秃疮、梅毒、恶疮、痔瘘等症，也可用来除热坠胎。

轻粉^{味辛寒燥烈有毒}扫霉消水肿，通肠破积劫痰涎。

注 霉：当为"梅"，梅毒。

释义 轻粉杀虫，用于疥癣、臁疮等症；逐水，用于水肿、二便秘结等症。

金汁^{味苦微寒无毒是将粪盛罐中埋于土内三年取出莹清如水}解毒疗疮，治时行狂热。

释义 金汁退热、泻肝火，用于热病高热、热毒疮痛等症。

童便^{味咸寒入肺肝肾经}滋阴降火，主吐衄损伤。

释义 童便滋阴降火、凉血散瘀，用于阴虚火升引起的咳嗽、吐血、鼻出血及产后血晕等症。

但利病以得中，何凉药之苦口。

释义 只要有利于治病，就不计较寒凉药的味苦。

2. 热性赋

热性首附子^{味大辛大热有毒入心脾肾经，即乌头的子根或附生于母根者}回已散之元阳，剿寒逐冷。

释义 附子回阳救逆，主治亡阳欲脱、肢冷脉微；散寒止痛，可治阳虚外感、风寒湿痹诸证。此外，附子还可以温脾肾、补火助阳，治疗阳痿宫冷、心腹冷痛、虚寒吐泻、久痢等证。

风疾觅乌头^{味辛温有大毒入肺经}，去恶邪之腹痛，破积吐痰。

释义 乌头祛风湿、散寒止痛，用于风寒湿痹、半身不遂、寒疝腹痛、阴疽、跌打伤痛等症；破积吐痰，用于寒湿结聚的顽痰死血、瘫痪等症。

白附（子）^{味辛甘大温有小毒入胃经}除头面之风，总治风痰气冷。

释义 白附祛风痰，用于中风、口眼㖞斜之症；逐寒湿，用于寒湿疼痛，偏正头痛等症。

天雄^{即附子个体大而不附生子根者性味归经三药相同}亦风家之药，能疗湿痹阳虚。

释义 天雄祛风散寒，用于风寒湿痹、历节风痛、四肢拘挛；天雄还可以益火助阳，用于心腹冷痛、痃癖癥痕。

肉桂^{味辛甘大热有小毒入肝肾脾经}补虚劳，助阳暖水疗腹痛，引火归元。

释义 肉桂温中补阳，用于肾阳不足之畏寒肢冷、脾阳不振之脘腹冷痛、食少溏泄，也可用于久病体弱、气衰血少，阴疽色白、漫肿不溃或久溃不敛之症；散寒止痛，用于脘腹冷痛、寒痹腰痛、经行腹痛等症。

桂枝^{味辛甘温入肺心膀胱经}解肌表，温经固汗治伤风，调营敛卫。

释义 桂枝发汗解表，配麻黄用于风寒表实无汗症，配芍药调营敛卫，用于风寒表虚自汗症；温通经脉，用于寒湿痹痛与经闭腹痛、痛经等症；通阳化气，用于水湿停滞所致的痰饮喘咳，以及小便不利等症。

麻黄^{味辛温微苦入心肺膀胱经}驱寒大发汗，止汗则用根^{味甘平入肺经}。

释义 麻黄发汗解表，用于感冒风寒及麻疹透发不畅，风疹身痒等症；麻黄还能宣肺平喘，用于咳嗽、气喘；利水，用于风水、水肿等症。麻黄根止汗。

生姜^{味辛微温入肺胃经，干姜辛温入心肺脾胃肾大肠经}温胃散寒痰，用皮能消肿。

释义 生姜发汗解表，用于风寒感冒、发热、恶寒等症；温中止呕，用于胃寒呕吐。此外生姜还能解毒，用于中鱼蟹毒、呕吐腹泻等症。生姜皮利尿消肿，用于小便不利、水肿等症。

炮姜^{味辛苦大热即干姜炮焦}又能止血，并退虚烧。

释义 炮姜温中止泻，用于寒症腹泻；止血，用于虚寒性的出血，如便血、崩漏等症。此外，还可以用于阳虚发热。

葱白^{味辛温入肺胃经}可以安胎，亦主发表。

释义 葱白发汗解表，用于感冒风寒、发热、恶寒等症。通阳，用于腹泻、小便不利、腹胀等症。《名医别录》谓葱白还能"安胎"。

胡椒^{味辛热入胃大肠经有黑白二种}祛痰而暖胃；

释义 胡椒温中止痛，用于胃寒呕吐、腹痛泄泻等症；祛痰，用于寒

痰咳喘。此外胡椒还可杀虫，用于虫积腹痛或吐蛔等症；

川椒^{味辛温有毒入肺脾肾经又名蜀椒子名椒目}补火以散寒。

释义 川椒温中止痛，用于胃腹冷痛、寒湿泄泻等症。此外川椒还可杀虫，用于虫积腹痛或吐蛔等症。

羌活^{味辛苦温入膀胱肾经}发表行气分，明目搜风，利周身百节之痛。

释义 羌活祛风解表，用于感冒风寒、发热恶寒等症；祛风湿，止痛，用于风湿痹痛、头痛等。《珍珠囊药性赋》认为羌活可以"明目"。

独活^{味辛苦微温入肾膀胱经}舒筋行血分，清头定眩，治久暂痹痛之痹。

释义 独活祛风胜湿，用于风寒湿痹、腰膝疼痛；散寒止痛，用于寒邪侵袭之头痛、齿痛。

紫苏^{味辛温入肺胃经}散寒叶发汗，子^{入肺经}能降气梗安胎。

释义 紫苏叶发汗解表，用于风寒表症，恶寒、发热、无汗等症；紫苏子行气宽中，用于胸闷、呕恶、咳喘等症；紫苏梗安胎，用于胎动不安。此外，紫苏还可解鱼蟹毒，用于食鱼蟹后引起的吐泻腹痛。

当归^{味甘辛苦温入心肝脾经}活血身养血，止血用头破血尾。

释义 当归补血调经，用于月经不调、痛经、经闭、崩漏及血虚体弱

等症；活血止痛，用于跌打损伤瘀痛、痈肿血滞疼痛、产后瘀滞腹痛、风湿痹痛及经络不利等症。一般认为当归身补血，当归头止血，当归尾破血祛瘀，全当归活血和血。

川芎 ^{味辛温入肝胆经} 清头痛之风，经血气郁以畅。

释义 川芎活血祛瘀，用于胸胁疼痛、风湿痹痛、癥瘕结块、疮疡肿痛、跌仆伤痛、月经不调、经闭痛经、产后瘀痛等病症；祛风止痛，用于感冒头痛、偏正头痛等症。

陈皮 ^{味苦辛温入脾肺经，络与核叶味苦平} 导痰气之滞，吐呕咳逆俱安。

释义 陈皮行气除胀，用于胸腹胀满等症；燥湿化痰，用于湿阻中焦、脘腹痞胀、便溏泄泻，以及痰多咳嗽等症；健脾和中，用于脾虚饮食减少、消化不良，以及恶心呕吐等症。

半夏 ^{味辛温有毒入脾胃经} 化湿痰，开郁通音止呕吐。

释义 半夏燥湿化痰，用于痰多咳嗽；消痞散结，用于胸脘痞闷、胸痹、结胸等症；化痰兼散结，用于瘿瘤瘰疬、疮疡肿痛、梅核气等症；降逆止呕，用于胃气上逆、恶心呕吐；开郁通音，用于寒阻咽喉之失音。

苍术 ^{味苦辛温入脾胃经} 逐痰水，强脾燥湿压岚邪。

注 苍术：原书误作"苍树"。

释义 苍术燥湿健脾，用于湿阻脾胃、脘腹胀满、寒湿白带、湿温病，以及湿热下注、脚膝肿痛、痿软无力等症；祛风湿，用于风湿痹痛、肢体关节疼痛；解表，用于风寒表证；此外苍术还能明目，用于夜盲、眼目昏涩。

细辛 ^{味辛温入肺肾经，产北方者名北细辛产南方者名土细辛又名杜衡} 散风寒，止嗽明目通窍闭。

释义 细辛发散风寒，用于感冒风寒、发热恶寒、头痛身痛、鼻塞等症；祛风止痛，用于头痛、齿痛、风湿痹痛；温肺化饮，用于痰多咳嗽。陶弘景云：细辛"最能除痰明目"。

厚朴 ^{味苦辛温入脾胃肺大肠经} 除胀满，行痰定呕镇肠鸣。

释义 厚朴燥湿行气，用于湿阻脾胃、脘腹胀满，以及气滞胸腹胀痛、便秘腹胀、梅核气等症；降逆平喘，用于痰郁咳嗽等症。

乌药 ^{味辛温入胃肝经} 平诸气而调冷痛。

释义 乌药行气止痛，用于胸腹胀痛、寒疝腹痛、经行腹痛等症；温肾散寒，用于小便频数、遗尿。

茴香 ^{味辛温入肝肾脾经，有八角茴与小茴两种另外有一种莽草之果实有毒相似八角茴} 治寒疝而暖丹田。

释义 茴香理气止痛，用于寒疝腹痛、睾丸偏坠、胃腹冷痛等症。此外茴香还可以调中和胃，用于胃寒呕吐、食少。

丁香^{味辛温入胃经}止冷呃奔豚，宽胀利气。

释义 丁香降气止呃，用于呃逆、呕吐等症；温中散寒止痛，用于脘腹疼痛；温肾助阳，用于肾阳不足、阳痿、脚弱及寒湿带下等症。

三奈^{味辛温入脾胃经}治胸疼霍乱，辟秽温中。

释义 三奈行气温中、消食、止痛。用于胸膈胀满、脘腹冷痛、饮食不消等症。

荜茇^{味辛大温入胃大肠经}治类细辛，兼除头痛齿痛。

释义 荜茇、细辛温中散寒，用于胃寒呕吐及脘腹疼痛等症；散寒止痛，又可用治头痛、牙痛。

韭子^{味辛甘温入肝肾经}功同益智^{味辛温入脾肾经}，主治遗尿遗精。

释义 韭子、益智补益肝肾，用于肾虚阳痿、腰膝酸软；壮阳固精，用于遗精、尿频、尿浊、带下清稀。

菖蒲^{味辛温入心脾肝经有石菖蒲九节菖蒲鲜菖蒲三种}利心肝，通耳目窍开噤口，风痹能医。

释义 菖蒲化痰湿、开窍，用于痰湿蒙蔽清窍、高热引起的神昏，以及癫狂、痴呆、耳鸣耳聋等症。和中辟秽，用于胸腹胀闷及噤口痢

等症。

砂仁^{味辛温入脾胃经}和胃肾，消食腹痛祛胀膨，吐泻可已。

释义 砂仁化湿行气，用于湿阻脾胃、脘腹胀满、不思饮食、呕吐泄泻等症；温中止泻，用于脾胃虚寒、腹痛泄泻。此外砂仁还可以安胎，用于妊娠恶阻、胎动不安。

白蔻^{味辛温入肺脾胃经}保泻痢，理腹痛，痰食目翳并能消。

释义 白蔻化湿行气，用于湿阻脾胃所致脘腹胀满、不思饮食、胸闷气滞，以及湿温初起等症；温中止呕，用于恶心呕吐。

肉蔻^{味辛温入胃大肠经又名肉果}塞大肠暖胃宫，冷痢积泻皆可止。

释义 肉蔻涩肠止泻，用于久泻不止；温中行气，用于脘腹冷痛。

草果^{味辛温入脾胃经}同草蔻^{味辛温涩无毒入胃经}，剿疟痰之积滞，快膈温中。

释义 草果、草蔻燥湿散寒，用于寒湿中阻、脘腹胀满、吐泻等症。此外，草果还可截疟，用于疟疾。草蔻还可温胃止呕，用于寒湿呕吐。

红蔻与良姜^{味辛热入脾胃经子名红豆蔻}，祛胃痛之寒凝，消食醒酒。

释义 红蔻、良姜均可温中燥湿、散寒、醒脾消食，用于脘腹冷痛、食积胀满、呕吐泄泻、饮酒过多

等症。

酒^{味苦甘辛大热入十二经}能导血行气。

释义 酒能疏通经脉、行气和血，用于风寒痹症、气血郁滞，还能"行药势"、"作溶媒"。

醋^{味酸苦温入肝经}可散肿破癥。

释义 醋消食开胃，散瘀血，用于油腻食积、消化不良、喜食酸物、腹泻，以及衄血、吐血、便血等症。

吴茱萸^{味辛苦大热有毒入肝肾脾胃经}下气消痰，去呕痢腹痛之积。

释义 吴茱萸温中止痛，用于脘腹冷痛、胸胁痛、疝痛、脚气疼痛，以及经行腹痛等症；降逆止呕，用于肝胃不和、呕吐涎沫等症。此外，吴茱萸还可以杀虫，治蛲虫病。

山茱萸^{味酸涩微温入肝肾经}固精补肾，治头晕风痹之虚。

释义 山茱萸补益肝肾，用于肝肾不足，头晕目眩、耳鸣、腰酸等症；涩精敛汗，用于遗精、遗尿、小便频数，及虚汗不止等症。

胡芦巴^{味苦温入肝肾经}壮阳暖丹田，逐冷疝气。

释义 胡芦巴温肾阳、逐寒湿，用于肾脏虚冷，命门火衰、疝气、偏坠、寒湿脚气等症。

肉苁蓉^{味甘咸温入肾大肠经}添精润燥便，补诸劳伤。

释义 肉苁蓉补肾助阳，用于肾虚阳痿、遗精早泄、腰膝冷痛、筋骨痿弱等症。润肠通便，用于肠燥便秘。

破故纸^{味辛苦大温入肾经，即补骨脂}秘精髓，去腰痛，益元补虚泻痢止。

释义 破故纸补肾助阳，用于下元虚冷、阳痿、遗精、早泄、腰部酸痛、虚喘，及小便频数、遗尿等症；温脾阳，用于虚冷泄泻。

五味子^{味酸温入肺肾经}滋肾水，明眼目，生津敛肺咳嗽安。

释义 五味子敛肺滋肾，用于久嗽虚喘；生津敛汗，用于津少口渴、体虚多汗等症；涩精止泻，用于精滑不固、小便频数、久泻不止等症。

沉香^{味辛微温入脾胃肾经}降气坠痰涎，通利积滞还补肾。

释义 沉香降气止呕，用于呕吐呃逆；温肾纳气，用于肾不纳气的虚喘；行气止痛，用于胸腹胀痛。

乳香^{味辛苦温入心肝经}搜风活筋血，止心腹痛更消痈。

释义 乳香活血止痛，用于脘腹疼痛、风湿痹痛、跌仆伤痛、经行腹痛等病症；消肿生肌，用于疮痈肿痛或溃后久不收口。

没药^{味苦平入肝经}散血通经，治诸般气痛痈痛。

释义 没药活血止痛，用于脘腹疼痛、风湿痹痛、跌扑伤痛、经行腹痛等病症；消肿生肌，用于疮疡肿痛或溃后久不收口。

干漆^{味辛温入肝胃经}杀虫消积，破一切血块血癥。

释义 干漆祛瘀通经消癥，用于血滞经闭、癥瘕结块；杀虫，用于虫积腹痛。

莪术^{味苦辛温入肝脾经}行气血，疗心腹痛消食积，三棱^{味苦平入肝脾经}同功。

释义 莪术、三棱祛瘀通经消癥，用于血滞经闭、癥瘕结块；行气消积，用于食积停滞、脘腹胀痛。

续断^{味苦微温入肝肾经}理筋骨，治崩带漏暖子宫，外科皆宝。

释义 续断补肝肾、强筋骨，用于肝肾不足、腰膝酸痛、脚软乏力，以及妇女经水过多、妊娠胎动漏血等症；续伤折，用于筋骨折伤等症。

南星^{味苦辛温有大毒入肺肝脾经，胆星系南星研末入牛胆制成，陈久者佳}豁风痰，定惊痫，能医痈结破伤风。

释义 南星燥湿化痰，用于顽痰咳嗽、胸膈胀闷等症；祛风解痉，用于风痰眩晕、癫痫、中风，及破伤风、口噤强直等症。

降香^{味辛温入肝经}辟恶气，理金疮，善治损

伤瘀血肿。

释义 降香活血行气止痛，用于胸胁疼痛、跌打伤痛；辟秽降逆，用于秽浊内阻、呕吐腹痛；止血，用于创伤出血。

樟脑^{味辛热入脾胃心经}杀虫除恶肉。

释义 樟脑外用除湿杀虫、散肿止痛，用于疥癣疮痒、跌仆损伤、瘀滞肿痛等症；内服开窍辟秽，用于中恶、卒然昏倒，或热病神识昏迷等症。

巴豆^{味辛热有大毒入胃大肠经}宣肠破积痰。

释义 巴豆泻下逐水，用于寒积便秘、水肿腹水；劫痰，用于小儿痰壅咽喉、气急喘促等症。

硫黄^{味酸温有毒入肾经}补火杀疮虫，寒痹阴蚀宜用。

释义 硫黄杀虫，用于疥癣、阴疽等症；补火助阳，用于命门火衰、腰酸膝冷、阳痿、虚寒腹痛，以及肾气不纳所致的喘逆等症。

硇砂^{味咸苦辛温有毒入肝脾胃经}破瘀消肉积，噎膈癞瘵堪攻。

释义 硇砂消积祛瘀，用于痈疽疔毒、鼻中息肉；软坚散结，用于噎膈反胃、癥瘕等症。

阳衰崩带觅鹿茸^{味甘咸温入肾肝经}，除腰膝之冷痛，角^{味咸温}行血而胶^{味甘咸微温}补劳。

释义 鹿茸补督脉、助肾阳、生精

髓、强筋骨，用于肾阳不足所致阳痿、肢冷、腰酸、小便清长、精衰、血少、消瘦乏力及小儿发育不良、骨软行迟等症；鹿角活血消肿，用于阴症疮疡及乳痈初起等症；鹿角胶补肾阳、生精血、托疮生肌，用于咯血、尿血、崩漏等症偏于虚寒者，以及阴疽内陷等症。

健骨追风寻虎骨（味辛温入肝肾经），定痹痛之风邪，睛镇惊而肚治膈。

释义 虎骨祛风通络，强筋健骨，用于风湿痹痛、脚膝酸软；虎睛可以镇惊；虎肚（虎胃）能够治噎膈反胃。国家明令禁止使用虎骨，可以用豹骨代替。

麝香（味辛温入心脾经）利惊痫风痰，最坏酒果。

释义 麝香开窍回苏，用于邪蒙心窍、神志昏迷；活血散结，用于痈疽疮疡、跌仆损伤、经闭、癥瘕及痹痛等症；催产下胎，用于胞衣不下或胎死腹中等症。

羊肉（味甘热入脾胃肝经）补形虚劳瘦，亦壮元阳。

释义 羊肉补虚劳，祛寒冷，用于肾虚腰疼、阳痿精衰、形瘦怕冷、病后虚寒、产妇产后大虚或腹痛等症。

伏龙肝（味辛温入脾胃经，即灶心土）摄血催生，治呕哕而涂痈肿。

释义 伏龙肝收敛止血，适用于各种出血症；温中止呕，用于呕吐反胃、妊娠呕吐等症。

百草霜（味辛温入心肺经）消积止血，利咽膈而退疸黄。

释义 百草霜止血，治吐血、衄血、便血、血崩、带下、泻痢等症；消积，用于食积；清毒散火，用于黄疸、咽喉肿痛、口舌生疮、臁疮等症。

消食暖膀胱，荜澄茄（味辛温入胃肾膀胱经）止腹疼呕吐。

释义 荜澄茄温中散寒，用于胃寒疼痛、呃逆、呕吐等症；行气止痛，用于寒疝疼痛等症。

行水驱痰饮，千金子（味辛温有毒入肝肾经，又名续随子）治经闭癥瘕。

释义 千金子泻下逐水，用于水肿、腹水、二便不利等症；破血散癥，用于月经闭止、癥瘕积聚等症。

白檀香（味辛温入脾胃经，有紫白两种）理气呕吐平，痛居心腹有效。

释义 白檀香行气止痛，用于胸腹疼痛等症。

海狗肾（味咸大热入肾经）壮阳腰膝暖，色成劳瘦能医。

释义 海狗肾暖肾壮阳、益精补髓，治疗虚损劳伤、阳痿精衰、早泄、腰膝痿弱、心腹疼痛等症。

加皮（味辛温入肝肾经）明目祛风疮，强筋骨而起阴痿。

释义 五加皮祛除风湿，用于风湿痹痛、腰膝酸痛等症；补肝肾、强筋骨，用于肝肾不足、腰膝酸痛、脚膝痿弱无力、小儿行迟等症；利水消肿，用于水肿、小便不利等症。

大蒜^{味辛温入脾胃经}杀虫解诸毒，止血痢而疗带崩。

释义 大蒜行滞气、暖脾胃、解毒、杀虫，用于饮食积滞、脘腹冷痛、泄泻、痢疾、水肿胀满、痈疽肿毒，白秃癣疮、蛇虫咬伤以及钩虫、蛲虫等病症。

他若人言^{味辛酸大热有大毒异名砒石红砒白砒人信}医疟痔喘蛔。

释义 人言即砒石，外用蚀疮去腐，用于痔疮、瘘管、瘰疬、牙疳。此外，人言内服截疟、劫痰平喘，用于疟疾、寒喘气促不得平卧等症。本品有大毒，使用时应严格掌握用量。

蜈蚣^{味辛温有毒入肝经}除瘰疮撮口。

释义 蜈蚣祛风、解痉，用于急慢惊风、破伤风；解毒，外用治疮疡肿毒、瘰疬溃烂等症。

苟热性之有济，何虚冷之不扶。

释义 如果热性药使用得当，就没有治不了的虚冷病证。

3. 温性赋

温性若黄芪^{味甘微温入肺脾经}，益气补虚收盗汗，固表托痈。

释义 黄芪补气升阳，用于气虚衰弱，倦怠乏力，或中气下陷、脱肛、子宫脱垂等症；固表止汗，用于表虚不固的自汗症；托疮生肌，用于气血不足、疮疡内陷、脓成不溃或久溃不敛者。此外，黄芪还能利水退肿，用于水肿、脚气、面目浮肿等症。

补脾如山药^{味甘温入肺脾经又名薯蓣}，厚肠温胃保劳伤，消痢止泻。

释义 山药补脾胃，用于脾胃虚弱、食少体倦、泄泻及妇女白带等症；益肺肾，用于肺虚久咳、肾虚梦遗精滑、小便频数等症。

防风^{味辛甘微温入膀胱肝经}搜风湿，除头目经络之痹，疮疡皆用。

释义 防风祛风解表，用于感冒风寒，发热恶寒、头痛、身痛；胜湿解痉，用于风湿痹痛、破伤风、牙关紧闭、角弓反张；《外科十法》载防风能治"痈疽最难收口者"。

白芷^{味辛温入肺胃经}理头痛，除鼻渊崩漏之患，排痈亦佳。

释义 白芷祛风解表，止痛，用于感冒风寒，头痛、鼻塞头痛、眉棱骨痛、齿痛等症；消肿排脓，用于疮疡肿痛；此外白芷还能燥湿止带，用于妇女白带。

饴糖^{味甘温入脾肺经}治肠鸣，止嗽补虚和胃气，吐血唾血尤宜。

释义　饴糖补中缓痛，用于中气虚乏、腹中急痛、肠鸣泄泻等症；润肺止咳，用于肺虚咳嗽等症。

杏仁^{味辛苦温有小毒甜杏仁甘平无毒入肺大肠经}平喘嗽，导痰理肺润大肠，面积粉积俱化。

释义　杏仁止咳化痰，用于咳嗽气喘；润肠通便，用于肠燥便秘；杏仁化积，暂时没有查到这方面的资料，存疑。

藁本^{味辛温入膀胱经}主巅顶之痛，妇人阴疝最宜。

释义　藁本祛风散寒止痛，用于外感风寒头痛，以及巅顶头痛等症。《本经》谓"主妇人疝瘕，阴中寒肿痛"。

百部^{味甘苦微温入肺经}治咳嗽之寒，人身虫虱可剿。

释义　百部润肺止咳，用于一般咳嗽、久咳不已、百日咳及肺痨咳嗽等症；灭虱杀虫，用于蛲虫病及人、畜的头虱、体虱等。

吐痰带脓苦咳嗽，紫菀^{味辛苦温入肺经}治同冬花^{味辛甘温入肺经}。

释义　紫菀化痰止咳，用于咳嗽气逆、咯痰不爽、肺虚久咳、痰中带血等症，作用与冬花似，但化痰作用强。

消痰明目治喘劳，冬花力夸紫菀。

释义　紫菀、冬花止咳化痰，用于咳嗽气喘、肺虚久咳等症，但冬花止咳功效大于紫菀。

下气豁痰白芥子^{味辛温入肺经}走皮里而行膜外，咳嗽能痊。

释义　白芥子祛痰利气，用于寒痰壅滞、胸满胁痛、咳嗽气逆、痰多等症；散结消肿，用于痰注肢体、关节疼痛及流注阴疽等症。

行气止痛广木香^{味辛苦温入脾胃经而川木香品质最次}，和脾胃而平肺肝，痢急须用。

释义　广木香行气止痛，用于胸腹胀痛、胁肋疼痛、泻痢腹痛等症。

苍耳子^{味甘温有小毒入肺经}透脑散风热，疗鼻渊，除齿痛，治同辛夷^{味辛温入肺胃经}。

释义　苍耳子、辛夷均可散风除湿、通窍止痛，用于风寒头痛、鼻渊头痛、风湿痹痛。

香橼皮^{味辛苦酸温入脾肺经}理气治咳痰，宽胸胀，进饮食，功推佛手^{味辛苦酸温入肺脾经}。

释义　香橼皮、佛手均可疏肝理气，用于胁肋疼痛、胸腹胀痛等症；化痰宽胸，用于痰多咳嗽、胸膺闷痛者。

扁豆^{味甘微温入脾胃经}健脾解暑湿。

释义　扁豆健脾化湿，用于脾虚泄

泻、妇女白带；解暑化湿，用于暑湿内蕴、腹泻、呕吐等症。

大枣^{味甘温入脾经}和药补胃脾。

释义 大枣补脾胃，用于脾胃虚弱、气虚不足、倦怠乏力等症；缓和药性，大枣与甘遂、大戟、芫花等峻泻药配伍，能缓和药性；此外，大枣还能养血安神，用于脏躁症。

芜荑^{味辛苦温入脾胃经}祛骨节之风，杀虫治疳疗腹鳖。

释义 芜荑杀虫消疳，用于虫积腹痛、泻痢等症。《神农本草经》认为：芜荑能"散皮肤骨节中淫淫温行毒"。

香薷^{味辛微温入肺胃经}解口臭之热，清暑利便定转筋。

释义 香薷发汗解表，用于夏季感冒风寒；祛暑化湿，用于呕吐、腹泻、口臭等症；利水消肿，用于水肿、小便不利等症。

木瓜^{味酸温入肝脾经}主霍乱转筋，祛湿消肿理脚气，泻痢能医。

释义 木瓜除湿利痹，用于风湿痹痛；缓急舒筋，用于吐泻转筋；此外，木瓜还能消食，治脚气。

槟榔^{味辛苦温入胃大肠经异名大腹子}除里急后重，豁痰逐水宽胀膨，瘴疟可剿。

释义 槟榔杀虫，用于多种肠寄生虫疾病；行气消积，用于食积气

滞、脘腹胀痛、大便不爽等症；行水，用于脚气、水肿等症；此外，槟榔还可用于疟疾。

青皮^{味苦辛温入肝胆经本品为橘未黄尚呈青色之果实}快膈平积疝，乳肿胁痛疝病舒。

释义 青皮疏肝破气，用于胁肋疼痛、乳房胀痛或结块、疝气疼痛、温疟等症；消积化滞，用于食积停滞、脘腹胀满。

藿香^{味辛微温入脾胃经}恶止头疼，霍乱吐泻胸闷解。

释义 藿香化湿和中，用于湿阻脾胃，脘腹胀满、湿温初起、恶心、呕吐、泄泻等症；解暑，用于暑湿症；发表，用于发热恶寒、恶寒发热、胸脘满闷等症。

寄奴^{味苦温入心脾经}理心腹之痛，通经破血止金疮。

释义 寄奴，全称刘寄奴。作用祛瘀通经疗伤，用于血滞经闭、产后瘀痛、跌仆伤痛等症；消化食积，用于食积停滞、脘腹胀痛。

杜仲^{味甘温入肝肾经}去腰膝之疼，益肾强精保胎漏。

释义 杜仲补肝肾，强筋骨，用于肝肾不足，腰膝酸痛、乏力、眩晕、阳痿、小便频数等症；安胎，用于孕妇体虚胎元不固、腰酸胎动。

菟丝子^{味辛甘平入肝肾经}明目充气血，除淋沥

以治精寒。

释义　菟丝子补肾固精，用于肾虚阳痿、遗精、早泄、耳鸣、小便频数、淋沥及肾虚腰痛、带下等症；养肝明目，用于两目昏糊。

巴戟天^{味甘辛微温入肾经}补肾秘真阴，散风湿而疗阴痿。

释义　巴戟天补肾助阳，用于肾虚阳痿、遗精早泄、腰膝痿软等症；散风祛湿，用于下肢寒湿痹痛等症。

淫羊藿^{味辛甘温入肾经}补虚疗痹痛。

释义　淫羊藿补肾助阳，用于肾虚阳痿、遗精早泄、腰膝痿软、肢冷畏寒等症；祛风湿，用于寒湿痹痛或四肢拘挛麻木等症。

阳起石^{味微咸温无毒}壮阳暖子宫。

释义　阳起石温肾壮阳，用于肾气虚寒、阳痿、遗精、早泄、子宫久冷、腰膝痿软等症。

医喉齿，杀阴虫，产门不闭蛇床子^{味辛苦温有小毒入三焦肾经}。

释义　蛇床子温肾壮阳，用于肾虚阳痿、女子不育、产门不闭等症；燥湿杀虫，用于阴部湿痒、疥疮、顽癣、齿痛等症。

固精髓，滋阴疟，活血消痈何首乌^{味苦涩微温入肝肾经}。

释义　何首乌补肝肾，益精血，用于血虚萎黄、眩晕、失眠、头发早白、腰膝酸软、筋骨不健等症；润肠通便，用于肠燥便秘；解毒、截疟，用于瘰疬、疮痈及久疟等症。

薤白^{味辛苦温入肺大肠经}祛寒热之邪，散结温中，善治胸痹泻痢。

释义　薤白通阳散结，用于胸痹证；行气导滞，用于脘腹痞满胀痛、泻痢里急后重。

元胡^{味辛苦温入肝经}理血气之痛，通经破滞，能医瘕疝沙淋。

释义　元胡活血行气止痛，用于胸腹疼痛、肢体疼痛、疝痛、痛经等症。

产后血闭用红花^{味辛苦温番红花甘平入心肝经}，通经润燥应如响。

释义　红花活血祛瘀，用于癥瘕结块、疮痈肿痛、跌仆伤痛、风湿痹痛、月经不调、经闭腹痛、产后瘀痛等症；通经，用于斑疹色暗。

安胎漏下需艾叶^{味苦辛温入肝经}，冷痢崩带效如神。

释义　艾叶温经止血，用于咯血、衄血、便血、月经过多、妊娠漏红等病症，也可治疗白带。此外艾叶还能散寒止痛，用于经行腹痛等症。

鸡苏^{味辛微温无毒入肺胃经又名水苏}定眩止崩红，治吐衄而医咳嗽。

释义　鸡苏疏风理气，用于感冒、肺痿、肺痈、头风目眩；止血，用于吐血、衄血、血崩、血淋。

诃子^{味苦酸涩温}敛肺平痰喘，止泻痢而收脱肛。

释义 诃子涩肠止泻，用于久泻久痢、脱肛等症；敛肺利咽，用于肺虚喘咳或久嗽失音等症。

天仙藤^{味苦温入心肺脾肾经为马兜铃之茎}畅气血以搜风，专治子肿。

释义 天仙藤行气化湿，用于胃痛、疝气痛、妊娠水肿等症；活血止痛，产后血气腹痛、风湿疼痛等症。

威灵仙^{味辛咸温入膀胱经}驱顽痹而行气，何愁痛风。

释义 威灵仙祛除风湿，用于风湿痹痛；此外，威灵仙还可以治骨鲠，用于诸骨鲠喉。

折伤跌损有血停，骨碎补^{味苦温无毒入肝肾经}涂敷即愈。

释义 骨碎补续伤接骨，用于骨折损伤、筋骨疼痛等症。此外，骨碎补还能补肾，用于肾虚耳鸣、久泻等症。

梦泄遗精及便数，金樱子^{味酸平涩入肾经}加用自痊。

释义 金樱子涩精缩尿，用于肾虚滑精、遗精、遗尿、小便频数及带下等症。此外，金樱子还能涩肠止泻，用于脾虚久泻。

乌须黑发秘遗精，目昏阳痿可用覆盆子^{味甘酸温入肝肾经}无异莲须^{味甘平涩入心肾经即莲房外之须}。

释义 覆盆子、莲须均可益肾固精，缩尿，用于肾虚阳痿、遗精早泄、小便频数、小儿遗尿以及须发早白、头目昏花等症。

祛风明目固腰肾，咳逆癥瘕能消，沙蒺藜^{味甘温入肝肾经异名潼蒺藜}亦同刺蒺藜^{味辛苦温入肝经}。

释义 沙蒺藜、刺蒺藜均可补肾固精，用于肾虚阳痿、遗精早泄、小便频数、耳鸣、肾虚腰痛及带下等症；养肝明目，用于肝肾不足，眼目昏花等症。此外刺蒺藜还能下气行血，用于胸满、咳逆、癥瘕、乳难、痈疽等症。

龙眼肉^{味甘温入心脾经异名桂圆}保思劳而长神智，引血归心脾。

释义 龙眼肉补心安神，用于心脾虚损的失眠健忘，惊悸怔忡等症；养血益脾，用于气血不足，体虚力弱等症。

胡桃仁^{味甘温入肺肾经异名核桃}添精气而补命门，连皮治嗽喘。

释义 胡桃仁补肾强腰膝，用于肾虚腰膝酸痛、两足痿弱等症；敛肺定喘，用于肺肾不足的虚喘。此外胡桃仁还能润肠通便，用于津液不足、肠燥便秘。

目翳浮表需木贼^{味甘苦而平入肺肝胆经}；

释义 木贼疏风热，退翳膜，用于风热引起的目赤翳障等症；

益水生光用蕤仁味甘温无毒。

释义 蕤仁养肝明目，疏风散热，用于目赤肿痛，睑弦赤烂，目暗羞明。

燥风湿，除翳疮，目烂弦赤炉甘石味甘平。

释义 炉甘石明目去翳，用于目赤肿烂、目翳等症；收湿敛疮，用于疮疡、湿疹等症。

治崩带，固泻痢，治痈敛口赤石脂味甘温涩入胃大肠经。

释义 赤石脂涩肠止泻，用于虚寒性泄泻及久痢脱肛等症；止血止带，用于妇女月经过多、崩漏带下等症；生肌，用于疮痈久不敛合。

雄黄味辛温有毒入肝胃经辟邪杀疮虫，癫痫泻痢惊有益。

释义 雄黄解毒，用于痈疮肿毒、虫蛇咬伤等症。杀虫，用于虫积腹痛、疥癣等症。《大明本草》记载可以治疗“风邪癫痫”；《本草纲目》认为可以“治疟疾寒热，伏暑泄痢”。

秋石味咸温无毒入肾经滋阴除骨热，劳嗽白浊渴亦消。

释义 秋石滋阴降火，用于虚劳羸瘦、骨蒸劳热、遗精、尿频、白浊、带下等症；止血消瘀，用于咳嗽、咳血等症。

覆花味咸温有小毒入肺大肠经畅气清头风，除噫气而破痰结。

释义 覆花，全称旋覆花，消痰平喘，用于喘咳多痰；降逆下气，用于噫气、呕吐。《日华子本草》记载：旋覆花能“明目，治头风，通血脉”。

白术味苦甘入脾胃经安胎保吐泻，健脾胃以燥湿邪。

释义 白术补脾燥湿，用于脾胃虚弱、食少胀满、倦怠乏力、泄泻等症；利水，用于水湿停留、痰饮、水肿、妊娠足肿等症；此外，白术还能止汗、安胎，用于表虚自汗、胎气不安等症。

荆芥味辛温入肺肝经败毒搜风，连穗则清头理血。

释义 荆芥祛风解表，用于感冒风寒以及感冒风热等症；荆芥穗清头目理血，用于头昏目花、衄血、便血、崩漏等症。

谷芽味甘温入脾胃经生津健胃，炒焦则化积宽中。

释义 谷芽健脾开胃，用于脾胃虚弱食欲减退等症；炒焦则消食化积，用于食积不化、脘闷腹胀等症。

赤白痢，血气疼，跌打损伤，红曲味甘温入脾胃经系粳米作饭入曲母腌制而成独擅。

释义 红曲活血化瘀，用于赤白下痢、产后恶露不尽、跌打损伤等症；健脾消食，用于饮食积滞、脘腹胀满等症。

金杖疮，瘀肿痛，吐衄崩痢，三七^{味甘微苦温入肝胃经异名山漆田三七}堪夸。

释义 三七祛瘀止血，用于吐血、衄血、便血、崩漏、红痢等症；活血止痛，用于各种瘀滞疼痛与跌打伤痛等症。

皂角^{味辛咸温有小毒子辛温入肺大肠经又名皂荚}吐痰救中风，引导毒处寻角刺

释义 皂角祛痰，用于寒湿壅滞、胸闷喘咳、痰多而咯吐不爽等症；开窍，用于卒然昏迷、口噤不开，以及癫痫痰盛、关窍阻闭的等症；皂刺拔毒排脓，活血消肿，用于痈肿、疮毒、脓成未溃、疥癣。

浮麦^{味甘咸凉入心经}敛汗退虚热，导积停滞问麦芽^{味咸温入脾胃经}。

释义 浮小麦止汗、退虚热，用于体虚多汗、自汗、潮热盗汗等症；麦芽消食和中，用于食积不化、脘闷腹胀及脾胃虚弱，食欲不振等症；此外麦芽常用来回乳。

神曲^{味甘辛温入脾胃经}消谷食而开胃，生用则痢胀堪攻。

释义 神曲消食和胃，用于食积不化、脘闷腹胀、消化不良及泄泻等症。

山楂^{味酸甘微温入脾胃肝经}磨肉积以健脾，炒黑则血痛可止。

释义 山楂消食化积，用于食积停滞等症；炒黑可止瘀血疼痛。此外山楂还可以活血化瘀，用于产后瘀滞腹痛、恶露不尽。

血海虚寒久不孕，紫石英^{味甘温入心肝经}暖宫复生。

释义 紫石英暖子宫，用于女子宫寒不孕。此外，紫石英还能镇心安神，用于心悸、怔忡、惊痫；也可降逆气，用于肺寒咳逆上气。

瞳神翳膜近于盲，谷精草^{味辛甘微温入肝胃经}拨云驻景。

释义 谷精草疏散风热，明目退翳，用于风热目疾、肿痛羞明、翳膜遮睛等症。

鼠妇^{味酸温入肝经}治癥瘕疟母。

释义 鼠妇破瘀消癥，用于癥瘕、疟母等症。此外，鼠妇还能通经、利水，用于血瘀经闭、小便不通等症。

鲫鱼^{味甘温无毒入胃大肠经}消肿痢肠风。

释义 鲫鱼和中补虚，除湿利水，用于水肿、乳闭、肠癖、泻痢等症。

癞蛤蟆^{味甘辛温有毒入胃经}杀虫治劳疳，入脾家而补瘦。

释义 癞蛤蟆解毒消肿，止痛，用

于疮痛肿毒、咽喉肿痛等症。补益脾胃，用于身体瘦弱。

虫白蜡味甘温　续筋疗骨折，涂疮口以生肌。

释义　虫白蜡止血、生肌、定痛，用于金疮出血、尿血、下血、疮疡久溃不敛、下疳等症。

五灵脂味甘温入肝经　疗血痛崩中，行血用生止用炒。

释义　五灵脂活血止痛，用于胸腹疼痛、经行腹痛、产后瘀滞腹痛等症；化瘀止血，用于瘀滞出血病证。

玫瑰花味甘微苦温入肝脾经　治痈疡噤痢，白色入气紫入营。

释义　白玫瑰花疏肝理气，用于胁肋疼痛、胸腹胀痛、乳房胀痛、噤口痢等症；紫玫瑰花和血散瘀，用于月经不调、跌仆伤痛、痈疡等症。

白花蛇味甘咸温有毒入肝经异名蕲蛇五步蛇　医疥癞诸风，兼起瘫痪。

释义　白花蛇祛风通络，用于风湿痹痛、筋脉拘急，以及口眼㖞斜、半身不遂等症；定惊止痛，用于破伤风、惊风抽搐。

乌贼骨味咸温入肝肾经　理崩带目翳，又祛肠风。

释义　乌贼骨收敛止血，用于崩漏下血、创伤出血等症；固精止带，

用于遗精及妇女赤白带下等症；制酸，用于胃脘疼痛、泛吐酸水等症；敛疮，用于疮疡、湿疹、溃疡久不愈合等症。

通窍豁痰苏合香味甘温入心脾经，惊痫可定。

释义　苏合香开窍辟秽，用于中风痰厥、惊痫；止痛，用于胸腹冷痛等症。

行经降气凤仙子味微苦温有小毒入肝脾经异名急性子染指甲草，噎膈能平。

释义　凤仙子即急性子。行瘀降气、破血软坚、消积，用于癥瘕痞块、经闭、噎膈等症。

蛤蚧味咸温入肺肾经　壮元阳，善治虚劳咳嗽。

释义　蛤蚧补肺益肾、纳气定喘、助阳益精，用于虚喘气促、劳嗽咳血、阳痿遗精等症。

桑葚味甘寒入心肾经　疗消渴，能医目暗耳鸣。

释义　桑葚补血滋阴，用于眩晕耳鸣、心悸失眠、须发早白等症；生津润燥，用于肝肾阴亏，消渴、便秘、目暗、耳鸣等症。

大腹皮味辛微温入脾胃小肠经即裹槟榔之外皮　下气行水肿胀消。

释义　大腹皮行气止痛，用于脘腹胀痛；利水消肿，用于水肿、脚气肿痛。

使君子味甘温入脾胃经　健脾杀虫疳泻保。

释义　杀虫消积。用于蛔虫、蛲虫

病、虫积腹痛、小儿疳积。

鸡血藤^{味苦温入肝肾经}通经补血，治瘫痪之木麻。

释义 鸡血藤活血调经，用于月经不调、痛经、经闭等症；养血通络，用于肢体麻木、风湿痹痛。

冬虫草^{味甘温入肺肾经异名虫草夏草冬虫}保肺化痰，理虚劳之咳血。

释义 冬虫草滋肺补肾、止血化痰，用于肺虚咳血、肾虚阳痿等症。

刀豆^{味甘温入胃肾经异名挟剑豆}止呃逆。

释义 刀豆温中、下气、止呃，用于虚寒呃逆、呕吐。

栗子^{味甘温入肾经异名板栗锥栗}补肾家。

释义 栗子补肾强筋，用于肾虚筋伤骨折。此外，栗子还能养胃健脾，活血止血。

牛角腮^{味苦温入心肝经即牛角内之坚骨}止便血带崩，胞衣不下莲房^{味苦涩温入心包肝经又名莲房壳}更妙。

释义 牛角腮、莲房均止血止痢，用于便血、衄血、妇女崩漏、带下、赤白痢、水泻等症，莲房还可以治疗产后胎衣不下、痔疮脱肛等症。

九香虫^{味咸温入脾肾二经异名黑儿虫}治阳痿痞满，睾丸肿胀枸橘^{味苦辛温入肝经又名臭橘}尤工。

释义 九香虫、枸橘均可行气止痛，用于脘腹胀痛、胁肋疼痛等

症。九香虫温肾助阳，用于阳痿、肾虚腰痛；枸橘疏肝破气，用于睾丸肿胀、疝气疼痛等症。

阴虚不寐鸡蛋黄^{味甘温入心脾经}，补胃宁心而镇嗽。

释义 鸡蛋黄滋阴润燥、宁心安神，用于阴虚引起的心烦不寐、胃逆呕吐等症。

肢节酸疼千年健^{味苦辛温微甘入肝肾经又名大血藤}，祛风燥湿亦强筋。

释义 千年健祛风湿，强筋骨。用于风湿痹痛、肢节酸疼、筋骨痿软等症。

钟乳^{味甘温入肺肾胃经异名钟乳石鹅管石}壮阳，善调咳逆。

释义 钟乳温肺平喘、助阳，用于寒痰喘咳、阳虚冷喘、腰膝冷痛；钟乳还能制酸、通乳，用于胃痛泛酸、乳汁不通。

仙茅^{味苦温微甘入肝肾经有小毒}益肾，助长精神。

释义 仙茅温肾壮阳、祛寒除湿，用于肾阳不足，命门火衰所致的阳痿精寒、腰膝风冷、筋骨痿痹等症。

松节^{味苦温无毒}主历节痛风，脂^{味苦甘温异名松膏松香}能定痛生肌，花^{味甘温无毒异名松花粉松黄}除产热，毛^{味苦温异名松叶松毛}消脚气。

释义 松节祛风燥湿、止痛，用于风湿痹痛等症；松香定痛生肌，用于疮疡疼痛、久不收口等症；松花

粉祛风益气、收湿、止血，可以治疗产后发热；松叶祛风燥湿、杀虫止痒，用于风湿痿痹、脚气、湿疮、癣等症。

杉材^{味辛微温无毒}治奔豚霍乱，皮为止血开音，子^{即杉树之果实}疗疝痛，叶理虫牙。

释义 杉材辟恶除秽、除湿散毒，用于脚气肿满、奔豚、霍乱、心腹胀痛等症；杉材皮能够止血开音，用于出血症、喑哑等症；杉材子能够理气止痛，用于疝气疼痛等症；杉材叶用于虫蛀牙痛。

海参^{味甘咸温入肺脾胃经}治肺痨，益阴虚以止血。

释义 海参补肾益精、养血润燥、止血，用于肺虚咳嗽咯血、精血亏损、肠风便血、外伤出血、肠燥便秘等症。

海马^{味微咸甘温入脾肾经最小者名海蛆}疗跌打，壮阳道亦催生。

释义 海马补肾壮阳、舒筋活络，用于肾虚阳痿、难产、癥瘕、疔疮肿毒、跌打损伤等症。

锁阳^{味甘微温入肾经}滑大肠，兴阳补肾。

释义 锁阳补肾壮阳，用于肾虚阳痿、腰膝无力、遗精滑泄等症；润肠通便，用于肠燥便秘。

狗脊^{味苦甘温入肝肾经异名金毛狗脊}强腰膝，祛湿医淋。

释义 狗脊补肝肾、强筋骨，用于肝肾不足、腰膝酸痛、足软无力、小便不利等症；祛风湿，用于风湿痹痛等症。

獭肝^{味辛甘咸温入肺肝肾经即水獭之肝}益血杀痨虫，久嗽传尸功不小。

释义 獭肝养阴除热、宁嗽、止血，用于虚劳、骨蒸潮热、盗汗、咳嗽、气喘、咯血等症。

淡菜^{味甘咸温入脾肾经}补虚止吐血，崩中带下效为多。

释义 淡菜补肝肾、益精血，用于虚劳羸瘦、吐血、崩漏、带下。此外，淡菜还能消瘿瘤，用于瘿瘤、疝瘕。

稆豆^{味甘温异名马料豆即黑豆之野生细小者}医烦汗目昏；

释义 稆豆健脾益肾、养阴除烦，用于阴虚烦热、自汗盗汗、风湿痹症；

发灰^{味苦微温入心肝肾经}理崩淋鼻血。

释义 发灰止血，用于崩漏、衄血以及各种出血症。

宽胸镇咳千张纸^{异名木蝴蝶}；

释义 千张纸利咽润肺、疏肝和胃，用于咽痛喉痹、声音嘶哑、咳嗽、肝胃气痛等症；千张纸还能敛疮生肌，用于疮疡久溃不敛、浸淫疮；

活血调经月月红^{味甘温入肝经异名月季花}。

释义 月月红调经活血、行气止痛，用于月经不调、痛经等病症。

他若紫河车^{味甘咸温入肝肾经又名人胞胎衣}养血益气；

释义 紫河车温肾补精、益气养血。用于虚劳羸瘦、骨蒸盗汗、咳嗽气喘、少气短气、阳痿遗精、不孕、少乳。

人牙齿^{味甘咸热有毒}发痘起疮。

释义 古人用来治疗痘疹疮疡、心烦多梦，现代已经不用。

惟病症之宜温，斯人药而有效。

释义 对于宜温的病证，用以上药物有效。

4. 平性赋

甘草^{味甘平入十二经炙后微温}性和平，制补生凉和诸药，百毒胥解。

释义 甘草蜜炙补中益气，用于脾胃虚弱及气血不足等症；生用泻火解毒，用于疮疡肿毒、咽喉肿痛等症；润肺祛痰，用于咳嗽气喘等症；缓急定痛，用于腹中挛急作痛。甘草还能缓和药性，有减低或缓和药物毒性烈性的作用。

人参^{味甘微苦微温参芦苦温参叶苦微甘均入脾肺经}补元气，除烦止渴保劳伤，五脏俱和。

释义 人参大补元气，用于气虚欲脱、脉微细等症；补肺益脾，用于肺虚气喘、脾胃虚弱、倦怠乏力、食欲不振、胸腹胀满、久泻脱肛等

症；生津，用于消渴、热病耗伤津液等症；安神，用于神志不安、心悸怔忡、失眠等症。

白茯苓^{味甘平入心肺脾肾经即茯苓内层白色者}补心脾，吐泻虚烦惊悸定。

释义 白茯苓健脾，化痰，用于脾虚泄泻、带下、痰饮咳嗽、痰湿入络、肩背酸痛等症；宁心安神，用于心悸、失眠等症。

赤茯苓^{即茯苓之外层色淡红者苓皮专治小儿腹胀}逐血滞，利湿行水肿胀消。

释义 赤茯苓利水渗湿的作用比白茯苓大，用于小便不利、水肿等症。其逐血滞作用，其他本草未见记载，暂存疑。

祛风眩，养神智，宁心悸而保健忘，

茯神^{系白茯苓中心有细松根穿过者}同于琥珀^{味甘平入心肝膀胱经}。

释义 茯神、琥珀均可宁心安神，用于心悸怔忡、失眠健忘等症。

通便淋，破瘀血，合金疮而生肌肉，琥珀胜于茯神。

释义 琥珀、茯神都能安神，用于心虚惊悸、失眠。但琥珀还能利水通淋，用于小便癃闭、血淋；活血化瘀，用于气滞血瘀、月经不通等症。

远志^{味苦辛温入心肺经}镇咳以安神，益智强精养耳目。

释义 远志安神，用于痰迷神昏、惊悸、失眠等症；祛痰，用于咳嗽

痰多；消痈，用于疮痈初起。

石斛^{味甘淡微寒入肺胃经}生津而退热，养阴敛汗秘遗精。

释义　石斛滋阴、养胃、生津，用于热病伤阴口干燥渴，或病后津亏虚热，以及胃阴不足、舌绛、少津等症。

芡实^{味甘平涩入心肝胆经}养心脾，益肾固精保健忘，泻痢须用。

释义　芡实益肾固精，用于肾虚精关不固、梦遗滑精、小便失禁等症；健脾止泻，用于脾虚不运、腹泻不止等症；祛湿止带，用于妇女白带。

枣仁^{味甘平入肝胆经}利肝胆，宁心敛汗除烦渴，风痹亦医。

释义　枣仁养心益肝安神，用于虚烦失眠、心悸怔忡等症；益阴敛汗，用于虚汗、阴虚烦渴，也可以治疗血虚风痹。

黄精^{味甘平入脾肺经异名黄芝仙人余粮}镇咳保劳伤，润燥养阴推玉竹^{味甘微寒入肺胃经异名葳蕤。}

释义　黄精补脾润肺，用于脾胃虚弱、体倦乏力、肺虚咳嗽、消渴，及病后虚羸等症。玉竹滋阴润肺、养胃生津，用于肺阴受伤、肺燥咳嗽、干咳少痰，以及胃热炽盛、津伤口渴、消谷易饥等症。

党参^{味甘平入肺脾经}益气除烦渴，滋阴止嗽有沙参^{味甘淡微寒入肺胃经本品有两种惟北沙参滋阴作用较强。}

释义　党参补中益气，用于气虚不足、倦怠乏力、气急喘促、脾虚食少、烦渴口干、面目浮肿、久泻脱肛等症。沙参润肺止咳，用于肺虚有热、干咳少痰，或久咳声哑等症；养胃生津，用于胃阴耗伤、津少口渴等症。

珠儿参^{味苦寒微甘入肝胃经}降火止头疼，犹除齿痛。

释义　珠儿参清热养阴，用于热病烦渴、阴虚肺热咳嗽等症；散瘀止血，用于咳血、吐血、衄血、便血、外伤出血、跌打伤肿等症；消肿止痛，用于风火牙痛、头痛、咽喉肿痛、疮痈肿毒等症。

西洋参^{味苦甘凉入肺胃经}清热生津液，更退虚烦。

释义　西洋参补气养阴、清热生津，用于气虚阴亏、内热、咳喘痰血、虚热烦倦、消渴、口燥咽干等症。

丹参^{味苦微寒入心肝经}善调经，瘀能排除新能益，安生胎而下死胎。

释义　丹参活血祛瘀，用于胸肋胁痛、风湿痹痛、癥瘕结块、疮疡肿痛、跌仆伤痛、月经不调、经闭痛经、死胎不下、产后瘀痛等病症。此外，丹参还能凉血清心，用于温病热入营血、身发斑疹、神昏烦躁等症；养血安神，用于心悸怔忡、失眠等症。

泽兰^{味苦微温入肺肝经}理郁血，补不凝滞行不伤，利产前而资产后。

释义 泽兰活血祛瘀，用于癥瘕结块、疮疡肿痛、跌仆伤痛、月经不调、经闭痛经、产后瘀滞腹痛等症；此外，泽兰还能利水消肿，用于产后小便不利、身面浮肿。

牛膝^{味苦酸平入肝肾经}下行引诸药，通经导淋强筋骨，腰膝之痛痊。

释义 牛膝祛瘀通经疗伤，用于瘀滞经闭、产后瘀痛、跌扑伤痛等症；补肝肾、强筋骨，用于腰膝酸痛、足膝痿软无力；引血下行，用于吐血、衄血、牙龈肿痛、头痛晕眩等症；利水通淋，用于小便不利、淋沥涩痛及尿血等症。

蔓荆^{味苦辛平入肝肺经}上部清头风，明目固齿泽肌肤，痹挛之患息。

释义 蔓荆散风热，用于风热头痛及头风头痛等症；清头目，用于目赤肿痛或头目昏暗等症。

香附^{味辛微苦入肝经}理气血，开郁调经兼去积。

释义 香附疏肝理气，用于胁肋疼痛、胸腹胀痛、乳房胀痛、疝气腹痛等症；活血调经，用于月经不调、经行腹痛。

莲肉^{味甘涩平入心脾肾经}厚肠胃，治崩止痢亦强精。

释义 健脾止泻，用于脾虚久泻久痢；益肾固涩，用于肾虚遗精、崩漏、带下等症；此外，莲肉还能养心安神，用于心悸、虚烦失眠等症。

治疝马兰花^{味辛平无毒入肝经}；

释义 马兰花清热解毒、止血利尿，用于喉痹、吐血、衄血、小便不通、淋病、疝气、痈疽等症；

消肿葫芦壳^{味甘平滑入心小肠经葫芦有两种二者皆入药习惯用小的名京葫芦}^{品质较好。}

释义 葫芦壳利湿消肿，用于面目浮肿、大腹水肿、脚气肿胀等症。

穿山甲^{味咸微寒有毒入肝胃经}通乳截风疟，解痈肿以排脓。

释义 穿山甲祛瘀通经，用于血滞经闭、癥瘕结块、风湿痹痛、筋脉拘挛等症；通下乳汁，用于乳汁不通；消肿排脓，用于痈肿初起或脓成不溃等症，本书认为还能截风疟。

鸡内金^{味甘平涩入脾胃膀胱经异名鸡肫皮鸡肫胵}，去烦理膈消，驱食积而医痢。

释义 鸡内金消食化积，用于食积不化、脘腹胀满及小儿疳积等；固精止遗，用于遗精、遗尿等症。

尿血泄精关节痛，吐衄崩带跌损伤，茜草^{味苦凉入肝经异名血见愁}可愈。

释义 茜草凉血止血，用于血热妄行的各种出血病症；行血祛瘀，用于妇女经闭、月经不调、产后恶露不下、跌仆损伤、关节疼痛、痈疽初起等症。

久嗽浮肿语撒声，发背乳痈疮不敛，百合^{味甘淡微寒入心肺经}能医。

释义 百合润肺止咳，用于肺燥或肺热咳嗽等症；清热消肿，用于发背、乳痈、疮疡不敛、浮肿等症。此外，百合还能宁心安神，用于热病后余热未清、神思恍惚等症。

火麻仁^{味甘平入脾胃大肠经}润燥利大肠，滑胎产而通乳汁。

释义 火麻仁润肠通便，用于肠燥便秘、老人及产后便秘，还能催产、通乳，用于难产、乳汁不通。

女贞子^{味甘凉入肝肾经异名冬青子}添精和五脏，强腰膝以补虚劳。

释义 女贞子补肾滋阴、养肝明目，用于肝肾不足、腰膝酸软无力、头晕耳鸣、两目昏糊、头发早白等症。

郁金^{味辛苦寒入肺肝经}理痛调逆经，止吐衄而攻斑痘。

释义 郁金活血止痛，用于经行腹痛、月经不调、癥瘕结块等症；疏肝解郁，用于胁肋疼痛；凉血清心，用于吐血、衄血、尿血、斑疹、湿温病神志不清、癫痫等病

症。利胆退黄，用于黄疸。

桃仁^{味苦平入心肝经}清燥破滞血，除咳逆而润大肠。

释义 桃仁活血祛瘀，用于癥瘕结块、肺痈肠痈、跌扑伤痛、经闭痛经、产后瘀痛等症；润肠通便，用于肠燥便秘、咳嗽气逆等症。

活血用蒲黄^{味甘平入肝心包经炒}能止血生能行，血痛可粊。

注 粊（mǐ）：安抚，安定。

释义 蒲黄收敛止血，用于呕血、咯血、尿血、便血、崩漏、创伤出血等症；活血祛瘀，用于心腹疼痛、产后瘀痛、痛经等症。

破血寻苏木^{味甘咸平入心肝脾经}，表可散风里去胀，血晕何愁。

释义 苏木祛瘀通经疗伤，用于血滞经闭、产后瘀痛、产后血晕、产后瘀血胀痛、破伤风、跌扑伤痛等症。

萝卜子^{味辛甘平入脾肺胃经异名莱菔子}宽膨利痰涎，消食积，化面积，功高萝卜。

释义 萝卜子消食化积，用于食积停滞、胃脘痞满、嗳气吞酸、腹痛泄泻、腹胀不舒等症；祛痰下气，用于咳嗽痰多、气喘。萝卜子的作用优于萝卜。

丝瓜络^{味甘平入肺胃肝经异名天丝瓜天罗}清热行血脉，治痈疮，稀痘疮，功胜丝瓜。

释义 丝瓜络通络、活血、祛风，

用于痹痛拘挛、胸胁胀痛、乳汁不通。丝瓜络的作用胜于丝瓜。

僵蚕^{味咸辛平入肝肺经}利风痰，定痛止崩消喉肿。

释义 僵蚕息风解痉，用于惊痫抽搐；疏散风热，用于头痛、目赤、咽喉肿痛、风疹瘙痒等症；化痰散结，用于瘰疬结核。

蝉蜕^{味咸甘寒入肝肺经}搜风热，催生明目镇惊啼。

释义 蝉蜕散风热，用于外感风热、发热恶寒、咳嗽，以及风疹、皮肤瘙痒等症；利咽喉，用于咽喉肿痛以及音哑等症；退目翳，用于目赤肿、翳膜遮睛等症；息风止痉，用于破伤风、小儿惊风、夜啼等症。此外，蝉蜕有催生作用，孕妇慎服。

金银箔^{味辛平无毒入心肺经}镇心以安魂。

释义 金银箔镇心安神、解毒，用于治惊痫、癫狂、心悸、疮毒等症。

榧子肉^{味甘涩平入肺大肠经}杀虫而消积。

释义 榧子肉杀虫、缓泻祛积，用于虫积腹痛等症。

桑寄生^{味苦平入肝肾经，为寄生于桑树的寄生植物}助筋骨血气之弱，祛痹安胎。

释义 桑寄生祛除风湿，用于风湿痹痛、腰膝酸软等症；补肝肾、强筋骨，用于肝肾不足、腰膝酸痛、脚膝痿弱无力等症；养血安胎，用于胎漏下血、胎动不安等症。

仙鹤草^{味甘凉入肺肝脾经}敛崩带赤痢之延，补虚止血。

释义 仙鹤草止血，用于多种出血病症；补虚，用于脱力劳伤。

冰片^{味辛苦微寒入心经异名梅片龙脑香}疗目赤翳膜，发痘医痔理喉痈，惊痫亦镇。

释义 冰片回苏开窍，用于神昏痉厥等症；清热止痛，用于疮疡疥癣、口疮、喉痛及眼疾等症。

血竭^{味甘咸平入心包肝经异名麒麟竭}治跌打金疮，定痛和血消肿溃，肌肉能生。

释义 血竭行瘀止血、止痛，用于金疮、折跌、瘀血凝滞作痛等症；敛疮生肌，用于疮口不敛等症。

解毒养脾土茯苓^{味甘平入肝经}，治杨梅而消结核。

释义 土茯苓解毒、除湿、利关节。用于梅毒、淋浊、筋骨挛痛、脚气、疗疔疮、痈肿、瘰疬。

分清利便川萆薢^{味苦平入肝胃经}，壮筋骨而扫恶疮。

释义 川萆薢利湿通淋，用于膏淋、白带等症；祛除风湿，用于风湿痹痛、腰膝酸痛无力、恶疮诸病之属风湿者。

赤小豆^{味甘酸平入心小肠经，异名赤豆红豆茅柴豆米赤}散血排痈疽，导乳汁与通草^{味甘淡寒入肺胃经}无异。

释义　赤小豆、通草均可利水除湿，用于水肿、脚气、黄疸、泻痢等症；通乳汁，治疗乳汁不下。此外，赤小豆利湿退黄、消肿排脓，用于湿热黄疸、疮痈肿痛。

柏子仁^{味甘辛平入心肝经}滋肾养心智，润大肠与松子^{味甘小温无毒入胃大肠经即海松树之子实}同功。

释义　柏子仁、松子养心安神，用于虚烦失眠、心悸怔忡等症，润肠通便，用于肠燥便秘。

萹蓄^{味苦平入膀胱经}通便淋，除下部之阴蚀。

释义　萹蓄清热利水通淋，用于热淋；杀虫止痒，用于皮肤湿疹、阴痒、胆道蛔虫病。

鹤虱^{味苦辛平有小毒入肝经}疗腹痛，攻五脏之虫摇。

释义　鹤虱杀虫，用于虫积腹痛等症。

定惊痫，消肿毒，口眼㖞斜破伤风，全蝎^{味甘辛平有毒入肝经}力大。

释义　全蝎息风解痉，用于惊痫抽搐、破伤风等病症；解毒散结，用于疮痈肿痛；此外，全蝎还能祛风止痛，用于头痛、风湿痹痛等症。

通血脉，治眩晕，诸风惊搐语不遂，天麻^{味甘平入肝经}功多。

释义　天麻平肝熄风，用于头晕目眩、热病动风、惊痫抽搐等症；通络止痛，用于头痛、痹痛、肢体麻木等症。

铁落^{味辛平入肝经异名铁屑不宜与诸药同用只须一味煎汤服之}定风痉，治癫狂，扫疮疥疗狐臭。

释义　铁落平肝镇惊，用于癫狂、热病谵妄、心悸、易惊善怒、疮痈肿毒、疥疮。　《唐本草》记载："裹以熨腋下，疗狐臭。"

乌梅^{味酸平入肝肺大肠经}止泻痢，敛嗽疟，解渴醒而安蛔虫。

释义　乌梅敛肺，用于久咳不止；涩肠，用于久泻久痢；生津，用于虚热口渴、渴醒等症；安蛔，用于蛔虫为患所致的呕吐、腹痛等症。

合欢皮^{味甘平入心脾经}解忧郁以安眠，疗骨折，研末酒冲，消痈肿，熬膏外用。

释义　合欢皮安神，用于心烦失眠等症；活血，用于跌打损伤、骨折疼痛等症，多研末酒冲服；消痈肿，用于肺痈、疮肿等症，多熬膏外用。

蓖麻子^{味甘辛平有小毒入肝脾经}治喉痹而拔刺，用催生，捣贴脚板，收盘肠，涂敷顶心。

注　盘肠：又名盘肠气痛，首见于《婴童百问》，多为寒邪风冷搏于肠间所致。盘肠气痛又称"吊肠气痛"、"盘肠钓痛"、"盘肠内吊"。

释义　蓖麻子消肿拔毒，泻下通滞，用于痈疽肿毒、喉痹、大便燥结。如果用蓖麻子催生，可以捣贴脚板，治疗小儿盘肠气，可以涂敷疼痛部位的顶端。

针砂^{味咸平无毒}消肿散瘿瘤。

释义 针砂消积软坚、破瘕散结，用于癥瘕痃癖、瘿瘤、噎膈反胃、痰饮、喉痹、瘰疬、痈肿等症。

青盐^{味咸寒入肾心胃肝经}补水平血溺。

释义 青盐凉血补血，用于尿血、吐血、齿舌出血等症；此外青盐还能明目，用于目赤痛、风眼烂弦等症。

辰砂^{味甘微寒入心经异名丹砂朱砂}辟邪定惊搐，胎毒癫狂渴热除。

释义 辰砂重镇安神，用于神志不安、心悸怔忡、失眠、惊痫等症；解毒，用于疮毒肿痛、口舌生疮、咽喉肿痛等症。《本草纲目》云："解胎毒、痘毒。"

阿胶^{味甘平入肺肝肾经}止嗽补虚劳，脓痢血痛胎漏保。

释义 阿胶补血，用于血虚萎黄、眩晕、心悸等症；止血，用于虚劳咯血、吐血、便血、脓血痢、尿血、崩漏等症；滋阴润肺，用于热病伤阴、虚烦不眠等症。

瘫痪瘾疹，乌梢蛇^{味甘平无毒入肝经}祛湿宣风。

释义 乌梢蛇祛风通络，用于风湿痹痛、筋脉拘急、瘾疹、疥癣，以及口眼㖞斜、半身不遂等症；定

惊，用于破伤风、惊风抽搐。

积滞顽痰，青礞石^{味甘咸平入肝经}透气下坠。

释义 青礞石下气坠痰，用于稠黏老痰、顽痰，癫痫惊悸等症；镇肝止痉，用于痰热惊搐。

珍珠^{味甘咸寒入心肝经珍珠母性味同}除翳膜，坠痰镇惊。

释义 珍珠镇心定惊、清热解毒，用于惊悸、癫痫、惊风等症；清肝除翳，用于目赤翳障、咽喉肿痛等症；收敛生肌，用于溃疡疮面久不愈合。

牛黄^{味苦平有小毒入心肝经}化惊痰，祛风解毒。

释义 牛黄清心开窍、豁痰定惊，用于高热烦燥、神昏谵语、惊痫抽搐等症；清热解毒，用于咽喉肿痛腐烂、各种热毒疮痈。

柿蒂^{味苦平入胃经}枇杷叶^{味苦平入肺胃经}降痰止呃逆。

释义 柿蒂、枇杷叶降痰降气止呃，用于各种呃逆。

白及^{味苦甘微寒入肺经}同白蔹^{味苦平无毒入肝胃经}散血敛痈疮。

释义 白及、白蔹均可消肿生肌，用于疮疡痈肿。白芨还能收敛止血，用于咯血、呕血、衄血、外伤出血等症。

夜明砂^{味辛寒入肝经}消积治惊疳，去鸡盲之目翳。

释义　夜明砂消积，用于小儿疳积、惊风等症；明目，用于目生翳障、夜盲等症。

石决明^{味咸凉}_{入肝经}搜风除翳障，通郁热之便淋。

释义　石决明平肝潜阳，用于头晕目眩；清热明目，用于目赤肿痛、视物模糊等症。

龟胶^{味咸甘平入肾肝}_{经龟板性味相同}益血补真阴，劳嗽崩痢皆有效。

释义　龟胶滋阴补血，用于阴虚血亏、劳热骨蒸、肾虚腰痛、脚膝痿弱等症；止血，用于吐血、衄血、崩漏、带下等症。

鳖甲^{味咸平入}_{肝脾经}滋阴退虚热，邪疟癥瘕并能消。

释义　鳖甲滋阴潜阳，用于肾阴不足、潮热盗汗，或阴虚阳亢，以及热病伤阴、阴虚风动等症；散结消痞，用于久疟、疟母、胸胁作痛及月经不通、癥瘕积聚等症。

猬皮^{味苦平入}_{大肠经}疗五痔肠风，脂滴耳闭。

释义　刺猬皮降气定痛，用于反胃吐食、腹痛疝气等症；凉血止血，用于肠风痔漏、遗精等症。刺猬油滴耳可以治疗耳闭耳胀。

鼠屎^{味甘微}_{寒无毒}救伤寒淫易，肉治儿疳。

注　淫：当为"阴"。

释义　鼠屎通经止痛，用于男子阴易腹痛、女子闭经。鼠肉可治小儿

疳积。

枸杞^{味甘平入}_{肝肾经}壮阳气之精，明目祛风，能补虚劳筋骨。

释义　枸杞补肾益精、养肝明目，用于肝肾不足，遗精、腰膝酸痛，以及头晕、目眩等症。

秦艽^{味苦辛平}_{入肝胆经}祛风湿之痹，荣筋养血，堪除劳热酒黄。

释义　秦艽祛除风湿，用于风湿痹痛；退黄疸，用于湿热黄疸、酒疸；除虚热，用于骨蒸潮热。

佩兰^{味辛平}_{入脾经}辟秽和中，寒热头疼胸闷解。

释义　佩兰化湿醒脾，用于湿阻脾胃、胸腹胀满、湿温初起，以及口中甜腻等症；解暑，用于暑湿症。

胡麻^{味甘平入肺}_{脾肝肾经}补中益气，虚羸便秘眩昏医。

释义　胡麻润燥滑肠，用于用于津枯血燥、大便秘结；滋养肝肾，用于病后体虚、眩晕乏力等症。

大蓟^{味甘凉}_{入肝经}可通淋，逐瘀养血疗肠痈，力胜小蓟^{性味归经}_{同大蓟}。

释义　大蓟、小蓟均可凉血止血，用于咯血、衄血、崩漏、尿血等症；散瘀消肿，用于肠痈、疮痈肿毒、小便不利等症。大蓟比小蓟功力强。

姜黄^{味辛苦温入脾肝经，另}_{有片姜黄系山姜的根茎}能下气，破血

行经消肿胀，功比三棱^{味苦平入肝脾经}。

释义 姜黄、三棱均可活血行气止痛，用于胸胁疼痛、经闭腹痛等症。姜黄还能祛风湿利痹，用于风湿痹痛等症；三棱还能行气消积，用于食积停滞、脘腹胀痛。

自然铜^{味辛平入肝经}疗骨折金疮。

释义 自然铜祛瘀疗伤，用于跌打伤痛、筋伤骨折等症。

花蕊石^{味酸涩平入肝经异名花乳石}止崩中吐血。

释义 花蕊石止血化瘀，用于咯血、呕血、衄血、崩漏、外伤出血等症。

头风吐衄寻荷叶^{味苦平入肝脾胃经}，梗疗泻痢蒂安胎。

释义 荷叶清热解暑、升发清阳，用于暑热烦渴、头痛眩晕、水肿、食少腹胀、白带、脱肛等症；凉血止血，用于吐血、衄血、咯血、产后恶露不净等症。荷梗清暑，宽中理气，用于暑热泻痢；荷蒂和胃安胎，用于胎动不安。

清热止渴用冬瓜^{味甘微寒入脾胃大肠小肠经}，仁理内痈皮消肿。

释义 冬瓜润肺生津、止渴，用于暑热口渴、消渴等症。冬瓜子清肺化痰、排脓，用于肺热咳嗽、肺痈、肠痈等病症。冬瓜皮利水消肿，用于水肿、小便不利等症。

人乳^{味甘咸平入脾胃肾经}益阳补肾，津枯羸瘦仙方。

释义 人乳补血滋阴、润燥，用于津枯羸瘦、皮肤干燥、肠燥便秘等症。

卷柏^{味辛平入肝大肠经}凉血消瘀，便血脱肛捷径。

释义 卷柏活血通经，用于经闭痛经、癥瘕痞块、跌扑损伤等症；卷柏炭化瘀止血，用于吐血、崩漏、便血、脱肛。

半边莲^{味辛平入肝肺经}平喘肿，渣敷虫咬蛇伤。

释义 半边莲清热解毒，外敷用于毒蛇咬伤、痈肿疔疮；利水消肿，用于大腹水肿、面足浮肿、气喘等症。

海哲皮^{味咸平入肝胃经}化热痰，浸贴汤火丹毒。

释义 海蜇皮化痰消积、祛风解毒，用于咳嗽痰喘、外贴汤火丹毒。

葛花^{味甘平入脾胃经}枳椇^{味甘平入胃经异名鸡爪子}除烦止渴酒伤瘳。

释义 葛花、枳椇解酒醒脾，用于酒醉难醒、发热烦渴等症。

银耳^{味甘平入肺胃肾经异名白木耳}燕窝^{味甘平入肺胃经}养肺化痰劳热退。

释义 银耳、燕窝滋补强壮、润肺生津，用于一切老弱妇孺病后体虚、肺热咳嗽等症。

青葙子 ^{味甘微寒
入肝经} 明目收风热。

释义　青葙子清肝火，退目翳，用于肝热所引起的目赤肿痛、目生翳膜、视物昏暗等症。

密蒙花 ^{味甘平微
寒入肝经} 散翳理青盲。

释义　密蒙花清肝热、明目退翳，用于目赤肿痛、多眵、羞明畏光、目昏生翳、青盲等症。

橄榄 ^{味酸甘涩平入肺
胃经异名青果} 清肺利咽喉，逢失音大海 ^{味淡滑凉入肺
经异名海南子} 更效。

释义　橄榄、胖大海清肺利咽、生津止渴，用于肺热声哑、咽喉疼痛、痰热咳嗽等症。橄榄还能解毒，用于醉酒、鱼蟹中毒；胖大海还能润肠通便，用于热结便秘等症。

梨实 ^{味甘微酸寒
入肺胃经} 化痰除烦渴，兼血痢荸荠 ^{味甘寒而滑入
肺胃大肠经} 尤工。

释义　梨实、荸荠生津润燥，用于干咳、口渴、便秘、血痢等症；清热化痰，用于内热所致的烦渴、咳喘、痰黄等症。

败酱 ^{味苦平入胃大肠
肝经，异名苦菜} 解毒排脓，肠痈主用。

释义　败酱，即败酱草，清热解毒、消痈排脓，用于肠痈、肺痈及疮痈肿毒。此外，败酱草还能活血行瘀，用于实热瘀滞所致的胸腹疼痛、产后瘀滞腹痛等症。

石韦 ^{味苦甘微寒
入肝胆经} 通淋利尿，湿热堪除。

释义　石韦清热利水通淋，用于热淋、石淋、血淋等症；石韦还能清肺化痰，用于肺热咳嗽、痰多等症。

青盲目赤泪流多，决明子 ^{味甘苦微寒
入肝胆经} 清头作枕。

释义　决明子清肝明目，用于目赤肿痛、羞明多泪、青盲内障等症。用决明子做枕头枕可以清头目，治疗头晕目眩。

白带崩红诸血出，鸡冠花 ^{味甘凉入
肝大肠经} 因色分绳。

释义　鸡冠花收敛止血、止带、止痢，用于吐血、崩漏、便血、痔血、赤白带下、久痢不止。《濒湖集简方》治赤白下痢："鸡冠花煎酒服，赤用红、白用白"。因色分绳之说，或即此意。

鱼鳖金星 ^{味凉异名
骨牌草} 治儿疳，退热醒脾膨胀理。

释义　鱼鳖金星理气宽中、清热解毒、利湿消瘀，用于小儿疳积、痞块、臌胀、痄腮、咽喉肿痛、瘰疬、淋浊尿血、疔痈疮肿、跌打损伤等症。

王不留行 ^{味甘苦平
入肝胃经} 通血脉，催生下乳外科宜。

释义　王不留行下痰降气，用于咳嗽奔豚；祛瘀通经，用于血滞经

闭、痛经等症；通下乳汁，用于乳
汁不通、乳痈肿痛等症。

白前^{味辛甘微温入肺经}治咳嗽奔豚，下痰降气。

释义 白前降气化痰、止咳，用于
咳嗽痰多、气喘、奔豚等症。

银杏^{味甘苦平温入肺经异名白果}医痰喘带浊，敛肺
杀虫。

释义 银杏敛肺气、定喘嗽、止带
浊、缩小便、消毒杀虫，用于哮
喘、痰嗽、梦遗、白带、白浊、小
儿腹泻、虫积、肠风脏毒、淋病、
小便频数，以及疥癣、漆疮、白癜
风等病症。

桑螵蛸^{味甘咸平入肝肾经异名螳螂窠}治遗精，益肾导
淋频尿理。

释义 桑螵蛸补肾、固精、缩尿，
用于肾阳不足的遗精、滑精、小便
频数、小便失禁及小儿遗尿等症。

五倍子^{味酸平入肺大肠经异名百虫仓}疗虚咳，敛汗医
痢子肠升。

释义 五倍子敛肺降火，用于肺虚
久咳；涩肠止泻，用于久痢久泻；
敛汗、止血，用于体虚汗多，以及
痔血、便血等症。

桑枝^{味苦平入肝经}祛湿祛风，有利关节。

释义 桑枝祛风通络，用于风湿
痹痛。

马勃^{味辛平入肺经异名牛屎菇}利咽清热，用止
金疮。

释义 马勃清热解毒、利咽，用于
热邪火毒郁滞所致的咽喉肿痛、咳
嗽失音、肺热咳嗽等症；止血，用
于吐血、衄血、外伤出血。

粟壳^{味酸涩微寒入肺肝肾大肠经}安肾理骨疼，久嗽泻
痢精气敛。

释义 粟壳即罂粟壳。敛肺，用于
久咳不止；涩肠，用于久泻、久痢
等症；止痛，用于胃痛、筋骨疼痛
等病症。

绿矾^{味酸凉入肝脾经异名皂矾青矾绛矾}燥湿除积滞，
黄肿痞块口疮消。

释义 绿矾燥湿杀虫，用于湿疹、
疥癣等症；补血消积，用于黄胖
病、疳积、腹胀痞满。此外绿矾还
能解毒敛疮，用于肠风便血、疮疡
溃烂、喉痹口疮等症。

铜青^{味酸涩平入肝胆经异名铜绿}治息肉疳疮，何愁流
泪烂眼。

释义 铜青退翳、去腐、敛疮、吐
风痰，用于目翳、烂弦风眼、疳
痔、恶疮、臁疮、顽癣、风痰
卒中。

蚤休^{味苦微寒有毒入肝经}疗惊痫瘰疬，那怕弄
舌摇头。

释义 蚤休(又名七叶一枝花、重
楼)解痉，用于惊痫、小儿高热惊
风抽搐。清热解毒、消肿，用于热
毒疮疡、恶疮、咽喉肿痛、蛇虫咬
伤等症。

石楠叶^{味苦辛平}利筋骨与皮毛。

释义　石楠叶祛风、通络、益肾。用于风湿痹痛、腰背酸痛、足膝无力、偏头痛。

海桐皮^{味苦平入肝肾经异名刺桐}祛腰膝之痹痛。

释义　海桐皮除湿利痹，用于风湿痹痛；清热化湿，用于湿热下注，腰膝疼痛。

露蜂房^{味甘平有毒入肝胃经，异名蜂窠}治牙疼瘰疬，祛风解毒退痈疽。

释义　露蜂房祛风攻毒、散肿止痛，用于龋齿疼痛、痈疽、瘰疬、疮癣等症。

密陀僧^{味酸辛平有小毒入肝经，异名金炉底}医久痢诸疮，坠痰镇惊平呕逆。

释义　密陀僧消肿杀虫、收敛防腐，用于痔疮、肿毒、久痢等症；坠痰镇惊，用于惊痫。

此平性之要品，取简约而用频。

释义　以上是主要的、常用的平性药物。

欲博类以参观，宜本草而始备。

释义　要想深入研究，应该参考其他本草著作。

5. 反畏赋

药性即悉，反畏须明。

释义　学习了药性以后，应该了解相反相畏。

甘遂大戟与芫花，反甘草而海藻无异。

释义　甘遂、大戟、芫花、海藻，反甘草。

半夏瓜蒌及贝母，反乌头而及蔹亦同。

释义　半夏、瓜蒌、贝母、白及、白蔹，反乌头。

人沙丹玄及苦参，俱与藜芦相叛。

释义　人参、沙参、丹参、玄参、苦参，反藜芦。

芍药细辛同狸肉，亦与藜芦相刑。

释义　芍药、细辛、狸肉，也反藜芦。以上内容除狸肉外，即十八反。

钩吻类黄精，误食殒命。

释义　钩吻外观与黄精相似，不可误用。

生葱同白蜜，合用杀人。

释义　生葱不能与白蜜合用。

柿蟹勿同吞，石决休见云母。

释义　柿子不能与螃蟹同吃，石决明不能与云母共用。

犬肉反商陆，藜芦莫使酒浸。

释义　犬肉不要与商陆同用，藜芦不要与酒同用。

煤菊荆芥及防风，与河豚相反。

释义　煤菊、荆芥、防风，不能与河豚同用。

甘桔乌头偕附子，同样叛河豚。

释义　甘草、桔梗、乌头、附子，也不能与河豚同用。

相反固知祸速，忌畏亦恐病增。

释义 相反危害不小，相畏也能增加病情。

朴硝硫磺，彼此不合。

释义 朴硝畏硫磺。

石脂官桂，气味有差。

释义 石脂畏官桂。

若川乌草乌，遇犀角而畏起。

释义 川乌、草乌畏犀角。

如黑丑白丑，对巴豆而恶生。

释义 黑丑、白丑(牵牛)畏巴豆。

京三棱，休使牙硝伴。

释义 京三棱畏牙硝。

信砒石，岂与水银班。

释义 砒石畏水银。

陀僧利痰涎，不利狼毒。

释义 密陀僧畏狼毒。

丁香解哕呕，莫解郁金。

释义 丁香畏郁金。

硝石吴萸，同服有害。

释义 硝石畏吴萸。

乌头代赭，共用无功。

释义 乌头畏代赭。

补气若人参，偏与灵脂不合。

释义 人参畏五灵脂。以上是十九畏的主要内容。

论药与孕妇，须防胎气有伤。

释义 以下药物孕妇不能使用，防止损伤胎儿。

乌头桂附及天雄，虽阴寒勿用。

释义 乌头、肉桂、附子、天雄，

虽有阴寒症状，不可应用。

巴豆戟芫同商陆，即蛊肿不宜。

释义 巴豆、大戟、芫花、商陆，虽有蛊胀水肿，不可应用。

水银甘遂硇砂，不必言矣。

释义 水银、甘遂、硇砂，孕妇忌用。

滑石芒硝代赭，其堪用乎。

释义 滑石、芒硝、代赭，也不可用。

豁痰休服南星，利水勿贪瞿麦。

释义 孕妇祛痰不用南星，利水不用瞿麦。

若芫青水蛭虻虫，皆破血之药。

释义 芫青、水蛭、虻虫，都是破血之药。

如蜈蚣麝香蟹爪，悉堕胎之根。

释义 蜈蚣、麝香、蟹爪，都有堕胎的作用。

蝉蜕蛇蜕尤忌，惟斑蝥更凶。

释义 蝉蜕、蛇蜕、斑蝥。

皂角犀角有妨，则地胆尤烈。

释义 皂角、犀角、地胆。

蒺藜姜黄破孕，何必野葛牵牛。

释义 蒺藜、姜黄、野葛、牵牛。

槐实莪术动胎，遑问干漆通草。

释义 槐实、莪术、干漆、通草。

丹皮大黄枳实，不可轻尝。

释义 丹皮、大黄、枳实。

葵子半夏干姜，也当慎用。

释义 葵子、半夏、干姜，以上药

物孕妇均应禁用。

红花赤芍棱牛膝，产后可加。

释义　红花、赤芍、三棱、牛膝，产后才可应用。

玄胡没药薏苡仁、桃仁，胎前宜去。

释义　玄胡、没药、薏桃仁，孕妇也不宜用。

凡诸重坠之品，一切通利之资。

释义　凡一切重坠之品、通利之药。

愿医人以酌施，胜生佛而普济。

释义　希望医生一定要斟酌应用，则胜过佛心普度众生。

　　　　　　　　　　（王树文　释义）

卷七　汤头歌

整理说明：汤头歌实质上就是将方剂的组成及部分主治功效编成歌诀，其内容一般一看就懂，不需要注释。所以本卷只对常用方剂补充功用和主治，并对个别词语进行注释，不作全文释义。

一、发表之剂

1. 九味羌活汤

九味羌活汤防风，苍芷细辛甘草芎；
黄芩生地葱姜引，三阳解表汤用通。

羌活　防风　苍术（炒）　细辛
川芎　白芷　生地黄　黄芩　甘
草　加生姜、葱白

注　引：药引，用葱姜做药引子。

功用　发汗祛湿，兼清里热。

主治　外感风寒湿邪，内有蕴热证。

2. 参苏饮

参苏饮内夏前胡，枳桔陈皮甘草俱；
木香苓葛葱姜入，内伤外感嗽亦驱。

人参　紫苏　前胡　半夏（制）
葛根　茯苓　陈皮　枳壳（炒）
桔梗　木香　甘草　加姜葱煎

功用　益气解表，宣肺化痰。

主治　虚人外感风寒，内伤痰饮。

3. 搜风顺气汤

搜风顺气葛麻黄，半夏前胡杏橘桑；

桔梗紫苏同国老，风寒喘嗽入生姜。

紫苏　陈橘皮　桑皮　半夏（制）
葛根　前胡　杏仁　麻黄　桔梗
甘草　加葱姜

注　国老：甘草之别名。甘草能调和诸药，与国老职能相似，故有此别名。

4. 人参败毒散

人参败毒草苓芎，羌独柴前枳桔同；
薄荷少许姜三片，时行感冒有奇功。

人参　茯苓　枳壳（炒）　桔梗
柴胡　前胡　羌活　独活　川芎
甘草　加薄荷　生姜煎

功用　益气解表，散风祛湿。

主治　外感风寒湿邪，时行感冒。

5. 升麻托表汤

升麻托表汤干葛，桔梗防风荆芍药；
甘草牛蒡并薄荷，加葱发毒热消却。

升麻　葛根　桔梗　防风　荆芥
芍药（炒）　牛子（炒）　甘草　薄
荷加葱煎

6. 十神汤

十神汤里葛升麻，香附紫苏芎芍加；
甘草麻黄陈皮芷，葱姜引治时疫夸。

葛根　升麻　陈皮　甘草　川芎
紫苏　白芷　麻黄　赤芍　香附
（炙）　加葱姜煎
功用　发汗解表。
主治　治风寒两感，时气瘟疫。

7. 柴胡升麻汤

柴胡升麻薄细辛，甘桔前胡酒柏芩；
知母芎防菖作服，时行耳病遇痛平。

柴胡　升麻　菖蒲　细辛　防风
桔梗　薄荷　甘草　黄芩　前胡
黄柏（酒炒）　川芎　知母

8. 九仙饮

九仙柴芍薄荷苍，桃仁芥穗并麻黄；
甘草覆花葱姜引，时行目病表用良。

柴胡　赤芍　薄荷　苍术（土炒）
桃仁　荆芥穗　麻黄　覆花　甘
草　加葱姜煎

9. 丽泽通气汤

丽泽通气菖蒲芎，苍芷细辛防木通；
麻黄二活同甘草，冷气鼻塞引姜葱。

羌活　独活　菖蒲　川芎　苍术
（土炒）　白芷　细辛　防风　木
通　麻黄　甘草　加葱姜

二、补益之剂

10. 归脾汤

归脾汤用术芪参，酸枣归甘远茯神；
龙眼木香姜枣引，补脾定悸亦宁心。

人参　白术（土炒）　茯神　枣仁
（炒）　龙眼肉　黄芪（炙）当归
远志　木香　甘草　姜枣煎
功用　益气补血，健脾养心。
主治　心脾两虚，脾不统血。

11. 参苓白术散

参苓白术砂莲肉，山药苡仁陈扁豆；
甘桔枣姜湿滞除，扶脾温胃虚羸逐。

人参　茯苓　白术（土炒）　陈皮
山药　甘草　扁豆（炒）　莲肉
砂仁　苡仁　桔梗　加姜枣
注　虚羸(xū léi)：虚弱。
功用　益气健脾，渗湿止泻。
主治　脾胃气虚夹湿。

12. 固真汤

固真汤用人参术，山药黄芪同桂附；
甘草茯苓并姜枣，阴寒阳弱功独步。

人参　黄芪　茯苓　白术（土炒）
肉桂　附片　甘草　山药　姜枣

13. 理中汤　附子理中汤

理中汤能理中焦，参术炙草姜用炮；
附子理中加一味，呕痢腹痛阴寒调。

人参 白术（土炒） 炙草 炮姜
本方加附子（炙） 名附子理中汤
理中汤

功用 温中祛寒，补气健脾。

主治 中焦虚寒。

附子理中汤

功用 补虚回阳，温中散寒。

主治 中寒呕利。

14. 补中益气汤

补中益气白术芪，炙草参归陈橘皮；
柴胡升麻添姜枣，阳虚气陷可升提。

黄芪（炙） 人参 甘草（炙） 白
术（土炒） 陈皮 归身 升麻
柴胡 加姜枣

功用 补中益气，升阳举陷。

主治 脾胃气虚，气虚下陷。

15. 四君子汤 六君子汤

四君子是中和汤，白术参苓甘草襄；
六君子加陈皮夏，理气导痰脾胃强。

人参 白术（土炒） 茯苓 甘草
加半夏 陈皮名六君子汤

四君子汤

功用 益气健脾。

主治 脾胃气虚。

六君子汤

功用 益气健脾，燥湿化痰。

主治 脾胃气虚兼痰湿证。

16. 四物汤

四物汤内首当归，熟地如分白芍培；
川芎佐用浓煎饮，血家百病从此推。

当归 熟地 白芍（酒炒） 川芎

功用 补血调血。

主治 冲任虚损。

17. 八物汤 十全大补汤

八物原来即八珍，四物汤中加四君；
血气双补二汤合，十全大补桂芪增。

即四物汤合四君子汤 再加肉桂
黄芪（炙） 名十全大补汤

八物汤

功用 补益气血。

主治 气血两虚。

十全大补汤

功用 温补气血。

主治 气血两虚，而偏有阳虚寒
象者。

18. 六味地黄丸 八味地黄丸 都气丸

六味地黄山茱萸，苓药丹皮泽泻俱；
八味又加桂附子，助阳滋水益阴虚。
除却桂附加五味，都气丸疗肾喘呼。

熟地 山萸肉 茯苓 丹皮 山
药 泽泻 加肉桂附子名桂附地
黄丸 去桂附加五味子名都气丸。

六味地黄丸

功用 滋阴补肾。

主治 肾阴不足。

八味地黄丸

功用 温补肾阳。

主治 肾阳不足。

都气丸

功用 补肾纳气，涩精止遗。

主治 肾虚不能纳气，遗精盗汗等症。

19. 济生肾气汤

济生肾气汤十味，桂附地黄汤加配；
车前牛膝混同煎，利水暖宫肿满退。

熟地黄　山萸肉　山药　茯苓
丹皮　泽泻　肉桂　附子　车前
牛膝

功用 温肾化气，利水消肿。

主治 肾虚水肿，腰膝酸重。

20. 益坎汤

益坎故纸续断仲，乌药当归香附共；
加入六味地黄汤，主治肾虚腰膝痛。

熟地　山萸　山药　茯苓　丹皮
泽泻　故纸　续断　杜仲(炒)乌
药(炒)当归　香附(制)

注 故纸：即破故纸，补骨脂的别名。

21. 天王补心丹

天王补心远茯神，地桔三参柏枣仁；
五味菖蒲归国老，二冬合作蜜丸吞。

生地　人参　玄参　丹参　茯神

桔梗　远志　枣仁　柏子仁　天
冬　麦冬　当归　五味　石菖蒲
甘草　蜜丸。

功用 滋阴养血，补心安神。

主治 阴亏血少。

22. 四仁汤

四仁汤内肉苁蓉，松子麻仁柏子芎；
胡桃熟地当归芍，一切虚秘此能通。

肉苁蓉　松子仁　柏子仁　川芎
核桃　当归　白芍　麻仁

23. 小建中汤

小建中汤白芍多，桂枝为佐甘草和；
生姜大枣饴糖够，能取虚劳腹痛疴。

白芍(炒)　桂枝　甘草　饴糖
姜枣

注 大枣：原书作"枣子"，据《伤寒论》改。

功用 温中补虚，和里缓急。

主治 虚劳里急。

24. 大补肾丸

大补肾丸猪髓蒺，淫羊起石胡桃地；
参茸桂附断归芪，狗脊河车龟故杞，
仲蚧锁阳狗脊蛸，苁萸味韭芦巴戟。

熟地四两　海狗肾六对　鹿茸
(甜酒炙)一两　山萸肉二两　人
参二两　核桃仁二两　紫河车
(焙干)二具　杜仲(炒)二两　淫
羊藿二两　北枸杞二两　蛤蚧

（去目）二对 黄芪二两 肉苁蓉
二两 黑故子二两 巴戟天二两
胡芦巴二两 阳起石二两 沙苑
蒺藜二两 附片（炙）二两 毛狗
脊一两 当归二两 续断二两
锁阳二两 肉桂一两 桑螵蛸一
两 五味一两 韭子二两 龟胶
（炖）二两 猪脊髓（刮）三付 分
制合研蜜丸

功用 补肝肾、益精髓、强筋骨、
壮元阳。

主治 肾虚腰痛，阳痿早泄，下肢
痿弱，小便频数及女子虚寒带下。
本方或去肉桂加沉香一两，能治肾
脏水肿虚证，如腰痛甚去人参。

三、消攻之剂

25. 消导二陈汤

消导二陈夏陈皮，楂曲砂仁二术宜；
香附山药苓甘草，化痰消积亦扶脾。
　　白术　苍术（炒）　山药　茯苓
陈皮　山楂（炒）神曲　砂仁　法
夏　香附（制）　甘草

功用 消滞和胃、化痰健脾。

主治 食滞不消，胸痞呕恶。

26. 木香槟榔丸

木香槟榔棱莪术，将军黑丑并香附；
厚朴枳实青陈皮，姜米汁丸积滞去。
　　木香　槟榔　莪术　三棱　大黄

二丑（炒）　香附（制）厚朴（炒）
枳实（炒）青皮　陈皮　姜汁　米
糊为丸

功用 行气导滞，攻积泄热。

主治 痢疾，食积。

27. 保和丸

保和丸用莱菔子，木香楂曲陈皮枳；
甘苓半夏麦芽苍，行气化痰脾积理。
　　山楂（去核）　神曲（炒）　茯苓
半夏　陈皮　莱菔子（炒去壳）
木香　苍术（土炒）　枳实（炒）
麦芽（炒）甘草

功用 消食和胃。

主治 一切食积。

28. 大柴胡汤

大柴胡汤用黄芩，白芍枳实并将军；
半夏生姜兼大枣，消除内热外邪宁。
　　柴胡　黄芩　白芍（炒）　枳实
（炒）　大黄　半夏（炙）　生姜
大枣

功用 和解少阳，内泻热结。

主治 少阳、阳明合病。

29. 大承气汤　小承气汤

承气须分大小汤，小承枳实朴大黄；
大承气加芒硝入，通利三焦又宣肠。
　　枳实（炒）　厚朴（炒）　大黄　本
方加芒硝名大承气汤
小承气汤

功用　轻下热结。

主治　阳明腑实证。

大承气汤

功用　峻下热结。

主治　阳明腑实证，热结旁流证，里热实证热厥、痉病、发狂等。

30. 六一承气汤

六一汤从承气来，大承气加白芍柴；

黄芩甘草同增入，脏腑实热亦并排。

厚朴(炒)　枳实(炒)　大黄　芒硝　白芍(炒)　柴胡　黄芩　甘草

注　六一承气汤：《冯氏锦囊秘录》谓："以代大承气、小承气、调胃承气、大柴胡、三乙承气汤、大陷胸等汤，真神药也。"

31. 桃核承气汤

桃核承气用归梢，枳实青皮大黄硝；

甘草桂枝柴白芍，加苏木汁郁血调。

桃仁　归尾　枳实(炒)　青皮　大黄　芒硝　甘草　桂枝　柴胡　白芍(炒)　苏木

32. 三黄承气汤

三黄承气大黄柏，芩连木香厚朴列；

槟榔枳实芍归同，里急后重下之悦。

黄柏　黄芩　黄连　大黄　木香　槟榔　厚朴(炒)　枳实(炒)　白芍(炒)　当归

功用　清里泻热，行气导滞。

主治　痢疾初起，里急后重。

33. 八正散

八正散中八般足，木通草梢栀萹蓄；

瞿麦车前滑大黄，通淋利便灯心凑。

木通　甘草梢　山栀　萹蓄　瞿麦　车前　滑石　大黄　灯心

功用　清热泻火，利水通淋。

主治　热淋。

四、清利之剂

34. 四苓散　五苓散

五苓散内白术苓，肉桂猪泽尿利分；

但渴无寒除肉桂，散号四苓湿热平。

白术(土炒)　茯苓　猪苓　泽泻　肉桂　本方去桂名四苓散

五苓散

功用　利水渗湿，温阳化气。

主治　下焦蓄水证。

四苓散

功用　利水渗湿。

主治　水湿泄泻，小便不利。

35. 柴苓汤

柴苓汤即小柴胡，参芩苓夏枣姜俱；

汤名合用五苓散，和解分利湿自除。

柴胡　党参　甘草　黄芩　法夏　白术(土炒)　茯苓　猪苓　泽泻　官桂　姜枣

功用 和解表里，分利水湿。

主治 邪在少阳，水湿蕴结。症见发热，或寒热往来，或泻泄，小便不利者。

36. 平胃散 胃苓汤

平胃散中厚朴苍，陈皮甘草引枣姜；
加五苓散除湿热，汤号胃苓吐泻匡。

> 厚朴 苍术 陈皮 甘草 姜枣煎 本方加白术 茯苓 猪苓泽泻 肉桂名胃苓汤

注 平胃散：原书作"平胃散合胃苓汤"，文义不通，故删去"合"字。

平胃散

功用 燥湿运脾，行气和胃。

主治 湿滞脾胃。

胃苓汤

功用 健脾和胃祛湿。

主治 脾虚湿胜，致成黄疸，或大便泄泻，小便清涩，不烦不渴。

37. 白虎汤

白虎汤清胃与肺，石膏为君知母配；
粳米甘草浓煎尝，烦渴人参加用爱。

> 石膏 知母 甘草 粳米 本方加人参名人参白虎汤

白虎汤

功用 清热生津。

主治 阳明气分热盛。

人参白虎汤

功用 清热益气生津。

主治 热病津气两伤证。

38. 木通散

木通散用生地桔，荆芥桑皮甘草麦；
茯苓地骨并生姜，总理上焦有郁热。

> 木通 生地 麦冬 地骨皮 桑皮 白茯苓 桔梗 甘草 荆芥生姜

39. 东垣凉膈散

东垣凉膈泻上焦，甘草黄芩栀子翘；
竹叶薄荷同桔梗，服时入蜜少许调。

> 黄芩 栀子 连翘 甘草 竹叶薄荷 桔梗 蜂蜜少许

注 东垣凉膈散：通常所说的凉膈散见于《太平惠民和剂局方》，与东垣凉膈散不同，注意鉴别。

功用 清热凉膈。

主治 瘟疫火热不解，伤寒余热不退，及六经火。

40. 三黄石膏汤

三黄石膏柏连芩，豆豉麻黄栀子仁；
辰砂细茶姜与枣，三焦表里热俱平。

> 石膏 黄柏 黄连 黄芩 豆豉麻黄 栀子（炒） 辰砂 茶叶生姜 大枣

功用 泻火解毒，发汗解表。

主治 伤寒表证未解，里热已炽。

41. 导赤散

导赤生地淮木通，草梢竹叶四般同；

煎汤与饮除心火，引火同归小便中。

生地　木通　竹叶　甘草

功用　清心养阴，利水通淋。

主治　心经热盛，心热下移小肠。

42. 泻青散

泻青胆草与山栀，下行泻火大黄施；
羌防上引芎归润，竹叶汤下肝火祛。

胆草　山栀　大黄　羌活　防风
川芎　当归　竹叶

43. 泻黄散

泻黄防风须重用，石膏枳壳栀芩共；
藿香甘草同研匀，酒蜜调尝脾热送。

防风　石膏　栀子（炒）　藿香
枳壳（炒）　黄芩　甘草　酒　蜜

功用　泻脾胃伏火。

主治　脾胃伏火证。目疮口臭，烦
渴易饥，口燥唇干，舌红脉数，以
及脾热弄舌等。

44. 泻白散

泻白古方用粳米，地骨桑皮甘草止；
后人加入知母芩，桔茯同煎肺热理。

骨皮　桑皮　甘草　粳米　加入
知母　黄芩　桔梗　茯苓

功用　泻肺清热，止咳平喘。

主治　肺热咳嗽。

五、杂科之剂

45. 小续命汤

小续命汤桂附芎，麻黄甘草杏防风；
黄芩参芍同防己，六经风湿一并攻。

防风　桂枝　麻黄　杏仁　川芎
白芍（炒）　人参　甘草　黄芩
防己　附子（炙）

注　小续命汤：小续命汤最早出自
《备急千金要方》，与本方药物略有
出入。

功用　祛风扶正。

主治　中风卒起，筋脉拘急，半身
不遂。

46. 大防风汤

大防风汤取十全，桂苓删去仲羌添；
枣仁附子姜牛膝，气血双扶风自矧。

防风　黄芪　白术（土炒）　人参
当归　熟地　白芍（炒）　川芎
枣仁（炒）　羌活　附子（炙）　甘
草　杜仲　牛膝　生姜

注　十全：指十全大补汤。

功用　补益气血，祛风活血。

主治　诸虚损风冷，腰膝筋骨疼痛。

47. 大秦艽汤

大秦艽汤芎归芍，二地防芩二活培；
苓术石膏细芷草，舒筋养血去风痹。

秦艽　石膏　当归　白芍（炒）

川芎　生地　熟地　白术（土炒）
茯苓　甘草　黄芩　防风　羌活
独活　白芷　细辛

48. 侯氏黑散

侯氏黑散防菊细，参苓白术姜矾蛎；
芩桔芎归并桂枝，中风研末酒调治。

菊花　防风　白术　桔梗　人参
茯苓　当归　川芎　干姜　桂枝
细辛　牡蛎（煅）　矾石　黄芩
古方无黄芩

注　煅：原文误作"煆"，下同。

49. 养肾汤

养肾桂附枣仁杞，首乌地菊天冬比；
麻仁甘草天麻羚，气厥痰加姜汁喜。

生地　菊花　肉桂　附子（炙）
枣仁　枸杞　首乌　麻仁　天冬
甘草　天麻　羚羊　姜汁

50. 乌药顺气汤

乌药顺气炮姜蚕，枳壳橘红甘草班；
麻黄芎芷加姜枣，中气与风通行安。

乌药　炮姜　僵蚕　枳壳（炒）
橘红　甘草　麻黄　川芎　白芷
姜枣

51. 二陈汤

二陈汤内用陈皮，半夏茯苓甘草施；
调中利气生姜引，一切痰病此方司。

半夏（炙）　陈皮　茯苓　甘草
加姜煎

功用　燥湿化痰，理气和中。

主治　湿痰咳嗽。

52. 劫痰四物汤

劫痰四物用南星，地芍芎归远志陈；
苓术川乌菖夏草，饮调姜汁中痰宁。

南星（炙）半夏（炙）　陈皮　白芍
（炒）　生地　川芎　茯苓　当归
远志　川乌（炙）　白术（土炒）
菖蒲　甘草　姜汁

53. 涌吐方　通关散

涌吐黎芦蒂皂防，研灌吐痰用盐汤；
通关细辛防牙皂，研末吹鼻得嚏祥。

涌吐方：黎芦　甜瓜蒂　皂角
防风　研末盐汤下

通关散：细辛　防风　牙皂　研
末　吹鼻

54. 十枣汤

十枣汤中戟芫花，甘遂同煎大枣加；
胸胁痰水能驱逐，邪祟痰狂用可夸。

红芽大戟（面裹煨）　甘遂（面裹
煨）　芫花（醋炒）　大枣

功用　攻逐水饮。

主治　（1）悬饮。（2）石水。

55. 滚痰丸

滚痰丸用酒大黄，酒芩礞石并沉香；

炙研水丸姜汤下，一切顽痰怪病匡。

礞石（同朴硝煅成金黄色）　酒黄
芩　酒大黄　沉香（生研）　研末
泛丸姜汤下

功用　降火逐痰。

主治　用于实热顽痰证。

56. 清暑益气汤

清暑益气从何来，补中益气汤去柴；
再加味柏苍冬曲，泻葛青皮暑热排。

黄芪　人参　白术（土炒）　苍术
（土炒）　神曲　青皮　陈皮　甘
草　麦冬　五味　当归　黄柏
泽泻　升麻　葛根　姜枣煎

注　清暑益气汤：本方出自李东垣
的《脾胃论》，称"李氏清暑益气
汤"，着重治疗暑湿；另一个清暑
益气汤，出自王孟英《温热经纬》，
又称"王氏清暑益气汤"，着重治
疗暑热，不能混淆。

功用　清暑益气，化湿生津。

主治　平素气虚，感受暑湿。

57. 香薷饮

三物香薷朴扁豆，热甚黄连加用就；
五物又加甘草苓，湿甚六物木瓜授。

香薷　扁豆（炒）　厚朴（炒）　加
黄连名四物香薷饮　加茯苓甘草
名五物香薷饮　加木瓜名六物香
薷饮

功用　解表清暑，健脾利湿。

主治　夏季感冒，夹暑湿证。

58. 六一散

六一散能除湿热，滑石六两甘草一；
三焦烦渴泻痢医，小儿惊泻辰砂益。

飞滑石六两　甘草一两　共研末。
小儿惊泻加辰砂

功用　清暑利湿。

主治　感受暑湿。

59. 加味四物汤

加味四物芍地黄，芎归参味麦冬苍；
膝仲黄连知母柏，肺家痿病急煎尝。

白芍（炒）　地黄　川芎　当归
人参　五味　麦冬　牛膝　苍术
（土炒）　杜仲　黄柏（酒炒）　黄
连　知母

60. 清燥救肺汤

清燥救肺参阿胶，麦杏麻仁并石膏；
甘草枇杷霜桑叶，治金燥喘痿病调。

人参　阿胶　麦冬　杏仁　石膏
甘草　枇杷叶（炙）　霜桑叶　胡
麻仁

功用　清燥润肺。

主治　温燥伤肺。

61. 三痹饮

三痹饮中仲断芄，十全大补术须抛；
桂枝易桂加防膝，独活细辛痹病消。

防风　桂枝　人参　茯苓　甘草

当归 川芎 白芍（炒） 生地黄
杜仲 牛膝 续断 秦艽 独活
黄芪 细辛

62. 龟板丸

龟板丸中断柏苍，藓皮防己膝归襄；
酒煮面糊为丸子，姜盐汤下麻痹匡。
　　龟板 续断 川柏 苍术（土炒）
　　当归 鲜皮 牛膝 防己 酒煮
　　面糊为丸

63. 薄荷散

薄荷散中细辛芩，陈桔天麻菖郁金；
胆草蒌贝茯神草，痫病姜汤调服神。
　　薄荷 细辛 黄芩 陈皮 桔梗
　　天麻 菖蒲 郁金 胆星 瓜蒌
　　贝母 茯神 甘草 生姜

64. 祛痫二陈汤

祛痫陈夏胆星志，犀角菖芎连枳实；
沉香炙草茯辰砂，姜汁和饮五痫治。
　　陈皮 法夏 胆星 远志 犀角
　　菖蒲 川芎 黄连 枳实（麸炒）
　　沉香 甘草（炙） 茯神 辰砂
　　姜汁

65. 钲异散

钲异散用郁金好，辰砂白矾并酸枣；
乳香同研酒调尝，醋饮冷卧狂病扫。
　　郁金 辰砂 白矾 枣仁 乳香
　　（炙） 酒引

66. 蕊珠丸

蕊珠丸用上辰砂，取猪心血伴靛花；
蒸和为丸避邪祟，或用酒下或用茶。
　　辰砂 猪心血 靛花 蒸和为丸
　　酒或茶汤下

67. 六郁越鞠汤

六郁越鞠夏陈皮，苍术砂仁香附栀；
抚芎苓曲姜甘草，诸般郁病酌此施。
　　法夏 陈皮 苍术（土炒） 砂仁
　　香附（炙） 山栀（炒） 川芎 茯
　　苓 神曲 甘草 生姜
　　功用 行气解郁。
　　主治 六郁。

68. 荡瘀越鞠汤

荡瘀越鞠汤桃仁，赤芍芎归栀子芩；
黑楂大黄香附子，童便冲调郁血行。
　　当归 川芎 桃仁 赤芍 山栀
　　（炒） 黄芩 黑山楂 大黄（酒
　　炒） 香附（炙） 童便

69. 天麦二冬饮

天麦二冬饮阿胶，生地桑皮二母调；
甘草黄连苏子桔，肺家咳嗽火郁消。
　　天冬 麦冬 阿胶 生地 桑皮
　　（炙） 知母 贝母 甘草 黄连
　　苏子 桔梗
　　功用 滋阴润肺，清热止咳。
　　主治 肺热咳嗽，咳血。

70. 阿胶白及散

阿胶白及散天冬，生地参苓五味从；
粳米和煎姜蜜入，调白及末肺破融。
　　阿胶　白及（研末冲）　天冬　生
地　人参　茯苓　五味　粳米
姜蜜

71. 鸡苏饮

鸡苏饮内黄芪麦，甘草元参生地桔；
蒲黄贝母并阿胶，引入茅根除衄血。
　　鸡苏（即水苏）　黄芪　麦冬　甘
草　玄参　生地　桔梗　蒲黄
（炒）　贝母　阿胶　茅根
　　注　茅根：原文误作"茆根"。

72. 四物地榆汤

四物地榆防芥穗，乌梅柏叶并槐实；
甘草枳壳发灰姜，加四物汤肠风治。
　　地榆　防风　荆芥穗　乌梅　柏
叶（炒）　槐实　甘草　枳壳（炒）
当归　川芎　白芍（炒）　生地
发灰　姜灰

73. 四物理气汤

四物理气觅乌药，香附甘草同研末；
另用四物浓煎汤，调末服之血毒却。
　　乌药　香附（炙）　甘草共研末
用当归　川芎　白芍（炒）　地黄
煎汤送服

74. 升阳和血汤

升阳和血炒蒲黄，芪桂升麻归地苍；
丹皮二陈秦艽草，能使肠澼久不伤。
　　当归　蒲黄（炒）　黄芪　肉桂
升麻　生地　苍术（土炒）　丹皮
青皮　陈皮　秦艽　甘草
　　注　肠澼（pì）：中医古病证名，大
便脓血之病证，可见于痢疾、泄
泻、痔血等病症。

75. 平胃地榆汤

平胃地榆二术参，陈皮曲朴葛根苓；
益智芍归姜附子，升麻佐提治结阴。
　　白术（土炒）　苍术（土炒）　厚朴
（炒）　陈皮　地榆　人参　葛根
当归　神曲（炒）　益智　白芍
（炒）　干姜　附子（炙）　升麻
茯苓

76. 金锁玉关丸

金锁玉关味菖蒲，金樱芡实药山萸；
莲肉茯苓藕节粉，酒糊为丸遗精除。
　　五味　菖蒲　金樱子　芡实　山
药　山萸　莲肉　茯苓　藕节粉
入酒打糊为丸

77. 二连远志汤

二连远志汤黄连，归芍石莲草地兼；
酸枣茯神参共煮，入盐少许梦泄全。
　　黄连　石莲　远志　当归　白芍

（炒）　生地　枣仁　茯神　人参
甘草　盐少许

注　梦泄：梦遗滑泄，及遗精。

78. 固精汤

固精知母麦冬地，归芍山萸栀芡实；
覆盆芎柏并沙参，虚火遗精服即治。

　　生地　麦冬　知母　当归　白芍
（炒）　山萸　川芎　覆盆子　山
栀（炒）　黄柏（炒）　沙参　芡实

79. 四物安神汤

四物安神钲心魂，四物汤加参术麦；
莲肉枣仁栀茯神，竹茹粳米姜煎啜。

　　人参　白术（土炒）　麦冬　当归
生地　川芎　白芍（炒）　枣仁
山栀（炒）　茯神　莲肉　粳米
竹茹

80. 参苓二地汤

参苓二地白术杞，归芍骨皮莲薏苡；
麦味山药甘草同，饮加琥珀虚劳理。

　　人参　茯苓　生地　熟地　白术
（土炒）　枸杞　当归　白芍（炒）
骨皮　莲肉　薏仁米（炒）　麦冬
五味　山药　甘草　琥珀（研、
另煎、兑服）

注　骨皮：即地骨皮。

81. 天灵盖散

天灵盖散魏朱槟，安息麝香甘遂群；

研末还须汤作送，薤葱两白石榴根；
草蒿枝用桃桑柳，童便煎调理瘵蒸。

　　天灵盖（炙）　槟榔　阿魏　辰砂
麝香　安息香　连珠甘遂（面裹
煨）　共研细末，每服三钱，用
后汤送下。

　　薤白　葱白　青蒿　甘草　桃枝
柳枝　桑白皮（一云桑枝）　酸石
榴根　用童便四升，煎至一升，
去滓，分三盏送前末药，五更时
服，至天明再进一服，后必下恶
物黄水。

注　朱：朱砂，亦即方中的辰砂。

82. 鬼哭饮子

鬼哭天灵盖鳖桃，木香甘魏贯柴蒿；
鼓心安息和童便，煎透好为服末调；
散配蜈蚣鸡屎麝，槟朱送下治尸劳。

　　天灵盖（炙）　鳖甲（炙）　柴胡
木香　败鼓心皮　阿魏　安息香
甘草　桃仁　贯众　青蒿共研细
末，用童便隔夜浸露，四更时
煎至八分，分三服　每服调蜈
蚣散一钱五分。蜈蚣　槟榔
乌鸡屎　辰砂　麝香共研末即
蜈蚣散。

83. 龙胆胡连丸

龙胆胡连苦柏犀，莪军二母鼓心皮；
辰砂中白河车鳖，甘桔蜜丸痨瘵医。

　　龙胆草　胡连　莪术　苦参　大

黄 黄柏 知母 贝母 桔梗
甘草 辰砂 犀角 鳖甲 紫河
车（酒洗焙干） 人中白 败鼓心
皮 共研细末 炼蜜为丸

84. 川椒丸

川椒丸用好川椒，去目留衣瓦上炮；
粳米糊丸梧子大，盐汤送下瘵虫消。

大红川椒一斤半，去目及开口者
不用，瓦上隔纸焙炒出汗，覆地
退火研末，粳米糊丸，如梧子
大，每服三十丸，食前盐汤送
下，服尽自验，以上二丸，真异
方也。

85. 鸡鸣丸

鸡鸣丸用阿胶知，参味兜铃杏橘皮；
覆花夏桔麻黄草，葶苈蜜丸久嗽宜。

阿胶 知母 北杏仁 五味 人
参（或用沙参） 兜铃 橘皮 覆
花 法夏 桔梗 麻黄 甘草
葶苈（隔纸炒）

功用 敛肺止咳，化痰定喘。

主治 五更咳嗽，肺虚气喘，痰中
带血。

86. 柴芍汤

柴芍汤中香附羌，百合青皮枳半防；
南星五味同甘草，理肺平肝咳不伤。

柴胡 白芍（炒） 香附（炙） 羌
活 青皮 枳壳（炒） 法夏 南

星（炙） 防风 五味 百合
甘草

87. 天冬润肺饮

天冬润肺夏前胡，桔贝桑皮百合俱；
生地赤苓防己杏，饮加姜汁热咳虚。

天冬 法夏 前胡 桔梗 贝母
桑皮 百合 生地 赤茯苓 杏
仁 防己 姜汁

88. 滋阴降火汤

滋阴降火芍地归，麦味元参知柏培；
花粉莲肉苓甘草，肺虚火炎咳嗽推。

白芍（炒） 生地 当归 麦冬
玄参 知母 花粉 莲肉 茯苓
甘草 五味

89. 钱氏阿胶散

阿胶散内马兜铃，炙草牛蒡并杏仁；
糯米同煎能补肺，导痰顺气咳嗽宁。

阿胶 马兜铃 甘草（炙） 牛蒡
子（炒） 杏仁

90. 人参养肺汤

人参养肺麦五味，柴芪炙草阿胶贝；
杏桔桑皮归茯苓，久咳肺痿姜枣配。

人参 麦冬 五味 柴胡 黄芪
（炙） 甘草（炙） 阿胶 贝母
杏仁 桔梗 桑皮（炙） 当归
茯苓

功用　益气养阴，清肺止咳。

主治　久咳肺痿。

91. 牛骨髓饮

牛骨髓饮胡桃肉，山药杏仁佐使凑；
蜂蜜伴熬取汁尝，久咳肺虚去效速。

　　牛骨髓　胡桃肉　山药　杏仁
　　蜂蜜

92. 四仙膏

四仙膏用人乳汁，嫩酒甜浆伴蜂蜜；
童便如分熬膏尝，咳嗽属虚功第一。

　　人乳　嫩酒　甜浆（即酒籽子）
　　蜂蜜　童便　熬膏

93. 金水六君子汤

金水六君用二陈，再同归地研均匀；
生姜大枣煎汤送，肾水成痰咳嗽平。

　　茯苓　半夏　陈皮　甘草　熟地
　　当归　共研细末，每服三钱，姜
　　枣汤下，方内归地重用。

功用　养阴化痰。

主治　肺肾虚寒，水泛为痰。

94. 百花丸

百花丸用款冬花，百合还须国老嘉；
研末蜜丸开水送，痰中带血效堪夸。

　　百合　冬花　甘草各等分。共研
　　末，炼蜜为丸，开水送服。

95. 桔梗汤

桔梗汤归枳贝芪，瓜蒌甘杏薏桑皮；
银花百合同防己，主治肺痈多服宜。

　　桔梗　当归　枳壳　贝母　黄芪
　　瓜蒌　杏仁　苡仁米　桑白皮
　　金银花　百合　防己　甘草

96. 千金苇茎汤

千金苇茎取三仁，薏苡冬瓜桃组成；
咳痰浊秽胸烦满，专理肺痈湿热平。

　　苡仁　冬瓜仁　桃仁　苇茎

功用　清肺化痰，逐瘀排脓。

主治　热毒壅滞，痰瘀互结之肺痈。

97. 桔梗白散

桔梗白散真贝母，巴豆除油同研碎；
肺痈胸满浊痰腥，正气未衰方下对。

　　桔梗三分　川贝母三分　巴豆霜
　　一分　共研细末，以白饮和服，
　　强人半钱匕，羸人减之，服后必
　　利。不利，进热粥一杯，利不止，
　　进冷粥一杯。

注　半钱匕：原书作"五分匕"，
据《伤寒论》改。钱匕，古代量取
药末的器具。《千金要方》卷一：
"钱匕者，以大钱上全抄之；若云
半钱匕者，则是一钱抄取一边尔，
并用五铢钱也"。以半钱匕作"五
分匕"是望文生义。

功用　攻逐水饮，温下寒湿。

主治 肺痈重症属寒湿者。

98. 苏沉九宝汤

苏沉九宝紫苏多，大腹陈桑并薄荷；
官桂麻黄甘草杏，引加姜枣哮喘和。

沉香 紫苏 大腹皮 陈皮 桑
皮 薄荷 官桂 麻黄 杏仁
甘草 生姜汁

99. 五虎汤

五虎杏仁去皮尖，麻黄甘草细茶联；
石膏生熟各半用，骤感喘咳急宜煎。

杏仁 麻黄 石膏（生熟各半）
甘草 细茶叶

功用 清泄肺热，止咳平喘。

主治 风热壅肺，身热，咳喘痰多者。

100. 苏子降气汤

苏子降气夏沉香，前胡厚朴黑炮姜；
橘红炙草当归配，上盛下虚喘咳康。

苏子 半夏 沉香 前胡 厚朴
橘红皮 当归 甘草（炙） 姜
（炮黑）

注 姜：《太平惠民和剂局方》所
载苏子降气汤，无炮姜有肉桂，更
符合"上盛下虚"的病机。

功用 降气平喘，祛痰止咳。

主治 上实下虚之喘咳。

101. 黑锡丹

黑锡丹为钲肾寒，硫黄入锡炼成团；

芦巴故子茴沉木，桂附金铃肉蔻丸。

黑锡 硫黄同入锅内炒成如砂子。

胡芦巴 黑故子 茴香 沉香
木香 肉桂 附子（炮） 金铃子
肉豆蔻（煨）

功用 温壮下元，镇纳浮阳。

主治 真阳不足，肾不纳气。

102. 芩夏导痰汤

芩夏导痰茯苓芎，陈皮枳实覆花同；
细辛白菊偕甘草，痰厥头疼服即松。

黄芩 半夏 茯苓 川芎 陈皮
枳实 旋覆花 细辛 白菊花
甘草

103. 不卧散

不卧散中元胡索，青黛牙皂共研末；
吹鼻仰卧觉喉酸，起咬铜钱头痛遏。

玄胡索 真青黛 牙皂 又用牙
齿咬住铜钱

104. 犀角升麻汤

犀角升麻白附子，防风羌活酒芩芷；
连翘甘草益山栀，胃热面痛服即已。

犀角 升麻 白附子（炙）防风
羌活 连翘 山栀 黄芩（酒炒）
白芷 甘草

功用 疏风清热，凉血解毒。

主治 风毒侵袭阳明，血凝不行。

105. 清晕化痰汤

清晕化痰芎芷羌，天麻半夏胆星防；
黄芩枳实陈苓术，姜汁加冲眩晕康。
　川芎　白芷　羌活　天麻　半夏
　（炙）　防风　黄芩　枳实（炒）
　陈皮　茯苓　白术（土炒）　胆南
　星　生姜汁
　功用　燥湿化痰
　主治　痰湿所致的头目眩晕。

106. 加味柴胡汤

加味柴胡香附芎，青陈白芍夏苓同；
丹皮炙草添姜枣，左右胁痛在酌攻。
　柴胡　香附（炙）　川芎　青皮
　陈皮　白芍　半夏（炙）　茯苓
　丹皮　甘草（炙）　姜枣

107. 宽中理痛汤

宽中理痛枳陈皮，夏桔槟榔香附栀；
乌药木香同草蔻，滴姜卤汁心痛医。
　枳壳（炒）　陈皮　半夏（炙）　桔
　梗　槟榔　香附（炙）　栀子（炒）
　乌药　木香　草蔻（煨）　姜汁
　卤汁

108. 一盏汤

一盏吴萸共良姜，陈皮香附及蒲黄；
香油五点滴盏内，药冲即服心痛匡。
　吴萸　良姜　陈皮　香附（炙）
　蒲黄　香油

109. 三香饮

三香饮中木沉香，青陈皮伴净杏仁；
灵脂乳没元胡索，一切心痛服之灵。
　木香　沉香　青皮　陈皮　桃仁
　五灵脂　乳香（炙）　没药（炙）
　元胡索

110. 靖内汤

靖内汤中连白茯，陈皮夏芍栀香附；
木通甘草大黄芩，腹热痛加灶土服。
　茯苓　法夏　陈皮　黄连　白芍
　（炒）　山栀（炒）　香附（炙）
　木通　甘草　大黄　黄芩　灶
　心土

111. 追虫丸

追虫芜荑同贯众，木香槟榔使君送；
干蟾末与苦楝皮，粳米糊丸除腹痛。
　芜荑　贯众　木香　槟榔　使君
　子(炒)　干蟾　苦楝根皮　粳米
　糊丸

112. 安蛔理中汤

安蛔理中姜炮黑，川椒白术乌梅设；
佐以参苓并生姜，腹痛虫摇便妥帖。
　白术（炒）　乌梅　炮姜　川椒
　人参　茯苓　生姜
　功用　温胃安蛔。
　主治　蛔厥。

113. 通气防风汤

通气防风汤蔓荆，二活川芎藁本芩；
香附甘草姜为引，太阳气郁背痛宁。

　　防风　蔓荆子　羌活　独活　川
芎　藁本　茯苓　香附（炙）　甘
草　生姜

114. 通经活血汤

通经活血桂皮羌，二术芎归片子姜；
南星芫夏防香附，手背作痛服之康。

　　桂皮　羌活　苍术（土炒）　白术
（土炒）　川芎　当归　姜黄　秦
芫　南星（炙）　半夏（炙）　防风
香附（炙）

115. 救苦散

救苦散归赤芍芎，丹参艾柏乳香同；
红花甘地加皮竭，用治折伤童便冲。

　　当归　生地　赤芍　川芎　丹参
艾叶　柏叶　红花　甘草　五加
皮　乳香（炙）　血竭

116. 吴萸平胃散

吴萸平胃散砂仁，香附焦苍土炒陈；
夏桔茯苓枳实曲，姜枣引用吐酸宁。

　　吴萸　砂仁　香附（炙）　焦苍术
陈皮（土炒）　法夏　桔梗　茯苓
枳实（炒）　神曲（炒）　姜枣

117. 丁香柿蒂散

丁香柿蒂散竹茹，沉香半夏橘皮俱；
蜜炙枇杷叶为引，煎治呃逆气自舒。

　　丁香　柿蒂　竹茹（姜汁炒）　陈
皮　半夏（炙）　沉香　枇杷叶
（蜜炙）

　　注　陈皮，橘皮入药以陈久为佳，
故又名陈皮，所以本书有时橘皮、
陈皮混称。

118. 嗅鼻法

嗅鼻乳香三钱许，硫黄加分好酒煮；
乘热鼻嗅呃自平，外捣生姜擦胸处。

　　乳香　硫黄　酒煎　外捣生姜擦
胸处

119. 二陈越鞠汤

二陈越鞠栀香附，夏曲陈皮芎二术；
熟石膏同白茯苓，治疗嘈杂生姜步。

　　焦白术　焦苍术　陈皮　神曲
（炒）　川芎　山栀（炒）　香附
（炙）　熟石膏　白茯苓　半夏
生姜

　　功用　燥湿化痰，行气解郁。
　　主治　肥人嘈杂。

120. 五汁安中饮

五汁安中觅牛乳，韭梨姜藕汁为辅；
又方甘蔗佐生姜，捣饮治膈功用溥。

　　牛乳　韭菜汁　梨实汁　生姜汁

藕汁

又方甘蔗汁　生姜汁

功用　养血润燥，消瘀化痰。

主治　火盛血枯，痰瘀互阻，所致的噎膈。

121. 润膈资生汤

润膈资生白蔻陈，四君子入共芦根；
竹茹柏子归姜煮，加麝一厘噎膈平。

白蔻　人参　芦根　当归　白术（土炒）　陈皮　茯苓　竹茹（炒）柏子仁　甘草　生姜　加麝香（冲）

122. 二陈快膈汤

二陈快膈青陈皮，半夏当归白术栀；
枳壳苓甘香附蔻，诸般噎膈效同期。

青皮　陈皮　枳壳（炒）　半夏（炙）　当归　香附（炙）　山栀（炒）　白术（土炒）　白蔻　茯苓甘草

123. 代赭旋覆汤

代赭旋覆重用姜，半夏参甘黑枣襄；
开通噫气除痞硬，移治噎膈力能强。

代赭石（煅）　人参　旋覆花　甘草　半夏（炙）　生姜　大枣

注　代赭旋覆汤：原名旋覆代赭汤，参见《伤寒论》。

功用　降逆化痰，益气和胃。

主治　胃气虚弱，痰浊内阻。

124. 香鸡化积方

香鸡化积黄鸡婆，钢刀剖切入土锅；
香附伴鸡醋炖炒，去附餐鸡宿积磨。

黄鸡婆一只　香附（炙）　醋

125. 藿香正气散

藿香正气芷陈苏，夏曲苓甘术朴纠；
桔梗腹皮姜与枣，辟邪除瘴呕能瘳。

藿香　大腹皮　紫苏　茯苓　白芷　陈皮　白术（土炒）厚朴（炒）半夏曲　桔梗　甘草　姜枣

功用　解表化湿，理气和中。

主治　外感风寒，内伤湿滞。

126. 六和汤

六和藿朴杏砂仁，扁豆参甘白术苓；
半夏木瓜姜枣引，兼和六气吐泻平。

藿香　厚朴　杏仁　砂仁　半夏（炙）　木瓜　赤苓　白术（土炒）人参　扁豆（炒）　甘草　加姜枣

功用　健脾化湿，升清降浊。

主治　湿困脾胃，升降失常。

127. 黄芩栀子饮

黄芩栀子饮木香，薄荷苓夏桔槟榔；
竹茹枳壳陈皮合，热入石膏吐入姜。

黄芩　栀子（炒）　木香　陈皮枳壳（炒）　半夏（炙）　茯苓　槟榔　薄荷　竹茹（炒）桔梗　热重加石膏，吐加生姜

128. 温中饮

温中饮是何方产，主用参苓白术散；
桔陈枣去糯车添，泻属脾虚功效罕。

扁豆　莲肉　薏苡仁　甘草（炙）
炮姜　人参　糯米　车前子　砂
仁　白术（土炒）　山药　茯苓

129. 七味白术散

七味白术本四君，藿香干葛一同增；
再用木香磨水合，堪医渴泻代茶吞。

白术　葛根　藿香　茯苓　人参
甘草　木香

功用　健脾生津，行气消胀。

主治　脾胃久虚，津液内耗，症见
呕吐泄泻频作，烦渴多饮等。

130. 肉蔻丸

肉蔻丸中诃子苓，砂仁厚朴木香陈；
焦苍粟壳姜甘草，枣肉糊丸泻痢平。

肉蔻（面裹煨）　诃子　茯苓　陈
皮　厚朴（炒）　苍术（土炒）　砂
仁　木香　粟壳　生姜　甘草
枣糊为丸

131. 木瓜饮子

木瓜饮子小茴香，炙草吴萸等分裹；
霍乱转筋问何引，十片苏叶一片姜。

木瓜　小茴香　甘草（炙）　吴萸
苏叶　生姜

132. 七味芍药饮

七味芍药茯苓归，陈皮去白木香煨；
槟榔甘草姜添入，行血和气痢病回。

白芍　当归　茯苓　甘草　木香
槟榔　陈皮　生姜

133. 香连丸　香连散

香连丸治痢为常，初起宜通勿遽尝；
散配石莲疗噤口，米汤送服适双方。

黄连（吴茱萸水炒）　木香共末醋
糊丸，每服三钱，空腹米汤下。
治久痢偏热者，本方加石莲，共
研末，米汤下，名香连散，治噤
口痢疾。

香连丸

功用　清热燥湿，行气止痛。

主治　痢疾，腹痛，里急后重；泄
泻，便黄而黏。

香连散

功用　燥湿行气，滋阴益气。

主治　噤口痢。

134. 阿胶梅连汤

阿胶梅连汤银花，归芍茯苓陈米夸；
黑姜黄柏同甘草，五色毒痢并用佳。

阿胶　乌梅　黄连　二花　当归
白芍　茯苓　陈米　黑姜　黄柏
甘草

注　二花：由于金银花初开为白
色，后转为黄色，因此得名金银

花，又称双花、二花。

135. 十宝汤

十宝汤能疗久痢，十全大补川芎忌；
再加五味夏同煎，冷痢还留肉桂备。

党参　黄芪　白术（土炒）　白芍
当归　生地　北五味　甘草　半
夏（炙）　茯苓　冷痢加肉桂

功用　补益气血，温中止痢。

主治　冷痢如鱼脑者。

136. 洗肛汤

洗肛汤用黑荆芥，朴硝壁土同陈艾；
熏洗肛软冰片涂，或煅蜗牛敷亦爱。

荆芥（炒黑）　朴硝　陈壁土　陈
艾　冰片外涂或用蜗牛煅研外敷

137. 清脾饮

清脾饮用柴芩草，白术青皮姜夏枣；
厚朴茯苓草果煨，热多阳疟积痰讨。

青皮　厚朴　柴胡　黄芩　半夏
甘草　茯苓　白术　草果（煨）
加姜枣

138. 桂枝干姜汤

桂枝干姜汤柴胡，半夏黄芩牡蛎俱；
甘草花粉同煎饮，疟寒不热即能除。

干姜　桂枝　柴胡　半夏　黄芩
牡蛎　甘草　花粉

功用　和解散寒，生津敛阴。

主治　伤寒少阳证，往来寒热，寒

重热轻。

139. 达原饮

达原饮内芍乌梅，厚朴槟榔草果煨；
知母芩甘姜与枣，时行疫气疟能推。

黄芩　白芍　草果（煨）　知母
槟榔　乌梅　甘草　厚朴　姜枣

功用　开达膜原，辟秽化浊。

主治　温疫或疟疾，邪伏膜原证。

140. 辟邪丸

辟邪丸子明雄黄，黑豆辰砂绿豆襄；
疫疟水丸黄丹滚，桃枝煎汤向日尝。

雄黄　黑豆　辰砂　绿豆　黄丹
桃枝

141. 加味四兽饮

加味四兽鳖首乌，陈芪草果曲柴胡；
八物汤加归地去，枣姜添治疟兼虚。

当归　白术　人参　鳖甲（炙）
黄芪　草果（煨）　首乌　茯苓
陈皮　柴胡　白芍　神曲　甘草
姜枣

142. 大鳖甲饮

大鳖甲饮归术芪，柴芩槟夏草青皮；
乌梅芎芍棱术朴，姜枣同煎疟母医。

鳖甲（炙）　当归　川芎　白芍
柴胡　黄芩　黄芪　白术　槟榔
乌梅　青皮　厚朴　半夏　三棱
莪术　甘草　姜枣

143. 八神散

八神截疟觅常山，乌豆乌梅红枣班；
半夏丁香槟贝母，酒水煎，露晨
　　服安。

　常山　乌豆　乌梅　红枣　槟榔
　法夏　丁香　贝母　酒水煎，露
　一宿早晨服之

144. 七宝常山饮

七宝常山煨草果，青陈厚朴槟榔夥；
生姜甘草枣同煎，吐去恶涎疟自剖。

　常山（酒炒）　草果（煨）　厚朴
　青皮　陈皮　甘草　槟榔　姜枣

145. 玉枢丹（又名太乙紫金锭）

玉枢丹用麝雄黄，慈戟千金五倍裹；
辰砂共研成糊锭，辟秽祛痰解毒强。

　麝香　朱砂　雄黄各三钱　红芽
　大戟一两五钱　千金子（压去油）
　五倍子　慈姑各一两　共研细末，
　糯米汤调和为锭

　功用　化痰开窍，辟秽解毒，消肿
　止痛。

　主治　中暑时疫，小儿痰厥，外敷
　治疗疔疮疖肿。

146. 苏合香丸

苏合香丸薰陆丁，麝檀香附木安沉；
朱犀拨术诃龙脑，共研蜜丸蜡护成。

　苏合香　安息香　熏陆香　白术

　朱砂　诃子皮　麝香　香附子
　丁香　沉香　荜茇　檀香　青木
　香　犀角　龙脑　共研末过筛，
　炼蜜和丸，蜡护

　注　薰陆：即乳香。龙脑：即冰片。
　功用　芳香开窍，行气止痛。
　主治　中风、中气或感受时行瘴疠
　之气。

147. 贴痞方

贴痞生姜葱大蒜，肥皂大黄各两半；
捣烂煮汁熬成膏，敷贴痞癖有神算。

　生姜　葱　大蒜　肥皂　大黄

148. 又方

又方贴痞小鳖一，红苋二两伴葱蜜；
阿魏二钱贯众三，捣贴入麝功同匹。

　小鳖一个　红苋菜二两　葱一两
　蜂蜜一两　阿魏二钱　贯众三钱
　麝香少许　共捣烂贴痞处

　注　二钱：原书作"一钱"，根据
　上面方歌改。

149. 逍遥散　九味逍遥散

逍遥散芍薄桂苓，术草柴胡姜另增；
九味丹皮栀子入，除蒸散郁亦调经。

　柴胡　当归　白芍（炒）　白术
　（土炒）　茯苓　甘草加煨姜、薄
　荷煎。加丹皮　栀子（炒）　名九
　味逍遥散。

　注　九味逍遥散：即丹栀逍遥散。

"九味"疑为八味之误，丹栀逍遥
散亦称"八味逍遥散"。

逍遥散

功用　疏肝解郁，健脾和营。

主治　肝郁血虚。

九味逍遥散

功用　养血健脾，疏肝清热。

主治　肝郁血虚，内有郁热证。

150. 地骨皮散

地骨皮散小柴胡，汤内黄芩枣共除；
知母茯苓同煎煮，能医潮热往来虚。

地骨皮　柴胡　半夏（炙）　人参
知母　茯苓　甘草　生姜

151. 消痞饮子

消痞黄连曲木香，麦芽枳实朴干姜；
参苓术夏同甘草，散满扶脾破积良。

黄连　厚朴（炒）　干姜　枳实
（炒）　麦芽（炒）　神曲（炒）
木香　人参　茯苓　白术（土炒）
半夏（制）　甘草

152. 破坚汤

破坚黑丑夏灵脂，香附香砂厚朴施；
白术陈皮归枳实，加姜痞积并除之。

牵牛（炒）　砂仁　法半夏　陈皮
木香　厚朴（炒）　五灵脂（炒）
香附（炙）　当归　白术（土炒）
枳实（炒）　姜引

153. 五子五皮汤

五子莱菔并家苏，葶苈山楂香附傅；
五皮姜陈桑大腹，苓皮同用治肿浮。

莱菔子（炒去壳）　苏子　葶苈
（隔纸炒）　香附（醋炒）　山楂
（炒）　姜皮　陈皮　桑皮（炒）
大腹皮　茯苓皮

功用　散水定喘。

主治　风水。

154. 防己黄芪汤

防己黄芪汤大枣，生姜白术同甘草；
脉浮汗出恶风侵，肿属下肢身重保。

防己　黄芪　白术（土炒）　甘草
生姜　大枣

功用　益气祛风，健脾利水。

主治　风水或风湿。

155. 越婢四苓汤

越婢四苓用麻黄，甘草石膏大枣姜；
猪泻茯苓同白术，全身悉肿效奇彰。

麻黄　石膏　白术（土炒）　茯苓
猪苓　泽泻　甘草　生姜　大枣

156. 实脾饮

实脾大腹与木香，草蔻术苓附黑姜；
甘草木瓜兼厚朴，虚寒阴水实堪攘。

茯苓　白术（土炒）　木香　木瓜
甘草　大腹皮　草豆蔻（煨）　附
子（炮）　黑姜　厚朴（炒）　加

姜枣

功用　温阳健脾，行气利水。

主治　脾阳不足，水湿内停，阴水肢体浮肿。

157. 疏凿饮子

疏凿饮为阳水标，木通商陆泻秦艽；
槟榔赤豆羌椒目，皮取姜苓大腹饶。

　　槟榔　　商陆　　茯苓皮　大腹皮
　　椒目　赤小豆　秦艽　　羌活　　泽
　　泻　　木通　加姜皮

功用　逐水消肿。

主治　水肿。

158. 舟车丸

舟车丸用橘青皮，遂戟芫花二丑泥；
轻粉木香军酒浸，燥实阳水奏功奇。

　　黑丑（炒）　大黄（酒浸）　甘遂
　　（面裹煨）　芫花（醋炒）　大戟
　　（面裹煨）　青皮　橘红　木香
　　轻粉（煅）　各等分水丸

注　二丑：牵牛子有黑白两种，分称黑丑、白丑，简称二丑。军：将军，此处指大黄。

功用　行气破泄，逐水消肿，通利二便。

主治　水肿鼓胀、形气俱实之证。

159. 温胃汤

温胃汤中附子归，陈皮朴芍草参茴；
干姜大腹苓山药，气结肺脾肿胀推。

　　山药　　厚朴（炒）　当归　　腹皮
　　人参　　白芍　　陈皮　　谷茴（炒）
　　干姜　　附子（炮）　茯苓　　甘草

注　谷茴：指茴香双悬果干燥后分开的两个小分果形似谷粒，而习称谷茴。

160. 消胀顺气汤

消胀顺气枳青陈，中白香砂泻朴苓；
夏芍泽兰归大腹，治疗鼓胀效通神。

　　茯苓　　当归　　白芍（炒）　青皮
　　陈皮　　枳壳（炒）　木香　　砂仁
　　人中白（研）　泽泻　　厚朴（炒）
　　法半夏　泽兰　　大腹皮

161. 针砂散

针砂散用巴豆槟，青陈黑丑夏莪棱；
砂仁肉蔻丁香附，军故姜黄理胀膨。

　　针砂（煅）　香附（炙）　巴豆（或
　　同粳米炒焦只取米用）　三棱
　　莪术　法夏　青皮　陈皮　黑丑
　　（炒）　槟榔　熟军　砂仁　丁香
　　故纸　肉蔻（面裹煨）　姜黄

162. 茵陈五苓散

茵陈五苓汤山栀，黄柏猪苓白术施；
甘草茯苓偕泽泻，清除湿热疸黄医。

　　茵陈　　栀子（炒）　黄柏　　白术
　　（土炒）　茯苓　　泽泻　　猪苓
　　甘草

功用　清热利湿，退黄。

主治 湿热黄疸。

163. 藿香叶散

藿香叶散枇杷叶,枳实陈苓栀子列;
豆豉葛根桑白皮,酒成黄疸服之悦。
藿香叶 葛根 豆豉 栀子 陈
皮 枳实(炒) 茯苓 桑皮 枇
杷叶

164. 白术葛根汤

白术葛根汤豆豉,秦艽赤苓偕枳实;
杏仁甘草伴桂心,酒疸变黑此方异。
白术(土炒) 葛根 秦艽 豆豉
赤苓 枳实(炒) 杏仁 甘草
桂心

165. 茱萸内消丸

茱萸内消丸二茱,青皮枳藻楝元胡;
木香橘核苍茴桂,酒糊为丸疝病舒。
吴茱萸(盐水炒) 山茱萸 肉桂
青皮 橘核 谷茴(盐水炒) 焦
苍术 木香 元胡 海藻 枳实
(炒) 川楝子

166. 守效丸

守效丸中芎芷苍,吴萸楝曲杞茴香;
海藻南星楂橘核,酒丸治疝送盐汤。
焦苍术 白芷 川芎 吴萸 南
星(炙) 神曲 焦山楂 枸杞
海藻 橘核 谷茴 川楝子

167. 花粉莲子饮

花粉莲子地麦冬,当归五味葛根从;
人参竹草偕蚕茧,加入灯心痟病攻。
花粉 莲子 生地 麦冬 五味
人参 竹叶 葛根 当归 甘草
蚕茧 灯心

注 痟病:痟同消。痟病即消渴
病,古有上、中、下三消之分。

168. 三消通用饮

三消通用五汁停,藕蜜生姜地乳匀;
调服川连花粉末,生津养血燥能平。
藕汁 姜汁 蜂蜜 人乳 生地
汁 川连 花粉二味研末用汁
调服

169. 加味葵子茯苓汤

加味葵子茯苓汤,王不留行生地黄;
滑石芒硝甘草桂,沙淋结石用之良。
冬葵子 王不留行 生地 飞滑
石 甘草 芒硝 茯苓 肉桂
功用 利水通淋。
主治 石淋,水道涩痛。

170. 小蓟饮子

小蓟饮子蒲黄麦,白芍栀甘归藕节;
生地竹茹滑木通,治淋热痛除尿血。
小蓟 蒲黄(炒) 麦冬 白芍
(炒)当归 生地 栀子 飞滑石
木通 甘草梢 竹茹 藕节

功用 凉血止血，利水通淋。

主治 下焦瘀热，血淋、尿血。

171. 萆薢分清饮

萆薢分清石菖蒲，乌药草梢益智俱；
或入茯苓盐少许，遗精淋浊并能驱。

萆薢 石菖蒲 乌药 甘草梢
益智 或加茯苓 食盐少许

功用 温暖下元，利湿化浊。

主治 下焦虚寒。

172. 清心莲子饮

清心莲子石莲参，地骨柴芩麦茯苓；
芪草菖蒲车芡实，除烦润燥止崩淋。

莲子肉 石莲 人参 黄芪 甘
草 茯苓 芡实 地骨皮 柴胡
黄芩 麦冬 菖蒲 车前

173. 化白散

化白茯苓海金沙，牛膝沉香秋石夸；
泽泻草梢生地滑，治膏淋痛益肾家。

海金沙 牛膝 草梢 飞滑石
生地 沉香 秋石 泽泻 茯苓

174. 当归六黄汤

当归六黄二地黄，芪柏芩连止汗攘；
清心降火能生水，浮麦加煎效更强。

当归 熟地 生地 黄芪 黄芩
黄连 黄柏 加浮麦

功用 滋阴泻火，固表止汗。

主治 阴虚有火，发热盗汗。

175. 牡蛎止汗散

牡蛎止汗散糯米，白术浮麦龙骨比；
煅研为末扑汗消，勿将厚被盖身体。

牡蛎（煅） 龙骨（煅） 白术（土
炒） 糯米 浮麦 共研末扑之

176. 碧雪丹

碧雪丹清心胃热，硼砂青黛牙硝列；
蒲黄甘草共研匀，木舌重腭吹用悦。

硼砂 青黛 火硝 蒲黄 甘草
共研细末

177. 六顺清凉饮

六顺清凉饮黄连，翘地木通灶土添；
犀角磨水投汤饮，泻心脾热养舌田。

黄连 连翘 生地 犀角（磨水）
木通 灶心土

178. 双煎饮

双煎饮用赤茯苓，二冬二地共灯心；
重龈肿烂石膏入，重腭肿寒灶土增。

熟地 生地 天冬 麦冬 灯心
赤苓 石膏 灶心土

179. 升阳清胃汤

升阳清胃薄荷翘，生地升麻归石膏；
栀桔灯心荆芥草，胃家热盛齿疼消。

升麻 石膏 生地 栀子 荆芥
薄荷 连翘 当归 甘草 桔梗
灯心

功用 清胃泻火。

主治 胃热牙痛，牙疳。

180. 清宁解毒汤

清宁解毒汤牛蒡，甘桔玄参贝芍防；
芥子荆翘花粉伴，诸般热毒痛喉匡。

防风 荆芥 连翘 花粉 牛蒡
子 甘草 桔梗 元参 贝母
赤芍 芥子(炒)

注 元参：玄参之别名。

181. 吹喉散

吹喉胆草苦玄参，甘草麝香贝母冰；
乳没豆根黄柏桔，研吹止痛热痰清。

胆草 苦参 玄参 豆根 甘草
贝母 黄柏 桔梗 乳香(炙)
没药(炙) 麝香 冰片 共研
细末

182. 苍耳散

苍耳散内辛夷芷，薄荷藁本川芎理；
甘草酒芩共研匀，清茶送下鼻渊止。

苍耳 辛夷 白芷 薄荷 藁本
川芎 甘草 黄芩(酒炒) 共研
细末清茶送服

功用 升清降浊，疏散风热。

主治 鼻渊。

183. 宣解汤

宣解汤中甘草曲，芩连半夏苍楂肉；
麦芽白芷及南星，热结上焦鼻痔救。

白芷 南星(炙) 黄芩 黄连
半夏(炙) 苍术(土炒) 山楂
神曲(炒) 麦芽(炒) 甘草

184. 燥湿汤

燥湿麻黄并川乌，白术干姜炙草扶；
通利三焦石膏入，寒热脚气痛能驱。

麻黄 白术(土炒) 干姜 甘草
(炙) 川乌(炙) 石膏

185. 导滞汤

导滞大黄二活苍，黄芩枳实共槟榔；
当归白芍甘防己，湿热脚气痛用良。

羌活 独活 苍术(土炒) 防己
槟榔 枳实(炒) 大黄 黄芩
当归 白芍(酒炒) 甘草

186. 防己饮子

防己饮子薏防风，芩柏槟榔地木通；
二术甘归瓜酒引，诸般脚气痛能松。

焦苍术 焦白术 防风 防己
木瓜 苡仁 甘草 木通 槟榔
黄柏 黄芩 当归 生地 酒引

187. 威灵仙饮

威灵仙饮五加皮，二活秦艽防桂枝；
前胡酒煮疗风痛，下部再加牛膝宜。

威灵仙 五加皮 独活 羌活
秦艽 防风 桂枝 前胡 牛膝
酒引

188. 风痹饮

风痹虎骨膝秦艽，枸杞羌防松节饶；
草薢蚕砂归草鳖，茄根酒煮痛风消。

虎骨　当归　秦艽　枸杞　羌活
防风　牛膝　松节　蚕砂　草薢
甘草　茄根　鳖甲　酒引

189. 舒筋开郁汤

舒筋开郁用红花，香附桃仁芥子夸；
汤入二陈和四物，姜汁冲调治木麻。

桃仁　红花　香附(炙)　陈皮
芥子(炒)　茯苓　半夏(炙)　地
黄　白芍　当归　川芎　甘草
生姜汁

六、伤寒科之剂

190. 搜邪实表汤

搜邪实表桂枝芎，芍药羌防白术同；
甘草饴糖姜与枣，伤风有汗服之松。

桂枝　川芎　白芍药　羌活　防
风　甘草　白术(土炒)　饴糖
姜枣

191. 升麻发表汤

升麻发表汤麻黄，芎芷防风甘草羌；
杏仁豆豉桂枝伴，伤寒无汗宜葱姜。

升麻　麻黄　川芎　白芷　防风
杏仁　豆豉　桂枝　甘草　生姜
葱白

192. 麻黄汤　桂枝汤

伤寒麻黄汤杏仁，甘草桂枝得汗轻；
伤风桂枝汤白芍，甘草枣姜有汗宁。

麻黄汤：麻黄　杏仁　甘草
桂枝
桂枝汤：桂枝　甘草　白芍
姜枣
麻黄汤
功用　发汗解表，宣肺平喘。
主治　外感风寒表实证。
桂枝汤
功用　解肌发表，调和营卫。
主治　外感风寒表虚证。

193. 桂麻各半汤　大青龙汤

桂麻各半杏甘草，白芍枣姜如疟讨；
大青龙汤加石膏，去芍又解风寒表。

桂枝　麻黄　杏仁　白芍　甘草
生姜　大枣　本方去白芍加石膏
即大青龙汤
桂麻各半汤
功用　解表散邪，小发其汗。
主治　太阳伤寒轻证。
大青龙汤
功用　发汗解表，兼清里热。
主治　外感风寒，兼有里热。

194. 小青龙汤

小青龙汤北五味，麻黄夏芍桂枝配；
细辛甘草与干姜，解表行水功用贵。

北五味　麻黄　半夏（炙）　芍药
桂枝　细辛　甘草　干姜

功用　解表蠲饮，止咳平喘。

主治　风寒客表，水饮内停。

195. 真武汤　四逆汤

真武汤中用生姜，苓芍附子白术襄；
四逆生附干姜草，并治厥逆亦回阳。

　　真武汤：白芍　附子（炙）　茯苓
　　白术（土炒）　生姜

　　四逆汤：干姜　生附子（炮）
　　甘草

　　真武汤

　　功用　温阳利水。

　　主治　脾肾阳虚，水气内停。

　　四逆汤

　　功用　回阳救逆。

　　主治　少阴病寒厥证。

196. 小柴胡汤　柴胡双解饮

少阳和解小柴胡，参草芩夏枣姜俱；
双解饮加陈皮芍，艾汁三匙入药茹。

　　柴胡　人参　黄芩　法夏　甘草
　　姜枣引

　　双解饮即本方加陈皮、白芍、艾汁
　　小柴胡汤

　　功用　和解少阳。

　　主治　少阳病。

　　柴胡双解饮

　　功用　和解表里。

　　主治　半表半里症。

197. 柴葛解肌汤

柴葛解肌柴干葛，甘草石膏羌芍药；
桔梗芷芩并姜枣，邪入阳明服之确。

　　柴胡　葛根　石膏　羌活　白芍
　　桔梗　白芷　黄芩　甘草　姜枣

　　功用　解表清里。

　　主治　外感风寒，内有郁热。

198. 桂枝大黄汤

桂枝大黄汤枳实，柴芍甘草姜枣备；
槟榔磨水入三匙，太阴实秘此通例。

　　桂枝　大黄　枳实（炒）　柴胡
　　白芍　槟榔　甘草　姜枣

199. 麻黄升麻汤

麻黄升麻知母归，天冬苓术桂枝蕤；
石膏芩芍姜甘草，表里混杂此方维。

　　麻黄　升麻　知母　当归　天冬
　　茯苓　白术（土炒）　桂枝　石膏
　　黄芩　白芍　葳蕤　甘草（炙）
　　生姜

200. 回阳救急汤

回阳救急用六君，五味炮姜桂附增；
加麝两厘猪胆汁，三阴寒厥可回春。

　　人参　白术（土炒）　茯苓　半夏
　　（炙）　陈皮　甘草　北五味　炮
　　黑姜　附子（炙）　肉桂　加麝香
　　猪胆汁

　　功用　回阳救急，益气生脉。

主治　真阳衰微，阴寒极盛。

201.　冲和灵宝汤（汤内生地、石膏、川芎重用）

冲和灵宝有方从，九味羌活汤去葱；
再入柴膏乌豆葛，伤寒两感服之松。
　　羌活　防风　细辛　白芷　黄芩
苍术（土炒）　生地　石膏　川芎
柴胡　葛根　乌豆　甘草　生姜

202.　麻黄葛根汤

麻黄葛根汤白芍，干姜豆豉五般药；
加入葱白两三根，表病多兮此方却。
　　麻黄　葛根　白芍　豆豉　干姜
葱白

203.　平胡饮

平胡饮朴橘皮苍，小柴胡汤何用良；
减去人参添鳖甲，伤寒坏病急煎尝。
　　柴胡　鳖甲（炒）　黄芩　苍术
（土炒）　厚朴（炒）　陈皮　半夏
（炙）甘草　生姜　大枣

204.　芩连汤

芩连汤用犀角宜，川芎生地并山栀；
柴胡白芍芩甘桔，韭汁磨墨鼻红医。
　　黄连　黄芩　犀角　川芎　生地
山栀　柴胡　白芍　茯苓　桔梗
甘草　韭汁　磨墨冲服

205.　加味犀角地黄汤

加味犀角地黄汤，桔芍丹皮橘黑姜；
甘草红花归藕节，上焦血热是良方。
　　犀角　生地　桔梗　白芍　丹皮
当归　红花　藕节　甘草　橘皮
干姜（炒黑）

206.　当归活血汤

当归活血芍桃仁，枳壳柴甘熟地参；
肉桂红花姜炒黑，心脾血郁酒冲吞。
　　当归　白芍（炒）　桃仁　枳壳
（炒）　熟地　人参　肉桂　红花
柴胡　甘草　黑姜　用酒冲服

207.　黄连阿胶汤

黄连阿胶汤乌梅，陈米地榆甘草随；
再将四物汤同用，墨汁冲调血痢培。
　　黄连　阿胶　生地　当归　川芎
白芍　乌梅　地榆　甘草　陈米
（炒）　墨汁冲服

208.　桃花汤

桃花汤内用炮姜，赤石水飞粳米襄；
能医血痢虚寒症，固脱温中又涩肠。
　　赤石脂（水飞）　炮姜　粳米
功用　温中涩肠。
主治　脾肾阳衰，久痢久泻。

209.　桂苓汤

桂苓汤内五苓列，再加滑石同知柏；

紫苏甘草并山栀，尿闭如狂热消革。

　　白术（土炒）　泽泻　猪苓　茯苓
桂枝　滑石　知母　黄柏　紫苏
山栀　甘草

210. 温经益元汤

温经益元陶氏著，十全大补芪芪去；
再加附子枣姜粳，遇汗亡阳能巩固。

　　熟地黄　芍药　当归　人参　白
术（土炒）　茯苓　甘草　肉桂
附子（炙）　粳米　大枣　生姜

　　功用　补益气血，温经固脱。

　　主治　大汗亡阳，久痢久泻。

211. 再造饮

再造饮中炙附芪，参芍细辛防桂枝；
甘草芎羌姜枣入，阳虚无汗此方施。

　　附子（炙）　黄芪（炙）　人参　芍
药　细辛　防风　桂枝　川芎
羌活　甘草　煨姜　大枣

　　功用　助阳益气，解表散寒。

　　主治　阳气虚弱，外感风寒。

212. 培元汤

培元汤芍麦冬连，知母参甘附子兼；
五味苓葱姜与枣，煎加童便戴阳痊。

　　芍药　麦冬　黄连（酒炒）　知母
人参　附子　五味　茯苓　甘草
葱白　童便　生姜　大枣

213. 回阳返本汤

回阳返本参炮姜，麦味陈皮附子襄；
甘草葱叶腊茶叶，泥浆水煮蜜调尝。

　　人参　炮姜　麦冬　五味　陈皮
附子（炮）　甘草　葱叶　腊茶叶
泥浆水　蜂蜜调服

　　功用　回阳复阴。

　　主治　阴盛格阳，烦躁。

214. 导赤各半汤

导赤各半芩知母，麦滑参连犀角伍；
甘草茯神栀枣姜，金为火克灯心辅。

　　黄芩　知母　麦冬　飞滑石　人
参　黄连　犀角　茯神　山栀
甘草　生姜　大枣　灯心

215. 扶阳抑火汤

扶阳抑火八珍宗，去地抛芎入麦冬；
橘皮姜枣芩柴共，善治伤寒病撮空。

　　人参　当归　麦冬　白芍　柴胡
黄芩　白术（土炒）　陈皮　茯神
甘草　枣　姜

216. 消斑青黛饮

消斑青黛石膏参，栀子黄连知母芩；
玄地升麻柴国老，煎加姜枣醋和吞。

　　真青黛　石膏　人参　川连　知
母　玄参　黄芩　柴胡　生地
升麻　栀子　甘草　生姜　大
枣　醋

217. 天雄散

天雄散内蜀椒归，夏朴陈皮白术随；
肉桂麻黄姜与枣，治阴毒宜取汗微。
　　天雄（炙）　蜀椒　当归　半夏
（炙）　厚朴　陈皮　白术（土炒）
肉桂　麻黄　生姜　大枣

218. 升麻鳖甲汤

升麻鳖甲汤雄黄，当归甘草蜀椒姜；
阳毒只如此汤服，阴毒须加桂枝良。
　　升麻　鳖甲　雄黄　当归　蜀椒
甘草　生姜　阴毒加桂枝

219. 女萎散

女萎散中丁香好，雄黄瓜蒂赤苓草；
另寻赤小豆煎汤，调散服之黑疸扫。
　　女萎（即玉竹）　甜瓜蒂　雄黄
赤茯苓　母丁香　甘草　另用赤
小豆煎汤送服

220. 柴胡百合汤

柴胡百合芩生地，知母参苓鳖甲制；
甘草陈皮芍枣姜，百合病用是主剂。
　　柴胡　百合　黄芩　生地　知母
人参　茯苓　鳖甲（炙）　陈皮
白芍　甘草　生姜　大枣

221. 韭根鼠屎汤（鼠屎男用雌两头 圆女用雄而两头尖）

韭根粳米合煎汤，去渣加入鼠屎良；

近阴裈裆烧灰入，男用女裆女男裆。
　　韭菜根　粳米　老鼠屎　裈裆
（烧灰）

222. 参归裆末汤

参归裆末草柴通，桂附韭根白术从；
鼠屎生姜红枣引，阴阳易病此方攻。
　　人参　当归　柴胡　木通　肉桂
附子（炙）　鼠屎　裈裆（烧灰）
白术　甘草　韭菜根　生姜
大枣

223. 调荣养卫汤

调营养卫细辛羌，合用补中益气汤；
麻去芍防葱地入，治疗劳感效奇彰。
　　细辛　羌活　防风　黄芪　白术
（土炒）　陈皮　柴胡　人参　当
归　甘草（炙）　川芎　生地　姜
枣　葱
　　功用　调和营卫，解表散寒。
　　主治　劳力感寒症。

224. 黄连犀角汤

黄连犀角汤艾叶，乌梅槐实桃仁设；
木香磨水药冲尝，管教脏腑狐惑灭。
　　黄连　犀角　艾叶　乌梅　槐实
桃仁　木香

225. 荆防败毒散

荆防败毒蔓荆子，二活二胡甘草芷；
桔梗苓芎及薄荷，时行疫毒通可以。

荆芥　防风　蔓荆子　独活　羌
活　柴胡　前胡　白芷　桔梗
茯苓　川芎　薄荷　甘草

功用　发汗解表，散风祛湿。

主治　感冒风寒湿邪。

226. 芩连消毒汤

芩连消毒用玄柴，蚕桔陈翘薄草偕；
牛子升麻同煮服，时行疫热大头排。

黄芩　黄连　玄参　柴胡　僵蚕
桔梗　陈皮　连翘　薄荷　牛蒡
子　升麻　甘草

功用　疏风清热，解毒消肿。

主治　天行大头病。

227. 生犀饮

生犀饮内犀角连，苍术陈茶黄土兼；
粪结大黄渴花粉，饮加金汁瘟病痊。

犀角　黄连　苍术（土炒）　陈茶
叶　黄土　粪结加大黄　渴加花
粉　金汁为引

228. 人中黄散

人中黄散治瘟瘴，辰砂飞研合雄黄；
薄荷桔梗煎汤下，日三夜二如数尝。

人中黄　飞辰砂　雄黄　薄荷
桔梗

七、妇科之剂

229. 七圣饮女圣丸

七圣饮中四物汤，香附陈皮甘草襄；
女圣丸只香附炙，理气调经开郁良。

熟地黄　白芍　当归　川芎　香
附（炙）　陈皮　甘草　女圣丸用
五炙香附研末为丸

230. 开郁二陈汤

开郁二陈用橘皮，芎归苓草夏槟栀；
木香香附苍莪术，理气通经取效奇。

橘皮　川芎　当归　茯苓　半夏
（炙）　槟榔　栀子（炒）　木香
香附（炙）　苍术（土炒）　莪术
甘草

功用　理气解郁，化痰，通经。

主治　气郁经闭。

231. 温经滋补汤

温经滋补四物垒，元胡香附泽兰茴；
丹皮仲术苓山药，姜枣加煎气血培。

生地　白芍　当归　川芎　元胡
索　香附（炙）　泽兰　茴香　丹
皮　杜仲（炒）　白术（炒）　茯苓
山药　姜枣

功用　温经补肾，补血活血。

主治　月经不调，肾虚腰痛。

232. 通经导滞汤

通经导滞汤泽兰，肉桂红花膝牡丹；
枳壳桃仁添四物，停经胀满服之宽。
　　泽兰　肉桂　红花　牛膝　丹皮
　　枳壳　桃仁　生地　芍药　当归
　　川芎

233. 桃桂汤

桃桂汤中归芍地，桂枝炙草桃仁备；
槟榔枳壳枣生姜，善治肠覃奏功异。
　　桃仁　桂枝　当归　生地　芍药
　　槟榔　枳壳　甘草（炙）　生姜
　　大枣

234. 理经汤

理经汤内莪牛膝，故纸芎归参芍匹；
甘草小茴并枣姜，用破石瘕功第一。
　　莪术　牛膝　故纸　当归　川芎
　　白芍　人参　小茴　甘草
　　姜　枣

235. 十灰散

十灰藕节与莲蓬，干漆艾姜柏叶棕；
大小蓟根乌油发，烧研酒下止崩红。
　　藕节炭　莲蓬炭　干漆炭　艾叶
　　炭　姜炭　柏叶炭　棕榈炭　大
　　蓟根炭　小蓟根炭　头发炭
　　酒下
　　功用　凉血止血。
　　主治　血热妄行。

236. 蒲柏散

蒲柏散用炒蒲黄，柏叶当归伴黑姜；
芎地芩参田七芍，煎冲墨汁血崩匡。
　　蒲黄（炒）　柏叶（炒）　当归　黑
　　姜　川芎　生地　黄芩　人参
　　田三七（研末冲）　白芍　墨汁
　　（冲）

237. 凉血地黄汤

凉血地黄用芩连，知柏芎归国老兼；
柴蔓升麻防芥穗，崩中血热立能痊。
　　生地　荆芥　黄连　川芎　当归
　　知母　黄柏　黄芩　升麻　柴胡
　　防风　蔓荆　甘草

238. 白芷暖宫丸

白芷暖宫禹余粮，醋炙水飞共炮姜；
芎芍花椒蕲艾叶，妇人带下蜜丸尝。
　　白芷　禹余粮（水飞醋炙）　炮姜
　　茯苓　白芍　川花椒　艾叶
　　功用　温暖下焦，调和气血。
　　主治　子宫虚弱，风寒客滞。

239. 二陈益智汤

二陈益智陈皮夏，二术柴胡甘草亚；
升麻白茯益干姜，湿热白浊此方化。
　　益智仁　陈皮　半夏（制）　白术
　　（土炒）　柴胡　升麻　白茯苓
　　苍术（土炒）　甘草　干姜
　　注　干姜：原书作"干乾"，据方

歌下面的药物组成改。

240. 天一百子丸

天一丸归杞故苓，菟丝味膝首乌蒸；
蜜丸引别姜盐酒，男子服来定毓麟。

赤茯苓六两（牛乳蒸晒）　白茯苓六两（牛乳蒸晒）　赤首乌六两　白首乌六两（去皮切碎米泔浸）　怀牛膝四两（同首乌入土锅内黑豆二升伴煮晒干豆另服）　菟丝子三两五钱　枸杞三两五钱（酒蒸晒干）　故纸三两　当归三两（酒蒸晒干）　北五味一两（酒蜜合蒸晒干）　以上各味，分制合研，蜜丸，每服三钱，日早用酒下，中午姜汤下，临卧盐汤下，服完必有子。

241. 乌鸡丸

乌鸡丸仲故茴蓉，香附芎归二地冬；
玉竹苓砂丹术草，妇人服后有儿童。

五爪白乌骨鸡一只，先用米喂一七，勿令食虫，铜刀剖去肠杂，量鸡肚大小以二地二冬入内缝合，水酒煮熟去地冬不用，将肉骨火焙，食尽余酒，候焦研末，外用。玉竹八两　香附六两（四炙）　归身　川芎　丹参　白茯苓　白术　肉苁蓉　杜仲各三钱　故纸　砂仁　小茴　甘草各一两五钱
共研，伴入鸡末，酒煮面糊为丸，

米汤下，服完必孕。

242. 三妙汤

三妙汤中一两芪，川芎只用十分宜；
糯米一合同煎服，能保胎儿不下遗。

黄芪一两　川芎一钱　糯米一合煎服

243. 当归散

当归散内茴香附，芎芍砂仁苓白术；
故纸黄芩甘草姜，保胎益血功独裕。

当归　茴香　香附（炙）　川芎　白芍　砂仁　茯苓　白术（土炒）　故纸　黄芩　甘草　生姜

244. 阿胶艾叶汤

阿胶艾叶断仲归，黄芩白芍地黄煨；
柏叶术甘京墨汁，孕时带漏以安胎。

阿胶　杜仲　续断　当归　黄芩　艾叶　白术（土炒）　熟地　柏叶（炒）　白芍（炒）　墨汁　甘草

245. 泰山磐石散

泰山磐石八珍君，去茯还添续断芩；
炙草砂仁芪糯米，孕时常服保胎倾。

黄芪　黄芩　砂仁　人参　白术（土炒）　续断　生地　当归　白芍（炒）　川芎　甘草（炙）　糯米

功用　益气健脾，养血安胎。
主治　气血虚弱所致的堕胎、滑胎、胎动不安。

246. 清胃抑火汤

清胃抑火汤石膏，酒连犀角地连翘；
升麻甘草归同煮，火郁胃家血溢调。

石膏　黄连（酒炒）　犀角　生地
连翘　当归　升麻　甘草

功用　清胃泻火，凉血止血。

主治　胃热出血。

247. 五殊饮

五殊饮用侧柏叶，阿胶生地黄芩列；
头发烧灰入药调，润燥清火止尿血。

侧柏叶（炒）　阿胶　生地　黄芩
血余炭

248. 六益煎

六益煎中酒续断，归芩白术阿胶判；
砂仁佐用柏叶加，孕时粪血此方按。

续断（酒洗）　当归　黄芩　阿胶
白术（土炒）　砂仁　柏叶

249. 调胃和中汤

调胃和中白术苓，当归香附芍砂仁；
腹皮苏梗和葱白，胃气疼时取效神。

白术（土炒）　茯苓　香附（炙）
白芍　砂仁　当归　腹皮　苏梗
葱白

250. 紫苏饮

紫苏饮内芍陈皮，炙草芎归大腹宜；
葱白人参姜共枣，胎气冲痛妙能医。

紫苏　白芍　陈皮　川芎　当归
大腹皮　人参　甘草（炙）　葱白
姜　枣

251. 羌活八珍汤

羌活八珍用秦艽，炙草芩芪归芍饶；
防风续断加姜枣，治孕中风胎不摇。

羌活　秦艽　黄芩　黄芪　当归
白芍　防风　续断　甘草（炙）
姜　枣

252. 清暑和胎饮

清暑和胎取四君，黄芪五味酒连芩；
麦冬知母生姜枣，孕妇煎尝暑气平。

人参　白术（土炒）　茯苓　黄芪
五味　黄芩　黄连（酒炒）　麦冬
知母　甘草（炙）　生姜　大枣

253. 人参阿胶散

人参阿胶散白芍，杜仲当归甘桔若；
苏梗麦冬白术苓，安胎止咳功独卓。

人参　阿胶　白芍（炒）　当归
杜仲　苏梗　麦冬　白术（土炒）
茯苓　桔梗　甘草

254. 橘皮汤

橘皮汤中苓白术，砂仁归芍藿香附；
乌梅炙草并煨姜，食逆服之呕恶去。

白术（土炒）　茯苓　橘皮　砂仁
当归　白芍　香附（炙）　藿香
乌梅　甘草（炙）　煨姜

255. 九仙固元饮

九仙固元芡实苓，莲肉乌梅白术参；
山药砂仁偕糯米，能医胎泻价如珍。
　茯苓　芡实　莲肉　乌梅　白术
（土炒）　人参　山药　砂仁
糯米

256. 黄芩芍药汤

黄芩芍药生地黄，当归枳壳橘皮裹；
甘草乌梅香附炙，安胎止痢益生姜。
　黄芩　白芍（炒）　当归　香附
乌梅　生地　陈皮　枳壳（炒）
甘草　生姜

257. 阿胶茯苓汤

阿胶茯苓汤芍归，芩术蒲黄故纸茴；
艾叶吴萸姜枣引，空心煎服子痢培。
　阿胶　茯苓　白术（土炒）　白芍
当归　黄芩　吴萸（炒）　艾叶
蒲黄（炒）　故纸　茴香　姜　枣

258. 安胎平疟饮

安胎平疟柴桂枝，紫苏知母芍归施；
酒芩白术姜甘草，子疟能医效不迟。
　柴胡　紫苏　知母　黄芩　白芍
当归　白术　桂枝　甘草　生姜

259. 补阴汤

补阴芎归炙首乌，参苓白术伴柴胡；
乌梅石斛芩姜枣，固产滋阴胎疟扶。

川芎　当归　何首乌（炙）　人参
白术（土炒）　柴胡　乌梅　石斛
黄芩　茯苓　姜　枣

260. 定志保元汤

定志保元防独薄，芎归甘草芩参芍；
茯神菖桔橘红柴，养血宁心子痫却。
　防风　独活　薄荷　人参　川芎
当归　白芍　茯神　菖蒲　桔梗
柴胡　黄芩　橘红　甘草

261. 竹茹汤

竹茹汤取生地汁，麦冬知母黄芩益；
茯神甘草入人参，管教子烦闷即释。
　生地汁　竹茹　麦冬　知母　黄
芩　茯神　人参　甘草

262. 五物五皮汤

五物黄芩紫苏芎，当归白术五皮同；
苓皮姜陈桑大腹，能消水气子肿松。
　黄芩　紫苏　川芎　白术（土炒）
当归　茯苓皮　陈皮　桑皮　姜
皮　大腹皮

263. 千金鲤鱼汤

千金鲤鱼汤芍归，姜皮苓术橘皮该；
煮鱼取汁同煎药，孕妇浮肿胎自培。
　鲤鱼　白芍　当归　白术（土炒）
姜皮　橘皮　茯苓

264. 天仙藤散

天仙藤散宣木瓜，苏梗陈皮香附夸；
姜皮甘草同乌药，泊孕脚肿奏功奢。

　天仙藤　宣木瓜　苏梗　陈皮
香附（制）　乌药　甘草　姜皮

　注　泊：疑为"治"字之误，待考。

265. 百和汤

百和汤内芩香附，仲断芎归甘芍术；
苏梗陈皮再入羌，怀胎身痛奏功著。

　黄芩　香附　杜仲　续断　川芎
当归　白术（土炒）　白芍　苏梗
陈皮　甘草　羌活

266. 连栀汤

连栀汤用酒炒连，栀子芩防各一钱；
生地川芎归芍倍，子狂郁热此方贤。

　黄连（酒炒）　栀子　黄芩　防风
生地　川芎　当归　白芍

267. 枣茹汤

枣茹汤中枣十枚，甘草半两竹茹培；
麦冬小麦三钱许，佐用茯神脏燥推。

　竹茹　麦冬　甘草　小麦　大枣
茯神

268. 托里解毒散

托里解毒甘草节，连翘白芷银花列；
花粉芎归贝母芩，胎痈诸毒酒煎啜。

　连翘　白芷　银花　花粉　川芎

当归　贝母　黄芩　甘草节　加
酒煮

269. 便胎饮

便胎神方黑荆芥，归芍菟丝芎枳艾；
厚朴芪甘贝母羌，保胎利产妙难载。

　荆芥（炒黑）　当归　白芍　菟丝
子　川芎　枳壳（炒）　艾叶　厚
朴　黄芪　贝母　羌活　甘草
或加鲜姜引

270. 达生饮

达生饮用黄杨脑，白术参苓归芍草；
大腹陈皮并紫苏，煎加葱白产难保。

　黄杨脑　白术（土炒）　人参　茯
苓　当归　白芍（炒）　大腹皮
陈皮　紫苏　甘草　葱白

271. 佛手散

佛手散中当归多，益母为佐川芎和；
生蜜麻油冲药服，催生顺利效堪歌。

　佛手　当归　益母草　川芎　生
蜜　麻油

　注　佛手：原书缺此二字，据方
名补。

272. 兔脑丸

兔脑丸用母丁香，乳麝香同兔脑浆；
共研为丸开水送，立时催下小儿郎。

　母丁香　乳香　麝香　各研一钱
合兔脑髓捣捻为丸，开水送下，

小儿即出。

273. 堕死散

堕死散用三钱硝，川芎六钱当归饶；
童便一碗和煎饮，死胎立下奏功高。

川芎　芒硝　当归　童便

274. 五虎芎归汤

五虎芎归头发灰，龟板炙酥人参培；
体实去参穿甲代，再加指甲交骨开。

川芎　当归　头发灰　龟板（炙
酥）　人参　穿山甲（炮）　人
指甲

275. 清魂散

清魂散内泽兰菖，芥穗川芎及黑姜；
炙草蒲黄童便引，产后血晕服安康。

泽兰　菖蒲　荆芥　川芎　蒲黄
甘草（炙）　黑姜　童便（冲）

276. 茯神定魂汤

茯神定魂麦冬参，远志元胡柏子仁；
龙齿当归甘草桂，能调产后语错昏。

茯神　人参　麦冬　远志　元胡
柏子仁　桂心　龙齿（煅研）　当
归　甘草（炙）

277. 芎归泻心汤

芎归泻心汤丹皮，玄胡赤芍五灵脂；
蒲黄肉桂当归尾，产后狂言煎服宜。

川芎　归尾　丹皮　元胡　赤芍

五灵脂　蒲黄（炒）　肉桂

278. 黑神散

黑神散用黑姜桂，黑豆蒲黄归芍配；
产后七日熟地加，童便酒煎除痛秒。

官桂　黑豆　蒲黄（炒）　当归
芍药　熟地　黑姜　酒　童便

279. 猪心汤

猪心汤内参归地，麦味菖蒲炙草备；
取猪心汁煎药尝，开通心窍语自遂。

人参　当归　地黄　麦冬　五味
菖蒲　甘草（炙）　猪心

280. 七珍散

七珍散内菖蒲参，防地川芎北细辛；
煎汤调服辰砂末，管叫胸开便出声。

人参　菖蒲　防风　地黄　川芎
细辛　辰砂

281. 当归元胡汤

当归元胡汤黑楂，蒲黄赤芍与红花；
肉桂灵脂童便酒，治儿枕痛效无涯。

当归　元胡　山楂（炒黑）　蒲黄
赤芍　红花　肉桂　灵脂　童便
酒引

282. 破癥丸

破癥丸用术莪棱，芎地玄胡丹桂陈；
归鳖吴萸香附术，灵脂桃故蜜丸吞。

香附（四炙）　川芎　焦白术　故

纸　桃仁　三棱　肉桂　吴萸
熟地　元胡　鳖甲（醋炙）　莪术
灵脂　陈皮　丹皮　木香　当归
共研和蜜为丸

283. 干姜饮

干姜饮子芍地归，桂心独活细辛陪；
炙草吴萸同小草，产后心痛寒气回。
　芍药　地黄　当归　桂心　独活
细辛　吴萸　甘草（炙）　小草
（即远志苗）　干姜

284. 当归地黄汤

当归地黄陈橘皮，白芍人参肉桂宜；
炙草干姜兼大枣，肝经血弱用能医。
　当归　地黄　肉桂　白芍（炒）
人参　甘草（炙）　陈橘皮　干姜
大枣

285. 芎芍泻肝汤

芎芍泻肝香附嘉，桃仁赤芍并红花；
枳实青皮童便酒，用破肝经血瘀瘕。
　川芎　当归　香附（炙）　桃仁
赤芍　红花　枳实　青皮　酒
童便

286. 复元通气汤

复元通气茴牛膝，故纸元胡归芍匹；
肉桂丹皮并木香，下焦血痛服之佚。
　牛膝　茴香　故纸　元胡　芍药
肉桂　丹皮　木香　当归

287. 趋痛汤

趋痛汤中独活桂，黄芪白术当归配；
炙草韭白膝干姜，治周身痛人欢戴。
　独活　肉桂　黄芪　白术（土炒）
当归　牛膝　甘草（炙）　干姜
韭白
　注　韭白：明代李时珍《本草纲
目·菜一·韭》：“韭之茎名韭白。”

288. 愈风汤

愈风汤内用归芪，白芍秦艽防桂枝；
天麻羌活芎姜枣，产后中风此法施。
　当归　黄芪　白芍　秦艽　桂枝
防风　天麻　羌活　川芎　姜枣

289. 桂苏饮

桂苏饮是桂枝苏，四物汤加熟地丢；
二陈汤合前胡桔，产后感寒咳嗽瘳。
　桂枝　紫苏　半夏（制）　前胡
当归　白芍　川芎　桔梗　陈皮
茯苓　甘草（炙）　姜

290. 抵圣汤

抵圣汤中觅泽兰，人参半夏茯苓甘；
陈皮赤芍干姜共，血入胃脾服即安。
　人参　泽兰　半夏（制）　茯苓
陈皮　赤芍　甘草　干姜

291. 大补元饮

大补元饮归杏仁，山萸杜仲地黄参；

枸杞山药同甘草，产后虚极喘急平。

当归 杏仁 山茱萸 杜仲 熟
地黄 人参 枸杞 山药 甘草

292. 养正汤

养正汤中益母草，当归芥穗术芪同；
炮姜炙草浓煎服，产后蓐劳汗病松。

当归 益母草 川芎 荆芥 白
术（土炒） 黄芪 甘草（炙）
炮姜

293. 当归芍药汤

当归芍药汤炮姜，炙草参苓并木香；
陈皮枳壳乌梅子，和血行气痢病匡。

当归 芍药 人参 茯苓 木香
陈皮 枳壳 乌梅 甘草（炙）
干姜（炮）

294. 参麦汤

参麦汤内天花粉，生地枣姜甘草等；
先煨陈米竹叶汤，煎药服之烦渴醒。

人参 麦冬 花粉 生地 甘草
陈米 竹叶 姜 枣

295. 十物汤

十物汤中挈八珍，地参删去益瓜陈；
干姜泽泻姜皮佐，产后肿浮喘胀亨。

白术（土炒） 茯苓 白芍 当归
川芎 木瓜 陈皮 泽泻 干姜
姜皮 甘草（炙）

296. 提元饮

提元饮中益智芪，人参甘草茯苓宜；
升麻大枣姜同煮，牡蛎粉调治尿遗。

益智仁 黄芪 人参 茯苓 升
麻 甘草 大枣 生姜 牡蛎粉
调服

297. 花颠汤

花颠汤内茯神玄，归芍栀菖芥子甘；
等分浓煎连次服，醒来羞愧为花缠。

茯神 玄参 当归 白芍 石菖
蒲 栀子（炒） 芥子（炒） 甘草

298. 天丁散

天丁散内蒲公英，没药青皮橘叶均；
归蒌银花甘草节，治乳百病石膏增。

天丁 蒲公英 没药（炙） 青皮
橘叶 当归 银花 瓜蒌 石膏
甘草节

299. 蒲公英散

蒲公英散甘草梢，当归白芷银花饶；
酒煮温服渣敷乳，但得微汗痈自消。

蒲公英 当归 白芷 银花 甘
草梢 酒引

300. 仙方活命饮

仙方活命芷穿山，皂刺归陈乳没掺；
贝草防银花粉芍，阴中痛痒也能安。

穿山甲（炮） 皂角刺 当归 陈

皮　贝母　银花　白芷　花粉
赤芍　防风　乳香（炙）　没药
（炙）　甘草节　本方治阴痒有
特效

功用　清热解毒，消肿溃坚，活血
止痛。

主治　痈疽肿毒初起。

301. 红茄根饮

红茄根饮泽兰归，芍药丹皮伴白薇；
苍术凌霄芎地好，色红茄病湿热挥。

红茄根　泽兰　当归　芍药　丹
皮　苍术（土炒）　凌霄　白薇
川芎　生地

注　凌霄：即凌霄花，原书作"凌
宵"，依现代习惯改。

302. 龙胆泻肝汤

龙胆泻肝木通芩，车前生地草栀仁；
当归泽泻柴胡合，湿热乘肝力可平。

龙胆草　泽泻　黄芩　木通　生
地　栀子　当归　车前　柴胡
甘草

功用　泻肝胆实火，清下焦湿热。

主治　肝胆实火，湿热下注。

303. 白茄根饮

白茄根取八物汤，茯苓删出入沉香；
吴萸枳壳陈皮共，茄病气虚色白匡。

白茄根　熟地　川芎　白芍　当
归　白术（土炒）　沉香　吴萸

枳壳　人参　陈皮　甘草

八、幼科之剂

304. 升阳散火汤

升阳散火葛升麻，二活柴胡参芍加；
甘草防风姜与枣，风邪郁热用堪夸。

葛根　升麻　独活　羌活　柴胡
人参　白芍　防风　甘草　生姜
大枣

305. 大连翘饮

大连翘饮北防风，赤芍归梢共木通；
竹叶荆甘同煮服，火风血热一齐攻。

连翘　防风　赤芍　当归梢　木
通　竹叶　荆芥　甘草

306. 惺惺散

惺惺散用防花粉，芎芍薄荷羌桔梗；
甘草细辛白茯苓，风寒感冒生姜引。

防风　花粉　川芎　白芍　薄荷
羌活　桔梗　细辛　茯苓　甘草
生姜

307. 地黄茵陈汤

地黄茵陈汤栀子，泽泻猪苓花粉使；
赤芍归梢草茯苓，胎黄湿热服之已。

地黄　茵陈　栀子　泽泻　猪苓
花粉　赤芍　当归　茯苓　甘草

308. 安神汤

安神汤夏麦门冬，酸枣参归地橘红；
国老茯神姜五味，宁心安寝血为融。
　　麦冬　生地　半夏（炙）　人参
　　当归　枣仁　橘红皮　五味子
　　茯神　甘草　姜

309. 祛毒汤

祛毒汤用花粉栀，防芩知母黛陈皮；
玄参甘草薄荷桔，散热消癍疹毒移。
　　花粉　栀子　防风　黄芩　知母
　　陈皮　青黛　玄参　薄荷　桔梗
　　甘草

310. 火府丹

火府丹内荆芥翘，玄参花粉芍归梢；
大黄草地羌防贝，酒煎与饮丹毒消。
　　荆芥　连翘　玄参　花粉　芍药
　　当归梢　大黄　贝母　生地　羌
　　活　甘草　防风　酒

311. 三解散

三解散防芍郁金，天麻蚕蝎大黄芩；
茯神枳薄参甘术，解热祛毒亦钲惊。
　　防风　白芍　郁金　天麻　全蝎
　　大黄　黄芩　甘草　茯神　枳壳
　　薄荷　白术（土炒）　人参　僵蚕
　　注　僵蚕：原书作"殭蚕"，据现
　　代习惯改。下同。

312. 猪乳膏

猪乳膏取乳汁浆，调辰砂末合牛黄；
涂抹儿口胎惊定，若治夜啼加麝香。
　　猪乳汁调辰砂　牛黄　麝香

313. 参竹汤

参竹汤是参竹叶，麦冬粳米同小麦；
半夏陈皮甘草姜，胆虚惊寐水煎啜。
　　人参　竹叶　麦冬　半夏（炙）
　　陈皮　粳米　小麦　甘草　生姜

314. 钩藤散

钩藤散用防蝉蜕，茯苓羌活青皮配；
甘草辰砂熟大黄，研治惊痫邪热退。
　　防风　辰砂　蝉蜕　羌活　青皮
　　白茯苓　熟大黄　钩藤　甘草
　　注　惊痫（diào）：①狂病。②小
　　儿病。

315. 乳香膏

乳香膏内木香煨，没药僵蚕并小茴；
研用钩藤汤送下，腹痛内痫服之推。
　　乳香（炙）　木香（煨）　没药
　　（炙）　僵蚕（炒）　小茴　共研
　　末，用钩藤汤煎汤送下

316. 琥珀抱龙丸

琥珀抱龙牛竺黄，朱珍星枳麝檀香；
山药糊丸衣金箔，化痰钲惊引姜汤。
　　琥珀　牛黄　天竺黄　胆星　朱

砂　珍珠　枳壳　麝香　檀香
山药　金银箔为衣　姜汤下

317. 至圣保命丹

至圣保命茯神砂，钩星蚕蝎并天麻；
蝉蜕珍珠防麝研，糊丸同上效同夸。
　　茯神　辰砂　胆星　防风　僵蚕
麝香　天麻　珍珠　钩藤　蝉蜕
全蝎

318. 归连汤

归连散内木香胶，白芍黄芩糯米调；
添上六君除白术，小儿惊痫即能疗。
　　当归　黄连　木香　人参　白芍
阿胶　茯苓　陈皮　黄芩　糯米
半夏（制）　甘草
　　注　散：当为"汤"。

319. 通神散

通神散内木通芎，酸枣参芪远志冬；
炙草菖归寒水石，紫苏汤下窍音通。
　　木通　川芎　枣仁　当归　黄芪
远志　麦冬　菖蒲　寒水石　人
参　甘草　紫苏

320. 清惊散

清惊散参麦冬柴，防芩炙草辰砂该；
研取竹叶煎汤下，扫除惊后虚热来。
　　人参　麦冬　柴胡　防风　黄芩
辰砂　甘草（炙）　竹叶

321. 利惊丸

利惊丸子防麝黛，胆星胆草辰砂荟；
钩藤铁花蜜和丸，金银汤下治昏昧。
　　防风　麝香　青黛　胆星　胆草
辰砂　芦荟　钩藤　铁花　蜜为
丸　金银煎汤

322. 雄黄解毒汤

雄黄解毒乳没药，巴豆去油先去壳；
郁金同研醋糊丸，朱砂为衣辟毒恶。
　　雄黄　乳香（炙）　没药（炙）　巴
豆（去油）　郁金　朱砂（水飞）
醋打米糊为丸

323. 雄麝散

雄麝散用雄黄主，乳香减半麝少许；
公鸡冠血调散尝，中恶腹痛力能抚。
　　雄黄　乳香（炙）　麝香　公鸡
冠血

324. 清凉散

清凉知母麦冬翘，甘桔芩连与石膏；
牛子人参玄竹叶，麻毒火热一并消。
　　知母　麦冬　连翘　桔梗　黄芩
黄连　石膏　牛蒡子　人参　玄
参　竹叶　甘草

325. 芩连化毒汤

芩连化毒用栀仁，牛蒡豆卷桔玄参；
石膏贯众红花草，麻郁不收此法清。

黄芩　黄连　栀子　牛蒡子　豆
卷　桔梗　玄参　石膏　贯众
红花　甘草

326. 葶苈子饮

葶苈子饮杏仁泥，莱菔黄芩广橘皮；
玉苏甘草同防己，麻后久咳饮之宜。
　　葶苈子　杏仁　莱菔子(炒)　黄
芩　广橘皮　玉苏子　防己
甘草
　　注　玉苏：玉苏子，即白苏子。

327. 参麦知母汤

参麦知母汤木通，玄参炙草骨皮同；
石膏生地浓煎饮，麻后余热力能松。
　　人参　麦冬　知母　木通　玄参
石膏　生地　地骨皮　甘草(炙)

328. 金花饮

金花饮用荟胡连，龙胆明雄地骨兼；
郁金甘草芩栀子，麻后牙疳截祸延。
　　黄芩　胡连　芦荟　郁金　龙胆
草　明雄　栀子　地骨皮　金银
花　甘草

329. 天冬丸

天冬丸内甜葶苈，百合石膏龟甲炙；
桑杏木通酒大黄，蜜丸吞服龟胸辟。
　　天冬　葶苈　百合　桑皮　杏仁
木通　大黄(酒洗)　龟甲(炙)
石膏　蜜

330. 鸡肠散

鸡肠散用蛎苓蛸，益智苓龙故碾调；
送取盐汤寒宜桂，夜间遗尿法先操。
　　鸡肠一具(男用雄女用雌焙焦)
牡蛎　桑螵蛸　益智仁　黄芩
龙骨(煅)　茯苓　官桂　故纸
盐汤送下

331. 松蕊丹

松蕊丹用松花桂，防前枳壳大黄配；
独活麻黄蜜作丸，粥汤送下治龟背。
　　松花粉　桂心　防风　前胡　枳
壳(炒)　大黄　独活　麻黄　蜜
粥汤送下

332. 星香散

星香散内夏胆星，陈皮白术藿香苓；
钩藤香附天麻桔，引用煨姜惊吐平。
　　胆星　法夏　藿香　白术(炒)
茯苓　香附(炙)　天麻　桔梗
钩藤　陈皮　煨姜

333. 心疳丸

心疳丸地芦荟连，茯神君子夜明兼；
辰砂套胆归蟾草，疳病属心蜜丸痊。
　　地黄　芦荟　胡连　茯神　使君
子　夜明砂　辰砂　套胆星　当
归　干蟾末　甘草　蜜为丸

334. 肝疳丸

肝疳胆草夜明砂，防荟青皮蝉天麻；
芎归灵脂连蟾蝎，猪胆糊丸利肝家。

龙胆草　夜明砂　防风　芦荟
青皮　蝉蜕　天麻　川芎　当归
五灵脂　胡连　蟾　全蝎　猪胆
糊丸

335. 脾疳丸

脾疳青皮连使君，莪术香砂及夜明；
芎归蟾荟灵脂共，粳米糊丸脾胃宁。

青皮　胡连　使君子　莪术　木
香　砂仁　五灵脂　夜明砂　川
芎　当归　芦荟　干蟾　粳米
糊丸

336. 肺疳丸

肺疳归桔橘桑皮，阿胶炙草五灵脂；
紫苏连荟蟾君子，炼蜜为丸肺疳医。

当归　桔梗　桑皮　陈皮　阿胶
五灵脂　紫苏　胡连　芦荟　使
君子　蟾皮　甘草（炙）　蜜为丸

337. 肾疳丸

肾疳丸即正六味，再加君子胡连荟；
芎归蟾末夜明砂，肾疳蜜丸功力沛。

地黄　山茱萸　茯苓　山药　丹
皮　泽泻　川芎　当归　胡连
芦荟　干蟾皮　使君子　夜明砂
蜜丸

338. 五疳保童丸

五疳保童柴枳术，胡连楂曲槟香附；
橘甘芦荟使君防，蟾末蜜丸肝病祛。

柴胡　枳实（炒）　白术（土炒）
胡黄连　山楂　神曲　槟榔　蟾
末　防风　芦荟　使君子　陈皮
香附　甘草　蜜

339. 防风通圣散

防风通圣大黄硝，荆芥麻黄滑石膏；
薄荷芩术芎归芍，甘桔栀翘表里调。

防风　大黄　芒硝　荆芥　麻黄
滑石　石膏　薄荷　黄芩　白术
（土炒）　川芎　白芍（炒）　当归
桔梗　栀子　连翘　甘草

功用　疏风解表，清热通便。

主治　外感风邪，内有蕴热证。

340. 公鸡屎散

公鸡屎散倍泥床，矾信腾黄研末装；
先用倍矾煎水洗，再将药搽癞头疮。

公鸡屎重用晒干　塘中黑泥二两
蛇床子三钱　人信火煅二钱　白
矾三钱　腾黄　五倍子五钱　共
研细末　先用白矾五倍子煎汤，
洗患处随搽此散。

注　搽：原文作"挏"，据方后注
明"洗患处随搽此散"改。

片 血竭 白马蹄壳 牛黄 珍
珠 麝香

341. 松树皮散

松皮芩连并蛇床，寒水黄丹白胶香；
大黄轻粉无名异，枯矾同研敷毒疮。
　松树皮　黄芩　黄连　蛇床子
寒水石　白胶香　大黄　轻粉
枯矾　无名异　黄丹
注　无名异：为氧化物类矿物软锰
矿的矿石。
功用　活血止血，消肿定痛。
主治　用于跌打损伤，痈疽肿毒，
创伤出血。

342. 安虫丸

安虫丸用槟芜荑，木香芦荟夜明脂；
胡连贯众蟾君子，粟米糊丸瘤痔医。
　槟榔　芜荑　木香　芦荟　夜明
砂　五灵脂　胡连　贯众　干蟾
使君子　粟米糊丸

343. 胡黄连散

胡黄连散石膏柴，栀子大黄荟桔偕；
芩薄玄参牛子草，引加竹叶牙疳排。
　胡连　石膏　柴胡　栀子　大黄
芦荟　桔梗　黄芩　薄荷　玄参
牛蒡子　甘草　竹叶

344. 象牙散

象牙散用人中白，青黛胡连冰血竭；
白马蹄壳珠牛黄，入麝研敷牙疳悦。
　象牙　人中白　青黛　胡连　冰

345. 赛神散

赛神散用五倍子，青黛雄黄蚕退纸；
人中白与大黄矾，研擦牙疳虫蚀止。
　五倍子　青黛　雄黄　蚕蜕纸
人中白　大黄　矾石(煅)

346. 化䘌丸

化䘌胡连并青黛，芜荑芎芷干蟾荟；
取猪胆汁浸糊丸，临卧杏仁汤下爱。
　胡连　青黛　芜荑　川芎　白芷
干蟾　芦荟　猪胆汁　杏仁

347. 烧脾丸

烧脾丸用曲麦芽，草果陈皮朴缩砂；
良姜干姜同炙草，生冷积滞蜜丸夸。
　神曲　麦芽　草果(煨)　陈皮
厚朴　砂仁　良姜　干姜　炙草
蜜丸

348. 麦门冬饮

麦门冬饮北味参，玄归生地伴芪芩；
人参或易田三七，童便冲调血吐宁。
　麦冬　五味子　人参　玄参　当
归　生地　黄芪　黄芩　田七
童便

349. 柴胡豆豉汤

柴胡豆豉芍山栀，甘草丹皮桑白皮；

犀角水磨冲药服，理治肝火目血遗。
　　柴胡　豆豉　白芍　山栀　丹皮
　　桑皮　犀角　甘草

350. 五物清胃汤

五物清胃生地归，川连栀子丹皮该；
头发烧灰加入药，粪后血来此法裁。
　　生地　当归　川连　栀子　丹皮
　　血余炭

351. 甘露饮

甘露饮中生熟地，二冬枳实车前备；
丹皮杷叶斛苓甘，二便屙红通可治。
　　生地　熟地　天冬　麦冬　枳实
　　车前子　丹皮　枇杷叶　石斛
　　茯苓　甘草

352. 羌柴散

羌柴散内蔓荆芥，胆草车防归蝉蜕；
甘草山栀地蒺藜，搜风散热目邪退。
　　羌活　柴胡　蔓荆子　荆芥　胆
　　草　防风　当归　蝉壳　山栀
　　生地　蒺藜　车前　甘草

353. 明目散

明目散内芷天麻，荆防枸杞菊蒙花；
芎归甘草连翘薄，研服开明下用茶。
　　薄荷　天麻　荆芥　防风　枸杞
　　菊花　蒙花　川芎　当归　白芷
　　连翘　甘草

354. 龙胆草饮

龙胆草饮麦门冬，木贼当归白菊芎；
草决苓甘香附子，目热瞖翳外障攻。
　　龙胆草　麦冬　木贼草　当归
　　白菊花　川芎　香附子(炙)　茯
　　苓　草决明　甘草

355. 羊肝散

羊肝散内木贼归，夜明蝉蜕研如灰；
烂煮羊肝捣丸服，目翳内障用能推。
　　羊肝　木贼　当归　夜明砂
　　蝉蜕

356. 杞苓丸

杞苓丸即苓枸杞，当归草决菟丝子；
青盐白菊蜜为丸，目障内昏久自理。
　　枸杞　茯苓　当归　草决明　菟
　　丝子　青盐　白菊花　蜂蜜

357. 郁李汤

郁李汤中红枣肉，胆矾荆芥并铜绿；
归连甘草杏防风，煎洗瞖障功力速。
　　郁李　红枣肉　胆矾　荆芥　铜
　　绿　当归　黄连　杏仁　防风
　　甘草

358. 拨云散

拨云散用蕤仁霜，冰片硼砂好麝香；
细乳瓶装防泄气，点磨瞖障并生光。
　　蕤仁霜　冰片　硼砂　麝香　共

乳细末
·
注 乳：疑为"轧"字之误。

359. 洗心汤

洗心汤用生地多，赤芍荆归草薄荷；
白术大黄姜作引，口疮诸毒治同科。
　生地　赤芍　荆芥　当归　薄荷
　白术（土炒）　大黄　甘草　姜

360. 排脓散

排脓散用白枯矾，胭脂龙骨并黄丹；
贝母研同绿豆粉，吹搽耳痛脓自干。
　白枯矾　胭脂　龙骨（煅）　贝母
　黄丹　绿豆粉　共研细末

九、附验方歌

1. 浮萍治肝炎方

紫背浮萍采洁鲜，日煎六两作三咽；
入汤连服十天后，传染肝炎立见歼。
　在五九年度，治疗传染性肝炎，
　三百零三例，有效率达百分之九
　十六。

2. 小儿疳积效方

小儿疳积自难支，肚大时烧食少思；
鱼鳖金星寻一两，三天分煮效堪奇。
　鱼鳖金星（俗名骨牌草）三钱，水
　煎服或同猪肝二两煨熟，去药渣
　食之，连服三五剂。

3. 养肺蚌肉方

蚌肉斤余洗净脏，每天煮熟卧前尝；
疗程百日坚持下，肺病虚羸效力彰。

4. 疗肺鸦枣丸

纯黑乌鸦去目毛，肠除肉煮骨烧焦；
蒌瓢一个矾少许，共杵枣丸治肺痨。
　乌鸦一只（去目毛肠杂，肉煮烂，
　　骨另煅焦，研末）　瓜蒌瓢一个
　矾石少许　大枣肉（去皮骨）半斤
　共杵为丸，每日三次，每次二至
　三钱。

5. 产后肿病方

产后肿浮起遍身，多由败血乘虚成；
三钱防己泽兰倍，兼治肾炎效亦珍。

6. 喉蛾效方

威灵仙叶取新鲜，绞汁沾棉塞鼻间；
半个时辰方拔出，喉科急症保安全。
　在试四十二例中，有效率达百分
　之九十以上。

7. 龟头结石神方

龟头结石便难通，幸有神方挫痛锋；
陈久尿壶添醋煮，把持温度向茎冲。

8. 烫伤预备方

汤火烫伤预备方，黄瓜罐盛土中藏；
来年取出澄清汁，止痛消炎刷上凉。

注 预：原文作"豫"，根据现代习惯改。

又方：

白头翁下去根兜，洗煅成焦研末收；遇有汤伤和火烫，油调干撋痛炎瘳。

9. 跌伤敷方

细辛研末与防风，各用三钱一两葱；酒淅面糊成热饼，跌伤肿痛作敷松。

10. 加味小柴胡汤

适应症：咽喉红肿痛甚，兼寒热往来。

方药：小柴胡汤（全方）加桔梗三钱　石膏八钱至一两

制法：水煎。

服法：分二次服，倘水难下咽，可滴入喉中，徐徐渗入。

11. 加味半夏泻心汤

适应症：小儿热性腹泻，衍成危症欲脱，肢冷脉微等。

方药：西党参八钱至一两　半夏（炙）　黄连　黄芩　甘草　干姜　大枣（炮）　呕甚加吴萸

制法：水煎。

服法：分三次服。

注：除党参重用外，余药分量依儿之年龄增减。

12. 胶红饮（《济世养真集》）

适应症：妇人年迈，骤然大崩，或久崩不止，名曰倒经，或少妇大崩不止。屡服补药不效，血流反多，昏晕危笃；用本方减去红花一半。

方药：阿胶（米粉炒成珠）一两　全当归一两　西红花八钱　冬瓜子五钱

制法：天泉水煎。

服法：分二次服（早晚各一次）。

疗效：治疗十余例之经验，对大崩不止，立见奇效。

13. 验方

适应症：产后恶寒发热，及恶露不行等。

方药：叶下红一两（干则减半）　甜酒一至二两

制法：水煎

服法：酒冲热服，盖被取汗。

注：甜酒即酒酿，无则以好酒代之，叶下红即鼠尾草，味苦微寒无毒，善治痛经。

14. 羊痫丸

适应症：羊痫风

方药：紫河车一具（焙干）　羌活三钱　天麻五钱　制白附子一两　套胆星二两　炙川乌二钱　防风

五钱　僵蚕一两　全蝎二十个

制法：共研细末，面糊为丸，如梧
　　桐子大，辰砂五钱为衣。

服法：每日一次，每次八至十丸，
　　无反应者，半月为一疗程。

疗效：治疗七例有五例获愈。

注：愈后还须服药，归脾丸，天王
　　补心丹，六味地黄丸等，均可
　　选用。

注　天王：原书误作"天五"。

（王树文　释义）

跋

人必历奇困而后有奇才，亦必有奇才乃能著奇书，伊古通人，大率类斯。吾师漪莲夫子，生一月而母背，甫十龄而父殁，外家悯其零丁，乳哺抚养。外殁，归依祖父，叔伯俱爱。令读书，过目辄解。念二入芹宫，学业日益进。卓卓可传者，有《时艺诗古》、《四字鉴录批点》，有《文龙芹香历诗挟选》，昔多散失而未付梓。即其所学，夫岂不能掇巍科、光仕籍。以为阴阳燮理，奈遭境困，挫折雄心。少又迍邅，惯为疾苦。因于课徒暇，旁究医理，悉心揣摩。喟然语吾辈曰："古人不为良相，愿为名医。斯言不我欺也"。呕尽心血，纂辑成书，而又虑医书无句可读，则记忆不真。即有句可记，不过四八言十数言而止。夫子独全部造句，句必谐声。按候状形，微无不入；诊脉察气，论无不该。剖疑似于异同，辨本源于虚实。远近赖以生者，罄筹莫数。吾与诸友辈两代出门下，固历历所观也。以夫子之才，生而困厄。壮鲜际遇，今则年老境亦穷矣。而诗文足重儒林，医学为人托命。于是书传后世，普济民生，功不在宰辅下。区区弄笔之家，岂视此为小道乎哉？

乾隆三十九年

受业门人余　含兰芳氏谨跋